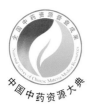

"十三五"国家重点图书出版规划项目 全国中药资源普查项目
国家新闻出版改革发展项目 国家科技支撑计划专项
国家出版基金项目 国家重点研发计划政府间/港澳台重点专项
中央本级重大增减支项目 内蒙古自治区科学技术协会科普图书专项
科技基础性工作专项 科技基础资源调查专项

阴山
中蒙药资源图志

第二卷

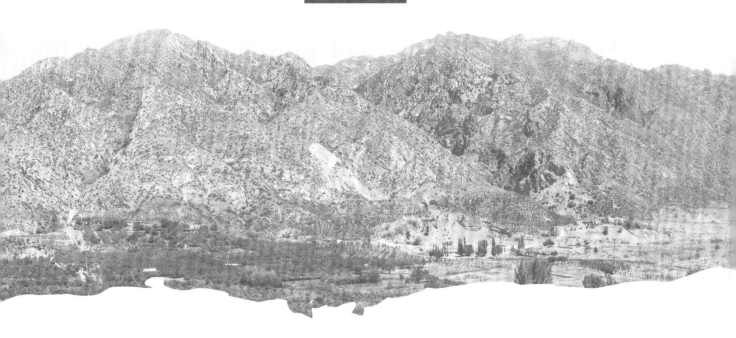

| 主 | 编 |

黄璐琦　李旻辉　阿古拉　张春红

海峡出版发行集团
THE STRAITS PUBLISHING & DISTRIBUTING GROUP
福建科学技术出版社
FUJIAN SCIENCE & TECHNOLOGY PUBLISHING HOUSE

目录

第二卷

豆 科

野皂荚 山皂角、马角刺、短荚皂角
Gleditsia microphylla Gordon ex Y. T. Lee

【标本采集号】150124190914016LY

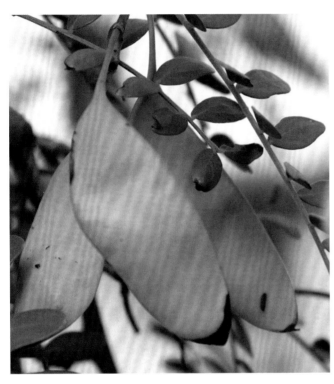
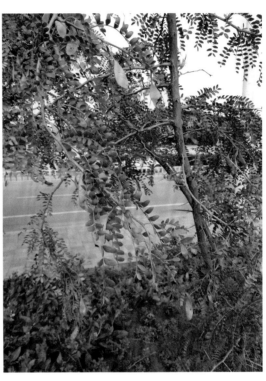

【形态特征】灌木或小乔木。枝灰白色至浅棕色；幼枝被短柔毛，老时脱落；刺不粗壮。叶为一回或二回羽状复叶；小叶柄短。花杂性，绿白色，簇生，组成穗状花序或顶生的圆锥花序；花序被短柔毛；苞片3枚，最下1枚披针形，上面2枚卵形；雄花：萼片3~4枚，披针形，花瓣3~4片，卵状长圆形，雄蕊6~8枚；两性花：萼裂片4枚，三角状披针形，两面被短柔毛，花瓣4片，卵状长圆形，雄蕊4枚，与萼片对生。荚果扁薄，斜椭圆形或斜长圆形，红棕色至深褐色。种子1~3枚，扁卵形或长圆形，光滑。花期6~7月，果期7~10月。

【适宜生境】生于海拔130~1300m的山坡阳处或路边。

【资源状况】呼和浩特市（清水河县）有少量栽培。

【入药部位】■中药：棘刺（野皂荚刺）、果实（野皂荚）、种子（野皂荚子）。

【采收加工】全年均可采收棘刺，干燥或趁鲜切片干燥；秋季果实成熟时采摘，晒干；剥取种子，晒干。

【功能主治】■中药：野皂荚刺消肿托毒，排脓，杀虫；用于痈疽初起或脓成不溃；外用于疥癣麻风。野皂荚祛风痰，除湿毒，杀虫；用于中风口眼歪斜，头风头痛，咳嗽痰喘，肠风便血，下痢噤口，痈肿疮毒，疮癣疥癞。野皂荚子润燥通便，祛风消肿；用于大便燥结，肠风下血，下痢里急后重，疝气，瘰疬，肿毒，疮癣。

【用法用量】■中药：野皂荚刺 3~9g；外用适量，醋蒸取汁涂患处。野皂荚研末，或入丸剂服，1.5~2.5g；外用适量，煎汤洗，捣烂，或烧存性研末敷。野皂荚子 7.5~15g，或入丸、散服。

皂 荚 皂荚树、皂角、猪牙皂
Gleditsia sinensis Lam.

【标本采集号】15020419060 1001LY

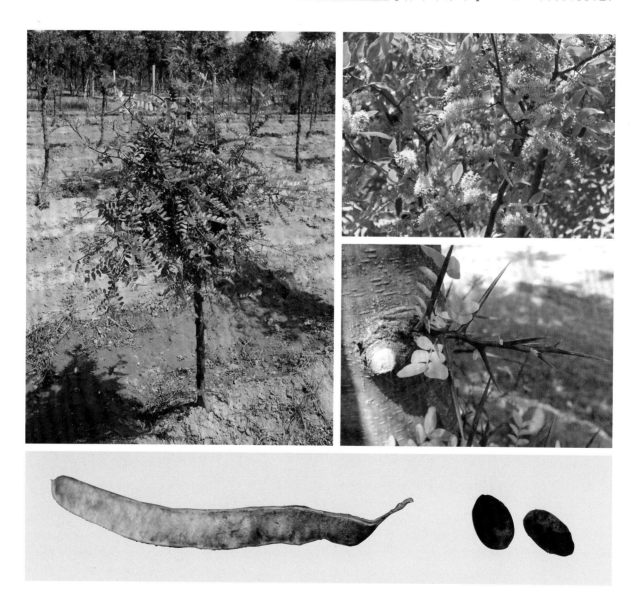

【形态特征】落叶乔木或小乔木，高可达 30m。枝灰色至深褐色；刺粗壮，圆柱形，常分枝。叶为一回羽状复叶，纸质。花杂性，黄白色，组成总状花序；雄花：花托深棕色，外面被柔毛，萼片 4 枚，花瓣 4 片，长圆形，被微柔毛，雄蕊 8（6）枚；两性花：雄蕊 8 枚，柱头浅 2 裂，胚珠多数。荚果带状，劲直或扭曲，褐棕色或红褐色，常被白色粉霜，种子多枚，棕色，光亮；或有的荚果短小，多少呈柱形，弯曲作新月形，通常称猪牙皂，内无种子。花期 3~5 月，果期 5~12 月。

【适宜生境】生于山坡林中或谷地、路旁。常栽培于庭院或宅旁。

【资源状况】作为园林绿化植物，阴山地区有少量栽培。

【入药部位】■中药：荚果（大皂角）、刺（皂角刺）。

【采收加工】秋季采摘成熟果实，晒干；刺全年均可采收，但以 9 月至翌年 3 月间为宜，切片，晒干。

【功能主治】■中药：大皂角开窍，祛痰，通便；用于卒然昏迷，口噤不开，喉中痰壅，支气管哮喘，便秘，颈淋巴结结核。皂角刺祛痰通窍，镇咳利尿，消肿排脓，杀虫；用于痈疽初起或脓成不溃；外用于疥癣麻风。

【用法用量】■中药：大皂角 0.5~1.5g。皂角刺 1~3g，多入丸、散服；外用适量，研末搐鼻，或煎汤洗，或研末撒或调敷，或熬膏涂，或烧烟熏。

山皂荚 日本皂荚、皂角树、鸡栖子
Gleditsia japonica Miq.

【标本采集号】150824180822035LY

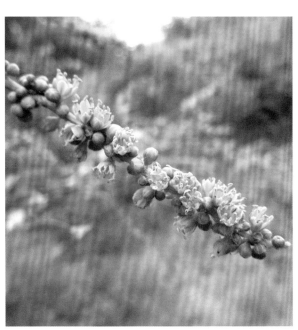
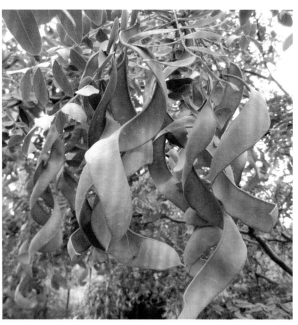

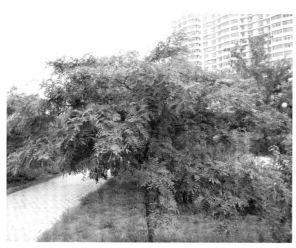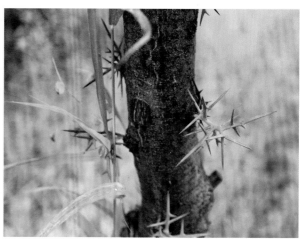

【形态特征】落叶乔木，高可达 25m。小枝绿带褐色或赤褐色，无毛，有明显皮孔；刺粗壮，略扁，红褐色。偶数羽状复叶；雌雄异株，雄花序总状，雌花序穗状。荚果扁平，深赤褐色，有光泽，呈不规则扭曲。种子深棕色，光滑。花期 4~6 月，果期 6~11 月。

【适宜生境】中生植物。散生于草原带的干山坡与干河谷沙地上，也见于芨芨草草滩。

【资源状况】作为园林绿化植物，阴山地区有少量栽培。

【入药部位】■中药：果实（山皂角）。

【采收加工】秋季果实成熟后采摘，晒干。

【功能主治】■中药：山皂角祛痰开窍；用于中风或癫痫，痰涎壅盛，痰多咳嗽。

【用法用量】■中药：山皂角 0.9~3g。

望江南
野扁豆、狗屎豆、羊角豆、黎茶
Cassia occidentalis Linn.

【标本采集号】150203190618097LY

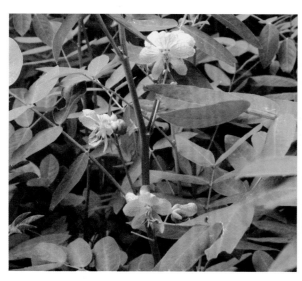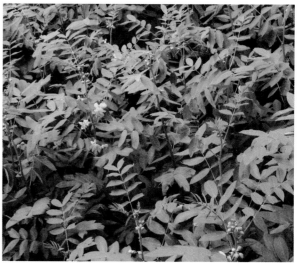

【形态特征】直立、少分枝的亚灌木或灌木，无毛，高 0.8~1.5m。枝带草质，有棱。根黑色。叶柄近基部有大而带褐色、圆锥形的腺体 1 个；小叶膜质，卵形至卵状披针形，有小缘毛，揉之有腐败气味。花数朵组成伞房状总状花序；萼片不等大，外生的近圆形，内生的卵形；花瓣黄色，外生的卵形，顶端圆形，均有短狭的瓣柄；雄蕊 7 枚发育，3 枚不育，无花药。荚果带状镰形，褐色，压扁，稍弯曲，边较淡色，加厚，有尖头。种子间有薄隔膜。花期 4~8 月，果期 6~10 月。

【适宜生境】常生于河边滩地、旷野或丘陵的灌木林或疏林中，也是村边荒地习见植物。

【资源状况】作为园林绿化植物，包头市（青山区）有少量栽培。

【入药部位】■中药：茎叶（望江南）。

【采收加工】夏季植株生长旺盛时采收，阴干，鲜用者可随采新鲜茎叶以供药用。

【功能主治】■中药：望江南肃肺，清肝，利尿，通便，解毒消肿；用于咳嗽气喘，头痛目赤，小便血淋，大便秘结，痈肿疮毒，蛇虫咬伤。

【用法用量】■中药：望江南 6~9g，鲜品 15~30g，或捣汁服；外用适量，鲜叶捣敷。

苦豆子

苦甘草、苦豆根、苦豆草、胡兰－宝雅

Sophora alopecuroides L.

【标本采集号】150221130612354LY

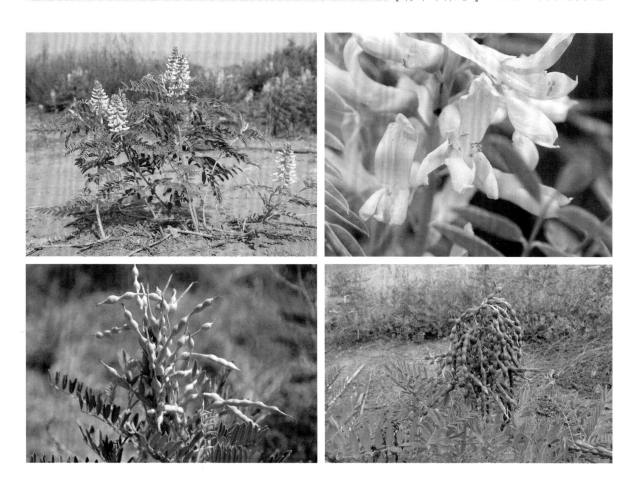

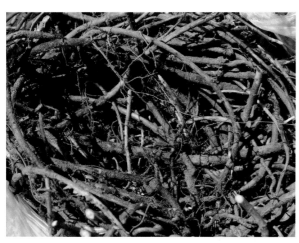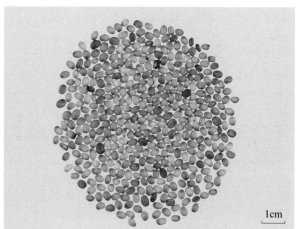

1cm

【形态特征】草本或亚灌木，高约1m。枝密被灰色平伏绢毛。叶柄基部不膨大，与叶轴均密被灰色平伏绢毛；小叶对生或近互生，披针状长圆形或椭圆状长圆形，灰绿色，两面密被灰色平伏绢毛。总状花序顶生，花多数，密集。花萼斜钟状，不等大；花冠白色或淡黄色，旗瓣圆形，翼瓣与龙骨瓣近等长，稍短于旗瓣；雄蕊10枚，花丝多少联合。荚果串珠状，密被短而平伏绢毛，成熟时表面撕裂，后2瓣裂，具种子6~12枚。种子卵圆形，直而稍扁，褐色或黄褐色。花期5~6月，果期6~8月。

【适宜生境】中旱生植物。生于固定及半固定沙地、覆沙盐渍低地。

【资源状况】分布于乌兰察布市（察哈尔右翼后旗、察哈尔右翼中旗、商都县、兴和县）、呼和浩特市（和林格尔县、托克托县）、包头市（东河区、九原区、昆都仑区、青山区、土默特右旗）、巴彦淖尔市（磴口县、乌拉特前旗、乌拉特中旗）、阿拉善盟（阿拉善左旗行政区）。十分常见。

【入药部位】■中药：根及根茎（苦豆根）、全草（苦豆草）、种子（苦豆子）。
■蒙药：根及根茎（胡兰-布亚）。

【采收加工】春、秋二季采挖根及根茎，除去杂质，洗净泥土，晒干；夏季采收全草，晒干；秋季采收种子，晒干。

【功能主治】■中药：苦豆根清热解毒；用于痢疾，湿疹，黄疸，咳嗽，咽痛，牙痛。苦豆草清热燥湿，止痛，杀虫；用于痢疾，湿疹。苦豆子清热燥湿，止痛，杀虫；用于胃痛吐酸，湿疹，顽癣，疱疖，白带异常。
■蒙药：胡兰-布亚化热，表疹，燥协日乌素，调元；用于感冒发热，瘟病初起，麻疹，风热，痛风，游痛症，风湿性关节炎，疮疡。

【用法用量】■中药：苦豆根3~9g。苦豆草1~3g。苦豆子5~15枚，生服或炒黑研末服。
■蒙药：胡兰-布亚多配方用。

苦参

苦参麻、山槐、野槐、道古勒 – 额布斯

Sophora flavescens Alt.

【标本采集号】150924180620015LY

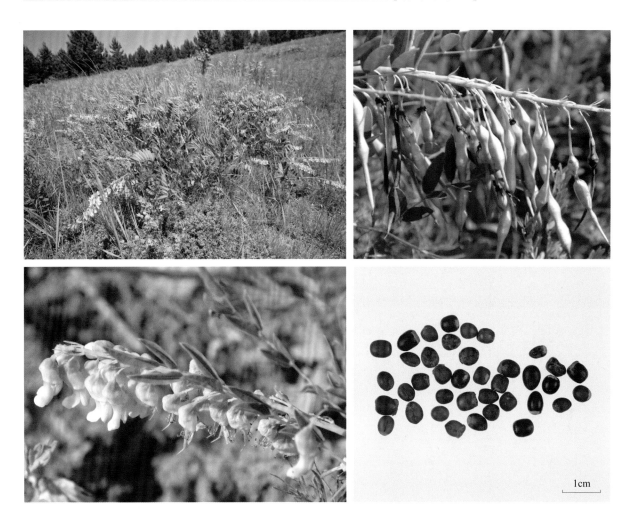

1cm

【形态特征】多年生草本，高 1~2m。茎皮黄色，具纵棱；羽状复叶，小叶纸质，椭圆形、卵形或线状披针形，先端钝或急尖，基部宽楔形，上面近无毛，下面被白色平伏柔毛或近无毛；托叶披针状线形，无小托叶。总状花序顶生。荚果线形或钝四棱形，革质，种子呈不明显串珠状，疏被柔毛或近无毛，成熟后裂成 4 瓣，具 1~5 枚种子。种子深红褐色。花期 6~7 月，果期 8~10 月。

【适宜生境】中旱生植物。多生于森林带和草原带的沙地、田埂、山坡。

【资源状况】分布于乌兰察布市（兴和县）。少见。

【入药部位】■中药：根（苦参）。

　　　　　　■蒙药：根（道古勒 – 额布斯）。

【采收加工】春、秋二季采挖，除去根头及小支根，洗净，干燥或趁鲜切片干燥。

【功能主治】■中药：苦参清热燥湿，杀虫，利尿；用于热痢，便血，黄疸尿闭，赤白带下，阴肿阴痒，湿疹，湿疮，皮肤瘙痒，疥癣麻风；外用于滴虫阴道炎。

■蒙药：道古勒－额布斯化热，调元，燥协日乌素，表疹；用于瘟病，感冒发热，风热，痛风，游痛症，麻疹，风湿性关节炎。

【用法用量】■中药：苦参 4.5~9g；外用适量，煎汤熏洗患处。

■蒙药：道古勒－额布斯多配方用。

槐

槐角子、槐树、国槐、洪呼日朝格图－木德

Sophora japonica Linn.

【标本采集号】150823150601099LY

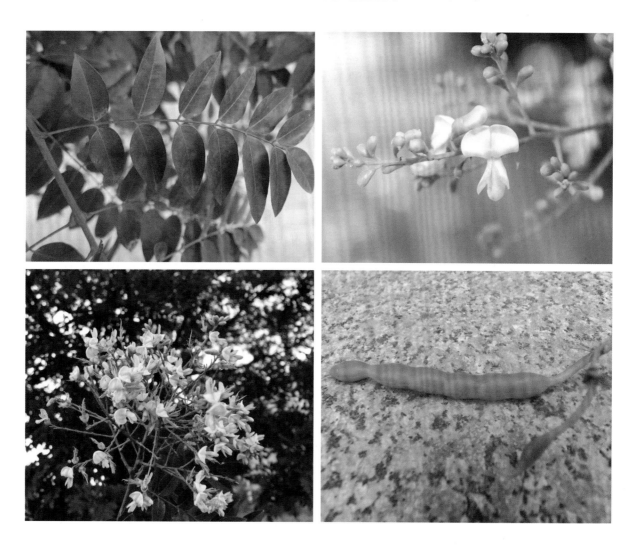

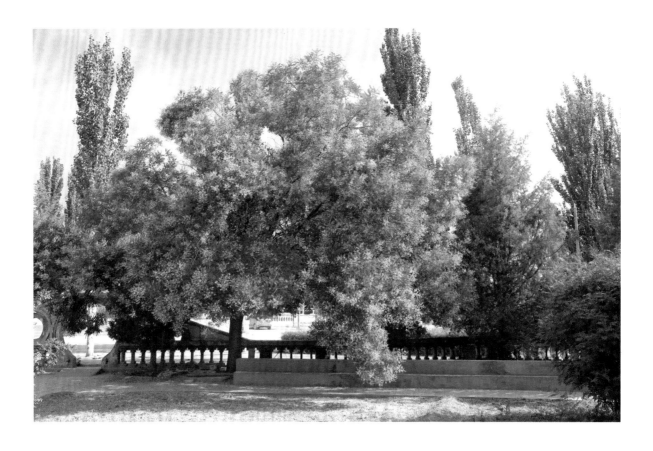

【形态特征】落叶乔木，高达 25m。小叶卵状长圆形或卵状披针形，先端渐尖，具小尖头，基部圆
或宽楔形，上面深绿色，下面苍白色，疏被短伏毛，后无毛；叶柄基部膨大；托叶早落，
小托叶宿存。圆锥花序顶生。花萼浅钟状，具浅齿 5 枚；花冠乳白或黄白色，旗瓣近
圆形，有紫色脉纹，具短爪，翼瓣较龙骨瓣稍长，有爪；子房与雄蕊等长；雄蕊 10 枚，
不等长。荚果串珠状，不裂，具种子 1~6 枚，排列较紧密。种子卵圆形，淡黄绿色，
干后褐色。花期 8~9 月，果期 9~10 月。

【适宜生境】中生植物。适宜在土质肥沃，土层深厚的壤土或沙壤土栽种。

【资源状况】作为园林绿化植物，阴山地区广泛栽培。

【入药部位】■中药：花（槐花）、果实（槐角）、根（槐根）、枝（槐枝）。

【采收加工】夏季采收花或花蕾，除去杂质，阴干；冬、春二季采收果实，除去杂质，晒干；夏、
秋二季采根及枝，除去杂质，洗净泥土，晒干。

【功能主治】■中药：槐花清肝明目，凉血止血；用于肠风便血，痔疮出血，尿血，衄血，痢疾，崩漏，
风热目赤，高血压，烫火伤。槐角清热泻火，凉血止血；用于痔肿出血，肠热便血，
肝热头痛，眩晕目赤。槐根消肿止痛，杀虫；用于痔疮，喉痹，蛔虫病。槐枝散瘀止
血，清热燥湿，祛风杀虫；用于崩漏，带下病，目赤，痔疮，阴囊湿痒，疥癣。

【用法用量】■中药：槐花 5~10g，或入丸、散服；外用适量，煎汤熏洗，或研末撒。槐角 6~9g；
嫩角捣汁；外用适量，煎汤洗，研末撒或油调敷。槐根 30~60g；外用适量，煎汤洗
或含漱。槐枝 15~30g，浸酒或入散剂服；外用适量，煎汤熏洗，或烧沥涂。

龙爪槐 垂槐、盘槐

Sophora japonica Linn. f. *pendula* Hort.

【标本采集号】150203190901014LY

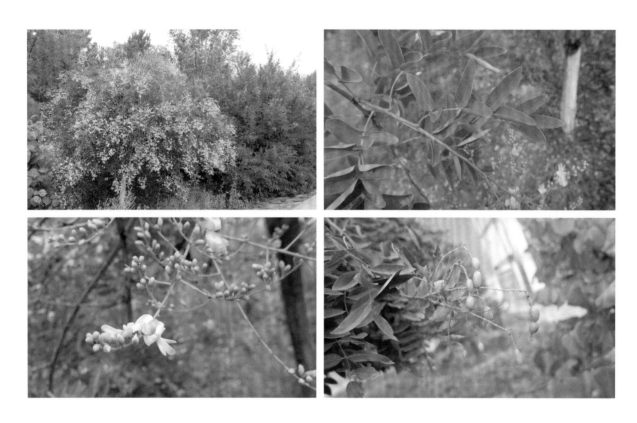

【形态特征】乔木，高达 25m。枝和小枝均下垂，并向不同方向盘旋，形似龙爪。羽状复叶；叶轴初被疏柔毛，旋即脱净；叶柄基部膨大，包裹着芽；托叶形状多变，早落；小叶对生或近互生；小托叶 2 枚。圆锥花序顶生；小苞片 2 枚，形似小托叶；花萼浅钟状，萼齿 5 枚，被灰白色短柔毛；花冠白色或淡黄色，旗瓣近圆形，具短柄，有紫色脉纹，基部浅心形，翼瓣卵状长圆形，先端浑圆，龙骨瓣阔卵状长圆形，与翼瓣等长；雄蕊近分离，宿存；子房近无毛。荚果串珠状，具种子 1~6 枚。种子卵球形，淡黄绿色。花期 7~8 月，果期 8~10 月。

【适宜生境】生于土层深厚、湿润肥沃、排水良好的沙质壤土。

【资源状况】作为园林绿化植物，阴山地区有较广泛栽培。

【入药部位】■中药：花、叶。

【采收加工】夏季花蕾形成时采收，及时干燥，除去枝、梗和杂质；亦可在花开放时在树下铺布、席等，将花打落，收集，晒干。

【功能主治】■中药：花清热收敛，止血降压；用于肠风便血，痔疮出血，尿血，衄血，痢疾，崩漏，高血压。叶清热解毒；用于疮毒。

【用法用量】■中药：花 5~10g，或入丸、散服。叶外用适量，煎汤熏洗，或研末撒。

刺 槐

洋槐、乌日格苏图－槐子
Robinia pseudoacacia Linn.

【标本采集号】150825150905233LY

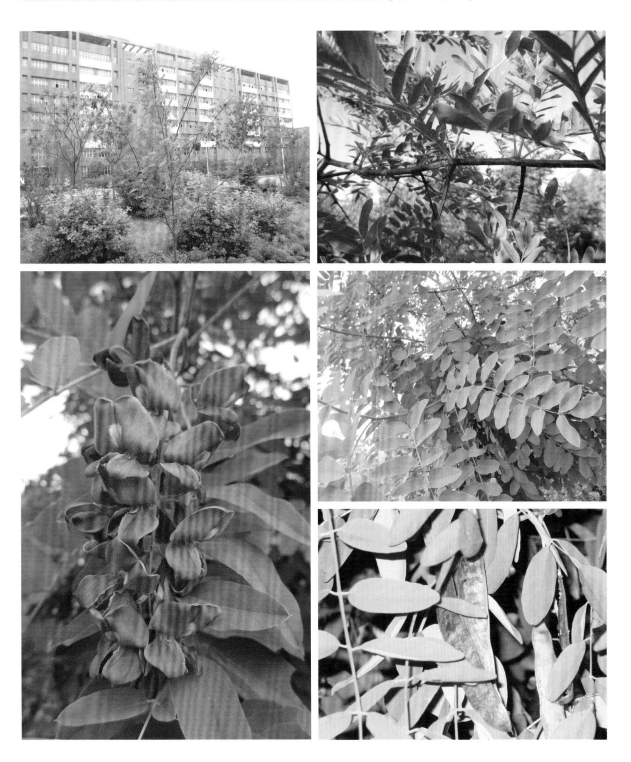

【形态特征】落叶乔木，高 10~25m。树皮浅裂至深纵裂，稀光滑；具托叶刺。羽状复叶，小叶常对生，椭圆形、长椭圆形或卵形，全缘。总状花序下垂，花芳香；花萼斜钟形，萼齿5 枚；花冠白色，花瓣均具瓣柄，旗瓣近圆形，翼瓣斜倒卵形，与旗瓣几等长，龙骨瓣镰状；雄蕊二体；子房线形。荚果线状长圆形，褐色或具红褐色斑纹；花萼宿存，具种子 2~15 枚。种子近肾形，种脐圆形，偏于一端。花期 5~6 月，果期 8~9 月。

【适宜生境】中生植物。适于土层深厚、肥沃、疏松、湿润的壤土、沙质壤土、沙土或黏壤土。

【资源状况】作为园林绿化植物，阴山地区有较广泛栽培。

【入药部位】■中药：花（刺槐花）。

【采收加工】春、夏二季采收，除去杂质，阴干。

【功能主治】■中药：刺槐花凉血止血；用于便血，咯血，吐血，子宫出血。

【用法用量】■中药：刺槐花 9~15g。

花木蓝 吉氏木蓝、朝鲜庭藤、丹青 – 矛都

Indigofera kirilowii Maxim. ex Palibin

【标本采集号】150207190525017LY

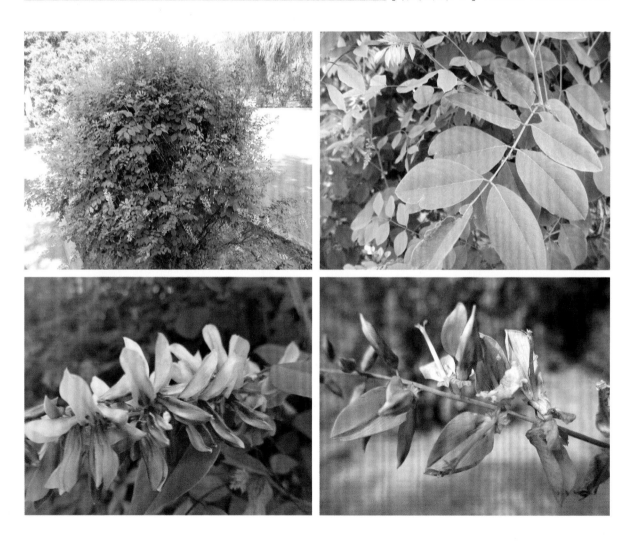

【形态特征】小灌木，高 30~100cm。茎圆柱形，幼枝具棱，与叶轴、小叶两面及花序均疏生白色"丁"字毛。羽状复叶，小叶对生，宽卵形、卵状菱形或椭圆形，下面粉绿色；小托叶钻形，宿存。总状花序；花萼杯状，外面无毛，萼齿披针状三角形；花冠淡红色，稀白色，旗瓣椭圆形，与翼瓣、龙骨瓣近等长；花药两端有髯毛；子房无毛。荚果圆柱形，具种子 10 余枚。种子赤褐色，长圆形。花期 6~7 月，果期 8~9 月。

【适宜生境】中生植物。生于低山坡、固定沙地。

【资源状况】作为园林绿化植物，包头市（东河区、九原区、昆都仑区、青山区）有少量栽培。

【入药部位】■中药：根（豆根木兰）。

【采收加工】春、秋二季采收，除去茎枝及须根，洗净泥土，晒干。

【功能主治】■中药：豆根木兰清热解毒，消肿止痛，通便；用于咽喉肿痛，肺热咳嗽，黄疸，热结便秘；外用于痔疮肿痛，蛇虫咬伤。

【用法用量】■中药：豆根木兰 5~15g；外用适量，研末调敷，或鲜品捣汁搽患处。

胡枝子　横条、横笆子、扫条、杏条、矛仁 – 呼日布格、呼吉斯
Lespedeza bicolor Turcz.

【标本采集号】150121180910006LY

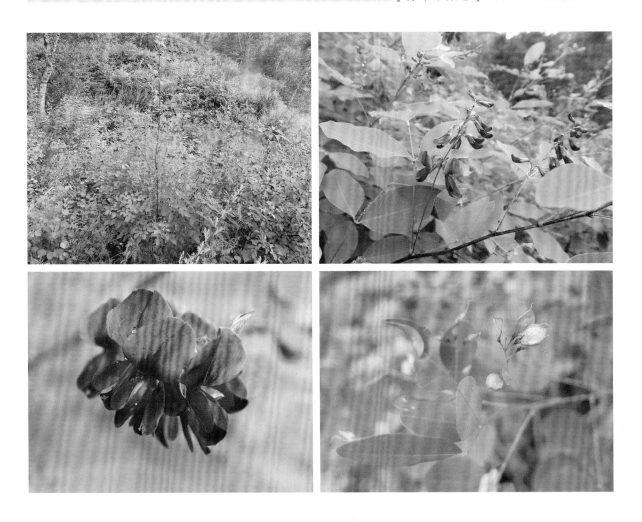

【形态特征】直立灌木，多分枝。小枝疏被短毛。羽状复叶具小叶 3 枚；小叶草质，卵形、倒卵形或卵状长圆形，上面无毛，下面被疏柔毛。总状花序比叶长，常构成大型、较疏散的圆锥花序；花序梗密被毛；花萼 5 浅裂，裂片常短于萼筒；花冠红紫色，旗瓣倒卵形，翼瓣近长圆形，基部具耳和瓣柄，龙骨瓣与旗瓣近等长，基部具长瓣柄。荚果斜倒卵形，稍扁，具网纹，密被短柔毛。花期 7~8 月，果期 9~10 月。

【适宜生境】中生植物。为林下植物。在温带落叶阔叶林地区，为栎林灌木层的优势种，也见于林缘，常与榛子一起形成林缘灌丛。

【资源状况】分布于乌兰察布市（丰镇市、兴和县、卓资县）、呼和浩特市（和林格尔县、土默特左旗、武川县）、包头市（九原区）、巴彦淖尔市（磴口县）。常见。

【入药部位】■中药：茎叶（胡枝子）、根（胡枝子根）。

【采收加工】夏、秋二季采收茎叶，鲜用或切段晒干，春、秋二季采挖根，除去泥土，洗净，晒干。

【功能主治】■中药：胡枝子清热润肺，止血；用于肺热咳嗽，鼻衄，小便淋沥，尿血，便血。胡枝子根解表，祛风；用于感冒发热，眩晕头痛。

【用法用量】■中药：胡枝子泡作茶饮。胡枝子根 9~15g，鲜品 30~60g。

多花胡枝子

铁鞭草、米汤草、莎格拉嘎日 – 呼日布格
Lespedeza floribunda Bunge

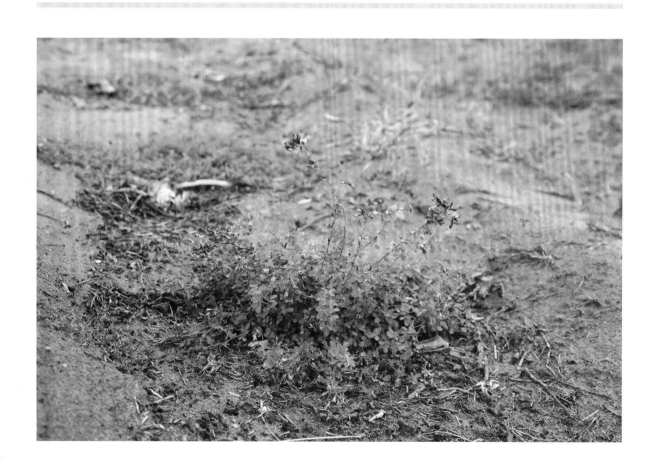

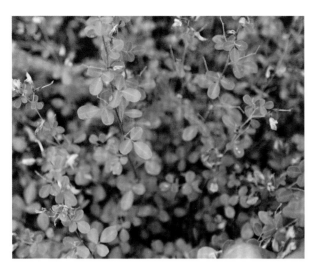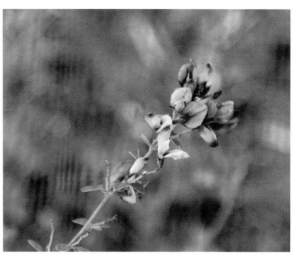

【形态特征】小灌木，高 30~60cm。小枝被灰白色茸毛。羽状复叶具小叶 3 枚；顶生小叶倒卵形、宽倒卵形或长圆形，上面疏被贴伏毛，下面密被白色贴伏毛，侧生小叶较小。总状花序长于叶，花序梗纤细而长；花多数；花萼 5 裂，上部 2 枚裂片下部合生，先端分离；花冠紫色、紫红色或蓝紫色，旗瓣椭圆形，先端圆，基部具瓣柄，翼瓣稍短，龙骨瓣长于旗瓣；闭锁花簇生于叶腋。荚果宽卵形，超出宿存萼，有网纹，密被柔毛。花期 6~9 月，果期 9~10 月。

【适宜生境】旱中生植物。生于山地石质山坡、林缘及灌丛中。

【资源状况】分布于乌兰察布市（兴和县）。常见。

【入药部位】■中药：全草或根（铁鞭草）。

【采收加工】夏、秋二季采收，根洗净，切片晒干；茎叶，切段，晒干。

【功能主治】■中药：铁鞭草消积，截疟；用于疳积，疟疾。

【用法用量】■中药：铁鞭草 9~15g。

达乌里胡枝子　牤牛茶、牛枝子、呼日布格
Lespedeza davurica (Laxm.) Schindl.

【标本采集号】150921150826015LY

【形态特征】多年生草本。茎单一或数个簇生，通常稍斜升。羽状三出复叶，小叶披针状长圆形，全缘，有平伏柔毛。总状花序腋生，较叶短或与叶等长；萼筒杯状，萼齿刺曲状；花冠蝶形，黄白色至黄色。荚果小，包于宿存萼内，倒卵形或长倒卵形，两面凸出，伏生白色柔毛。花期 7~8 月，果期 8~10 月。

【适宜生境】中旱生植物。生于森林草原和草原带的干山坡、丘陵坡地、沙地以及草原群落中，为草原群落的次优势成分或伴生成分。

【资源状况】分布于乌兰察布市（卓资县）、呼和浩特市（托克托县、武川县）。常见。

【入药部位】■中药：全草（枝儿条）。

【采收加工】夏、秋二季采收，除去杂质，晒干。

【功能主治】■中药：枝儿条解表散寒，止咳；用于风寒感冒，发热，咳嗽。

【用法用量】■中药：枝儿条 9~15g。

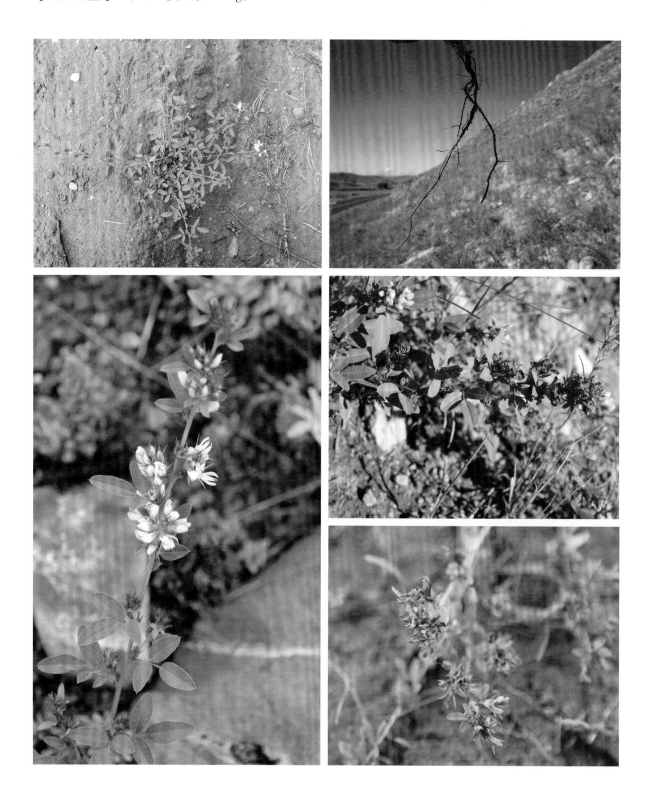

尖叶铁扫帚

尖叶胡枝子、铁扫帚、黄蒿子、好尼音 – 呼日布格
Lespedaza juncea (L. f.) Pers.

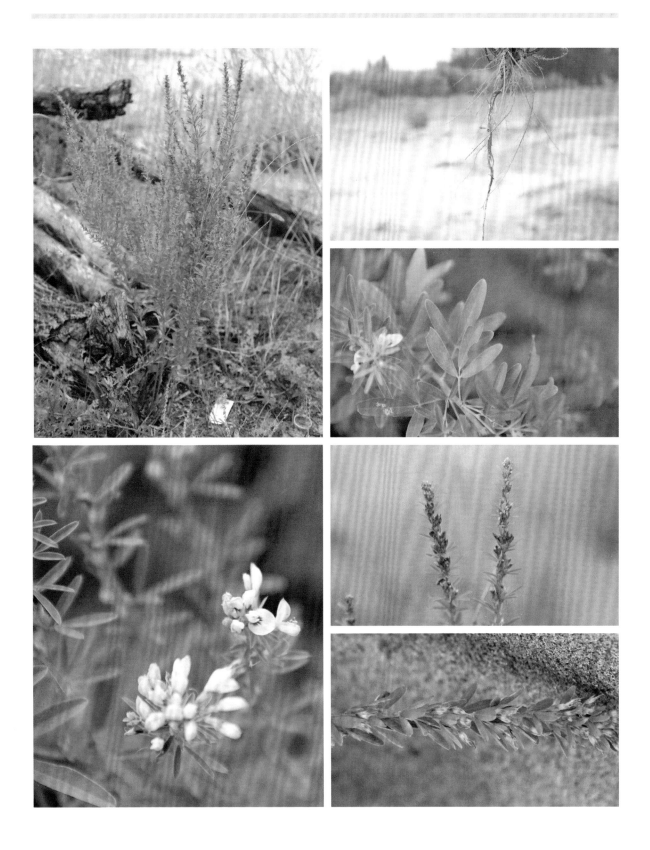

【形态特征】 小灌木，全株被贴伏柔毛。羽状复叶具小叶 3 枚；小叶倒披针形、线状长圆形或窄长圆形，边缘稍反卷，上面近无毛，下面密被贴伏柔毛。总状花序稍超出叶，花 3~7 朵较密集排列，近似伞形花序；花萼 5 深裂，裂片披针形，被白色贴伏毛，花开后具明显 3 脉；花冠白色或淡黄色，旗瓣基部带紫斑，龙骨瓣先端带紫色，旗瓣、翼瓣与龙骨瓣近等长，有时旗瓣较短；闭锁花簇生于叶腋，近无梗。荚果宽卵形，两面被白色贴伏柔毛，稍超出宿萼。花期 8~9 月，果期 9~10 月。

【适宜生境】 中旱生植物。生于草甸草原带的丘陵坡地、沙质地，也见于栎林边缘的干山坡，为山地草甸草原群落中的次优势种或伴生种。

【资源状况】 分布于呼和浩特市（回民区、土默特左旗、武川县、新城区）。少见。

【入药部位】 ■中药：全草（尖叶铁扫帚）。

【采收加工】 夏、秋二季采收，除去杂质，晒干。

【功能主治】 ■中药：尖叶铁扫帚止泻，利尿，止血；用于痢疾，遗精，吐血，子宫脱垂。

【用法用量】 ■中药：尖叶铁扫帚配方用，15~25g，治吐血 100g。

牛枝子

牛筋子、乌日格斯图 – 呼日布格
Lespedeza potaninii Vass.

【标本采集号】 150925150817030LY

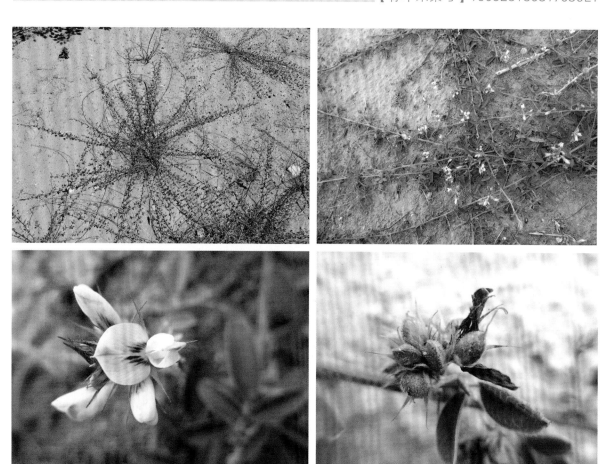

【形态特征】半灌木，高 20~60cm。茎基部多分枝，被粗硬毛。羽状复叶具小叶 3 枚；小叶窄长圆形，稀椭圆形或宽椭圆形，先端圆钝或微凹，具小刺尖，基部稍偏斜，上面无毛，下面被灰白色粗硬毛。总状花序明显超出叶；花序梗长，花疏生；花萼 5 深裂，裂片披针形，密被长柔毛；花冠黄白色，稍超出萼裂片，旗瓣中部及龙骨瓣先端带紫色，翼瓣较短；闭锁花腋生，无梗或近无梗。荚果倒卵形，双凸镜状，密被粗硬毛，藏于宿存萼内。花期 7~9 月，果期 9~10 月。

【适宜生境】旱生植物。生于荒漠草原带的砾石质丘陵坡地、干燥沙质地，往西进入草原化荒漠带的边缘。

【资源状况】分布于乌兰察布市（丰镇市、凉城县、商都县、兴和县）、呼和浩特市（和林格尔县）、包头市（东河区、固阳县、九原区、昆都仑区、青山区、土默特右旗）、巴彦淖尔市（乌拉特前旗）。常见。

【入药部位】■中药：全草。

【采收加工】夏、秋二季采收，除去杂质，晒干。

【功能主治】■中药：全草解表散寒，止咳；用于风寒感冒，发热，咳嗽。

【用法用量】■中药：全草 9~15g。

阴山胡枝子 白指甲花、矛尼音 – 呼日布格
Lespedeza inschanica (Maxim.) Schindl.

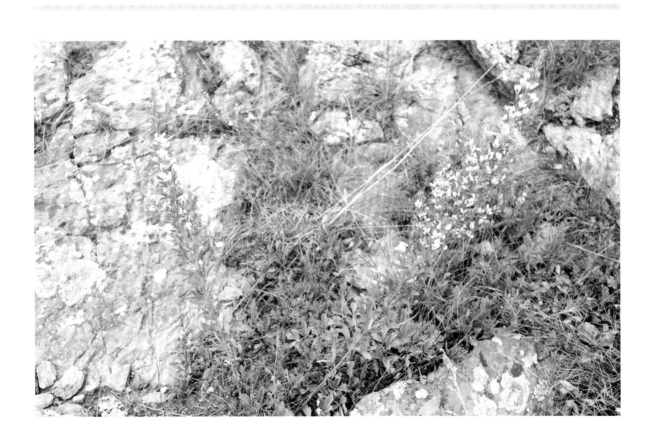

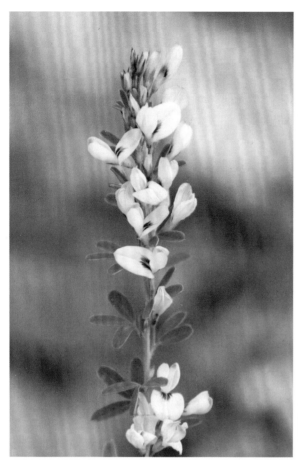
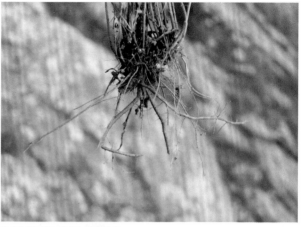
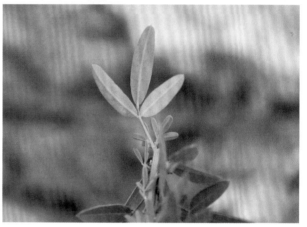

【形态特征】灌木，高达 80cm。茎直立或斜升，上部被短柔毛。托叶丝状钻形，被柔毛；羽状复叶具 3 枚小叶；小叶长圆形或倒卵状长圆形，顶生小叶较大。总状花序腋生；小苞片长卵形或卵形，背面密被伏毛，边有缘毛；花萼 5 深裂，萼筒外被伏毛；花冠白色，旗瓣近圆形，先端微凹，基部带大紫斑，花期反卷，翼瓣长圆形，龙骨瓣通常先端带紫色。荚果倒卵形，密被伏毛，短于宿存萼。花期 8~9 月，果期 10 月。

【适宜生境】中旱生植物。生于草原带的山坡上。

【资源状况】分布于乌兰察布市（卓资县）、呼和浩特市（回民区、土默特左旗、武川县、新城区）、包头市（固阳县、九原区、石拐区、土默特右旗）。少见。

【入药部位】■中药：全草（阴山胡枝子）。

【采收加工】夏、秋二季采挖，除去杂质，晒干或洗净鲜用。

【功能主治】■中药：阴山胡枝子止泻，利尿，止血；用于痢疾，遗精，吐血，子宫脱垂。

【用法用量】■中药：阴山胡枝子配方用，15~25g，治吐血 100g。

长萼鸡眼草 招不齐、他黑延－尼都－额布斯
Kummerowia stipulacea (Maxim.) Makino

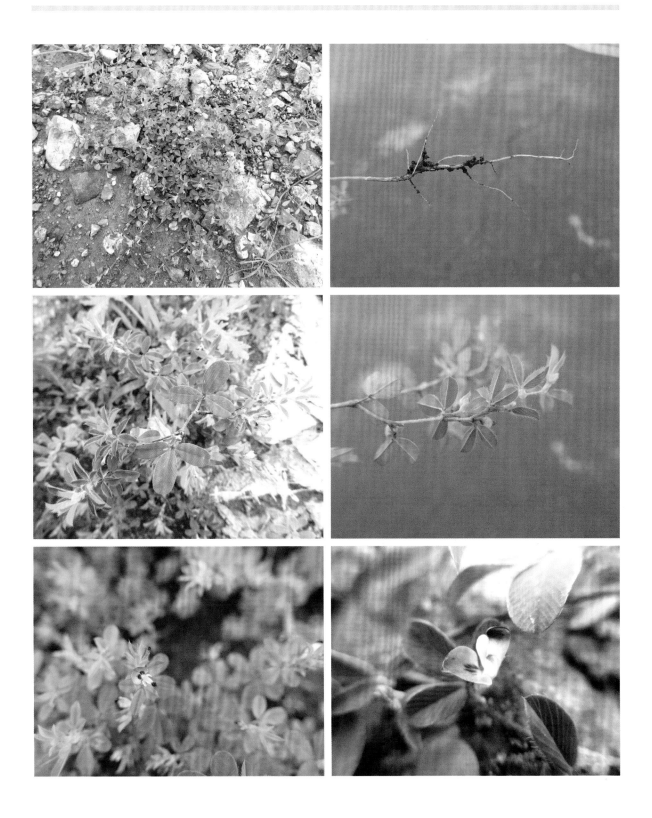

【形态特征】一年生草本，高 7~15cm。茎平伏、上升或直立；茎和枝上被疏生向上的白毛。叶具小叶 3 枚，小叶倒卵形、宽倒卵形或倒卵状楔形。花常 1~2 朵腋生；花萼 5 裂，有缘毛，基部具小苞片 4 枚，其中小的 1 枚生于花梗关节之下；花冠上部暗紫色，旗瓣椭圆形，先端微凹，下部渐窄成瓣柄，较龙骨瓣短，翼瓣窄披针形，与旗瓣近等长，龙骨瓣钝，上面有暗紫色斑点。荚果椭圆形或卵形，较宿萼长 1.5~3 倍，稍侧扁。花期 7~8 月，果期 8~9 月。

【适宜生境】中生植物。遍及草原和森林草原带的山地、丘陵、田边、路旁，为常见杂草。

【资源状况】分布于呼和浩特市（武川县）。少见。

【入药部位】■中药：全草（鸡眼草）。

【采收加工】夏、秋二季采收，除去杂质，洗净泥土，晒干。

【功能主治】■中药：鸡眼草清热解毒，健脾利湿；用于感冒发热，暑湿吐泻，疟疾，痢疾，病毒性肝炎，热淋，白浊。

【用法用量】■中药：鸡眼草 15~25g；外用适量，捣敷，或捣汁涂。

大豆 毛豆、黄豆、黑豆、希日-宝日其格
Glycine max (Linn.) Merr.

【标本采集号】150825150904345LY

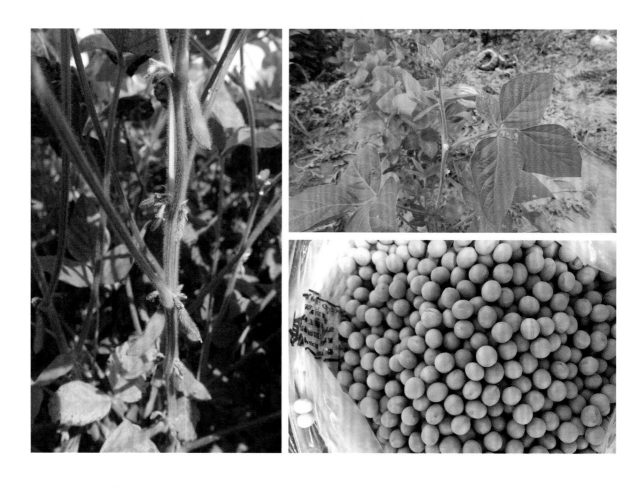

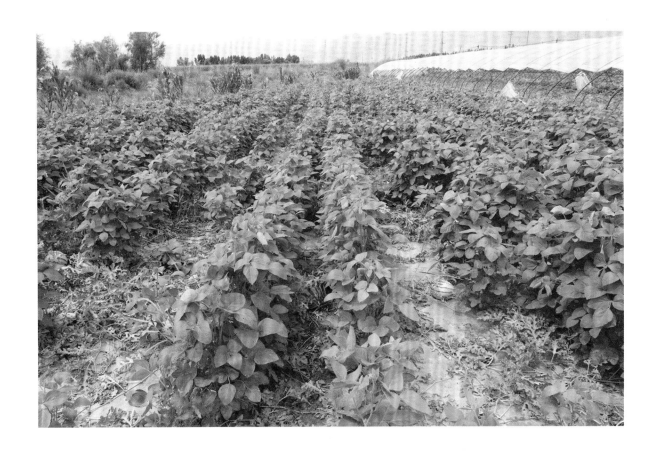

【形态特征】一年生草本，高 30~90cm。茎直立，有时上部近缠绕状。羽状三出复叶，小叶宽卵形、近圆形或椭圆状披针形，先端渐尖或近圆，基部宽楔形或近圆形，侧生小叶偏斜。总状花序腋生；花冠紫色、淡紫色或白色，旗瓣倒卵圆形，反折，翼瓣长圆形，短于旗瓣，龙骨瓣斜倒卵形，短于翼瓣；子房基部具明显的腺体。荚果长圆形。种子椭圆形或近卵球形，光滑，颜色因品种而异。花期 6~7 月，果期 7~8（~9）月。

【适宜生境】中生植物。适于沙质土生长。

【资源状况】作为经济作物，阴山地区有少量栽培。

【入药部位】■中药：种子（大豆）、种皮（豆衣）。

【采收加工】立秋后种子成熟时采收，拔取全株，打下种子，簸净杂质，剥取种皮，分别晒干。

【功能主治】■中药：大豆益肾，利水，祛风，解毒；用于水肿胀满，脚气浮肿，风湿痹痛，疮痈肿毒，药物中毒。豆衣养阴清热，利水解毒；用于阴虚发热，自汗，盗汗，头晕目眩，小便不利，水肿。

【用法用量】■中药：大豆 9~30g，或入丸、散服；外用适量，研末撒，或煮汁涂。豆衣 6~15g，或捣汁，或入散剂服。

野大豆
乌豆、野料豆、哲日勒格－希日－宝日其格
Glycine soja Sieb. et Zucc.

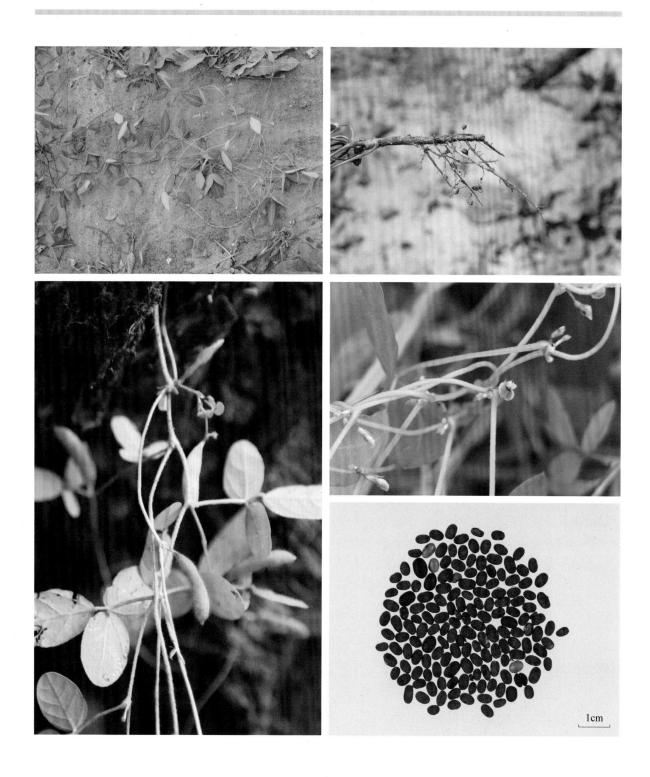

1cm

【形态特征】一年生缠绕草本，长 1~4m，全体疏被褐色长硬毛。叶具小叶 3 枚；托叶卵状披针形，被黄色柔毛；顶生小叶卵圆形或卵状披针形，全缘，两面均被绢状的糙伏毛。总状花序，花小；苞片披针形；花萼钟状，密生长毛；花冠淡红紫色或白色，旗瓣近圆形，翼瓣斜倒卵形，有明显的耳，龙骨瓣比旗瓣及翼瓣短小，密被长毛；花柱短而向一侧弯曲。荚果长圆形，密被长硬毛，种子间稍缢缩，干时易裂。种子 2~3 枚，椭圆形，稍扁，褐色至黑色。果期 8 月。

【适宜生境】湿中生植物。生于湿草甸、山地灌丛、草甸、田野。

【资源状况】分布于呼和浩特市、包头市。常见。

【入药部位】■中药：种子（野大豆）。
■蒙药：带果全草（哲日勒格 – 希日 – 宝日其格）。

【采收加工】秋季采收全草，除去杂质，洗净泥土，晒干；立秋后种子成熟时采收，拔取全株，晒干，打下种子，簸净杂质。

【功能主治】■中药：野大豆益肾，止汗；用于头晕，目昏，自汗，盗汗，风痹筋骨疼痛。
■蒙药：哲日勒格 – 希日 – 宝日其格清肺，解毒，止血，治伤，益肾；用于肺脓肿，咳血，肾热，毒热，创伤。

【用法用量】■中药：野大豆 15~50g。
■蒙药：哲日勒格 – 希日 – 宝日其格多入丸、散服。

扁 豆

白扁豆、哈布他钙 – 宝日其格
Lablab purpureus (Linn.) Sweet

【标本采集号】150822190902028LY

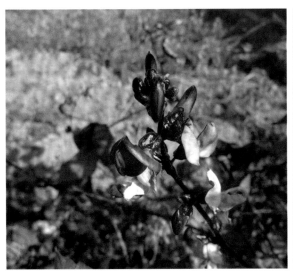
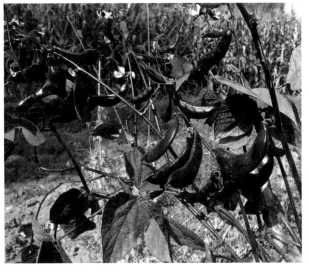

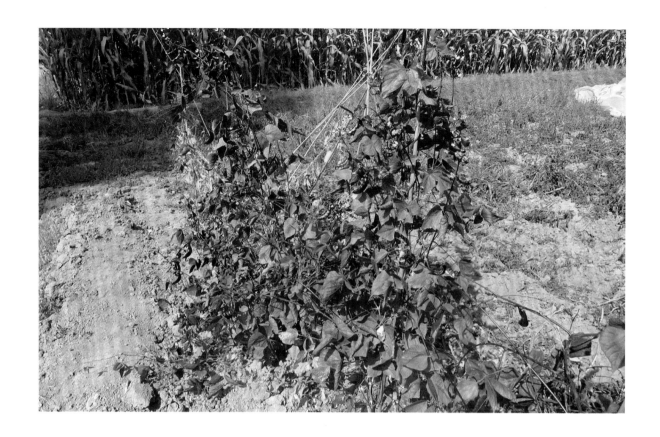

【形态特征】一年生草本，茎缠绕，全株几无毛。羽状复叶具小叶 3 枚；托叶披针形。总状花序直立，花序轴粗壮；小苞片近圆形，脱落；花 2 至多朵簇生于每一节上；花萼钟状，上方 2 枚裂齿几完全合生；花冠旗瓣圆形，基部两侧具 2 枚长而直立的小附属体，附属体下有 2 耳，翼瓣宽倒卵形，具截平的耳，龙骨瓣呈直角弯曲。荚果长圆状镰形，扁平，顶端有弯曲的尖喙，基部渐狭。种子 3~5 枚，扁平，长椭圆形，种脐线形。花期 7~8 月，果期 9~10 月。

【适宜生境】中生植物。根系发达强大、耐旱力强，对土壤适应性广。

【资源状况】作为蔬菜，阴山地区有少量栽培。

【入药部位】■中药：种子（白扁豆）。

　　　　　　■蒙药：花（哈布他钙 – 宝日其格）。

【采收加工】夏季花盛开时，采收花，晒干；秋季种子成熟时，摘取荚果，剥出种子，晒干，拣净杂质。

【功能主治】■中药：白扁豆健脾，化湿，消暑；用于脾虚生湿，食少便溏，白带过多，暑湿吐泻，烦渴胸闷。

　　　　　　■蒙药：哈布他钙 – 宝日其格止血，止泻；用于吐血，咯血，月经过多，腰腿痛，腹泻。

【用法用量】■中药：白扁豆 10~15g，或生品捣，研水绞汁，或入丸、散服；外用适量，捣敷。

　　　　　　■蒙药：哈布他钙 – 宝日其格多入丸、散服。

绿 豆 青小豆、萨仁江、诺古干 – 宝日其格

Vigna radiata (Linn.) Wilczek

【标本采集号】150823150824300LY

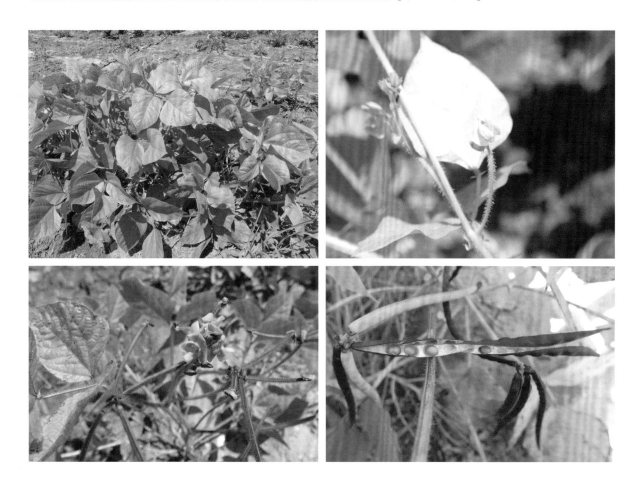

【形态特征】一年生直立草本。茎被褐色长硬毛。羽状复叶具小叶 3 枚；托叶盾状着生，卵形，具缘毛；小托叶显著，披针形；小叶卵形，侧生的多少偏斜，全缘，两面被疏长毛。总状花序腋生；小苞片近宿存；花萼管无毛，裂片窄三角形，上方的 1 对合生；旗瓣近方形，先端微凹，内弯，无毛，黄色，龙骨瓣镰刀状，右侧有显著的囊。荚果线状圆柱形，平展，散生淡褐色长硬毛。种子短圆柱形，淡绿色或黄褐色，种脐白色而不凹陷。花期 7 月，果期 9 月。

【适宜生境】中生植物。适应性极强，在一般砂土、山坡薄地、黑土、黏土中均可生长。

【资源状况】作为经济作物，阴山地区有少量栽培。

【入药部位】■中药：种子（绿豆）。

■蒙药：种子（诺古干 – 宝日其格）。

【采收加工】立秋后种子成熟时采收，拔取全株，晒干，打下种子，簸净杂质。

【功能主治】■中药：绿豆清热，消暑，利水，解毒；用于暑热烦渴，感冒发热，霍乱吐泻，痰热哮喘，头痛目赤，口舌生疮，水肿尿少，疮疡痈肿，风疹丹毒，药物及食物中毒。

■蒙药：诺古干－宝日其格解毒，愈伤，表疹；用于毒热，麻疹，水痘，创伤，天花，暑热。

【用法用量】■中药：绿豆15~30g，大剂量可用120g，研末或生研绞汁服；外用适量，研末调敷。

■蒙药：诺古干－宝日其格单用15~30g，或入汤、丸、散服。

赤 豆 红小豆、饭赤豆、乌兰－宝日其格
Vigna angularis (Willd.) Ohwi et Ohashi

【标本采集号】150823150824301LY

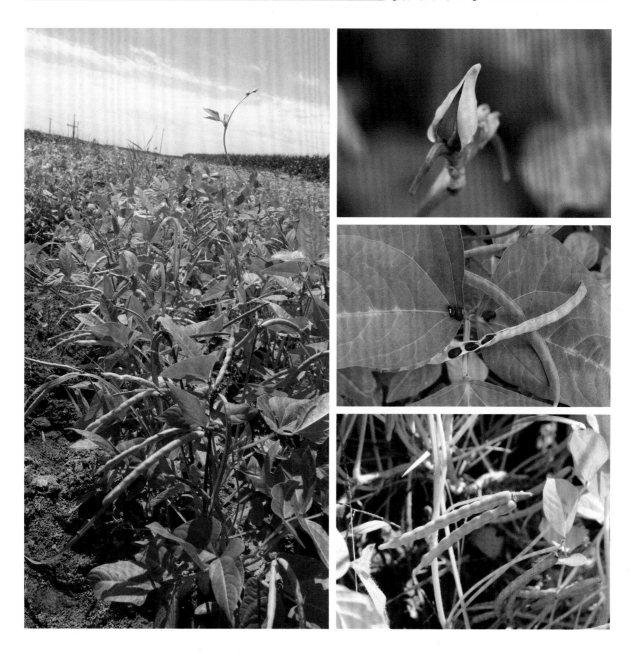

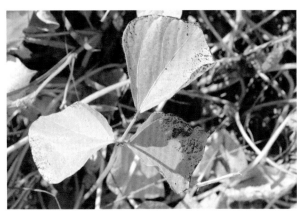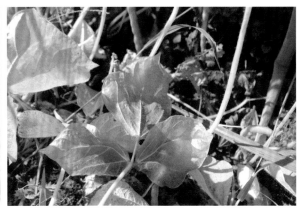

【形态特征】一年生直立或缠绕草本，高 30~90cm，植株被疏长毛。羽状复叶具小叶 3 枚；托叶盾状着生，箭头形；小叶卵形至菱状卵形，全缘或浅 3 裂，两面均稍被疏长毛。花黄色，生于短的总花梗顶端；花梗极短；小苞片披针形；花萼钟状；花冠旗瓣扁圆形或近肾形，翼瓣比龙骨瓣宽，龙骨瓣先端弯曲近半圆；子房线形，花柱弯曲，近先端有毛。荚果圆柱状，平展或下弯，无毛。种子长圆形，通常暗红色或其他颜色，种脐不凹陷。花期 7~8 月，果期 8~9 月。

【适宜生境】中生植物。喜温、喜光，抗涝，对土壤适应性较强，在微酸、微碱性土壤中均能生长。

【资源状况】作为经济作物，阴山地区有少量栽培。

【入药部位】■中药：种子（赤小豆）。

【采收加工】秋季荚果成熟而未开裂时拔取全株，晒干，打下种子，除去杂质，晒干。

【功能主治】■中药：赤小豆利水消肿，解毒排脓；用于水肿胀满，脚气浮肿，黄疸尿赤，风湿热痹，痈肿疮毒，肠痈腹痛。

【用法用量】■中药：赤小豆 9~30g；外用适量，研末调敷。

豇 豆 长豆、浆豆、乌日图－宝日其格
Vigna unguiculata (Linn.) Walp.

【标本采集号】150222190716036LY

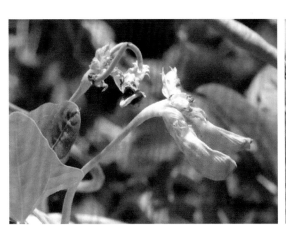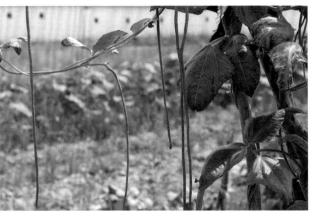

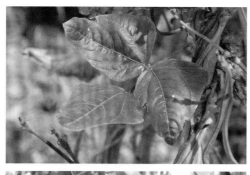
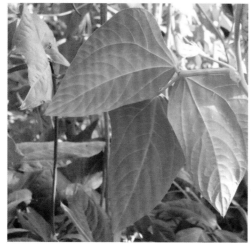
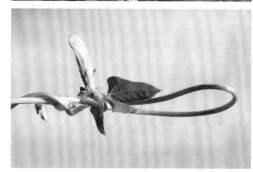
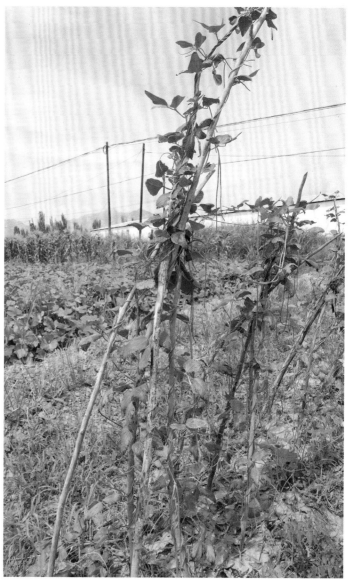

【形态特征】一年生草本，茎缠绕，近无毛。羽状复叶具小叶 3 枚；托叶披针形，着生处下延成一短距，有线纹；小叶卵状菱形，全缘或近全缘，有时淡紫色，无毛。总状花序腋生，具长梗；花梗间常有肉质蜜腺；花萼浅绿色，钟状，萼齿披针形；花冠黄白色而微带青紫色，各瓣均具瓣柄，旗瓣扁圆形，先端微凹，基部稍有耳，翼瓣稍呈三角形，龙骨瓣稍弯。荚果下垂、直立或斜展，线形，稍肉质而膨胀或坚实，具多枚种子。种子长椭圆形或圆柱形或稍肾形，黄白色、暗红色或其他颜色。花期 7~8 月，果期 9 月。

【适宜生境】中生植物。豇豆耐热、耐高温、不耐霜冻，根系发达，耐旱，但需要适量的水分，以生长在肥沃的土壤或砂质土壤中为好。

【资源状况】作为蔬菜，阴山地区有少量栽培。

【入药部位】■中药：种子（豇豆）。

【采收加工】秋季果实成熟后采收，晒干，打下种子。

【功能主治】■中药: 豇豆健脾利湿, 补肾涩精; 用于脾胃虚弱, 泄泻, 痢疾, 吐逆, 消渴, 肾虚腰痛, 遗精, 白带异常, 白浊, 小便频数。

【用法用量】■中药: 豇豆 30~60g, 或煮食, 或研末, 6~9g; 外用适量, 捣敷。

菜 豆

芸豆、四季豆、豆角、宝日其格

Phaseolus vulgaris Linn.

【标本采集号】150222180831008LY

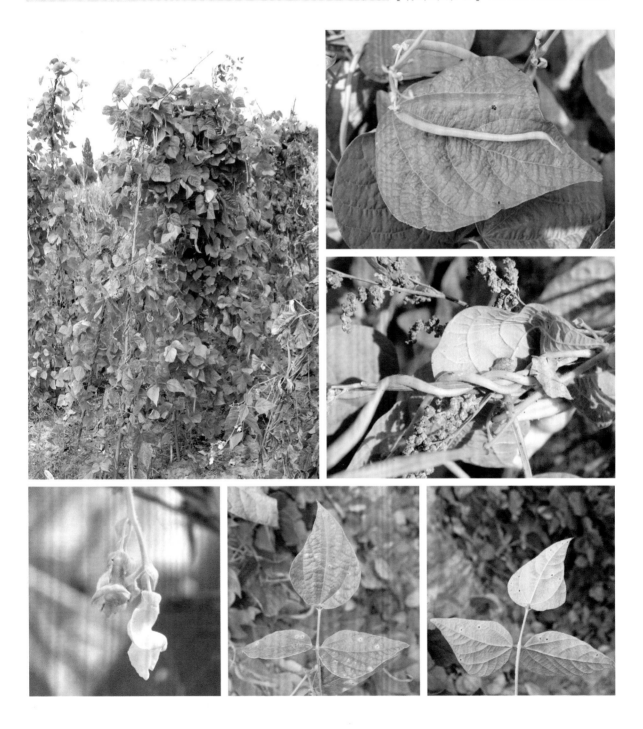

【形态特征】一年生缠绕或近直立草本。茎被短柔毛或老时无毛。羽状复叶具小叶 3 枚；托叶披针形，基部着生；小叶宽卵形或卵状菱形。总状花序比叶短，有数朵生于花序顶部的花；小苞片卵形，有数条隆起的脉，宿存；花萼杯状；花冠白色、黄色、紫堇色或红色，旗瓣近方形，翼瓣倒卵形，龙骨瓣先端卷曲；子房被短柔毛，花柱压扁。荚果带状，通常无毛，顶端有喙。种子长椭圆形或肾形，白色、褐色、蓝色或有花斑，种脐通常白色。花期 6~8 月，果期 8~9 月。

【适宜生境】中生植物。适宜生长在通气和排水良好的沙壤土或壤土中。

【资源状况】作为蔬菜，阴山地区有广泛栽培。

【入药部位】■中药：种子。

【采收加工】夏、秋二季荚果成熟时，采收种子，除去杂质，晒干。

【功能主治】■中药：种子滋养，清热，利尿，消肿；用于水肿，小便不利，脚气病，疮肿。

【用法用量】■中药：种子 15~30g。

荷包豆

红花菜豆、多花菜豆、龙爪豆、乌兰－其其格图－宝日其格
Phaseolus coccineus Linn.

【标本采集号】150125150824301LY

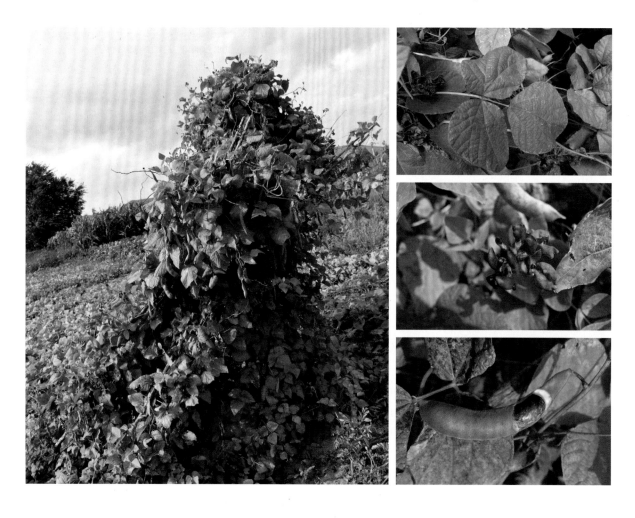

【形态特征】多年生或一年生缠绕草本。茎分枝，嫩时被短毛，后几无毛。羽状三出复叶；托叶椭圆形，基部以上着生；小托叶条形；顶生小叶卵形或宽菱状卵形，全缘。总状花序腋生，花多而密；小苞片披针形；花萼钟状，萼齿5枚，上方2齿合生，卵形，被短柔毛；花冠鲜红色，旗瓣向后反折，常较翼瓣为短，龙骨瓣卷曲；子房条形，疏被柔毛。荚果条形，微弯，下垂，有短喙。种子肾形，近黑红色，有红色斑纹。花期6~9月，果期8~9月。

【适宜生境】中生植物。在热带、温带地区适宜生长。

【资源状况】作为庭院观赏植物，阴山地区有少量栽培。

【入药部位】■中药：种子。

【采收加工】夏、秋二季荚果成熟时，采收种子，除去杂质，晒干。

【功能主治】■中药：种子健脾，补肾；用于脾胃虚弱，泄泻，肾虚腰痛。

【用法用量】■中药：种子15~30g。

紫穗槐

棉槐、椒条、宝日－特如图－槐子

Amorpha fruticosa Linn.

【标本采集号】150824180601027LY

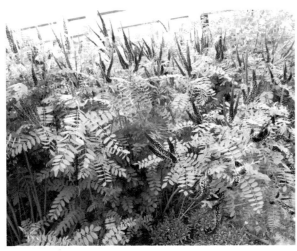

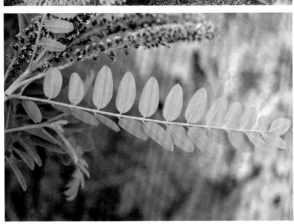

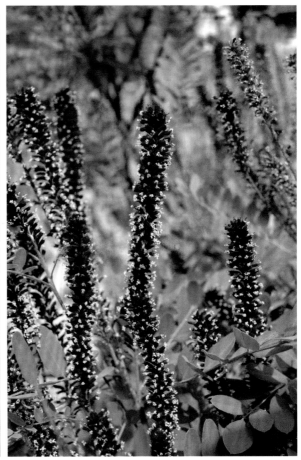

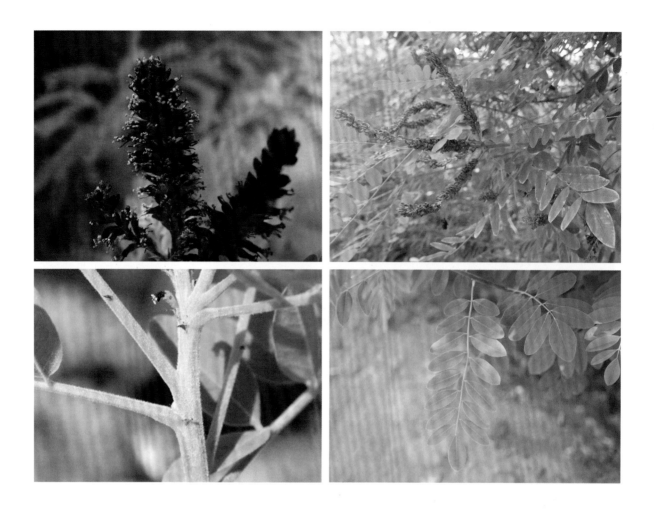

【形态特征】落叶灌木，丛生，高1~4m。奇数羽状复叶；托叶线形，脱落；小叶卵形或椭圆形，上面无毛或疏被毛，下面被白色短柔毛和黑色腺点。穗状花序顶生或生于枝条上部叶腋；花序梗与花序轴均密被短柔毛；花多数，密生；花萼钟状，萼齿5枚，三角形；花冠紫色，旗瓣心形，翼瓣与龙骨瓣均缺如；雄蕊10枚，花丝基部合生成鞘，伸出花冠之外。荚果长圆形，下垂，微弯曲，具小突尖，成熟时棕褐色，有疣状腺点。花期6~7月，果期8~9月。

【适宜生境】中生植物。喜干冷气候，耐干旱能力强，对光线要求充足，对土壤要求不严格。

【资源状况】作为园林绿化植物，阴山地区有较广泛栽培。

【入药部位】■中药：叶。

【采收加工】春、夏二季采收，鲜用或晒干。

【功能主治】■中药：叶祛湿消肿；用于痈肿，湿疹，烧烫伤。

【用法用量】■中药：叶外用适量，捣烂敷，或煎汤洗。

落花生

花生、落哈生
Arachis hypogaea Linn.

【标本采集号】150823150724102LY

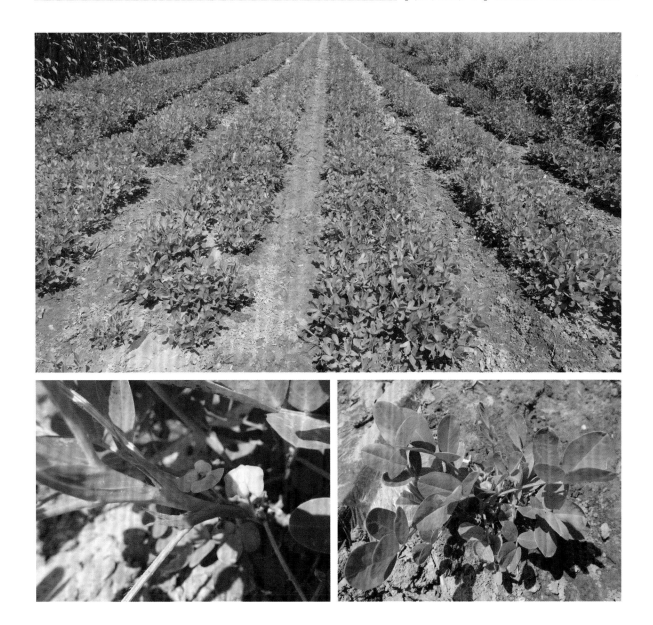

【形态特征】一年生草本。根部具根瘤。茎直立或匍匐，长 30~80cm，有棱。羽状复叶具小叶 2 对；
叶柄基部抱茎；小叶卵状长圆形或倒卵形，先端钝，基部近圆形，全缘。花冠黄色或
金黄色，旗瓣近圆形，开展，先端凹，翼瓣长圆形或斜卵形，龙骨瓣长卵圆形，短于
翼瓣，内弯，先端渐窄成喙状；花柱伸出萼管外。荚果，膨胀，果皮厚，具明显的网
纹，种子间常缢缩，含 1~3 粒种子。

【适宜生境】中生植物。适生于疏松的沙土、沙砾土或沙壤土中。喜温暖气候，生长季节较长，适
合在雨量适中的沙质土地区生长。

【资源状况】作为经济作物，阴山地区有少量栽培。

【入药部位】■中药：种子（落花生）。

【采收加工】秋末挖取果实，剥去果壳，取种子，晒干。

【功能主治】■中药：落花生健脾养胃，润肺化痰；用于脾虚不运，反胃不舒，乳妇奶少，脚气病，肺燥咳嗽，大便燥结。

【用法用量】■中药：落花生 30~100g；或生研冲汤，每次 10~15g；炒熟或煮熟食，30~60g。

苦马豆 羊卵蛋、羊尿泡、洪呼图－额布斯
Sphaerophysa salsula (Pall.) DC.

【标本采集号】150221130745672LY

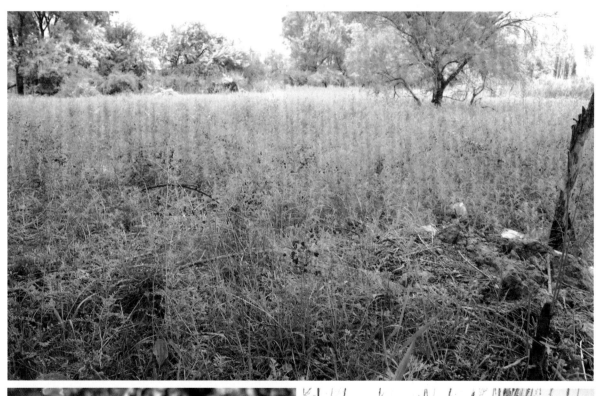

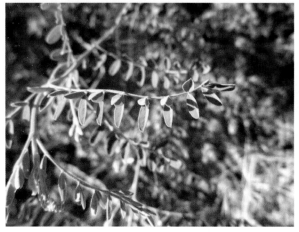

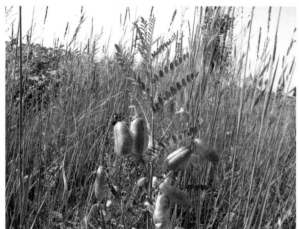

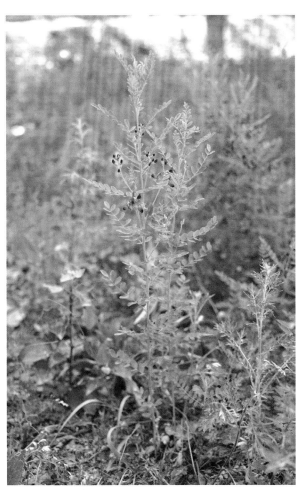
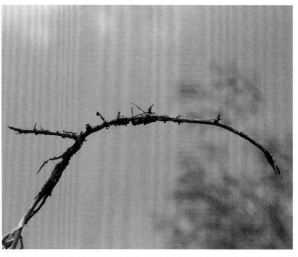
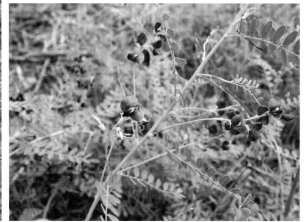

【形态特征】半灌木或多年生草本。茎直立或下部匍匐，高 0.3~0.6m，稀达 1.3m，被或疏或密的白色"丁"字毛。羽状复叶，小叶倒卵形或倒卵状长圆形，上面几无毛，下面被白色"丁"字毛。总状花序长于叶；花萼钟状，萼齿三角形，被白色柔毛；花冠初时鲜红色，后变紫红色，旗瓣瓣片近圆形，翼瓣基部具微弯的瓣柄，龙骨瓣与翼瓣近等长；子房密被白色柔毛，花柱弯曲，内侧疏被纵列髯毛。荚果椭圆形或卵圆形，膜质，膨胀，疏被白色柔毛。种子褐色，种脐圆形，凹陷。花期 6~7 月，果期 7~8 月。

【适宜生境】旱生植物。耐碱、耐旱植物。生于盐碱性荒地、河岸低湿地，沙质地上常可见到，也进入荒漠带。

【资源状况】分布于乌兰察布市（商都县）、呼和浩特市（和林格尔县、土默特左旗、托克托县）、包头市（东河区、固阳县、九原区、昆都仑区、青山区、土默特右旗）、巴彦淖尔市（磴口县、乌拉特前旗、乌拉特中旗）。常见。

【入药部位】■中药：全草及果实（苦马豆）。

【采收加工】秋季果实成熟后采收果实，并挖取带根全草，切段，晒干。

【功能主治】■中药：苦马豆利尿，消肿；用于肾炎水肿，慢性肝炎，肝硬化腹水，血管神经性水肿。

【用法用量】■中药：苦马豆 15~20g。

毛刺锦鸡儿

垫状锦鸡儿、康青锦鸡儿、卷叶锦鸡儿、特布都－哈日嘎纳
Caragana tibetica Kom.

【标本采集号】150824180505036LY

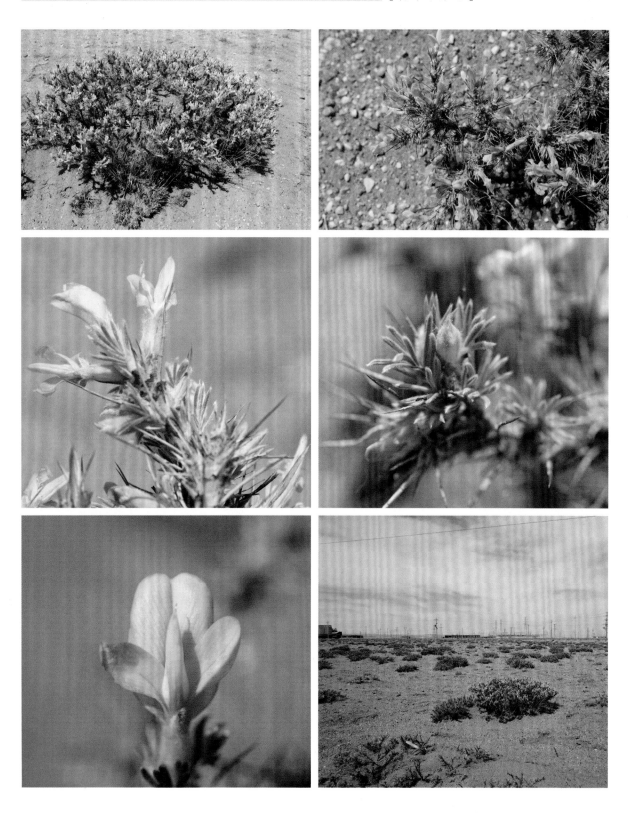

【形态特征】矮灌木，高 20~30cm，常呈垫状。老枝皮灰黄色或灰褐色，多裂；小枝密集，淡灰褐色，密被长柔毛。羽状复叶，托叶卵形或近圆形；叶轴硬化成针刺；小叶线形，先端有刺尖，密被灰白色长柔毛。花单生，近无梗；花萼管状；花冠黄色，旗瓣倒卵形，先端稍凹，瓣柄长约为瓣片的 1/2，翼瓣的瓣柄较瓣片等长或稍长，龙骨瓣的瓣柄较瓣片稍长，耳短小，齿状；子房密被柔毛。荚果椭圆形，外面密被柔毛，里面密被绒毛。花期 5~7 月，果期 7~8 月。

【适宜生境】旱生植物。生于干山坡、沙地。

【资源状况】分布于见于巴彦淖尔市（乌拉特后旗、乌拉特中旗）。常见。

【入药部位】■中药：花及根。

■蒙药：木质部分（特布都－哈日嘎纳）。

【采收加工】夏季采摘花，阴干；秋季采挖根，洗净泥土，晒干；秋、冬二季采收红色木质部分，去干枝及皮，阴干。

【功能主治】■中药：花补气益肾；用于头晕头痛，耳鸣眼花，肺痨咳嗽，小儿疳积。根祛风活血，止痛，利尿；用于风湿痹痛，跌打损伤，乳汁不足，浮肿，痛经。

■蒙药：特布都－哈日嘎纳清热，凉血，散瘀，排脓；用于血热头痛，血痞，闭经，痛经，产后发热，血盛。

【用法用量】■中药：花 3~9g。根 9~15g。

■蒙药：特布都－哈日嘎纳多入丸、散服。

荒漠锦鸡儿 洛氏锦鸡儿、猫耳锦鸡儿、楚勒音－哈日嘎纳
Caragana roborovskyi Kom.

【标本采集号】152921130613980LY

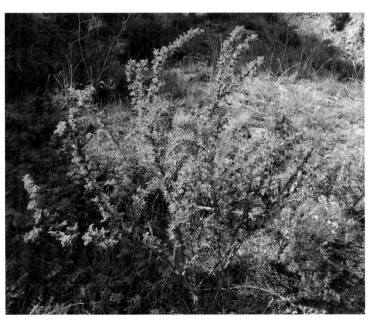
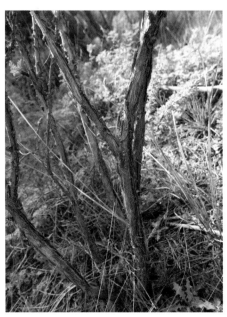

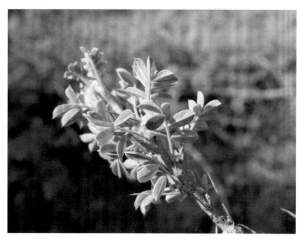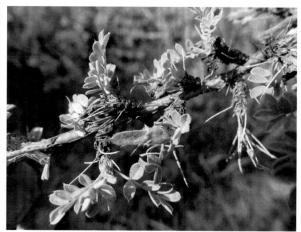

【形态特征】灌木，高 0.3~1m，直立或外倾，由基部多分枝。老枝黄褐色，被深灰色剥裂皮；嫩枝密被白色柔毛。羽状复叶有 3~6 对小叶；托叶膜质，被柔毛，先端具刺尖；叶轴宿存，全部硬化成针刺，密被柔毛；小叶宽倒卵形或长圆形，具刺尖，密被白色丝质柔毛。花梗单生，关节在中部到基部密被柔毛；花萼密被白色长柔毛；花冠黄色。荚果圆筒状，被白色长柔毛，先端具尖头，花萼常宿存。花期 5~6 月，果期 6~7 月。

【适宜生境】旱生植物。生于荒漠带和荒漠草原带的干燥剥蚀山坡、山间谷地及干河床。

【资源状况】分布于阿拉善盟（阿拉善左旗行政区）。少见。

【入药部位】■中药：根（猫耳锦鸡儿）。

【采收加工】夏、秋二季采挖根，除去残茎及须根，洗净泥土，晒干。

【功能主治】■中药：猫耳锦鸡儿活血祛风，利尿消肿；用于风湿痹痛，跌打损伤，浮肿。

【用法用量】■中药：猫耳锦鸡儿 9~15g。

树锦鸡儿

蒙古锦鸡儿、骨担草、陶日格 – 哈日嘎纳
Caragana arborescens Lam.

【标本采集号】150203190511018LY

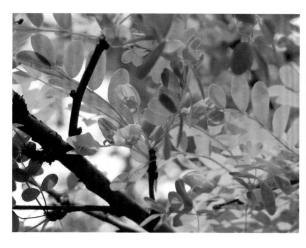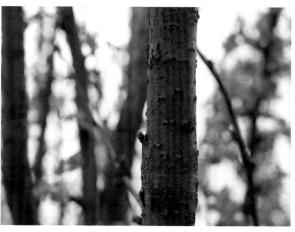

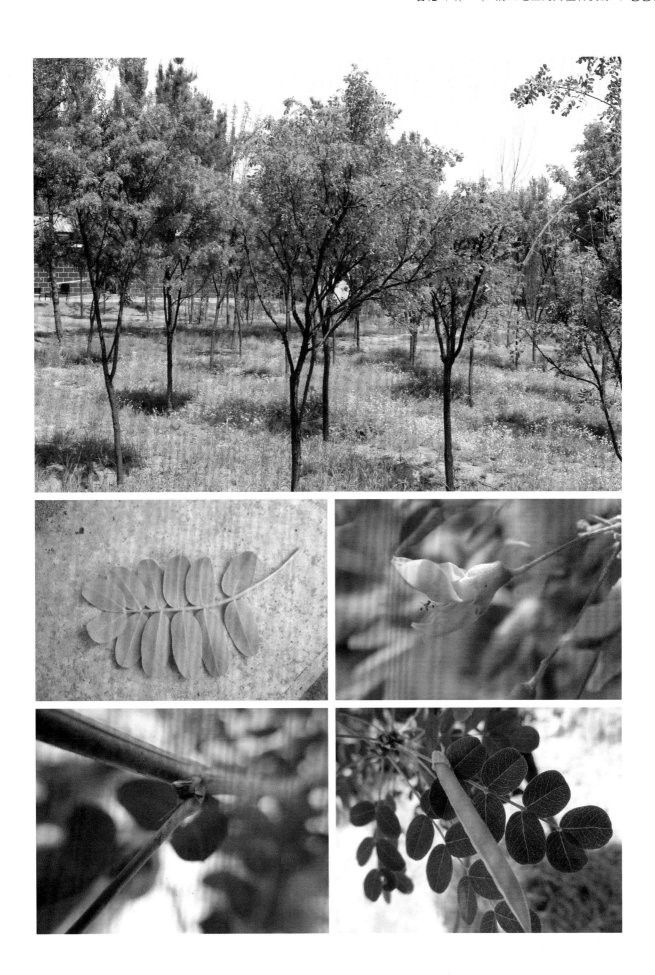

【形态特征】灌木或小乔木，高2~6m。老枝深灰色，平滑。羽状复叶；托叶针刺状；小叶长圆状倒卵形、狭倒卵形或椭圆形。花梗2~5簇生，每梗1花，苞片小，刚毛状；花萼钟状，萼齿短宽；花冠黄色，旗瓣菱状宽卵形，翼瓣长圆形，较旗瓣稍长，瓣柄长为瓣片的3/4，耳距状，龙骨瓣较旗瓣稍短，瓣柄较瓣片略短，耳钝或略呈三角形。荚果圆筒形。花期5~6月，果期7~8月。

【适宜生境】中生植物。生于森林带的林下林缘。

【资源状况】作为园林绿化植物，阴山地区有少量栽培。

【入药部位】■中药：根皮（树锦鸡儿）。

【采收加工】秋季采挖根部，洗净，剥取根皮，晒干。

【功能主治】■中药：树锦鸡儿通经下乳，利湿止带；用于乳汁不通，月经不调，脚气浮肿，下肢麻木。

【用法用量】■中药：树锦鸡儿25~50g。

小叶锦鸡儿

柠条、连针、乌禾日－哈日嘎纳、阿拉他嘎纳
Caragana microphylla Lam.

【标本采集号】150921130731005LY

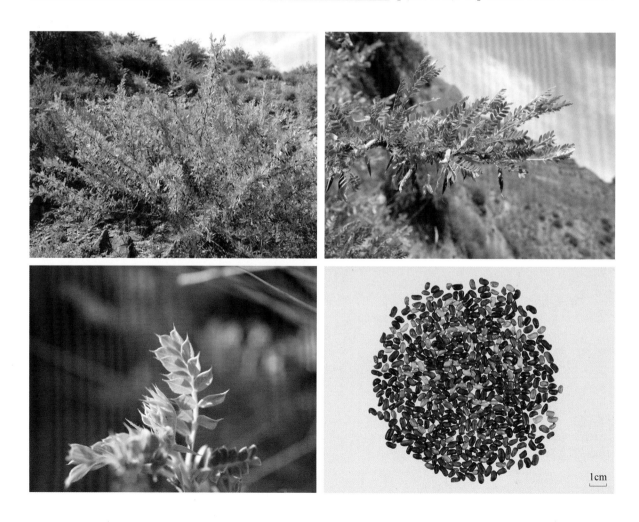

1cm

【形态特征】灌木，高 1~2m。老枝深灰色或黑绿色，幼枝被毛。羽状复叶，小叶倒卵形或倒卵状长圆形，先端圆或钝，幼时被短柔毛。花单生，花梗近中部具关节，被柔毛；花萼管状钟形，萼齿宽三角形，先端尖；花冠黄色，旗瓣宽倒卵形，基部具短瓣柄，翼瓣的瓣柄长为瓣片的 1/2，耳齿状，龙骨瓣的瓣柄与瓣片近等长，瓣片基部无明显的耳；子房无毛，无柄。荚果圆筒形，稍扁，无毛，具锐尖头，无柄。花期 5~6 月，果期 8~9 月。

【适宜生境】旱生植物。生于草原区的高平原、平原及沙地、森林草原区的山地阳坡、黄土丘陵。

【资源状况】分布于乌兰察布市（察哈尔右翼后旗、察哈尔右翼中旗、化德县、集宁区、凉城县、商都县、四子王旗、兴和县、卓资县）、呼和浩特市（土默特左旗、托克托县、武川县）、包头市（石拐区）、巴彦淖尔市（磴口县、乌拉特中旗）。常见。作为防风固沙植物，阴山地区亦有广泛栽培。

【入药部位】■中药：果实、花、根。
　　　　　　■蒙药：根（阿拉塔嘎纳）。

【采收加工】夏季采收花及果实，阴干；夏、秋二季采挖根，除去残茎及须根，洗净泥土，晒干。

【功能主治】■中药：果实清热解毒；用于咽喉肿痛。花养血安神；用于头昏，眩晕。根祛风止痛，祛痰止咳；用于眩晕头痛，风湿痹痛，咳嗽痰喘。
　　　　　　■蒙药：阿拉塔嘎纳清热，消奇哈；用于脉热，高血压，头痛，疮痈，咽喉肿痛，肉类中毒证。

【用法用量】■中药：根 9~30g。果实 5~12g。花 5~10g。
　　　　　　■蒙药：阿拉塔嘎纳多入丸、散服。

柠条锦鸡儿
柠条、白柠条、查干－哈日嘎纳
Caragana korshinskii Kom.

【标本采集号】150823150826108LY

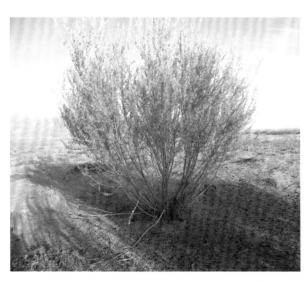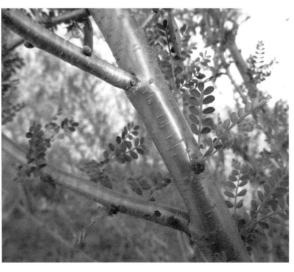

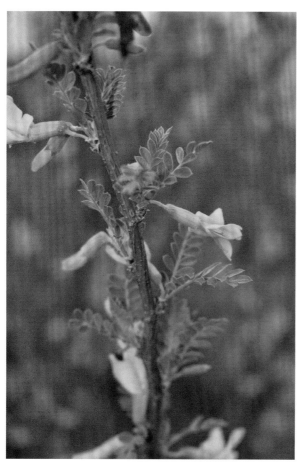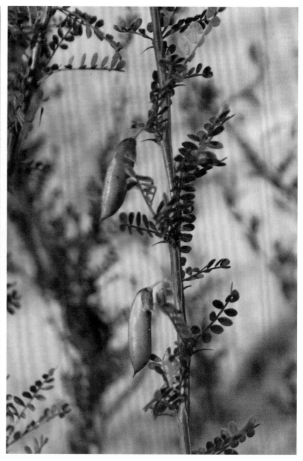

【形态特征】灌木，稀小乔木状，高1~4m。老枝金黄色，有光泽；嫩枝被白色柔毛。羽状复叶；托叶在长枝上者硬化成针刺，宿存；小叶披针形或窄长圆形，灰绿色，先端锐尖，两面密被白色伏贴绢毛。花单生，密被柔毛，关节在中上部；花萼管状钟形；旗瓣宽卵形或近圆形，先端近截形或稍凹，具短瓣柄，翼瓣瓣柄稍短于瓣片，先端稍尖，耳齿状，龙骨瓣稍短于翼瓣，先端稍尖；子房无毛，无柄。荚果披针形，扁，几无毛或疏被毛。花期5~6月，果期6~7月。

【适宜生境】旱生植物。散生于荒漠、荒漠草原地带的流动沙丘及半固定沙地。

【资源状况】分布于巴彦淖尔市（乌拉特后旗、乌拉特前旗、乌拉特中旗）、阿拉善盟（阿拉善左旗行政区）。常见。作为防风固沙植物，阴山地区亦有较广泛栽培。

【入药部位】■中药：花、根、全草。

【采收加工】夏季采收花，秋季采收全草，洗净，切碎，鲜用或晒干；夏、秋二季采挖根，除去残茎及须根，洗净泥土，晒干。

【功能主治】■中药：花滋阴养血。根通经，镇静，止痒。全草调经；用于月经不调。

【用法用量】■中药：花9~15g，鲜品20~30g。根0.8~1g。全草15~25g。

狭叶锦鸡儿

红柠条、羊柠角、红刺、纳日音－哈日嘎纳
Caragana stenophylla Pojark.

【标本采集号】150929180511004LY

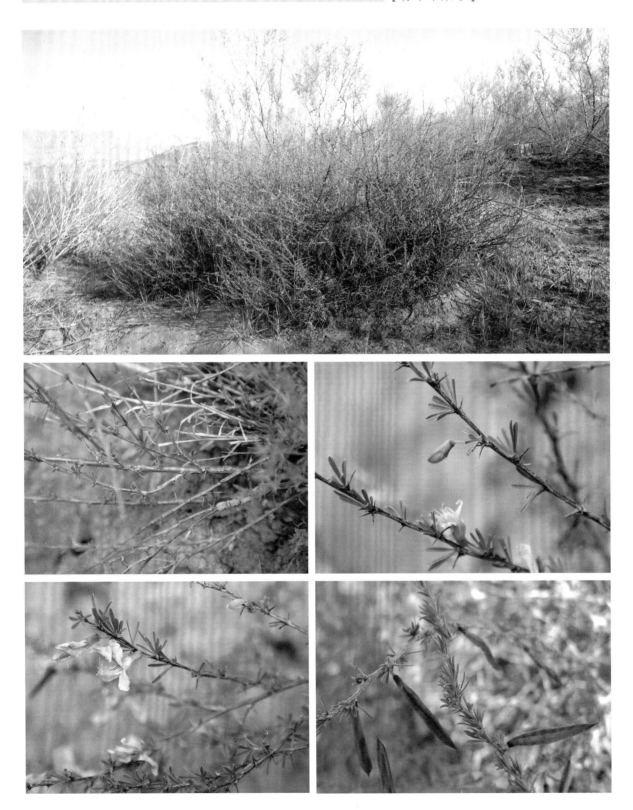

【形态特征】矮灌木，高 15~70cm。小枝纤细，褐色、黄褐色或灰黄色，具条棱，幼时疏生柔毛。长枝上的托叶宿存并硬化成针刺状；小叶 4 枚，假掌状排列，条状倒披针形，长 4~12mm，宽 1~2mm。花单生；花梗较叶短，长 5~10mm，有毛，中下部有关节；花冠黄色，长 14~17（20）mm，旗瓣圆形或宽倒卵形，有短爪，长为瓣片的 1/5，翼瓣上端较宽，呈斜截形，龙骨瓣比翼瓣稍短，具较长的爪（与瓣片等长，或为瓣片的 1/2 以下），耳短而钝，子房无毛。荚果圆筒形，长 20~30mm，宽 2.5~3mm，两端渐尖。花期 5~9 月，果期 6~10 月。

【适宜生境】旱生植物。生于典型草原、荒漠草原、山地草原及草原化荒漠带的高平原、黄土丘陵、低山阳坡、干谷、沙地，喜生于沙砾质土壤、覆沙地及砾石质坡地。

【资源状况】分布于乌兰察布市（察哈尔右翼后旗、商都县、四王子旗）、包头市（土默特右旗、石拐区）、巴彦淖尔市（磴口县、乌拉特后旗、乌拉特前旗）、阿拉善盟（阿拉善左旗行政区）。常见。

【入药部位】■中药：花（狭叶锦鸡儿）。

【采收加工】花期采摘花，洗净，晒干。

【功能主治】■中药：狭叶锦鸡儿祛风，平肝，止咳。

甘蒙锦鸡儿 柴布日 – 哈日嘎纳
Caragana opulens Kom.

【标本采集号】150222180509027LY

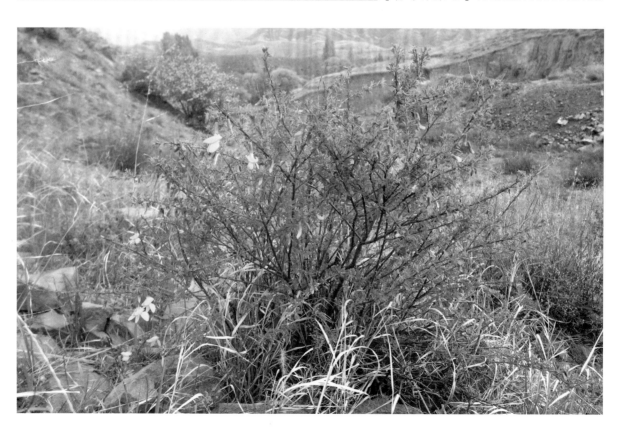

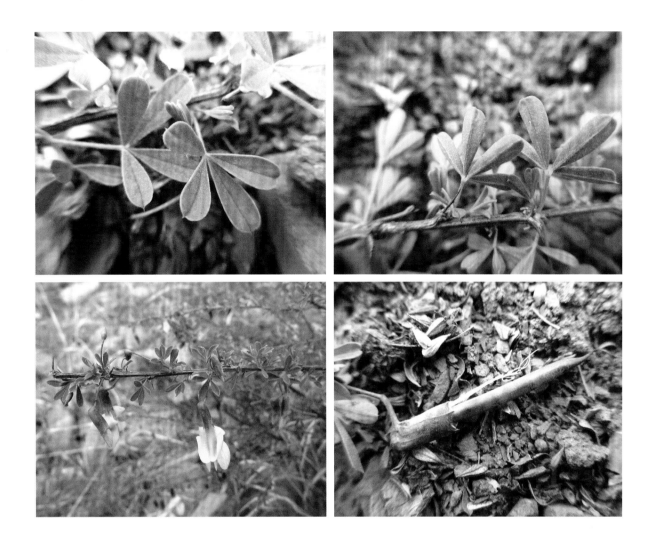

【形态特征】直立灌木，高 40~60cm。树皮灰褐色，有光泽；小枝细长，带灰白色，有条棱。长枝上的托叶宿存并硬化成针刺状，短枝上的托叶脱落；小叶 4 枚，假掌状排列，倒卵状披针形，有刺尖，基部渐狭。花单生；花萼筒状钟形；花冠黄色，略带红色，旗瓣宽倒卵形，顶端微凹，基部渐狭成爪，翼瓣长椭圆形，顶端圆，基部具爪及距状尖耳，龙骨瓣顶端钝，基部具爪及齿状耳；子房筒状，无毛。荚果圆筒形，无毛，带紫褐色，顶端尖。花期 5~6 月，果期 6~7 月。

【适宜生境】喜暖中旱生植物。散生于山地、丘陵、沟谷，或混生于山地灌丛中。

【资源状况】分布于乌兰察布市（察哈尔右翼后旗）、包头市（固阳县、石拐区）、巴彦淖尔市（乌拉特前中旗）。少见。

【入药部位】■蒙药：根（柴布日 – 哈日嘎纳）。

【采收加工】春、秋二季采挖，除去须根和根头，晒干。

【功能主治】■蒙药：柴布日 – 哈日嘎纳清热；用于各种肌肉热、脉热。

【用法用量】■蒙药：柴布日 – 哈日嘎纳多配方用。

红花锦鸡儿

黄枝条、金雀儿、乌兰-哈日嘎纳

Caragana rosea Turcz. ex Maxim.

【标本采集号】150205190528015LY

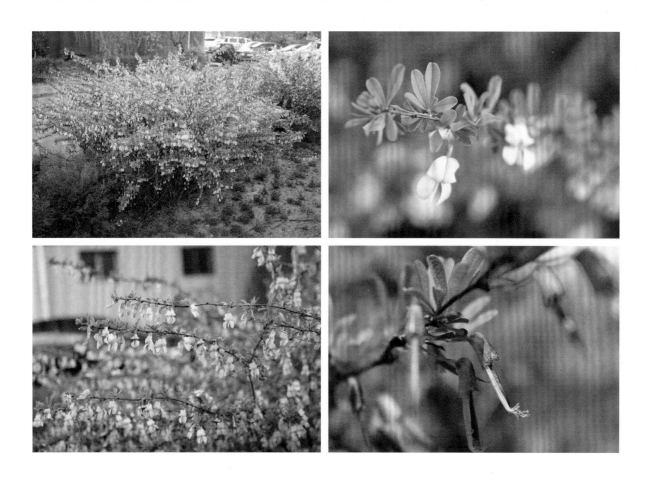

【形态特征】灌木,高 0.4~1m。树皮绿褐色,小枝细长,具条棱。托叶在长枝者成细针刺,短枝者脱落;叶柄脱落或宿存成针刺;叶假掌状,小叶 4 枚,楔状倒卵形,先端圆钝或微凹,具刺尖,近革质。花梗单生,关节在中部以上,无毛;花萼管状,不扩大或仅下部稍扩大,常紫红色,萼齿三角形,渐尖,内侧密被短柔毛;花冠黄色,常紫红色或全部淡红色,凋时变为红色。荚果圆筒形,具渐尖头。花期 5~6 月,果期 6~7 月。

【适宜生境】中生植物。生于阔叶林带的山地灌丛及山地沟谷灌丛。

【资源状况】作为园林绿化植物,阴山地区有少量栽培。

【入药部位】■中药:根(红花锦鸡儿)。

【采收加工】夏、秋二季采挖根,除去残茎及须根,洗净泥土,晒干。

【功能主治】■中药:红花锦鸡儿健脾强胃,活血催乳,利尿通经;用于虚损劳热,阴虚喘咳,淋浊白带。

【用法用量】■中药:红花锦鸡儿 6~18g,或研末服。

乌拉特黄芪

粗壮黄芪、黄芪、贺兰山黄芪、乌日得音 – 好恩其日
Astragalus hoantchy Franch.

【标本采集号】150221150601307LY

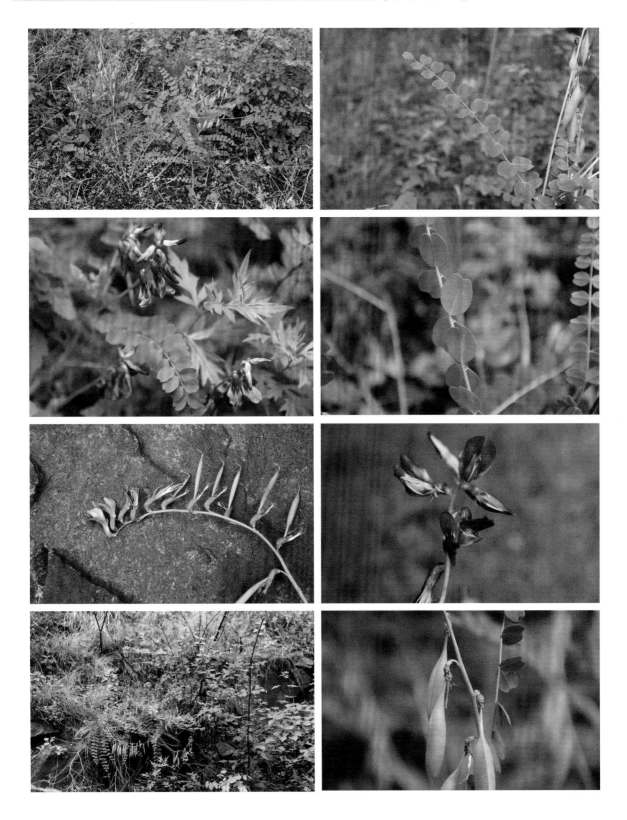

【形态特征】多年生草本，高可达 1m。茎直立，多分枝，具条棱，无毛或疏生白色和黑色的长柔毛。单数羽状复叶，小叶宽卵形、近圆形或倒卵形，全缘。总状花序腋生，花紫红色或紫色；苞片披针形，膜质，有毛；花萼钟状筒形，于结果时基部一侧膨大成囊状；旗瓣宽卵形，顶端微凹，基部渐狭成爪，翼瓣矩圆形，和龙骨瓣均较旗瓣稍短；柱头具簇状毛。荚果下垂，矩圆形，有网纹。种子矩圆状肾形，黑褐色，在一侧中上部有 1 个缺口。花期 6 月，果期 7 月。

【适宜生境】旱中生植物。散生于草原区和荒漠区的石质山坡或沟谷中，以及山地灌丛中。

【资源状况】分布于呼和浩特市（回民区、土默特左旗、武川县、新城区）、包头市（固阳县、九原区、石拐区、土默特右旗）、巴彦淖尔市（乌拉特后旗、乌拉特前旗）。常见。

【入药部位】■蒙药：根（阿拉善 – 混其日）。

【采收加工】秋季挖根，去须，洗净，晒干。

【功能主治】■蒙药：阿拉善 – 混其日清热，止血，愈伤，生肌；用于内伤，脉热，金创，跌打肿痛。

【用法用量】■蒙药：阿拉善 – 混其日多入丸、散服。

背扁黄芪

扁茎黄芪、夏黄芪、沙苑子、哈布他盖 – 好恩其日
Astragalus complanatus Bunge

【标本采集号】150206190712035LY

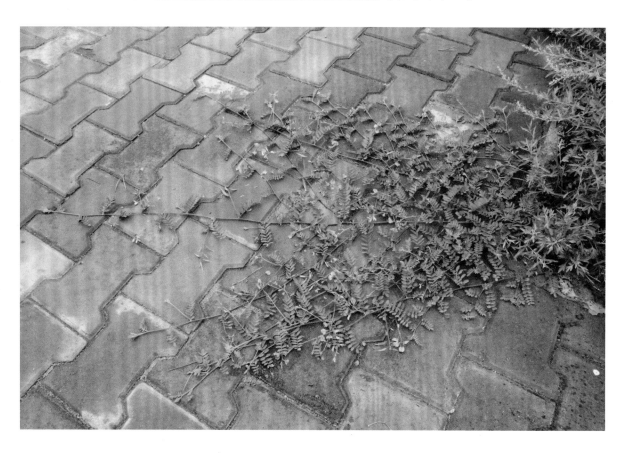

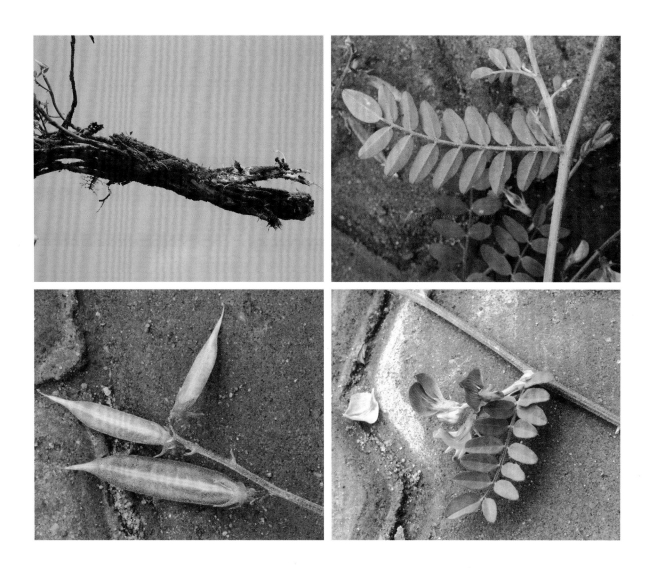

【形态特征】多年生草本。主根圆柱状，长达1m。茎平卧，有棱，无毛或疏被粗短硬毛，分枝。羽状复叶；托叶离生，披针形；小叶椭圆形或倒卵状长圆形。总状花序较叶长；总花梗疏被粗伏毛；花冠乳白色或带紫红色，旗瓣近圆形，翼瓣长圆形，龙骨瓣近倒卵形；子房有柄，密被白色粗伏毛，柱头被簇毛。荚果略膨胀，狭长圆形，微被褐色短粗伏毛，有网纹。种子淡棕色，肾形，平滑。花期7~9月，果期8~10月。

【适宜生境】旱中生植物。生于草原带的微碱化草甸、山地阳坡或灌丛中，为伴生种。

【资源状况】分布于呼尔浩特市（赛罕区）、包头市（白云鄂博矿区、九原区）。少见。

【入药部位】■中药：种子（沙苑子）。

【采收加工】秋末冬初果实成熟尚未开裂时采割植株，晒干，打下种子，除去杂质，晒干。

【功能主治】■中药：沙苑子补肾助阳，固精缩尿，养肝明目；用于肾虚腰痛，遗精早泄，遗尿尿频，白浊带下，眩晕，目暗昏花。

【用法用量】■中药：沙苑子9~15g。

黄 芪

膜荚黄芪
Astragalus membranaceus (Fisch.) Bunge

【标本采集号】150125150818087LY

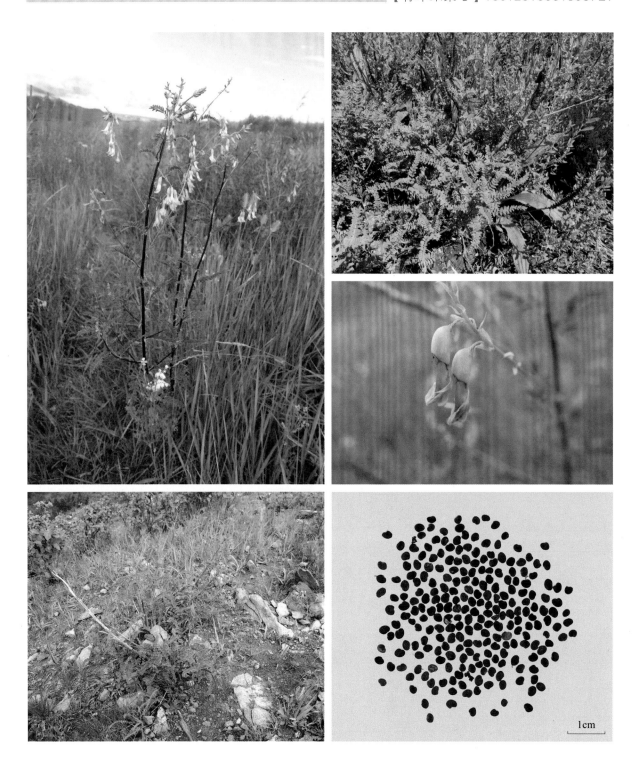

【形态特征】多年生草本，高 50~100cm。主根肥厚，木质，常分枝，灰白色。茎直立，上部多分枝。羽状复叶；托叶离生，卵形、披针形或线状披针形。总状花序稍密；总花梗与叶近等长或较长，至果期显著伸长；花萼钟状，外面被白色或黑色柔毛；花冠黄色或淡黄色，旗瓣倒卵形，顶端微凹，基部具短瓣柄，翼瓣较旗瓣稍短，龙骨瓣与翼瓣近等长；子房有柄，被细柔毛。荚果薄膜质，稍膨胀，半椭圆形，顶端具刺尖。种子 3~8 枚。花期 6~8 月，果期 7~9 月。

【适宜生境】中生植物。生于山地林缘、灌丛及疏林下。

【资源状况】分布于呼和浩特市（武川县）、包头市（固阳县）、巴彦淖尔市（乌拉特前旗）。少见。

【入药部位】■中药：根（黄芪）。

　　　　　　■蒙药：根（好恩其日）。

【采收加工】春、秋二季采挖，除去须根和根头，晒干。

【功能主治】■中药：黄芪补气升阳，固表止汗，利水消肿，生津养血，行滞通痹，托毒排脓，敛疮生肌；用于气虚乏力，食少便溏，中气下陷，久泻脱肛，便血崩漏，表虚自汗，气虚水肿，内热消渴，血虚萎黄，半身不遂，痹痛麻木，痈疽难溃，久溃不敛。

　　　　　　■蒙药：好恩其日清热，治伤，止血，生肌；用于内伤，脉热，金创，跌打肿痛。

【用法用量】■中药：黄芪 9~30g。

　　　　　　■蒙药：好恩其日多入丸、散服。

蒙古黄芪

绵黄芪、黄芪、内蒙黄芪、蒙古勒－好恩其日

Astragalus membranaceus (Fisch.) Bunge var. *mongholicus* (Bunge) P. K. Hsiao

【标本采集号】150221130728121LY

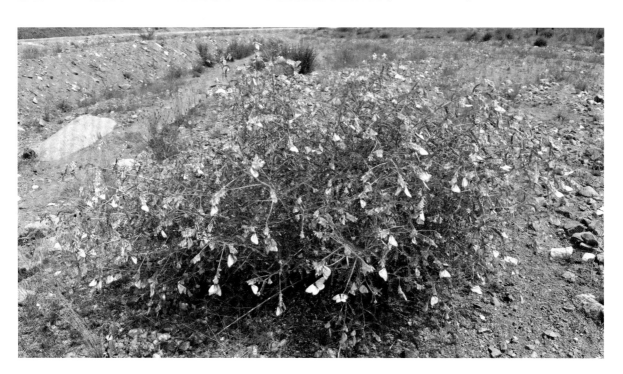

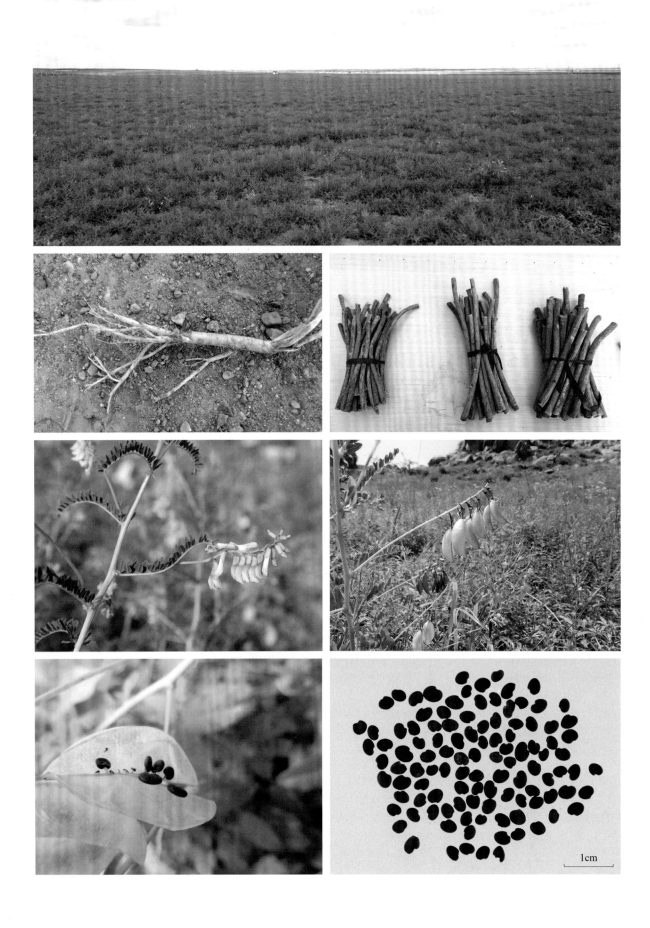

【**形态特征**】多年生草本，高 50~70cm。主根长而粗壮。茎直立。羽状复叶，小叶较小，长 5~10mm，宽 3~5mm，宽椭圆形、椭圆形或矩圆形，两端近圆形，上面无毛，下面密生短柔毛；托叶披针形。总状花序腋生；总花梗较叶长；花多数；花萼钟状，外面密生短柔毛，萼齿披针形，与萼管近等长；花冠黄色；子房无毛。荚果膜质，膨胀，半卵形，先端有短喙，有长子房柄，有显著网纹，无毛，含种子 3~8 粒。花期 6~8 月，果期 7~9 月。

【**适宜生境**】旱中生植物。生于山地草原、灌丛、林缘、沟边。

【**资源状况**】分布于乌兰察布市（察哈尔右翼前旗、化德县、集宁区、凉城县、商都县、四子王旗、卓资县）、呼和浩特市（土默特左旗、托克托县、武川县）、包头市（固阳县、土默特右旗）、巴彦淖尔市（乌拉特前旗）。少见。作为内蒙古道地药材，阴山地区亦有大规模栽培。

【**入药部位**】■中药：根（黄芪）。
　　　　　　　■蒙药：根（蒙古勒 – 好恩其日）。

【**采收加工**】春、秋二季采挖，除去须根和根头，晒干。

【**功能主治**】■中药：黄芪补气升阳，固表止汗，利水消肿，生津养血，行滞通痹，托毒排脓，敛疮生肌；用于气虚乏力，食少便溏，中气下陷，久泻脱肛，便血崩漏，表虚自汗，气虚水肿，内热消渴，血虚萎黄，半身不遂，痹痛麻木，痈疽难溃，久溃不敛。
　　　　　　　■蒙药：蒙古勒 – 好恩其日清热，治伤，止血，生肌；用于内伤，脉热，金创，跌扑肿痛。

【**用法用量**】■中药：黄芪 9~30g。
　　　　　　　■蒙药：蒙古勒 – 好恩其日多配方用。

评　述

1. **化学成分**：主要化学成分有黄芪多糖、皂苷类、黄酮类和氨基酸等，2020 年版《中国药典》含量测定成分为黄芪甲苷与毛蕊异黄酮葡萄糖苷。

2. **道地沿革**：黄芪原名黄耆，始载于《神农本草经》，列为上品。清代《植物名实图考》载："有数种，山西、蒙古产者佳。""黄耆西产也。"古代黄芪品种各异，产地亦不稳定，唐代以前以西北地区主产，特别是甘肃产者为道地，宋代以后则以山西产者为良，至清代除山西产之外，又加内蒙古黄芪为道地药材。故而可以认为，古代黄芪的正品原植物为黄芪属的膜荚黄芪和蒙古黄芪，与现代黄芪药用情况吻合。

3. **资源利用与可持续发展**：阴山地区是野生蒙古黄芪的道地产区，近年来野生资源已极度匮乏，目前蒙古黄芪的人工栽培已基本成熟，阴山地区乌兰察布市、呼和浩特市、包头市的蒙古黄芪产量较大，品质较好，是阴山地区扶持的道地药材品种之一。

草木樨状黄芪

扫帚苗、层头、小马层子、哲格仁－希勒北
Astragalus melilotoides Pall.

【标本采集号】150221140625062LY

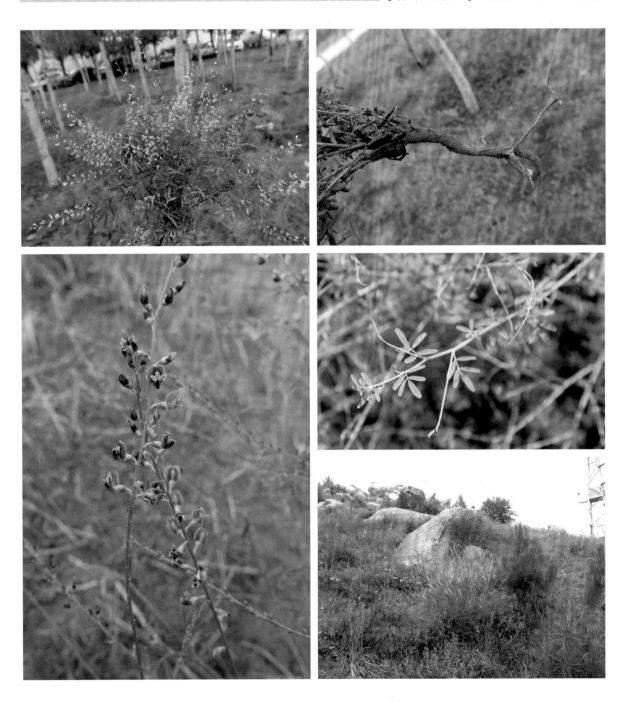

【形态特征】多年生草本。主根粗壮。茎直立或斜生，多分枝。羽状复叶；托叶离生，三角形或披针形。总状花序生多数花，稀疏；花小；苞片小，披针形；花萼短钟状，被白色短伏贴柔毛；花冠白色或带粉红色，旗瓣近圆形或宽椭圆形；子房近无柄，无毛。荚果宽倒卵状球形或椭圆形，先端微凹，具短喙，假2室，背部具稍深的沟，有横纹。种子4~5枚，肾形，暗褐色。花期7~8月，果期8~9月。

【适宜生境】中旱生植物。生于草原及山地灌丛。

【资源状况】分布于乌兰察布市（察哈尔右翼前旗、察哈尔右翼中旗、丰镇市、四子王旗、兴和县）、呼和浩特市（和林格尔县、回民区、赛罕区、土默特左旗、托克托县、新城区、玉泉区）、包头市（东河区、固阳县、九原区、昆都仑区、青山区、土默特右旗）、巴彦淖尔市（乌拉特前旗）。常见。

【入药部位】■中药：全草。

【采收加工】夏、秋二季采收，切段，晒干。

【功能主治】■中药：全草祛风除湿，止痛；用于风湿痹痛，四肢麻木。

【用法用量】■中药：全草9~20g。

细叶黄芪 纳日音－好恩其日
Astragalus melilotoides Pall. var. *tenuis* Ledeb.

【标本采集号】150924180723057LY

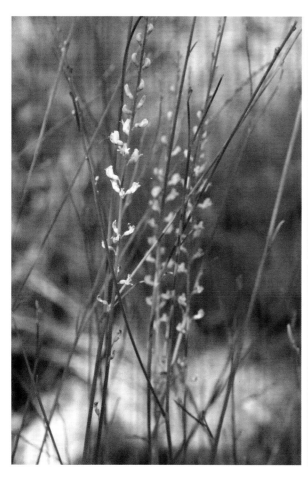
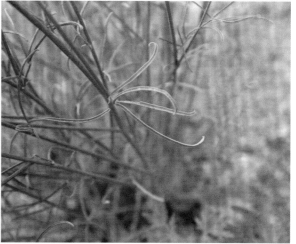
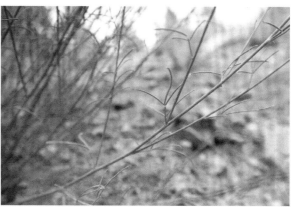

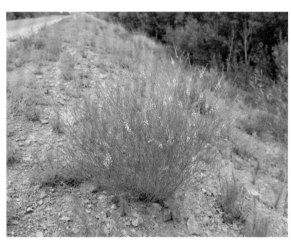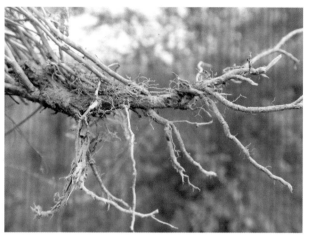

【形态特征】多年生草本。主根粗壮。茎直立或斜生，高 30~50cm，植株多分枝，呈扫帚状。小叶 3 枚，稀 5 枚，狭线形或丝状，长 10~15（17）mm，宽约 0.5mm。总状花序生多数花，稀疏；花小，花梗长 1~2mm，连同花序轴均被白色短伏贴柔毛；花萼短钟状，长约 1.5mm，被白色短伏贴柔毛；花冠白色或带粉红色，旗瓣近圆形或宽椭圆形，长约 5mm，龙骨瓣较翼瓣短，先端带紫色。荚果宽倒卵状球形或椭圆形，先端微凹，具短喙，长 2.5~3.5mm，假 2 室，背部具稍深的沟，有横纹。种子 4~5 枚，肾形，暗褐色，长约 1mm。花期 7~8 月，果期 8~9 月。

【适宜生境】旱生植物。生于向阳山坡、路旁草地或草甸草地。

【资源状况】分布于乌兰察布市（化德县、商都县、兴和县）。少见。

【入药部位】■中药：全草（细叶黄芪）。

【采收加工】夏、秋二季采收，除去泥土及杂质，晒干。

【功能主治】■中药：细叶黄芪用于风湿痹痛，四肢麻木。

【用法用量】■中药：细叶黄芪 9~15g。

华黄芪

华黄耆、地黄芪、道木大图音 - 好恩其日

Astragalus chinensis L. f.

【标本采集号】150221140517193LY

【形态特征】多年生草本，高 30~90cm。茎直立，通常单一，无毛，具深沟槽。奇数羽状复叶；托叶披针形；小叶椭圆形至长圆形。总状花序生多数花，稍密集；花冠黄色，旗瓣宽椭圆形或近圆形，翼瓣小，瓣片长圆形，先端钝尖，基部具短耳，龙骨瓣与旗瓣近等长，瓣片半卵形；子房无毛，具长柄。荚果椭圆形，膨胀，先端具弯喙，无毛，密布横皱纹，果瓣坚厚，假 2 室。种子肾形，褐色。花期 6~7 月，果期 7~8 月。

【适宜生境】旱中生植物。生于轻度盐碱地、沙砾地。

【资源状况】作为园林绿化植物，阴山地区有少量栽培。

【入药部位】■中药：种子。

【采收加工】秋季果实成熟时，采收种子，除去杂质，晒干。

【功能主治】■中药：种子益肾固精，补肝明目；用于头晕眼花，腰膝酸软，遗精，早泄，尿频，遗尿。

【用法用量】■中药：种子6~9g，或入丸、散服。

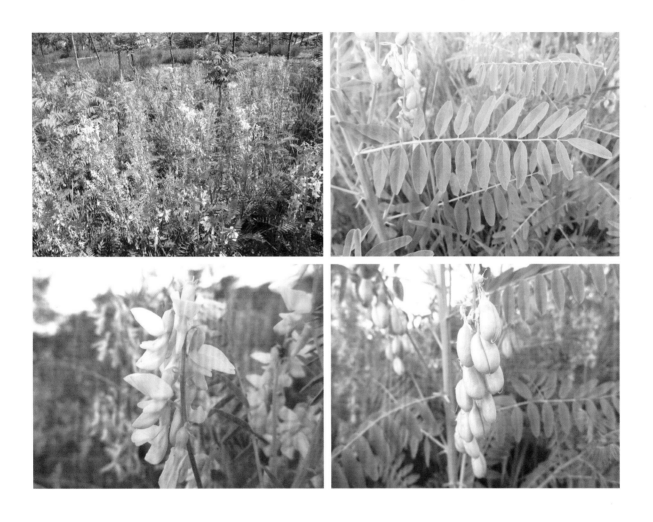

达乌里黄芪　驴干粮、兴安黄芪、野豆角花、禾伊音千－好恩其日
Astragalus dahuricus (Pall.) DC.

【标本采集号】150221140715130LY

【形态特征】一、二年生草本，被开展的白色柔毛。茎直立，高达80cm，分枝，有细棱。羽状复叶；托叶分离，狭披针形或钻形；小叶长圆形、倒卵状长圆形或长圆状椭圆形。总状花序较密；苞片线形或刚毛状；花萼斜钟状，萼齿线形或刚毛状；花冠紫色，旗瓣近倒卵形，龙骨瓣近倒卵形；子房有柄，被毛。荚果线形，先端凸尖喙状，直立，内弯，具横脉，假2室。种子淡褐色或褐色，肾形，有斑点，平滑。花期7~9月，果期8~10月。

【适宜生境】旱中生植物。草原化草甸及草甸草原的伴生种，在农田、撂荒地及沟渠边也常有散生。

【资源状况】分布于乌兰察布市（察哈尔右翼后旗、察哈尔右翼前旗）、包头市（东河区、固阳县、九原区、昆都仑区、青山区、土默特右旗）、巴彦淖尔市（乌拉特后旗、乌拉特前旗）。常见。

【入药部位】■中药：种子。

【采收加工】秋季果实成熟时，采收种子，除去杂质，晒干。

【功能主治】■中药：种子补肾益肝，固精明目。

【用法用量】■中药：种子 6~9g，或入丸、散服。

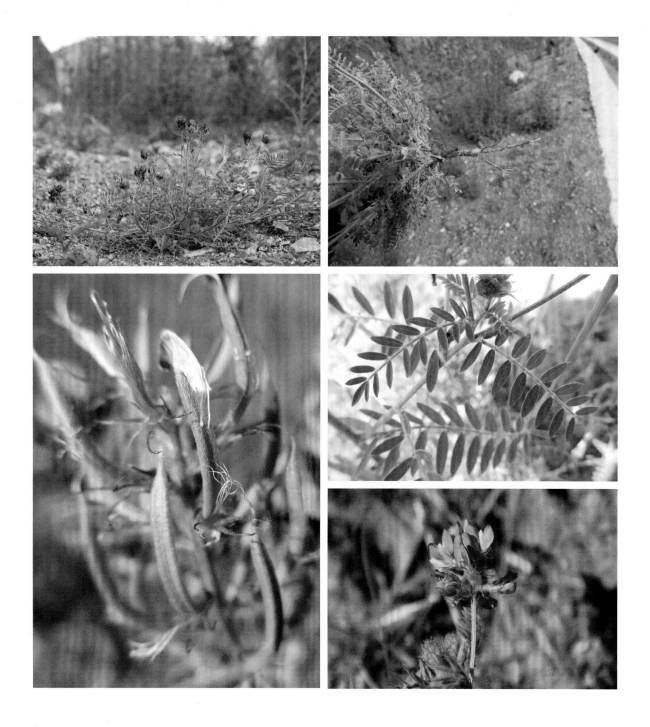

细弱黄芪

红花黄芪、细茎黄芪、塔希古 – 好恩其日

Astragalus miniatus Bunge

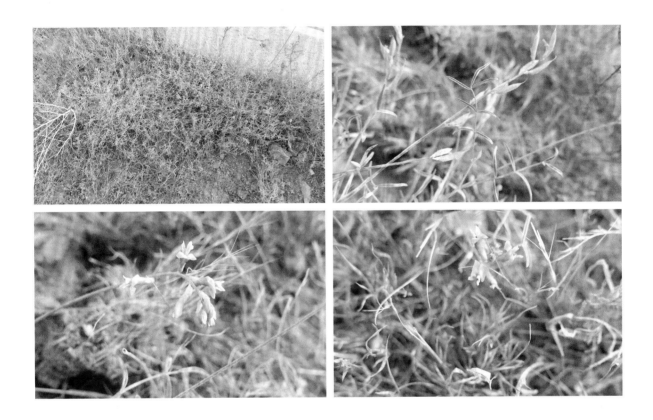

【形态特征】多年生草本，高 7~15cm，全株被灰白色伏贴毛。茎自基部分枝，细弱斜上。羽状复叶有 5~11 枚小叶；托叶基部合生，小叶丝状或狭线形，被白色伏贴毛。总状花序具花 4~10 朵，排列紧密，头状；总花梗较叶长或等长；苞片卵状三角形，较花梗短；花萼钟状，被白色伏贴粗毛，萼齿长为萼筒的 1/3；花冠粉红色。荚果线状圆筒形，被白色伏贴毛。花期 5~7 月，果期 7~8 月。

【适宜生境】旱生植物。生于草原带和荒漠草原带的砾石质坡地及盐化低地。

【资源状况】分布于包头市（达尔罕茂明安联合旗）、巴彦淖尔市（乌拉特后旗、乌拉特中旗）。少见。

【入药部位】■中药：根（黄芪）。

【采收加工】春、秋二季采挖，除去须根和根头，晒干。

【功能主治】■中药：黄芪补气升阳，固表止汗，利水消肿，生津养血，行滞通痹，托毒排脓，敛疮生肌；用于气虚乏力，食少便溏，中气下陷，久泻脱肛，便血崩漏，表虚自汗，气虚水肿，内热消渴，血虚萎黄，半身不遂，痹痛麻木，痈疽难溃，久溃不敛。

【用法用量】■中药：黄芪 9~30g。

斜茎黄芪

直立黄芪、沙打旺、马拌肠、矛日音－好恩其日
Astragalus adsurgens Pall.

【标本采集号】150222180829048LY

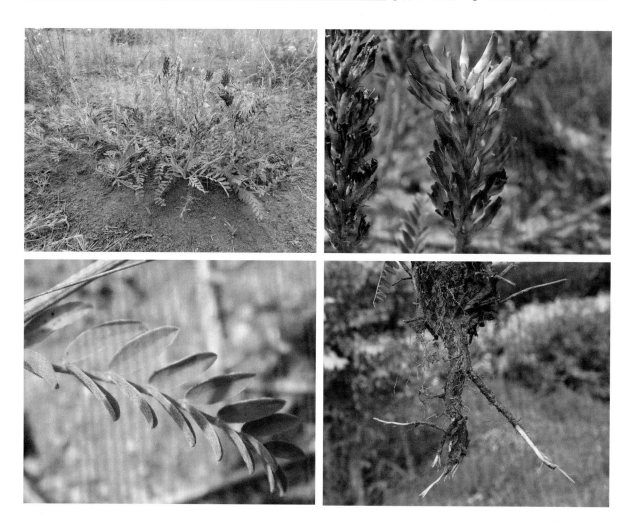

【形态特征】多年生草本，高 20~100cm。根较粗壮，暗褐色。茎多数或数个丛生，直立或斜上，有毛或近无毛。羽状复叶；托叶三角形；小叶长圆形、近椭圆形或狭长圆形。总状花序长圆柱状、穗状，稀近头状，生多数花，排列密集；花冠近蓝色或红紫色，旗瓣倒卵圆形，翼瓣较旗瓣短，龙骨瓣较瓣柄稍短；子房被密毛，有极短的柄。荚果长圆形，两侧稍扁，顶端具下弯的短喙，被黑色、褐色或和白色混生毛，假 2 室。花期 7~9 月，果期 8~10 月。

【适宜生境】中旱生植物。草甸草原的重要伴生种或亚优势种，有的渗入河滩草甸、灌丛和林缘下层成为伴生种，少数进入森林带和草原带的山地。

【资源状况】分布于乌兰察布市（察哈尔右翼后旗、察哈尔右翼前旗、察哈尔右翼中旗、丰镇市、兴和县）、呼和浩特市（和林格尔县）、包头市（达尔罕茂明安联合旗、固阳县、土默特右旗）。常见。

【入药部位】■中药：种子。

【采收加工】秋季果实成熟时采收，除去杂质，晒干。

【功能主治】■中药：种子益肾固精，补肝明目；用于头晕眼花，腰膝酸软，遗精，早泄，尿频，遗尿。

【用法用量】■中药：种子6~9g，或入丸、散服。

单叶黄芪
单叶黄耆、痒痒草
Astragalus efoliolatus Hand.-Mazz.

【标本采集号】150825140726371LY

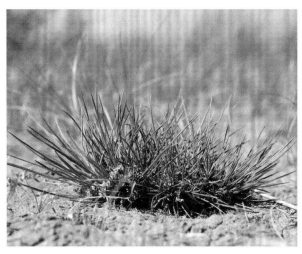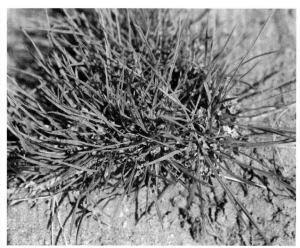

【形态特征】多年生矮小草本，高5~10cm。茎短缩，密丛状。叶有1枚小叶；小叶线形，两面疏被白色伏贴毛，全缘，下部边缘常内卷。总状花序生2~5朵花；苞片披针形，膜质，被白色长毛；花冠淡紫色或粉红色，旗瓣长圆形，翼瓣狭长圆形，龙骨瓣较翼瓣短；子房有毛。荚果卵状长圆形，扁平，先端有短喙，无柄，被白色伏贴毛。花期6~9月，果期9~10月。

【适宜生境】旱生植物。生于沙地、河漫滩等地。

【资源状况】分布于巴彦淖尔市（乌拉特后旗）。少见。

【入药部位】■中药：根。

【采收加工】春、秋二季采挖，除去须根和根头，晒干。

【功能主治】■中药：根补气固表，托毒排脓，利尿，生肌；用于气虚乏力，久泻脱肛，自汗，水肿，子宫脱垂，慢性肾炎蛋白尿，糖尿病，疮口久不愈合。

【用法用量】■中药：根9~30g。

糙叶黄芪

春黄芪、粗糙紫云英、掐不齐、希日古恩－好恩其日

Astragalus scaberrimus Bunge

【标本采集号】150221140517064LY

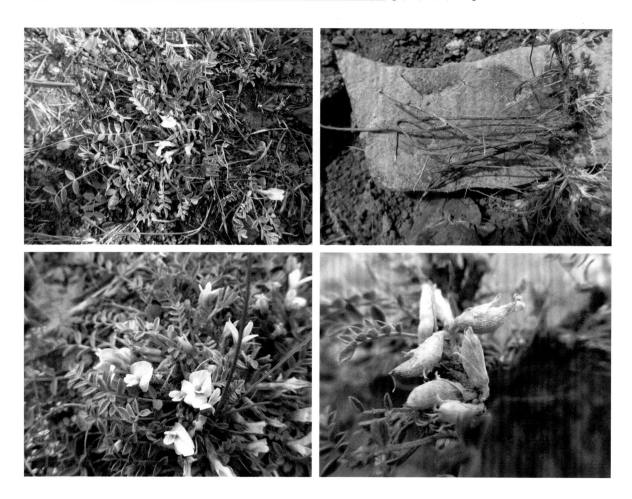

【形态特征】多年生草本，密被白色伏贴毛。根状茎短缩，多分枝，木质化。羽状复叶；小叶椭圆形或近圆形，有时披针形，两面密被伏贴毛。总状花序生 3~5 朵花，排列紧密或稍稀疏；苞片披针形，较花梗长；花萼管状，被细伏贴毛，萼齿线状披针形；花冠淡黄色或白色，旗瓣倒卵状椭圆形，翼瓣较旗瓣短；子房有短毛。荚果披针状长圆形，微弯，具短喙，背缝线凹入，革质，密被白色伏贴毛，假 2 室。花期 5~8 月，果期 7~9 月。

【适宜生境】旱生植物。生于山坡、草地和沙质地，也见于草甸草原、山地、林缘。

【资源状况】分布于乌兰察布市（察哈尔右翼前旗、察哈尔右翼中旗）、包头市（达尔罕茂明安联合旗、土默特右旗）。常见。

【入药部位】■中药：根。

【采收加工】春、秋二季采挖，除去须根和根头，晒干。

【功能主治】■中药：根健脾利水。

【用法用量】■中药：根 9~20g。

硬毛棘豆

毛棘豆、希如文－奥日图哲、西如恩－奥日图哲

Oxytropis hirta Bunge

【标本采集号】150928180606011LY

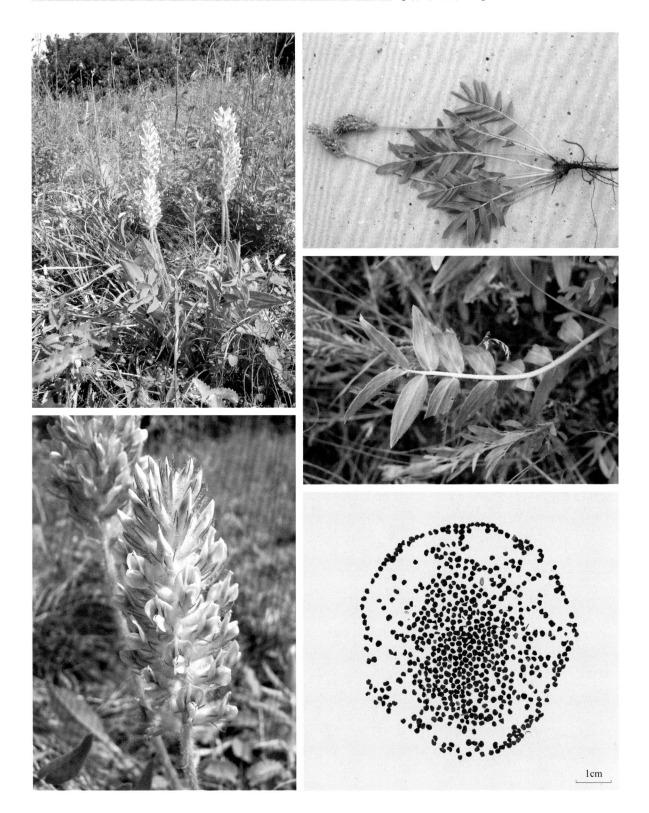

【形态特征】多年生草本，高 7~10cm。根直伸。茎缩短，密被枯萎叶柄和托叶。轮生羽状复叶；托叶膜质；小叶 8~12 轮，长圆状披针形。穗形总状花序；苞片草质，卵状披针形；花冠红紫色，旗瓣卵形，翼瓣上部扩展，先端斜截形，微凹，背部突起，龙骨瓣具喙；子房被硬毛。荚果革质，长圆形，被贴伏白色柔毛，具隔膜，为不完全 2 室。花期 6~7 月，果期 7~8 月。

【适宜生境】旱中生植物。常伴生于森林草原及草原带的山地杂类草草原和草甸草原群落中。

【资源状况】分布于乌兰察布市（察哈尔右翼后旗、察哈尔右翼前旗）、呼和浩特市（和林格尔县）。少见。

【入药部位】■中药：地上部分（硬毛棘豆）。
　　　　　　■蒙药：地上部分（淑润 - 奥日道扎）。

【采收加工】夏、秋二季采收，除去杂质，洗净泥土，晒干。

【功能主治】■中药：硬毛棘豆清热解毒，消肿，祛风湿，止血；用于流行性感冒，咽喉肿痛，疮痈肿毒，创伤，瘀血肿胀，各种出血。
　　　　　　■蒙药：淑润 - 奥日道扎杀黏，清热，燥协日乌素，愈伤，生肌，止血，消肿，通便；用于瘟疫，发症，丹毒，腮腺炎，阵刺痛，肠刺痛，脑刺痛，麻疹，痛风，游痛症，月经过多，创伤，吐血，咳痰。

【用法用量】■中药：硬毛棘豆单用 1.5~3g，研末冲服，或入散剂服。
　　　　　　■蒙药：淑润 - 奥日道扎多配方用。

猫头刺
刺叶柄棘豆、鬼见愁、老虎爪子、奥日图哲
Oxytropis aciphylla Ledeb.

【标本采集号】150822190613013LY

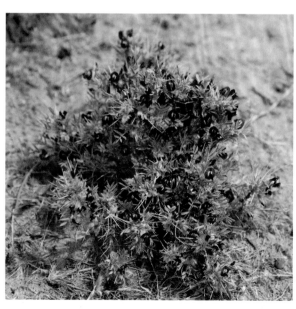
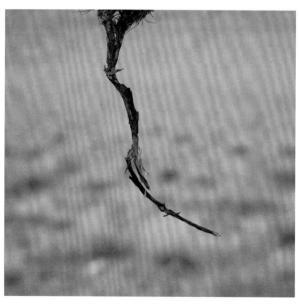

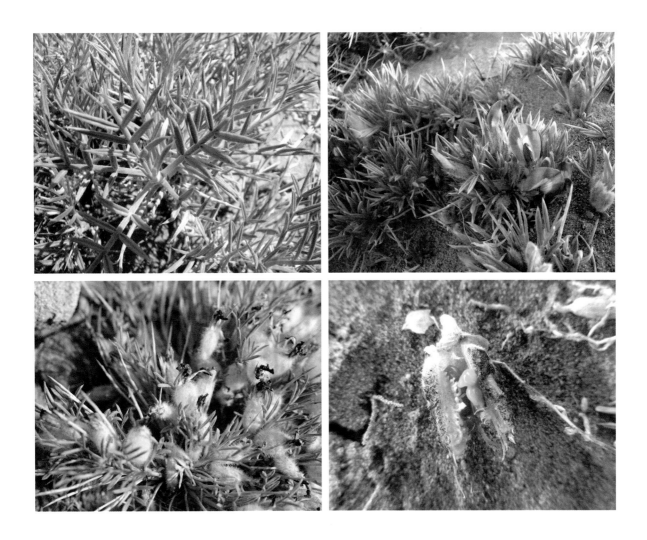

【形态特征】垫状矮小半灌木,高8~20cm。根粗壮,根系发达。茎多分枝。偶数羽状复叶;托叶膜质,彼此合生;叶轴宿存,先端呈硬刺状;小叶对生,线形或长圆状线形。花1~2朵组成腋生总状花序;花萼筒状;花冠红紫色、蓝紫色至白色,旗瓣倒卵形,龙骨瓣先端具喙。荚果硬革质,长圆形,腹缝线深陷,密被白色贴伏柔毛,隔膜发达,不完全2室。种子圆肾形,深棕色。花期5~6月,果期6~7月。

【适宜生境】旱生植物。生于砾石质平原、薄层覆沙地以及丘陵坡地。

【资源状况】分布于巴彦淖尔市(磴口县、乌拉特后旗、乌拉特前旗、乌拉特中旗)、阿拉善盟(阿拉善左旗行政区)。常见。

【入药部位】■中药:全草。

【采收加工】夏、秋二季采收,除去杂质,晒干。

【功能主治】■中药:全草清热解毒,生肌愈疮,涩脉止血,通便;用于脓疮。

【用法用量】■中药:全草外用适量,捣烂敷患处。

小花棘豆

醉马草、包头棘豆、扫格图－奥日图哲、霍勒－额布斯
Oxytropis glabra (Lam.) DC.

【标本采集号】150221140714320LY

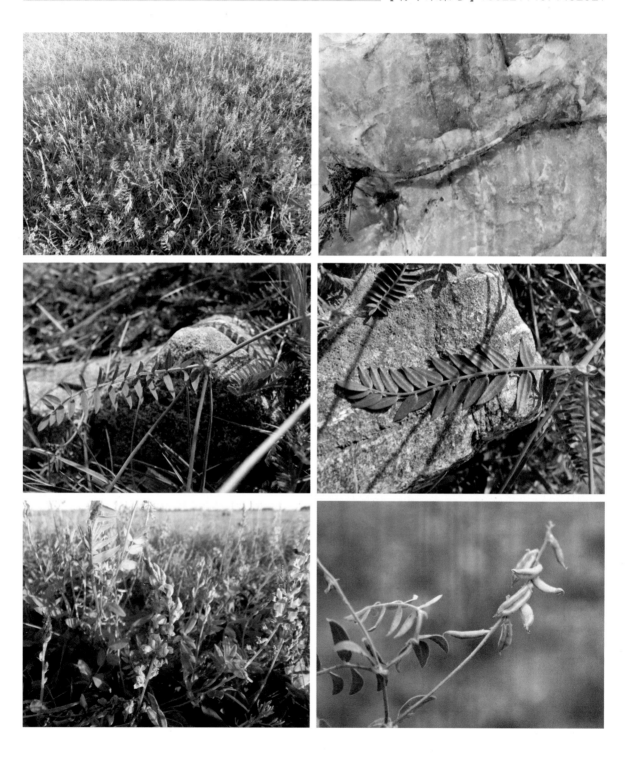

【形态特征】多年生草本，高 20~80cm。茎分枝多，直立，无毛或疏被短柔毛。奇数羽状复叶；小叶披针形或卵状披针形；托叶草质，卵形或披针状卵形。多花组成稀疏总状花序，花序梗长；苞片膜质；花萼钟形，被贴伏白色短柔毛，萼齿披针状锥形；花冠紫色或蓝紫色，旗瓣圆形，龙骨瓣先端具喙；子房疏被长柔毛。荚果膜质，长圆形，膨胀，下垂，先端具喙，疏被伏贴白色短柔毛或兼被黑、白柔毛，后期无毛，1 室。花期 6~7 月。果期 7~8 月。

【适宜生境】中生植物。生于草原带、荒漠草原带、荒漠带的低湿地上。

【资源状况】分布于乌兰察布市（察哈尔右翼后旗、兴和县）、包头市（固阳县、土默特右旗）、巴彦淖尔市（磴口县、乌拉特中旗）。常见。

【入药部位】■中药：全草（醉马草）。

【采收加工】夏、秋二季采收，陈去杂质，晒干。

【功能主治】■中药：醉马草麻醉，镇静，止痛；用于关节痛，牙痛，神经衰弱，皮肤瘙痒。

【用法用量】■中药：醉马草 2.5~5g，鲜品 5~10g；外用适量，揉烂塞患牙，或煎汤含漱。

蓝花棘豆 东北棘豆、蔓吉－奥日图哲
Oxytropis caerulea (Pall.) DC.

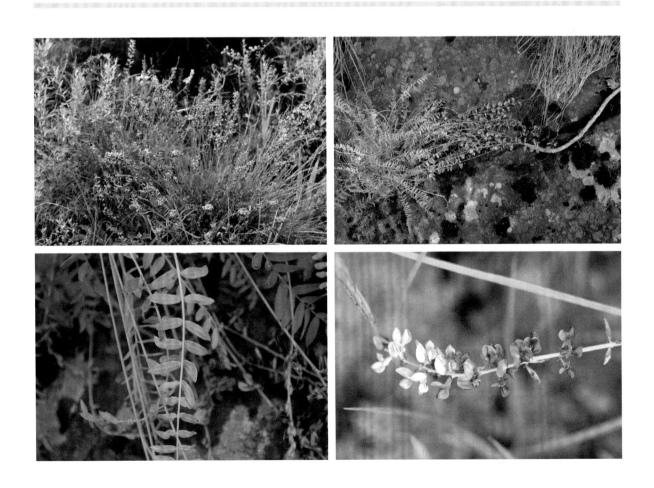

【形态特征】多年生草本，高 10~20cm。主根粗壮而直伸。茎缩短，基部分枝，呈丛生状。羽状复叶；托叶披针形，被绢状毛；叶柄与叶轴疏被贴伏柔毛；小叶 25~41 枚，下面疏被贴伏柔毛。花 12~20 朵组成稀疏总状花序；花萼比叶长 1 倍；苞片较花梗长；花萼钟状，疏被黑色和白色短柔毛，萼齿三角状披针形，短于萼筒的一半；花冠天蓝色或蓝紫色。荚果长圆状卵形，膨胀，疏被白色和黑色短柔毛。花期 6~7 月，果期 7~8 月。

【适宜生境】中生植物。生于林间草甸、河谷草甸以及草原化草甸。

【资源状况】分布于乌兰察布市（兴和县）、包头市（土默特右旗）。少见。

【入药部位】■中药：根（蓝花棘豆）。

　　　　　　■蒙药：全草（宝日 - 萨日达马）。

【采收加工】秋季挖根，洗净，晒干；夏、秋二季采收带花全草，除去杂质，洗净泥土，晒干。

【功能主治】■中药：蓝花棘豆利尿逐水；用于水肿，腹水。

　　　　　　■蒙药：宝日 - 萨日达马清热，治伤，消肿；用于创伤，浮肿，全身水肿。

【用法用量】■中药：蓝花棘豆 6~15g。

　　　　　　■蒙药：宝日 - 萨日达马多入丸、散服。

山泡泡　薄叶棘豆、光棘豆
Oxytropis leptophylla (Pall.) DC.

【标本采集号】150925150527018LY

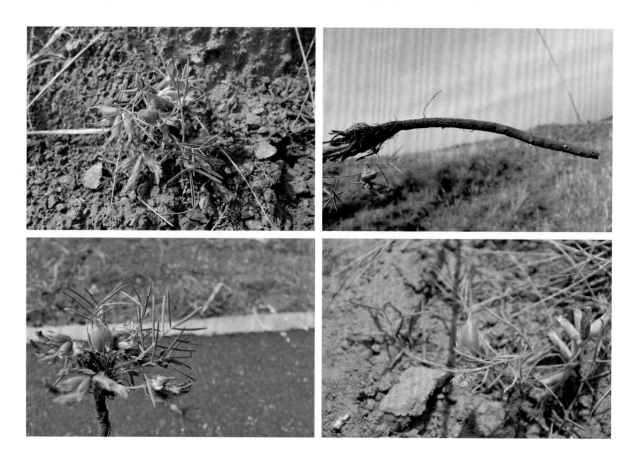

【形态特征】多年生矮生草本,高约8cm,全株被灰白毛。奇数羽状复叶,小叶9~13枚,边缘向上反卷,上面无毛,下面被贴伏长硬毛;托叶膜质,与叶柄贴生,密被长柔毛。花2~5朵组成短总状花序;花序梗与叶等长或稍短,微被开展短柔毛;苞片长于花梗,密被长柔毛;花萼膜质,密被白色长柔毛;花冠紫红色。荚果膜质,膨胀,先端具喙,腹面具沟,被白色或黑白混生短柔毛。花期5~6月,果期6月。

【适宜生境】旱生植物。生于砾石质和沙砾质草原群落中。

【资源状况】分布于乌兰察布市(凉城县)、包头市(固阳县、土默特右旗)。常见。

【入药部位】■中药:根(薄叶棘豆)。

【采收加工】春、秋二季采挖,除去杂质,洗净泥土,晒干。

【功能主治】■中药:薄叶棘豆清热解毒;用于秃疮、瘰疬。

【用法用量】■中药:薄叶棘豆外用适量,捣烂敷患处。

缘毛棘豆 扫日矛扫图 – 奥日图哲
Oxytropis ciliata Turcz.

【标本采集号】150222180509021LY

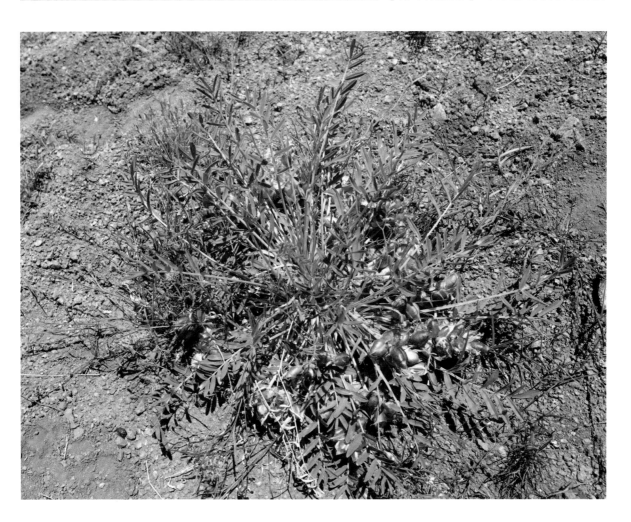

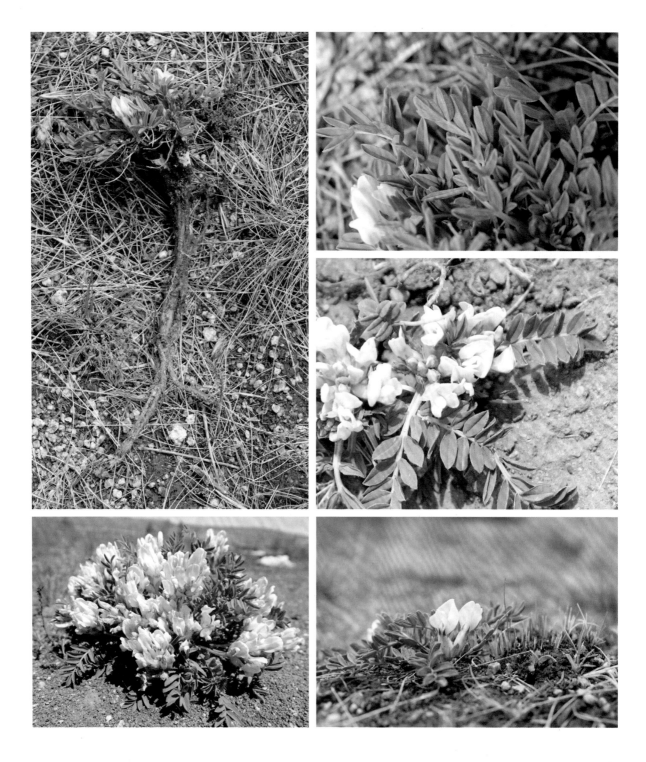

【形态特征】多年生草本，高 5~20cm。根粗壮，深褐色。茎丛生，灰绿色。羽状复叶；托叶膜质，
宽卵形，外面及边缘密被白色或黄色长柔毛；小叶线状长圆形、长圆形、线状披针形
或倒披针形，两面无毛。花 3~7 朵组成短总状花序；花冠白色或淡黄色，旗瓣椭圆形，
翼瓣比旗瓣短，先端斜截形，瓣柄细长，耳短，龙骨瓣短于翼瓣，具喙。荚果近纸质，
卵形，紫褐色或黄褐色，膨胀，先端具喙，无毛，隔膜窄。花期 5~6 月，果期 6~7 月。

【适宜生境】旱生植物。生于干旱山坡及丘陵石坡地。

【资源状况】分布于呼和浩特市（回民区、土默特左旗、武川县、新城区）、包头市（达尔罕茂明安联合旗、固阳县）。常见。

【入药部位】■蒙药：地上部分（扫日矛扫图－奥日图哲）。

【采收加工】夏、秋二季采收，除去杂质，阴干。

【功能主治】■蒙药：扫日矛扫图－奥日图哲杀黏，清热，燥协日乌素，愈伤，生肌，止血，消肿；用于瘟疫，丹毒，腮腺炎，脑刺痛，痛风，创伤，抽筋，鼻出血，月经过多，吐血，咯血。

【用法用量】■蒙药：扫日矛扫图－奥日图哲单用 1.5~3g，研末冲服，或入丸、散服。

黄毛棘豆 黄穗棘豆、黄土毛棘豆、异色黄穗棘豆
Oxytropis ochrantha Turcz.

【标本采集号】1509261809260002LY

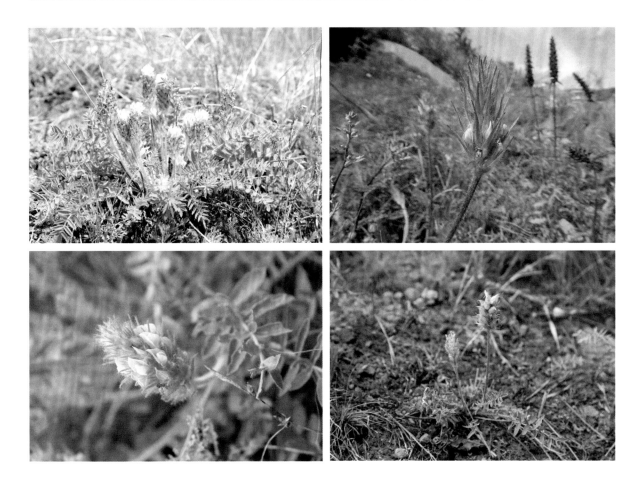

【形态特征】多年生草本。轮生羽状复叶，托叶膜质，叶柄上面有沟。多花组成密集圆筒形总状花序；花葶坚挺，密被黄色长柔毛；苞片披针形，密被黄色长柔毛；花萼坚硬，几革质，筒状，密被黄色长柔毛，萼齿披针状线形，与萼筒几等长或稍短；花冠白色或淡黄色；子房密被黄色长柔毛，花柱无毛，无柄。荚果膜质，卵形，膨胀成囊状而略扁，先端渐狭成尖头，腹缝在里面不延伸成隔膜，背缝亦不嵌入。花期 6~7 月，果期 7~8 月。

【适宜生境】旱生植物。生于森林草原带的干山坡与干河谷沙地上，也见于芨芨草草滩。

【资源状况】分布于乌兰察布市（察哈尔右翼后旗、察哈尔右翼前旗、察哈尔右翼中旗、商都县）、呼和浩特市（和林格尔县、土默特左旗）、包头市（固阳县）、巴彦淖尔市（乌拉特前旗）。常见。

【入药部位】■中药：花。

【采收加工】夏季采摘花，除去杂质，阴干。

【功能主治】■中药：花利水。

海拉尔棘豆
尖叶棘豆、山棘豆、海拉日－奥日图哲
Oxytropis hailarensis Kitag.

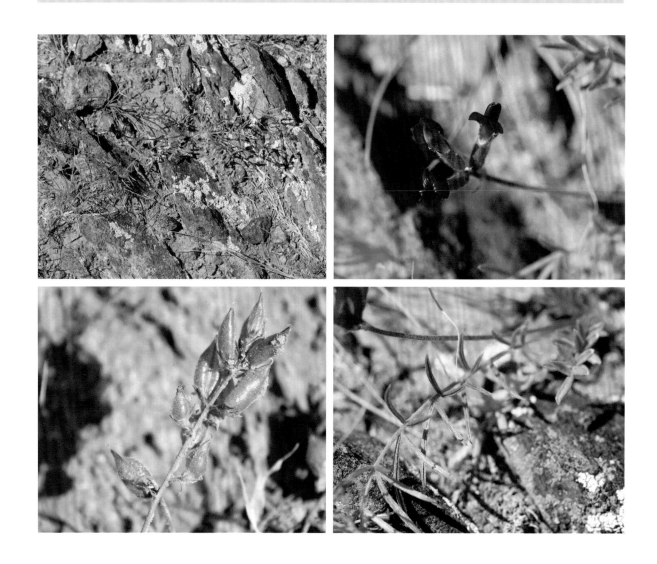

【形态特征】多年生草本，高 7~20cm。根黄褐色至深褐色，侧根少。茎短，铺散。轮生羽状复叶；托叶膜质，密被绢状柔毛；叶轴上面有小沟纹，密被贴伏绢状柔毛；小叶草质，3~9 轮，每轮 3~4（~6）枚，边缘常反卷，两面密被绢状长柔毛。多花组成近头状总状花序；总花梗具沟纹，密被贴伏白色绢状柔毛；苞片膜质，密被长柔毛；花萼密被长柔毛；花冠红紫色、淡紫色或稀为白色。荚果膜质，膨胀，被短柔毛。种子红棕色。花期 6~7 月，果期 7~8 月。

【适宜生境】旱生草本。稀疏生于草原带的沙质草原中，有时也进入石质丘陵坡地。

【资源状况】分布于包头市（达尔罕茂明安联合旗）。少见。

【入药部位】■中药：全草（多叶棘豆）。

　　　　　　■蒙药：全草（纳布其日哈嘎 – 奥日图哲）。

【采收加工】夏、秋二季采收，除去残根和杂质，洗净，切段，晒干。

【功能主治】■中药：多叶棘豆清热解毒，消肿，祛风湿，止血；用于风热感冒，咽喉肿痛，疮痈肿毒，创伤，瘀血肿胀，各种出血。

　　　　　　■蒙药：纳布其日哈嘎 – 奥日图哲杀黏虫，消热，燥协日乌素，愈伤，生肌，止血，消肿，通便；用于瘟疫，发症，丹毒，腮腺炎，阵刺痛，肠刺痛，脑刺痛，麻疹，痛风，游痛症，创伤，抽筋，鼻出血，月经过多，吐血，咯血。

【用法用量】■中药：多叶棘豆 6~9g；外用适量，研末调敷患处。

　　　　　　■蒙药：纳布其日哈嘎 – 奥日图哲单用 1.5~3g，研末冲服，或入丸、散服。

地角儿苗 人头草、二色棘豆、淡黄花鸡嘴嘴
Oxytropis bicolor Bunge

【凭证标本】150205190528085LY

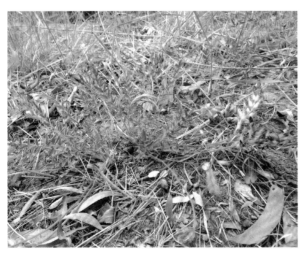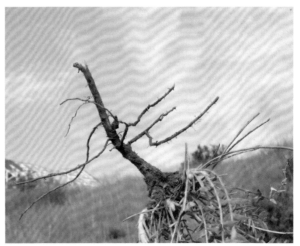

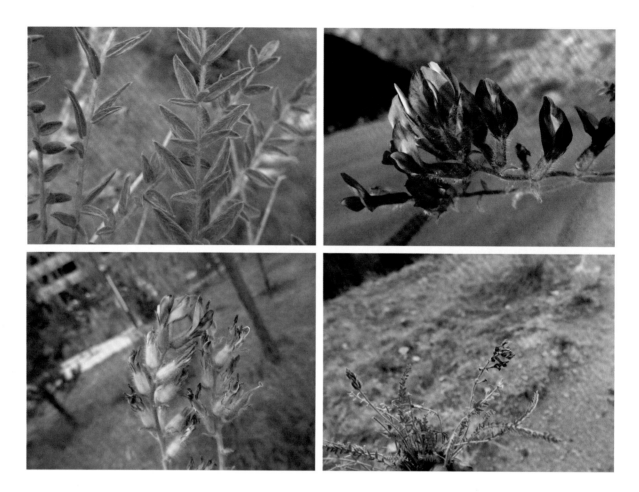

【形态特征】多年生草本，高达 20cm。茎缩短，植株各部密被开展白色绢状长柔毛，淡灰色。奇数
羽状复叶，小叶 7~17 轮（对），对生或 4 枚轮生，线状披针形，先端急尖，基部圆，
边缘常反卷，两面密被绢状长柔毛，上面毛较疏，托叶膜质，密被白色绢状长柔毛。花
10~15 朵组成总状花序；苞片披针形，疏被白色柔毛；花萼筒状，密被长柔毛；花冠紫
红色或蓝紫色。荚果近革质，卵状长圆形，膨胀，腹背稍扁。花期 5~6 月，果期 7~8 月。

【适宜生境】中生植物。生于沙质地、干山坡、撂荒地。

【资源状况】分布于包头市（石拐区）。少见。

【入药部位】■中药：全草（多叶棘豆）。

　　　　　　■蒙药：全草（纳布其日哈嘎 – 奥日图哲）。

【采收加工】夏、秋二季采收，除去残根及杂质，洗净泥土，晒干。

【功能主治】■中药：多叶棘豆清热解毒，消肿，祛风湿，止血；用于风热感冒，咽喉肿痛，痈疮肿毒，
创伤，瘀血肿胀，各种出血。

　　　　　　■蒙药：纳布其日哈嘎 – 奥日图哲杀黏虫，清热，燥协日乌素，愈伤，生肌，止血，消肿，
通便；用于瘟疫，丹毒，发症，腮腺炎，肠刺痛，脑刺痛，阵刺痛，麻疹，痛风，游
痛症，创伤，抽筋，鼻出血，月经过多，吐血，咯血。

【用法用量】■中药：多叶棘豆 6~9g；外用适量，研末敷患处。

　　　　　　■蒙药：纳布其日哈嘎 – 奥日图哲单用 1.5~3g，研末冲服，或入丸剂服。

多叶棘豆 狐尾藻棘豆、鸡翎草、达兰－奥日图哲
Oxytropis myriophylla (Pall.) DC.

【标本采集号】150921130808001LY

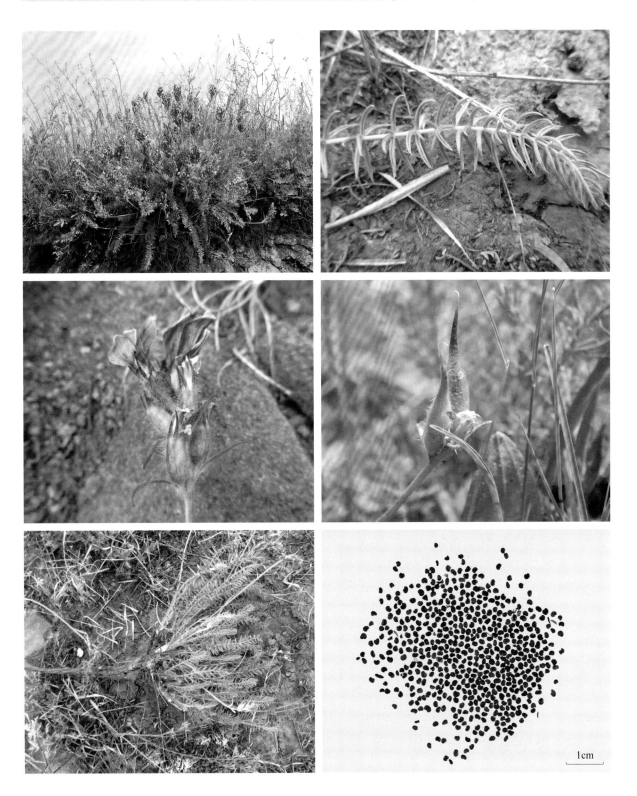

【形态特征】多年生草本，高 20~30cm，全株被白色或黄色长柔毛。茎缩短，丛生。羽状复叶轮生；小叶 12~16 轮，每轮 4~8 枚，线形、长圆形或披针形；托叶膜质，卵状披针形。多花组成紧密或较疏松的总状花序；苞片披针形；花萼筒状，萼齿披针形；花冠淡红紫色，旗瓣长椭圆形，翼瓣先端急尖，具耳，龙骨瓣先端具喙，基部具耳；子房线形，被毛。荚果披针状椭圆形，革质，顶端具喙。花期 6~7 月，果期 7~9 月。

【适宜生境】砾石生中旱生植物。生于丘陵顶部和山地砾石质土壤上。

【资源状况】分布于乌兰察布市（卓资县）、呼和浩特市（和林格尔县、土默特左旗、武川县）、包头市（固阳县、土默特右旗）、巴彦淖尔市（乌拉特前旗）。常见。

【入药部位】■中药：全草（多叶棘豆）。

　　　　　　■蒙药：全草（纳布其日哈嘎 – 奥日图哲）。

【采收加工】夏、秋二季采收，除去残根和杂质，洗净，切段，晒干。

【功能主治】■中药：多叶棘豆清热解毒，消肿，祛风湿，止血；用于风热感冒，咽喉肿痛，疮痈肿毒，创伤，瘀血肿胀，各种出血。

　　　　　　■蒙药：纳布其日哈嘎 – 奥日图哲杀黏虫，清热，燥协日乌素，愈伤，生肌，止血，消肿，通便；用于瘟疫，发症，丹毒，腮腺炎，阵刺痛，肠刺痛，脑刺痛，麻疹，痛风，游痛症，创伤，抽筋，鼻出血，月经过多，吐血，咯血。

【用法用量】■中药：多叶棘豆 6~9g；外用适量，研末调敷患处。

　　　　　　■蒙药：纳布其日哈嘎 – 奥日图哲单用 1.5~3g，研末冲服，或入丸、散服。

砂珍棘豆

砂棘豆、泡泡草、额勒苏音 – 奥日图哲、炮静 – 额布斯
Oxytropis racemosa Turcz.

【标本采集号】150925150723019LY

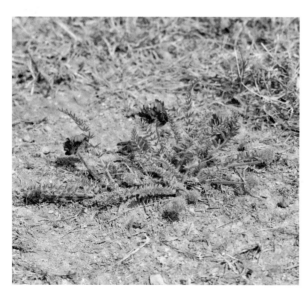
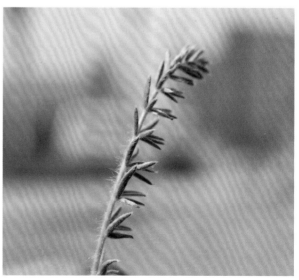

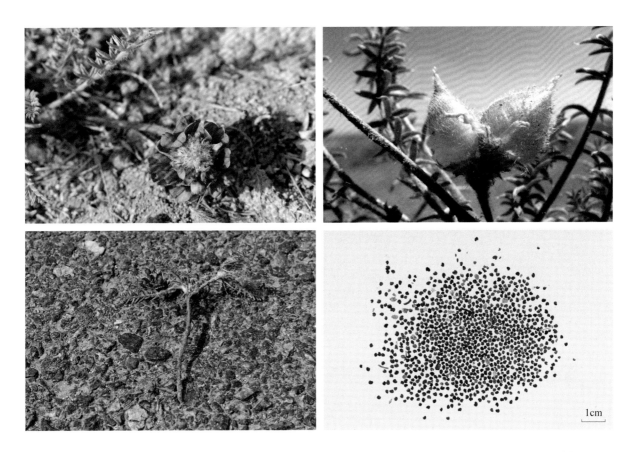

1cm

【形态特征】多年生草本，高5~30 cm。茎缩短，多头。奇数羽状复叶；托叶膜质，卵形，被柔毛；叶柄密被长柔毛；小叶6~12轮，每轮4~6枚，长圆形、线形或披针形。总状花序，被微卷曲柔毛；花萼管状钟形，萼齿线形，被短柔毛；花冠红紫色或淡紫红色，旗瓣匙形，翼瓣卵状长圆形，龙骨瓣先端具喙；子房微被毛或无毛，花柱顶端弯曲。荚果膜质，球状，膨胀，顶端具钩状短喙，被短柔毛，具隔膜。花期5~7月，果期6~9月。

【适宜生境】旱生植物。生于沙丘、河岸沙地、沙质坡地。

【资源状况】分布于乌兰察布市（察哈尔右翼中旗、凉城县、四子王旗、兴和县）、呼和浩特市（和林格尔县、清水河县、土默特左旗、武川县）、包头市、巴彦淖尔市（乌拉特前旗、乌拉特中旗）。常见。

【入药部位】■中药：地上部分（多叶棘豆）。
　　　　　　■蒙药：地上部分（纳布其日哈嘎 – 奥日图哲）。

【采收加工】夏、秋二季采收地上部分，除去残根和杂质，洗净，切段，晒干。

【功能主治】■中药：多叶棘豆清热解毒，消肿，祛风湿，止血；用于风热感冒，咽喉肿痛，疮痈肿毒，创伤，瘀血肿胀，各种出血。
　　　　　　■蒙药：纳布其日哈嘎 – 奥日图哲杀黏虫，清热，燥协日乌素，愈伤，生肌，止血，消肿，通便；用于瘟疫，丹毒，发症，腮腺炎，肠刺痛，脑刺痛，阵刺痛，麻疹，痛风，游痛症，创伤，抽筋，鼻出血，月经过多，吐血，咯血。

【用法用量】■中药：多叶棘豆6~9g；外用适量，研末敷患处。
　　　　　　■蒙药：纳布其日哈嘎 – 奥日图哲1.5~3g，研末冲服，或入丸剂服。

小叶棘豆

瘤果棘豆、奴奇哈、奥打夏

Oxytropis microphylla (Pall.) DC.

【标本采集号】150223140717093LY

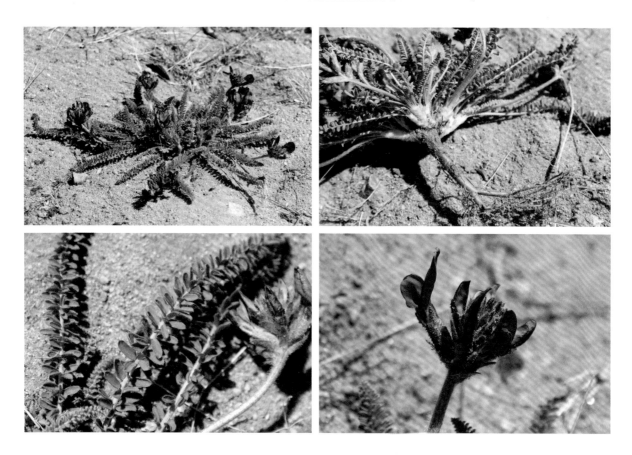

【形态特征】多年生草本，高 5~10cm，无地上茎。叶为具 18~25 轮的轮生小叶的复叶，小叶每轮 4~6 枚，椭圆形、倒卵形、宽卵形或近圆形，两面被开展白色长柔毛；托叶与叶柄合生至中部以上，密被白色绵毛。多花组成近头状总状花序；苞片条状披针形，有白色长柔毛和腺质突起；花萼筒状，有腺质突起和白毛，萼齿条状披针形；花紫红色，旗瓣宽椭圆形，先端微凹，翼瓣比旗瓣短，比龙骨瓣长，为两侧不等的三角状匙形，先端斜截形而微凹，基部具长圆形的耳，龙骨瓣为两侧不等的宽椭圆形，喙长约 2mm。荚果条状矩圆形，具瘤状腺质突起。花期 6~7 月，果期 7~8 月。

【适宜生境】旱生植物。生于草原带的山地石质丘陵坡地，是石质丘陵草原的伴生种。

【资源状况】分布于包头市（达尔罕茂明安联合旗）。少见。

【入药部位】■中药：全草（小叶棘豆）。

【采收加工】夏、秋二季采收带花全草，除去杂质，洗净泥土，晒干。

【功能主治】■中药：小叶棘豆止血消炎，止泻镇痛；用于黄疸，肝炎，炭疽，便血，肠炎腹泻，创伤出血，疮疖痈疽。

【用法用量】■中药：小叶棘豆 1.5~3g。

少花米口袋
地丁、多花米口袋、莎勒吉日、消布音－他不格
Gueldenstaedtia verna (Georgi) Boriss.

【标本采集号】1502221 80829047LY

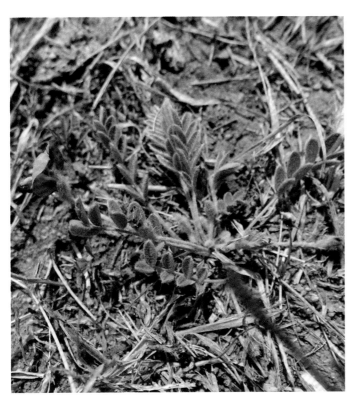
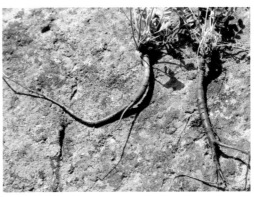
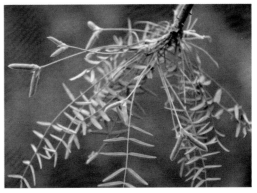

【形态特征】多年生草本。根直立，分茎短，具宿存托叶。托叶三角形，基部合生；叶柄具沟，被白色疏柔毛；小叶长椭圆形至披针形，两面被疏柔毛。伞形花序有花2~4朵；苞片长三角形，小苞片线形；花萼钟状，被白色疏柔毛；萼齿披针形；花冠红紫色，旗瓣卵形，翼瓣瓣片倒卵形，具斜截头，龙骨瓣瓣片倒卵形；子房椭圆状，密被疏柔毛，花柱无毛，内卷。荚果长圆筒状，被长柔毛，成熟时毛稀疏，开裂。种子圆肾形，具不深凹点。花期5月，果期6~7月。

【适宜生境】旱生植物。生于草原带的沙质草原或石质草原。

【资源状况】分布于包头市（固阳县）。少见。

【入药部位】■中药：全草（甜地丁）。

【采收加工】夏季采收全草，晒干。

【功能主治】■中药：甜地丁清热解毒；用于痈疽，疔毒，瘰疬，恶疮，黄疸，痢疾，腹泻，目赤，喉痹，毒蛇咬伤。

【用法用量】■中药：甜地丁10~50g；外用适量，鲜品捣敷患处或水煎洗患处。

米口袋
小米口袋、地丁、米布袋、紫花地丁、敖兰其－莎勒吉日
Gueldenstaedtia verna (Georgi) Boriss. subsp. *multiflora* (Bunge) Tsui

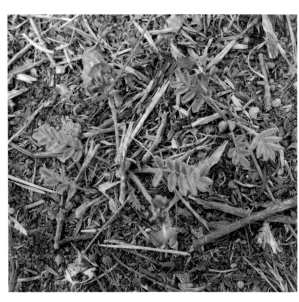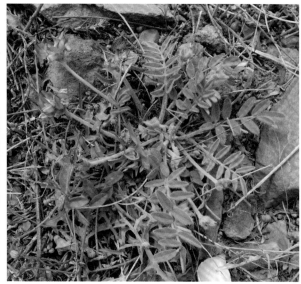

【形态特征】多年生草本。根圆锥状。分茎极缩短，叶及总花梗于分茎上丛生。托叶宿存；小叶椭圆形到长圆形，卵形到长卵形，有时披针形。伞形花序有花 2~6 朵；苞片三角状线形；花萼钟状；花冠紫堇色，旗瓣倒卵形，全缘，先端微缺，翼瓣斜长倒卵形，具短耳，龙骨瓣倒卵形；子房椭圆状，密被贴伏长柔毛，花柱无毛，内卷，顶端膨大成圆形柱头。荚果圆筒状，被长柔毛。种子三角状肾形，具凹点。花期 5 月，果期 6~7 月。

【适宜生境】旱生植物。生于山坡、田边、路旁。

【资源状况】分布于乌兰察布市（卓资县）、呼和浩特市（回民区、土默特左旗、武川县、新城区）、包头市（固阳县、九原区、石拐区、土默特右旗）。少见。

【入药部位】■中药：全草（地丁）。

　　　　　　■蒙药：全草（肖布音－塔巴格）。

【采收加工】春、夏二季采收，除去杂质，洗净泥土，晒干。

【功能主治】■中药：地丁清热解毒，散瘀消肿；用于痈疽疔疮，瘰疬，丹毒，目赤肿痛，黄疸，肠炎，痢疾，毒蛇咬伤。

　　　　　　■蒙药：肖布音－塔巴格清热解毒，消肿；用于痈疽疔毒，瘰疬，恶疮。

【用法用量】■中药：地丁 9~30g。

　　　　　　■蒙药：肖布音－塔巴格多入丸、散服。

狭叶米口袋

地丁、甘肃米口袋、纳日音－莎勒吉日
Gueldenstaedtia stenophylla Bunge

【标本采集号】150222180508004LY

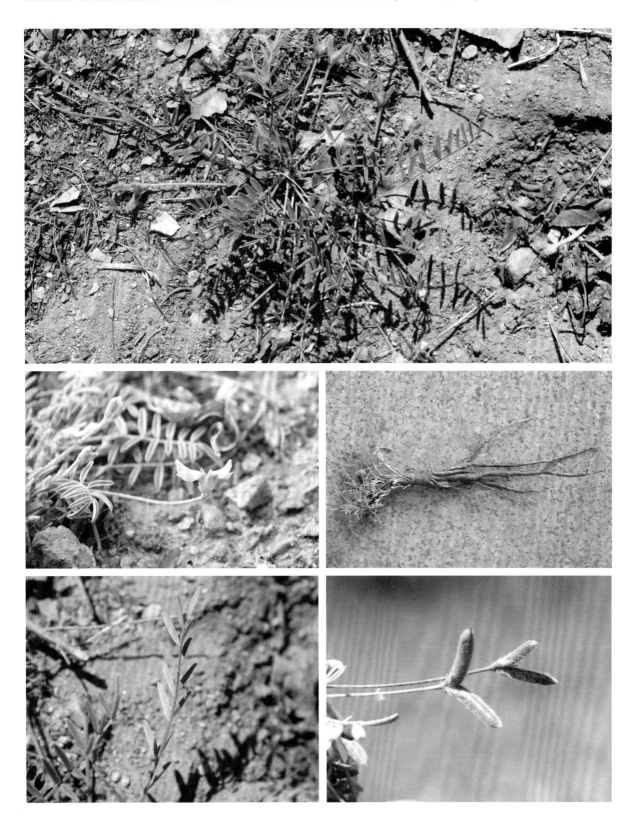

【形态特征】多年生草本，全株有长柔毛。主根圆柱状，较细长。茎短缩，在根颈上丛生。单数羽状复叶；托叶三角形，外面被长柔毛；小叶片矩圆形至条形，或春季小叶常为近卵形。总花梗数个自叶丛间抽出，顶端各具花2~4朵，排列成伞形；花梗极短或无梗；苞片及小苞片披针形；花粉紫色；花萼钟形，密被长柔毛，上2萼齿较大；旗瓣近圆形，顶端微凹，基部渐狭成爪，翼瓣比旗瓣短。荚果圆筒形，被灰白色长柔毛。花期5月，果期5~7月。

【适宜生境】旱生植物。生于河岸沙地、固定沙地。

【资源状况】分布于乌兰察布市（察哈尔右翼前旗）、包头市（东河区、固阳县、九原区、昆都仑区、青山区、石拐区）、巴彦淖尔市（乌拉特中旗）。常见。

【入药部位】■中药：全草（地丁）。

　　　　　　■蒙药：全草（那林–萨勒吉日）。

【采收加工】春、夏二季采收，除去杂质，洗净泥土，晒干。

【功能主治】■中药：地丁清热解毒，散瘀消肿；用于痈疽疔疮，瘰疬，丹毒，目赤肿痛，黄疸，肠炎，痢疾，毒蛇咬伤。

　　　　　　■蒙药：那林–萨勒吉日清热解毒，消肿；用于痈疽疔毒，瘰疬，恶疮。

【用法用量】■中药：地丁9~30g。

　　　　　　■蒙药：那林–萨勒吉日多入丸、散服。

骆驼刺

骆驼草、刺糖草、羊刺

Alhagi sparsifolia Shap.

【标本采集号】150825180718117LY

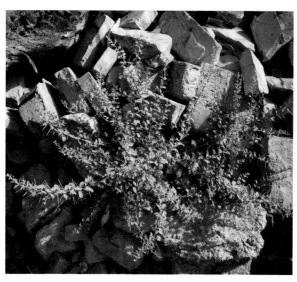
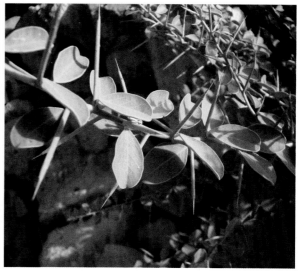

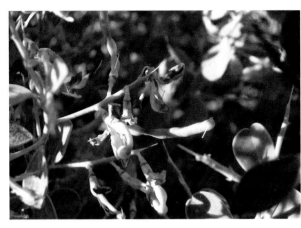 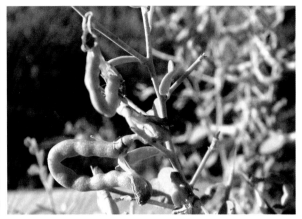

【形态特征】半灌木，高 25~40cm。茎直立，具细条纹，无毛或幼茎具短柔毛，从基部开始分枝，枝条平行上升。叶互生，卵形，全缘，无毛，具短柄。总状花序，腋生，花序轴变成坚硬的锐刺，刺长为叶的 2~3 倍，无毛，当年生枝条的刺上具花 3~6（~8）朵，老茎的刺上无花；苞片钻状；花萼钟状，被短柔毛；花冠深紫红色。荚果线形，常弯曲，几无毛。花期 6~7 月，果期 8~9 月。

【适宜生境】旱生植物。生于荒漠带的沙质荒漠中，为其优势种。

【资源状况】分布于巴彦淖尔市（乌拉特后旗、乌拉特中旗）。

【入药部位】■中药：刺糖、花或种子（骆驼刺）。

【采收加工】夏季采收叶上分泌黄白色发黏的糖汁凝成的小颗粒（即为刺糖），除去枝叶及杂质，晒干；夏季采收花，阴干；秋季果实成熟时采收种子，晒干。

【功能主治】■中药：骆驼刺涩肠止泻，止痛；用于痢疾，腹泻，腹胀痛。

【用法用量】■中药：骆驼刺 9~15g，或研末冲服。

甘 草

国老、甜草苗、甜根子

Glycyrrhiza uralensis Fisch.

【标本采集号】1509261806029001LY

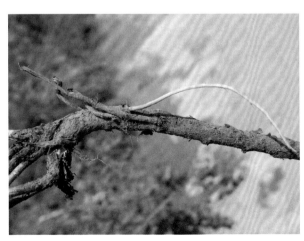 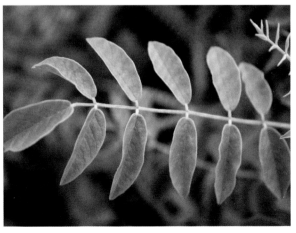

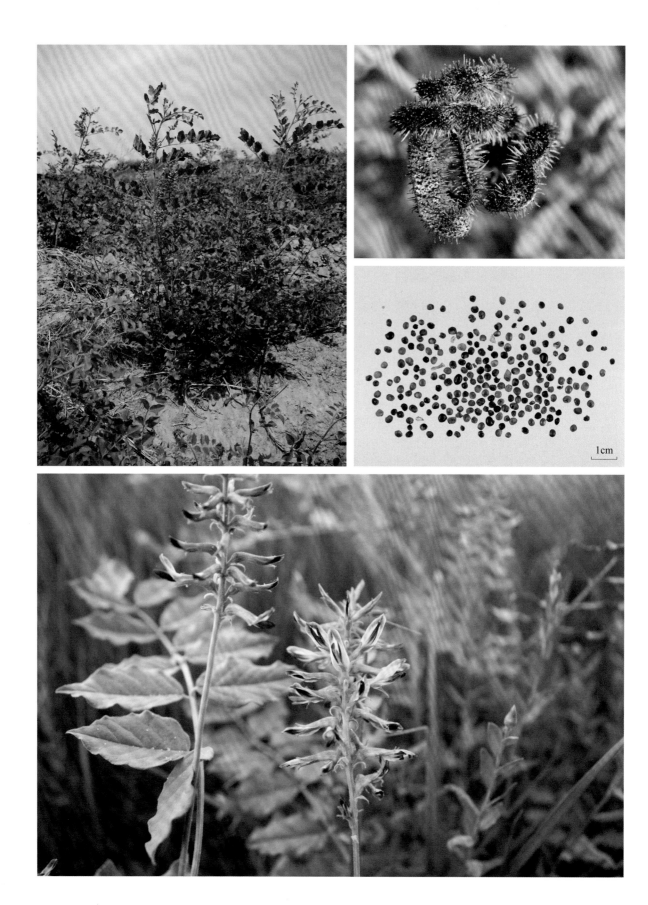

【形态特征】多年生草本。根与根状茎粗壮，外皮褐色。茎高 0.3~1.2m，密被鳞片状腺点、刺毛状腺体和柔毛。羽状复叶；叶柄密被褐色腺点和短柔毛；小叶卵形、长卵形或近圆形，两面均密被黄褐色腺点和短柔毛。总状花序腋生；花序梗密被鳞片状腺点和短柔毛。花萼钟状，密被黄色腺点和短柔毛，萼齿 5 枚，上方 2 枚大部分联合；花冠紫色、白色或黄色；子房密被刺毛状腺体。荚果线形，弯曲成镰刀状或环状。种子圆形或肾形。花期 6~7 月，果期 7~9 月。

【适宜生境】中旱生植物。生于碱化沙地、沙质草原、沙土质的田边、路旁、低地边缘及河岸轻度碱化的草甸。

【资源状况】分布于乌兰察布市（察哈尔右翼后旗、察哈尔右翼前旗、丰镇市、凉城县、四子王旗、兴和县、卓资县）、呼和浩特市、包头市（达尔罕茂明安联合旗、东河区、固阳县、九原区、昆都仑区、青山区、石拐区、土默特右旗）、巴彦淖尔市、阿拉善盟（阿拉善左旗行政区）。常见。阴山地区亦广泛栽培。

【入药部位】■中药：根及根茎（甘草）。
　　　　　　■蒙药：根及根茎（希和日 – 额布斯）。

【采收加工】春、秋二季采挖，除去须根，晒干。

【功能主治】■中药：甘草补脾益气，清热解毒，祛痰止咳，缓急止痛，调和诸药；用于脾胃虚弱，倦怠乏力，心悸气短，咳嗽痰多，脘腹、四肢挛急疼痛，痈肿疮毒，缓解药物毒性、烈性。
　　　　　　■蒙药：希和日 – 额布斯止咳，利肺，滋补，解毒，止吐，止渴；用于肺热咳嗽，肺痨，咽喉肿痛，口干呕吐，胃肠宝日，白脉病，血液病，食物中毒，药物中毒。

【用法用量】■中药：甘草 2~10g。不宜与海藻、京大戟、红大戟、甘遂、芫花同用。
　　　　　　■蒙药：希和日 – 额布斯 1.5~3g，或入丸、散服。

评 述

1. 化学成分：甘草主要成分有甘草酸、甘草苷等。甘草的化学组成极为复杂，目前为止，从甘草中分离出的化合物有甘草甜素、甘草次酸、甘草苷、异甘草苷、新甘草苷、新异甘草苷、甘草素、异甘草素以及甘草西定、甘草醇、异甘草醇、7- 甲基香豆精、伞形花内酯等数十种化合物。

2. 道地沿革：甘草药用历史悠久，历代本草对其产地均有记载。产于内蒙古的"梁外草"，唐代已有记载，《元和郡县志·卷五》云："九原县，本汉之广牧旧地，东部都尉所理。其九原县，永徽四年重置，其城周隋间俗谓之甘草城。"甘草城当以产甘草得名，其地正在今内蒙古鄂尔多斯市杭锦旗。《药物出产辨》云："产内蒙古，俗称王爷地。"甘草资源较多的有新疆、内蒙古、宁夏、甘肃、陕西、吉林、青海，其中以内蒙古鄂尔多斯的杭锦旗一带、巴彦淖尔市的磴口县一带所产的品种为最佳。

3. **资源利用与可持续发展：**阴山地区为甘草的道地产区，其中适宜其生长的产区有乌兰察布市（察哈尔右翼前旗、察哈尔右翼中旗、察哈尔右翼后旗、丰镇市、化德县、集宁市、凉城县、商都县、四子王旗、兴和县、卓资县）、呼和浩特市（和林格尔县、清水河县、土默特左旗、托克托县、武川县）、包头市（达尔罕茂明安联合旗、土默特右旗、固阳县）、巴彦淖尔市（临河区、磴口县、乌拉特前旗、乌拉特中旗、乌拉特后旗）、阿拉善盟（阿拉善左旗行政区）。近年来，甘草药材的需求量很大，导致野生甘草被大量采挖，使其野生资源遭到严重破坏，市场上流通的野生甘草数量亦不断减少。为解决甘草资源枯竭问题，20 世纪 80 年代起，我国开始进行野生甘草的引种驯化研究，药材来源由野生甘草逐渐转变为家种。甘草既可用种子进行有性繁殖，亦可利用根茎和地下根进行无性繁殖、组织培养。目前，阴山地区甘草人工栽培规模较大。

圆果甘草 马兰秆、海日苏立格－希和日－额布斯
Glycyrrhiza squamulosa Franch.

【标本采集号】150823150826251LY

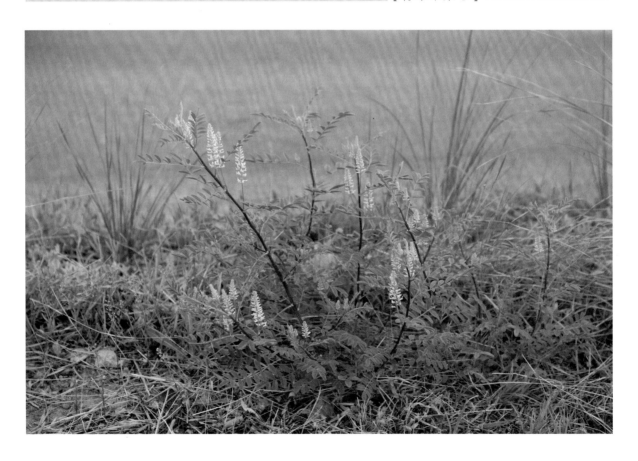

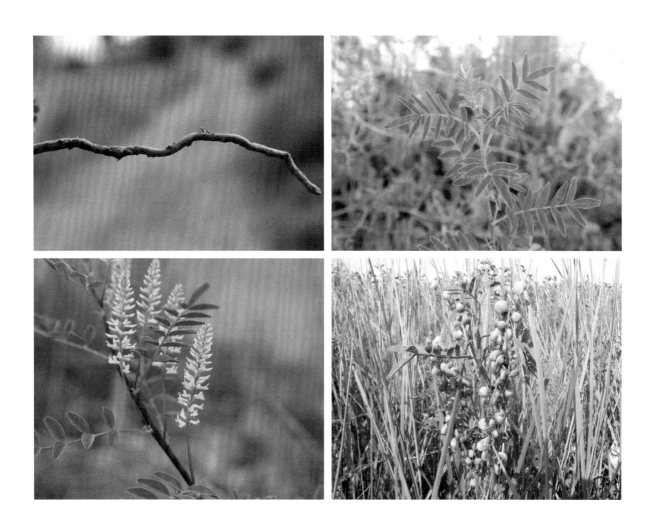

【形态特征】多年生草本，根与根状茎细长。茎直立，密被黄色鳞片状腺点，几无毛。羽状复叶；
　　　　　小叶长圆形或长圆状倒卵形，边缘具微小的刺毛状细齿，两面均密被鳞片状腺点。总
　　　　　状花序腋生，圆柱形；花序梗与花萼均密被鳞片状腺点和疏生短柔毛；花冠白色，背
　　　　　面密被黄色腺点。荚果近圆形或圆肾形，背面突，腹面平，顶端具小尖，成熟时表面
　　　　　具瘤状突起和密生鳞片状腺点。种子 2 枚，肾形。花期 6~7 月，果期 8~9 月。

【适宜生境】中旱生植物。生于田野、路旁、撂荒地或河岸阶地，轻度盐碱地。

【资源状况】分布于巴彦淖尔市（乌拉特前旗）。少见。

【入药部位】■中药：根及根茎（甘草）。

【采收加工】春、秋二季采挖，除去须根，晒干。

【功能主治】■中药：甘草补脾益气，清热解毒，祛痰止咳，缓急止痛，调和诸药。用于脾胃虚弱，
　　　　　倦怠乏力，心悸气短，咳嗽痰多，脘腹、四肢挛急疼痛，痈肿疮毒，缓解药物毒性、
　　　　　烈性。

【用法用量】■中药：甘草 2~10g。

细枝岩黄芪

花棒、花柴、牛尾梢、细枝山竹子、好尼音－他日波勒吉

Hedysarum scoparium Fisch. et Mey.

【标本采集号】150223150825269LY

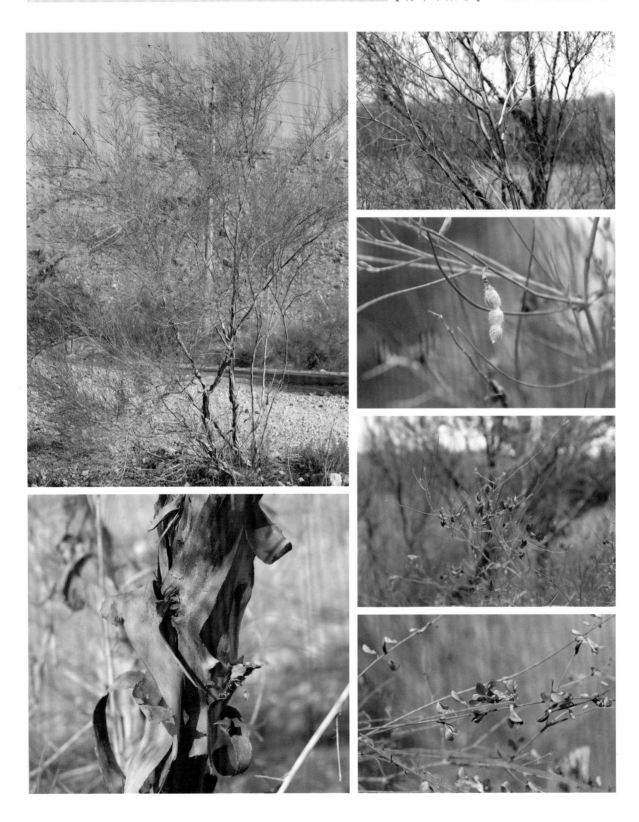

【形态特征】灌木，高达 2m。茎和下部枝紫红色或黄褐色，多分枝。单数羽状复叶，下部叶具小叶 7~11 枚，上部的叶具少数小叶，最上部的叶轴上完全无小叶，小叶上面密被红褐色腺点和平伏的短柔毛，下面密被平伏的柔毛，灰绿色。总状花序腋生；花序梗比叶长；花少数，排列疏散；苞片密被柔毛；花紫红色。荚果有荚节 2~4 节，荚节近球形，膨胀，密被白色毡状柔毛。花期 6~8 月，果期 8~9 月。

【适宜生境】旱生植物。生于半荒漠的沙丘或沙地，荒漠前山冲沟中的沙地。

【资源状况】分布于包头市（达尔罕茂明安联合旗）、巴彦淖尔市（磴口县、乌拉特后旗、乌拉特前旗）。少见。

【入药部位】■中药：根及根茎（花棒）。

【采收加工】春、秋二季采挖，除去茎枝及须根，洗净泥土，晒干。

【功能主治】■中药：花棒强心，利尿，消肿；用于气虚乏力，气虚自汗，浮肿。

山竹岩黄芪 山竹子、他日波勒吉
Hedysarum fruticosum Pall.

【标本采集号】150923190801030LY

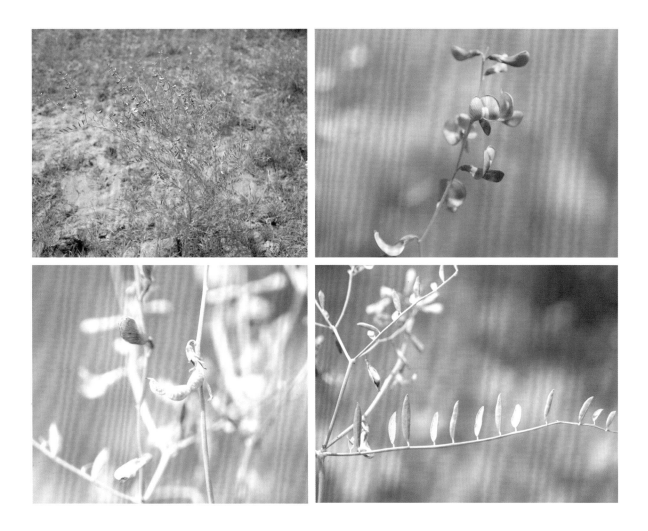

【形态特征】半灌木或小半灌木，高 40~80cm。根系发达，主根深长，茎直立，多分枝。托叶卵状披针形，棕褐色，干膜质，早落；小叶片通常椭圆形或长圆形，上面被疏短柔毛，背面密被短柔毛。总状花序腋生；花疏散排列；苞片三角状卵形；花萼钟状，萼齿三角状；花冠紫红色，旗瓣倒卵圆形，翼瓣三角状披针形，龙骨瓣等于或稍短于旗瓣；子房线形。荚果 2~3 节；节荚椭圆形，具细网纹，成熟荚果具细长的刺。种子肾形，黄褐色。花期 7~8（9）月，果期 9~10 月。

【适宜生境】中旱生植物。生于草原区的沙丘及沙地，也进入森林草原地区。

【资源状况】分布于乌兰察布市（商都县、四子王旗）、包头市（达尔罕茂明安联合旗）、巴彦淖尔市（磴口县、乌拉特中旗）。常见。

【入药部位】■中药：全草（山竹岩黄芪）。

【采收加工】夏、秋二季采挖，除去杂质，晒干或洗净鲜用。

【功能主治】■中药：山竹岩黄芪用于腹痛。

阴山岩黄芪 红芪、宽叶岩黄芪

Hedysarum yinshanicum Y. Z. Zhao

【标本采集号】150221140717090LY

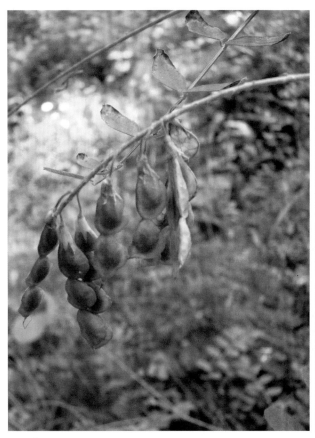
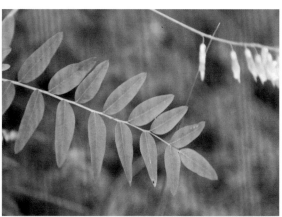
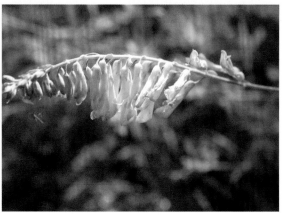

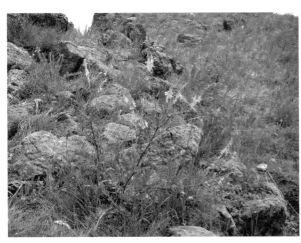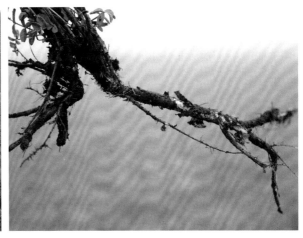

【形态特征】多年生草本，高达 100cm。直根粗长，圆柱形，黄褐色。茎直立，有毛或无毛。单数羽状复叶，具小叶 9~21 枚；托叶披针形，膜质，褐色，无毛；小叶椭圆形，上面绿色无毛，下面淡绿色，沿中脉被长柔毛。总状花序腋生，有花 7~11 朵；苞片披针形，膜质，褐色；花萼斜钟形，萼齿边缘具长柔毛；花乳白色。荚果具 3~6 个荚节，边缘具狭翅，扁平，表面具疏网纹，无毛。花期 7~8 月，果期 8~9 月。

【适宜生境】中生植物。生于草原带的山地林下、林缘、灌丛、沟谷草甸。

【资源状况】分布于乌兰察布市（卓资县）、呼和浩特市（武川县）、包头市（固阳县、土默特右旗）、巴彦淖尔市（乌拉特前旗）。常见。

【入药部位】■中药：根（红芪）。

【采收加工】春、秋二季采挖，除去茎枝及须根，洗净泥土，晒干。

【功能主治】■中药：红芪补虚，利尿，托疮；用于气虚，自汗，浮肿，久泻，脱肛，子宫脱垂，痈疽难溃，疮口久不愈合。

【用法用量】■中药：红芪 9~30g。

山岩黄芪 乌拉音 – 他日波勒吉
Hedysarum alpinum L.

【标本采集号】150222180711029LY

【形态特征】多年生草本，高 50~120cm。直根系；根深长，粗壮。茎多数，直立。托叶三角状披针形，棕褐色，干膜质，合生至上部；叶轴无毛；小叶卵状长圆形或狭椭圆形。总状花序腋生，花多数，较密集着生；苞片钻状披针形，暗褐色，干膜质；花冠紫红色，旗瓣倒长卵形，翼瓣线形，龙骨瓣长于旗瓣；子房线形，无毛。荚果 3~4 节，果柄明显地从萼筒中伸出。种子圆肾形，黄褐色。花期 7 月，果期 8 月。

【适宜生境】中生植物。生于山地林间草甸、林缘草甸、山地灌丛、河谷草甸。

【资源状况】分布于乌兰察布市（凉城县、卓资县）、包头市（固阳县）。少见。

【入药部位】■中药：根。

【采收加工】夏、秋二季采摘，除去茎枝及须根，洗净泥土，晒干。

【功能主治】■中药：根强壮，止汗；用于体虚，自汗，盗汗。

【用法用量】■中药：根 10~15g。

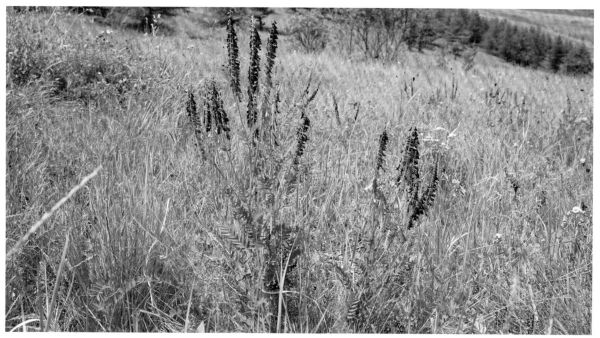

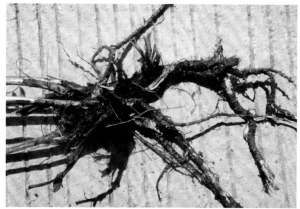

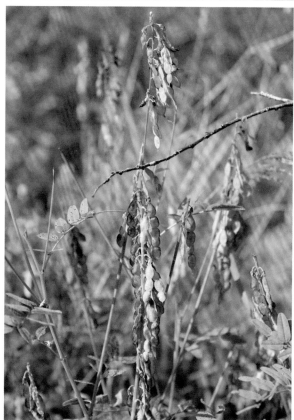

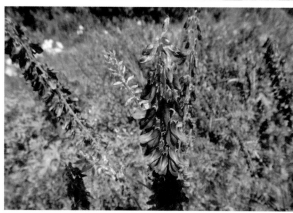

短翼岩黄芪

楚勒音 - 他日波勒吉

Hedysarum brachypterum Bunge

【标本采集号】150902190618036LY

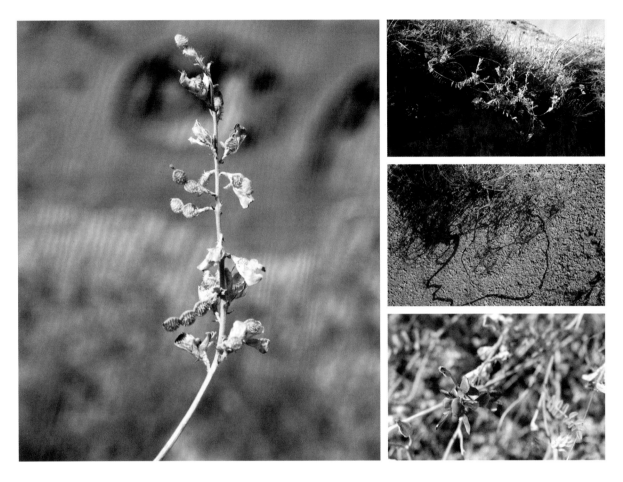

【形态特征】多年生草本，高 20~30cm。根为直根，强烈木质化，外面围以纤维状残存根皮；根颈向上多分枝。茎仰卧地面，被向上贴伏的短柔毛。小叶卵形、椭圆形或狭长圆形。总状花序腋生，花序卵球形；苞片钻状披针形；花萼钟状，被短柔毛，萼齿披针状钻形，长约为萼筒的 2 倍；花冠紫红色，旗瓣倒阔卵形，翼瓣短小，长为旗瓣的 2/5，龙骨瓣长于旗瓣；子房线形，几无毛，花柱上部常呈紫红色。荚果 2~4 节，具针刺和密柔毛。花期 7 月，果期 7~8 月。

【适宜生境】旱中生植物。多生于干草原和荒漠草原地带的石质山坡、丘陵地和砾石平原。

【资源状况】分布于乌兰察布市（集宁区、商都县、四子王旗）、呼和浩特市（武川县）、包头市（达尔罕茂明安联合旗）、巴彦淖尔市（乌拉特前旗、乌拉特中旗）。常见。

【入药部位】■中药：根。

【采收加工】夏、秋二季采收，除去杂质，洗净泥土，晒干。

【功能主治】■中药：根止痛；用于腹痛。

【用法用量】■中药：根 9~30g。

细叶百脉根

金花菜、纳日音 - 好希杨朝日
Lotus tenuis Waldst. et Kit. ex Willd.

【标本采集号】152921150905072LY

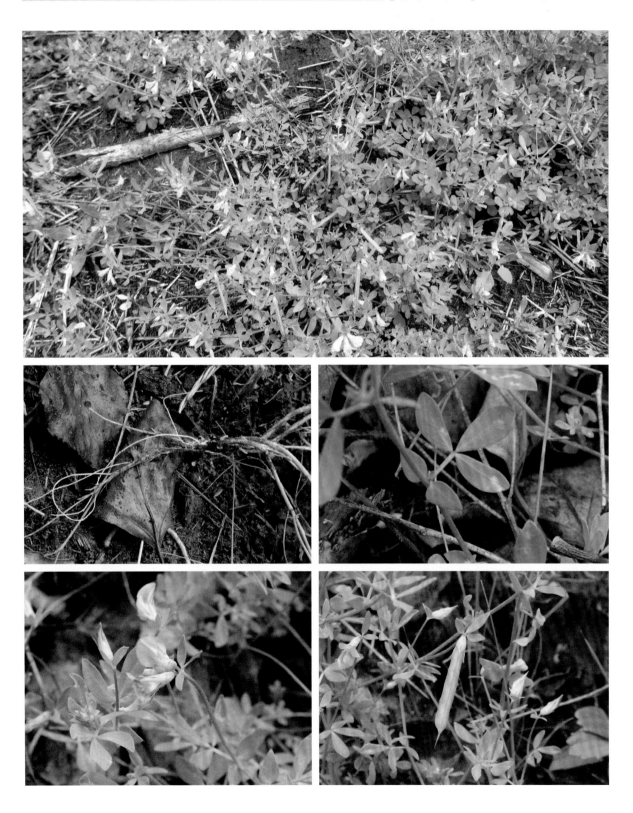

【形态特征】多年生草本，高 20~100cm。无毛或微被疏柔毛。茎直立，节间较长，中空。羽状复叶，具小叶 5 枚；小叶线形或线状披针形，几无毛。伞形花序，花顶生；苞片叶状，比萼长 1.5~2 倍；萼钟形，几无毛，萼齿窄三角形，与萼筒等长；花冠黄色带细红脉纹，干后变为蓝色，旗瓣圆形，稍长于翼瓣和龙骨瓣，翼瓣稍短；二体雄蕊，上方离生 1 枚较短，其余 9 枚 5 长 4 短，分列成两组；子房线形，花柱直，无毛，胚珠多数。荚果直，圆柱形。种子橄榄绿色，平滑。花期 6~7 月，果期 7~8 月。

【适宜生境】中旱生植物。生于荒漠草原的水边或草原群落中。

【资源状况】分布于呼和浩特市（土默特左旗、托克托县）、阿拉善盟（阿拉善左旗行政区）。少见。

【入药部位】■中药：全草。

【采收加工】夏季采收，洗净，晒干。

【功能主治】■中药：全草清热，止血，止痢；用于大肠下血，痢疾。

【用法用量】■中药：全草 9~15g。

广布野豌豆
草藤、落豆秧、伊曼－给希
Vicia cracca Linn.

【标本采集号】150922190623062LY

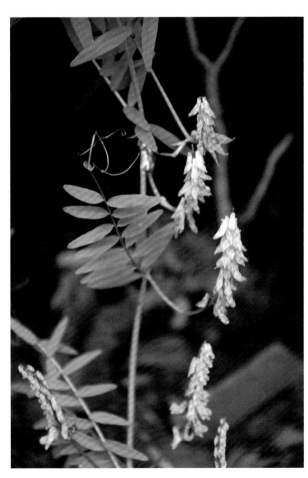
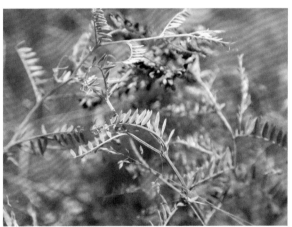
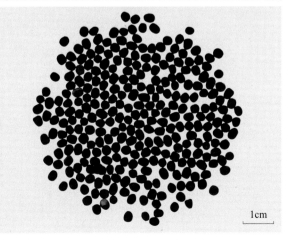

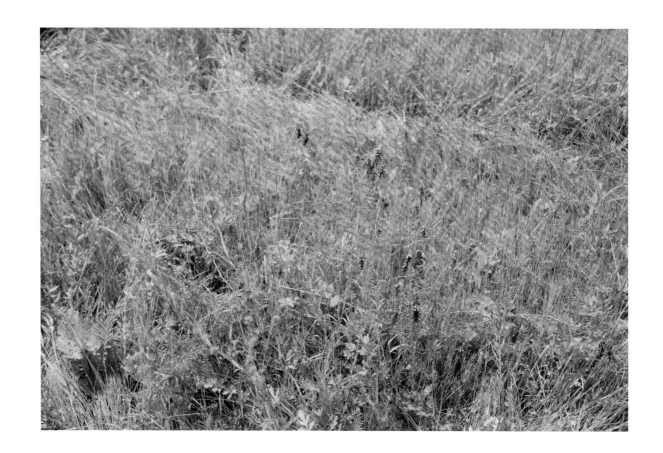

【形态特征】多年生草本，高 40~120cm。茎攀缘或蔓生，有棱，被柔毛。偶数羽状复叶，叶轴顶端卷须具 2~3 个分枝；托叶半箭头形或戟形；小叶互生、线形、长圆形或线状披针形。总状花序与叶轴近等长，花密集；花萼钟状，萼齿 5 枚；花冠紫色、蓝紫色或紫红色，旗瓣长圆形，翼瓣与旗瓣近等长，明显长于龙骨瓣；子房有柄。荚果长圆形或长圆菱形，顶端有喙。种子扁圆球形，种皮黑褐色。花期 6~9 月，果期 7~9 月。

【适宜生境】中生植物。为草甸种，稀进入草甸草原。生于草原带的山地和森林草原带的河滩草甸、林缘、灌丛、林间草甸，亦生于林区的撂荒地。

【资源状况】分布于乌兰察布市（察哈尔右翼中旗、化德县）。少见。

【入药部位】■中药：地上部分（山野豌豆）。

■蒙药：地上部分（其都尔－额布斯）。

【采收加工】夏季采收，除去残根及杂质，晒干。

【功能主治】■中药：山野豌豆祛风除湿，活血舒筋，止痛；用于风湿痹痛，肢体麻木，跌打损伤，疮疡肿毒，阴囊湿疹。

■蒙药：其都尔－额布斯利水，消肿，治伤，续断；用于腹水，小便不利，浮肿，跌打损伤，久疮不愈。

【用法用量】■中药：山野豌豆 9~15g，或入丸、散服；外用适量，煎汤熏洗患处。

■蒙药：其都尔－额布斯 1.5~3g，或入丸、散服。

大叶野豌豆

假香野豌豆、大叶草藤、乌日根 – 纳布其特 – 给哈

Vicia pseudo-robus Fisch. ex C. A. Mey.

【标本采集号】150822190506026LY

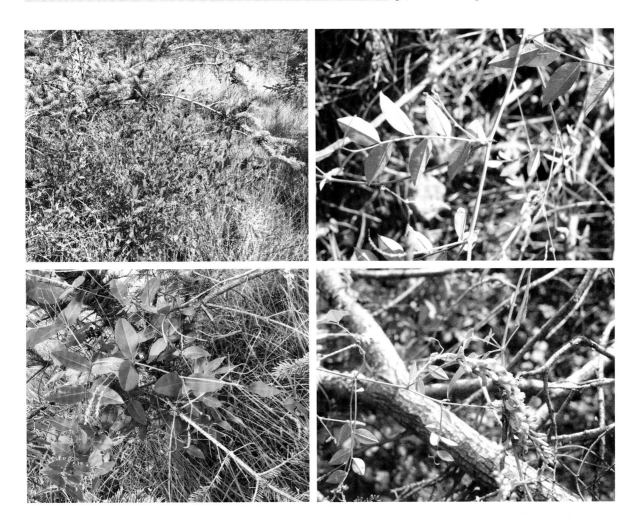

【形态特征】多年生草本，高 50~150（~200）cm。根茎粗壮、木质化，须根发达。茎直立或攀缘，有棱，绿色或黄色，具黑褐斑。偶数羽状复叶；顶端卷须发达，有 2~3 个分枝；托叶戟形，边缘齿裂；小叶卵形，椭圆形或长圆披针形，纸质或革质。总状花序长于叶；花多，紫色或蓝紫色，翼瓣、龙骨瓣与旗瓣近等长；子房无毛，子房柄长。荚果长圆形，扁平，棕黄色。种子扁圆形，棕黄色、棕红褐色至褐黄色，种脐灰白色，长相当于种子圆周的 1/3。花期 7~9 月，果期 8~9 月。

【适宜生境】中生植物。为森林草甸种，生于落叶阔叶林下、林缘草甸、山地灌丛以及森林草原带的丘陵阴坡。

【资源状况】分布于巴彦淖尔市（磴口县）。常见。

【入药部位】■中药：地上部分（山野豌豆）。

　　　　　　■蒙药：地上部分（其都尔 – 额布斯）。

【采收加工】夏季采收，除去残根及杂质，晒干。

【功能主治】■中药：山野豌豆祛风除湿，活血舒筋，止痛；用于风湿痹痛，肢体麻木，跌打损伤，疮疡肿毒，阴囊湿疹。

　　　　　　■蒙药：其都尔－额布斯利水，消肿，治伤，续断；用于腹水，小便不利，浮肿，跌打损伤，久疮不愈。

【用法用量】■中药：山野豌豆 9~15g，或入丸、散服；外用适量，煎汤熏洗患处。

　　　　　　■蒙药：其都尔－额布斯 1.5~3g，或入丸、散服。

山野豌豆

山黑豆、透骨草、呼和－萨日达马、其都尔－额布斯

Vicia amoena Fisch. ex DC.

【标本采集号】150921150828015LY

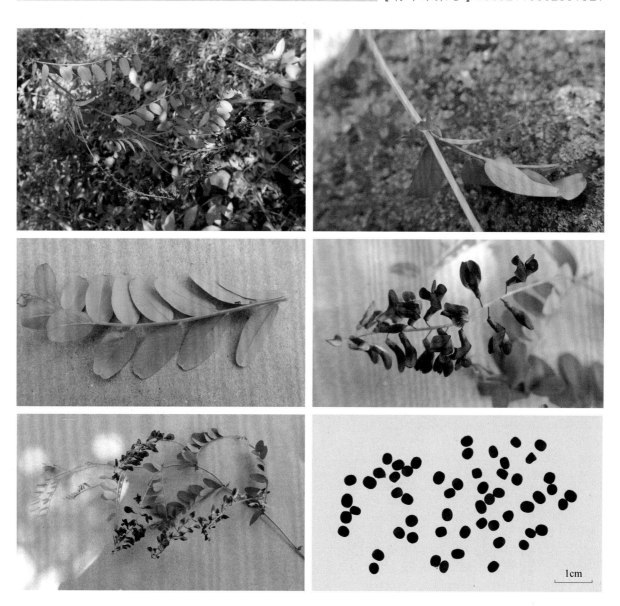

【形态特征】多年生草本，高 30~100cm，全株疏被柔毛，稀近无毛。茎具棱，多分枝，斜升或攀缘。偶数羽状复叶；卷须有 2~3 个分枝；托叶半箭头形，边缘有 3~4 裂齿；小叶互生或近对生，革质，椭圆形或卵状披针形。总状花序通常长于叶，花冠红紫色、蓝紫色或蓝色；花萼斜钟状；旗瓣倒卵圆形，瓣柄较宽，翼瓣与旗瓣近等长，龙骨瓣短于翼瓣；子房无毛，花柱上部四周被毛。荚果长圆形，两端渐尖，无毛。种子 1~6 枚，圆形，深褐色，具花斑。花期 6~7 月，果期 7~8 月。

【适宜生境】中生植物。为草甸草原和林缘草甸的优势种或伴生种。生于山地林缘、灌丛和广阔的草甸草原群落中。

【资源状况】分布于乌兰察布市（卓资县）、呼和浩特市（和林格尔县、托克托县、武川县）、包头市（固阳县）。常见。

【入药部位】■中药：地上部分（山野豌豆）。

　　　　　　■蒙药：地上部分（其都尔 – 额布斯）。

【采收加工】夏季采收，除去残根及杂质，晒干。

【功能主治】■中药：山野豌豆祛风除湿，活血舒筋，止痛；用于风湿痹痛，肢体麻木，跌打损伤，疮疡肿毒，阴囊湿疹。

　　　　　　■蒙药：其都尔 – 额布斯利水，消肿，治伤，续断；用于腹水，小便不利，浮肿，跌打损伤，久疮不愈。

【用法用量】■中药：山野豌豆 9~15g，或入丸、散服；外用适量，煎汤熏洗患处。

　　　　　　■蒙药：其都尔 – 额布斯 1.5~3g，或入丸、散服。

多茎野豌豆　*萨格拉嘎日 – 给希*
Vicia multicaulis Ledeb.

【标本采集号】150221150601273LY

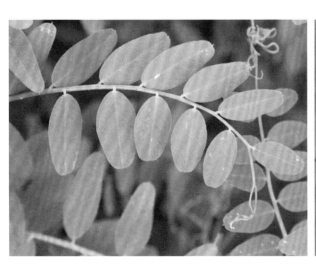
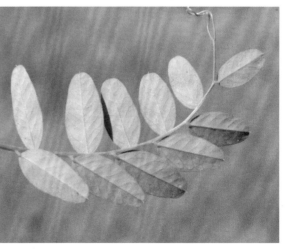

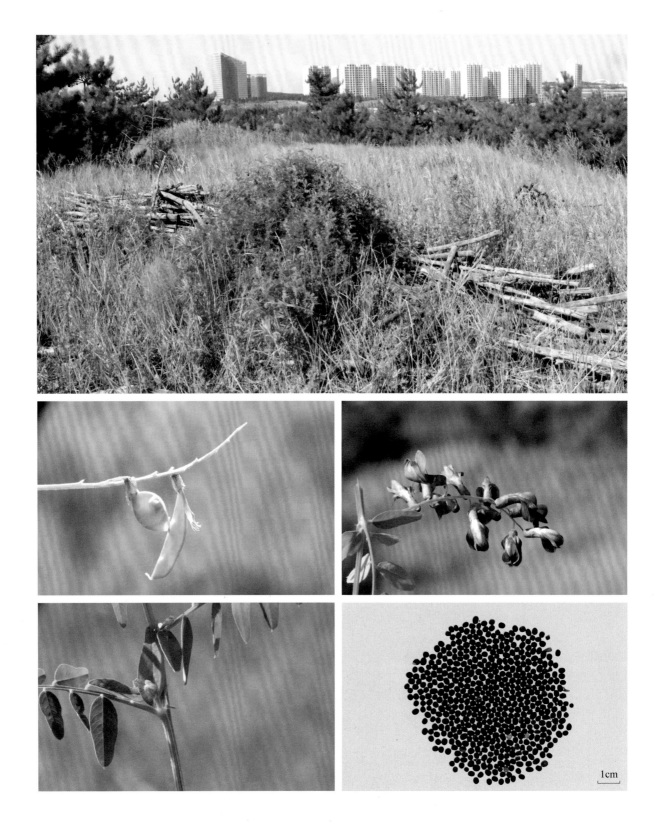

【形态特征】多年生草本，高 10~50cm。根茎粗壮。茎多分枝，具棱，被微柔毛或近无毛。偶数羽
状复叶；托叶半戟形，脉纹明显；小叶 4~8 对，线状长圆形，全缘，叶脉羽状。总状
花序长于叶，无小苞片；花萼钟状，萼齿 5 枚，窄三角形；花冠紫色或紫蓝色，旗瓣
长圆状倒卵形，中部两侧缢缩，瓣片短于瓣柄，翼瓣及龙骨瓣短于旗瓣；子房线形，

具细柄，花柱上部四周被毛。荚果先端具喙，棕黄色。种子扁圆，深褐色，种脐长相当于周长的 1/4。花期 6~7 月，果期 7~8 月。

【适宜生境】中生植物。生于森林草原与草原带的山地及丘陵坡地，散见于林缘、灌丛、山地森林上限的草地，也进入河岸沙地与草甸草原。

【资源状况】分布于乌兰察布市（化德县）、包头市（固阳县、土默特右旗）。常见。

【入药部位】■中药：地上部分（山野豌豆）。

　　　　　　■蒙药：地上部分（其都尔 - 额布斯）。

【采收加工】夏季采收，除去残根及杂质，晒干。

【功能主治】■中药：山野豌豆祛风除湿，活血舒筋，止痛；用于风湿痹痛，肢体麻木，跌打损伤，疮疡肿毒，阴囊湿疹。

　　　　　　■蒙药：其都尔 - 额布斯利水，消肿，治伤，续断；用于腹水，小便不利，浮肿，跌打损伤，久疮不愈。

【用法用量】■中药：山野豌豆 9~15g，或入丸、散服；外用适量，煎汤熏洗患处。

　　　　　　■蒙药：其都尔 - 额布斯 1.5~3g，或入丸、散服。

歪头菜

草豆、野豌豆、三铃子、好日黑纳格 - 额布斯
Vicia unijuga A. Br.

【标本采集号】150921150827050LY

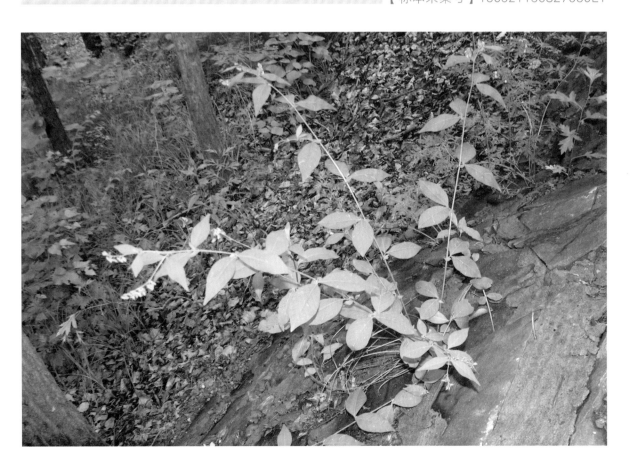

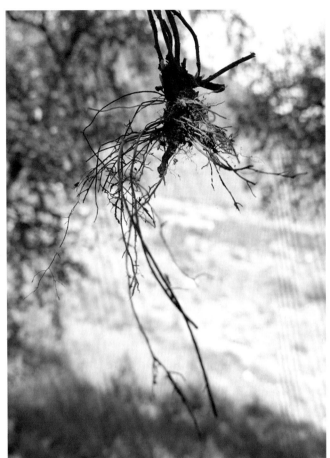
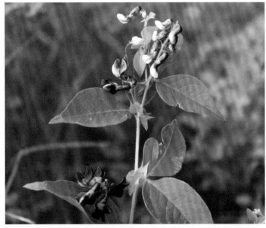
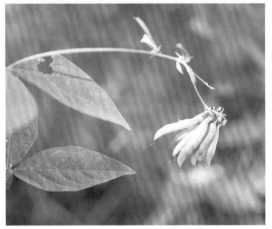

【形态特征】多年生草本，高 40~100cm。茎常丛生，具棱，疏被柔毛，老时无毛。叶轴顶端具细刺尖，偶见卷须；托叶戟形或近披针形，边缘有不规则齿；小叶 1 对，卵状披针形或近菱形。总状花序单一，稀有分枝，呈复总状花序，明显长于叶；花萼紫色，斜钟状或钟状，无毛或近无毛；花冠蓝紫色、紫红色或淡蓝色；子房无毛，具子房柄，花柱上部四周被毛。荚果扁，长圆形，无毛，棕黄色，近革质。种子 3~7 枚，褐色，革质。花期 6~7 月，果期 8~9 月。

【适宜生境】中生植物。生于山地林下、林缘草甸、山地灌丛和草甸草原，是林缘草甸（五花草甸）的亚优势种或伴生种。

【资源状况】分布于乌兰察布市（察哈尔右翼前旗、察哈尔右翼中旗、化德县、凉城县、商都县、卓资县）、呼和浩特市（和林格尔县、土默特左旗、武川县）。常见。

【入药部位】■中药：全草（歪头菜）。

【采收加工】夏、秋二季采收，除去杂质，切段，晒干。

【功能主治】■中药：歪头菜补虚，调肝，理气止痛，清热利尿；用于劳伤，头晕，胃脘疼痛，体虚浮肿；外用于疔疮。

【用法用量】■中药：歪头菜 15~25g；外用适量，捣烂敷患处。

救荒野豌豆

大巢菜、箭豌豆、普通苕子、给希 – 额布斯
Vicia sativa Linn.

【标本采集号】150822200507028LY

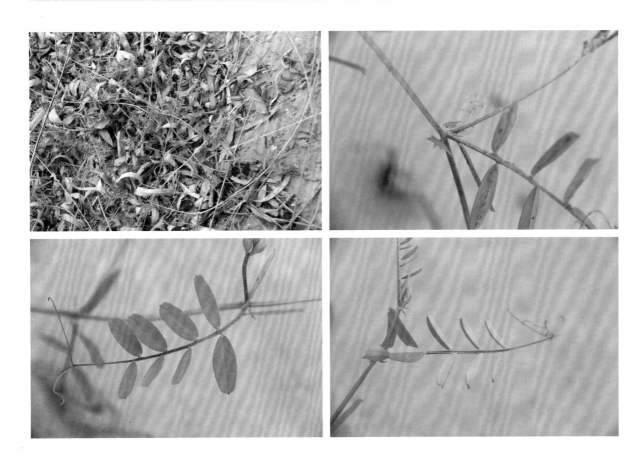

【形态特征】一、二年生草本，高 15~90（~105）cm。茎斜升或攀缘，具棱，被微柔毛。偶数羽状复叶，叶轴顶端卷须有 2~3 分枝；托叶戟形；小叶长椭圆形或近心形，两面被贴伏黄柔毛。花 1~2（~4）腋生，近无梗；萼钟形，萼齿披针形或锥形；花冠紫红色或红色，旗瓣长倒卵圆形，中部缢缩，翼瓣短于旗瓣，长于龙骨瓣；子房线形，微被柔毛，花柱上部被淡黄白色髯毛。荚果线长圆形，表皮土黄色，种间缢缩，有毛，成熟时背腹开裂，果瓣扭曲。种子圆球形，棕色或黑褐色。花期 6~7 月，果期 7~9 月。

【适宜生境】中生植物。生于山脚草地、路旁、灌木林下及麦田中。

【资源状况】分布于巴彦淖尔市（磴口县）。少见。

【入药部位】■中药：全草（大巢菜）。

【采收加工】4~5 月采割，晒干，亦可鲜用。

【功能主治】■中药：大巢菜益肾，利水，止血，止咳；用于肾虚腰痛，遗精，黄疸，水肿，疟疾，鼻衄，心悸，咳嗽痰多，月经不调，疮疡肿毒。

【用法用量】■中药：大巢菜 15~30g；外用适量，捣敷，或煎汤洗。

蚕 豆

大豆、胡豆、蚕豆－宝日其格
Vicia faba Linn.

【标本采集号】150222180711077LY

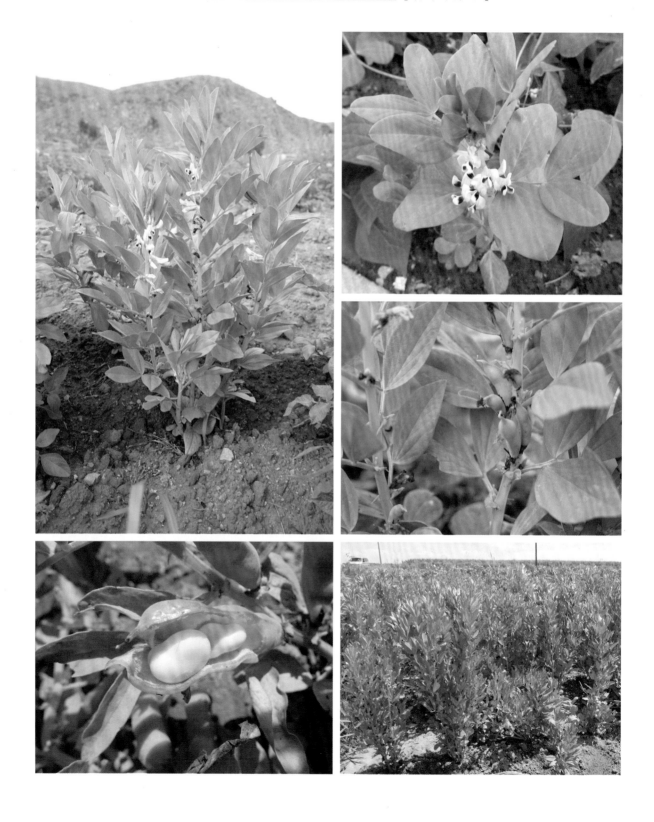

【形态特征】一年生草本，高 30~100cm。主根短粗，根瘤密集。茎粗壮，直立，具 4 棱，中空，无毛。偶数羽状复叶，卷须短；小叶互生，椭圆形、长圆形或倒卵形。总状花序腋生；花萼钟形，萼齿披针形；花冠白色，具紫色脉纹及黑色斑晕，旗瓣中部两侧缢缩，翼瓣短于旗瓣，龙骨瓣短于翼瓣；子房线形，花柱密被柔毛。荚果肥厚，绿色，被柔毛，成熟后变为黑色。种子长方圆形，种皮革质，青绿色、灰绿色或棕褐色，稀紫色或黑色。花期 6 月，果期 8 月。

【适宜生境】中生植物。适于土层深厚、肥沃的黏壤土或沙壤土。

【资源状况】作为经济作物，阴山地区有少量栽培。

【入药部位】■中药：种子（蚕豆）。

【采收加工】夏季果实成熟而呈黑褐色时，拔取全株，晒干，打下种子，扬净后再晒干，或鲜嫩时用。

【功能主治】■中药：蚕豆健脾利水，解毒消肿；用于膈食，水肿，疮毒。

【用法用量】■中药：蚕豆 30~60g，或研末服，或作食品；外用适量，捣敷，或烧灰敷。

毛山黧豆
柔毛山黧豆、乌斯图 – 扎嘎日 – 豌豆
Lathyrus palustris Linn. var. *pilosus* (Cham.) Ledeb.

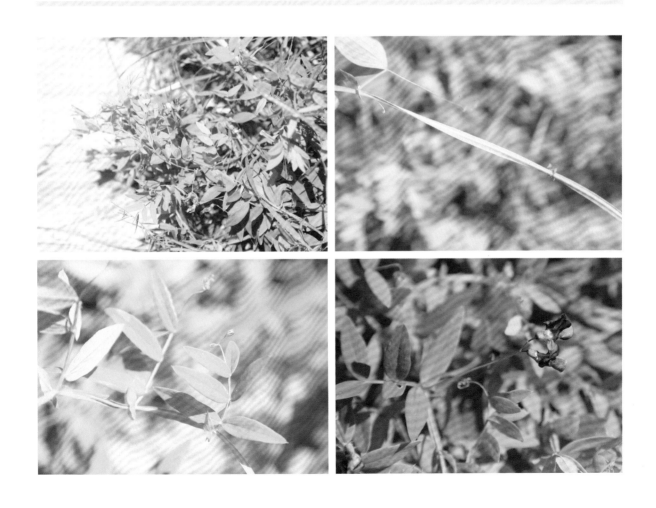

【形态特征】多年生草本，高 15~100cm。茎攀缘，常呈"之"字形弯曲，具翅，有分枝，被短柔毛。叶具小叶 2~4 对；托叶半箭形；叶轴先端具有分歧的卷须；小叶线形或线状披针形，先端具细尖，两面被柔毛；总状花序腋生；萼钟状，萼齿不等大，最下一枚最长，狭三角形；花冠紫色，旗瓣倒卵形，先端微凹，中部以下渐狭成瓣柄，翼瓣较旗瓣短，倒卵形，具耳，自瓣片基部弯曲成线形瓣柄，龙骨瓣略短于翼瓣，半圆形，先端尖，基部具线形瓣柄；子房线形；荚果线形，先端具喙。花期 6~7 月。果期 8~9 月。

【适宜生境】中生植物。在森林草原及草原带的沼泽化草甸和草甸群落中为伴生成分，也生于山地林缘和沟谷草甸。

【资源状况】分布于乌兰察布市（卓资县）、呼和浩特市（回民区、土默特左旗、武川县、新城区）、包头市（固阳县、九原区、石拐区、土默特右旗）。少见。

【入药部位】■中药：种子（毛山黧豆）。

【采收加工】秋季果实成熟后采收，晒干。

【功能主治】■中药：毛山黧豆活血破瘀；用于跌打损伤，肿痛。

【用法用量】■中药：毛山黧豆 6~15g。

山黧豆 五脉山黧豆、五脉香豌豆、他布都－扎嘎日－豌豆
Lathyrus quinquenervius (Miq.) Litv.

【标本采集号】150123180721062LY

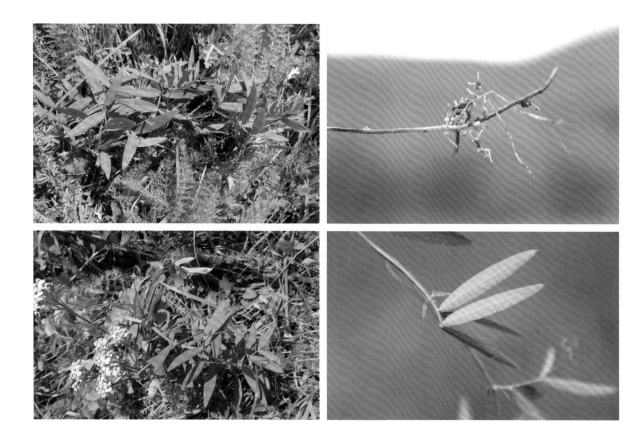

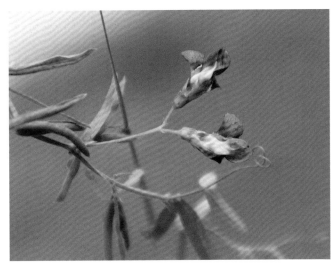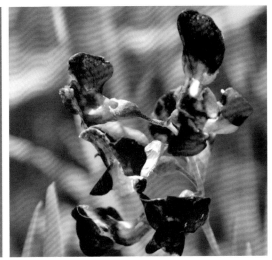

【形态特征】多年生草本。根状茎横走。茎直立，单一，具棱及翅。偶数羽状复叶，叶轴末端具不分枝的卷须，下部叶的卷须呈针刺状；托叶披针形至线形；小叶质坚硬，椭圆状披针形或线状披针形。总状花序腋生，具花 5~8 朵；花萼钟状，被短柔毛；花冠紫蓝色或紫色，旗瓣近圆形，先端微缺，瓣柄与瓣片约等长，翼瓣窄倒卵形，与旗瓣等长或稍短，具耳及线形瓣柄，龙骨瓣卵形，具耳及线形瓣柄；子房密被柔毛。荚果线形。花期 6~7 月，果期 8~9 月。

【适宜生境】中生植物。森林草原带的山地草甸、河谷草甸群落伴生种，也进入草原带的草甸草原群落。

【资源状况】分布于呼和浩特市（和林格尔县）。少见。

【入药部位】■中药：全草（五脉山黧豆）。

【采收加工】夏、秋二季采收，除去杂质，晒干。

【功能主治】■中药：五脉山黧豆祛风，除湿，止痛；用于风湿关节痛，头痛，白带异常，痛经。

【用法用量】■中药：五脉山黧豆 9~15g。

兵 豆
滨豆、鸡碗豆、小扁豆、色波格－宝自其格
Lens culinaris Medic.

【标本采集号】150822190816037LY

【形态特征】一年生草本，高 10~50cm。茎方形，基部分枝，被短柔毛。叶具小叶 4~12 对，叶轴被柔毛，顶端小叶变为卷须或刺毛；托叶斜披针形，被白色长柔毛；小叶倒卵形，全缘，两面被白色长柔毛，几无柄。总状花序腋生，短于叶，有花 1~3 朵，花序轴及花序梗密被白色柔毛；花萼浅杯状，5 裂，裂片线状披针形，长为萼筒的 2~3 倍，密被白色长柔毛；花冠白色或蓝紫色。荚果长圆形，膨胀，黄色，无毛，有 1~2 枚种子。种子褐色，双凸镜形。花期 6~7 月，果期 8~9 月。

【适宜生境】中生植物。喜凉爽湿润气候。

【资源状况】作为蔬菜，阴山地区有少量栽培。

【入药部位】■中药：种子（兵豆）。

【采收加工】立秋后种子成熟时采收，拔取全株，晒干，打下种子，簸净杂质。

【功能主治】■中药：兵豆利咽止痛，清热消肿，清肺止咳，除垢生辉；用于咽喉疼痛，丹毒，腮腺炎，肺病咳嗽，肤表垢污等。

【用法用量】■中药：兵豆20g，亦可入汤剂、漱口剂、敷剂、洗剂等。外用适量。

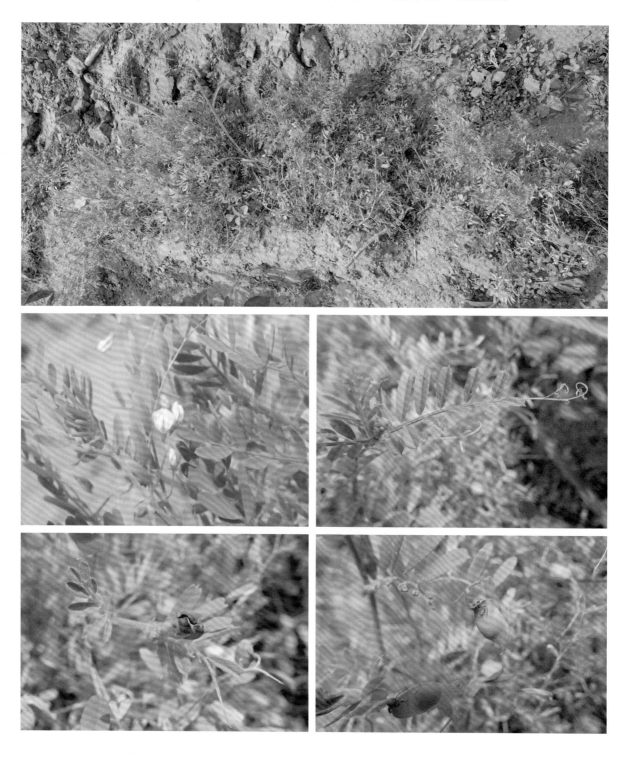

豌 豆

寒豆、雪豆、豌豆－宝日其格

Pisum sativum L.

【标本采集号】150221140708003LY

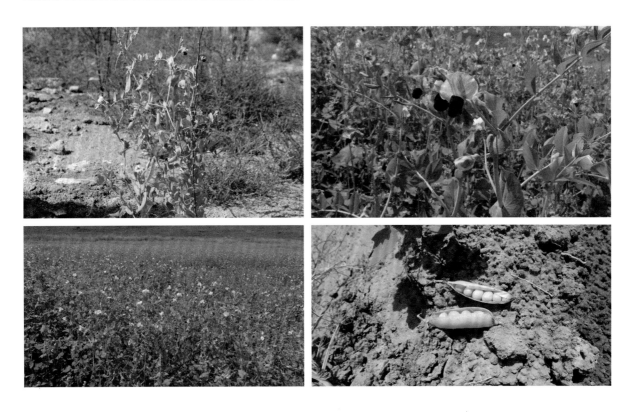

【形态特征】一年生攀缘草本，高 0.5~2m。全株绿色，光滑无毛，被粉霜。叶具小叶 4~6 枚，托叶比小叶大，叶状，心形，下缘具细牙齿；小叶卵圆形。花于叶腋单生或数朵排列为总状花序；花萼钟状，深 5 裂，裂片披针形；花冠颜色多样，随品种而异，但多为白色和紫色，二体雄蕊（9+1）；子房无毛，花柱扁，内面有髯毛。荚果肿胀，长椭圆形，顶端斜急尖，背部近于伸直，侧有坚硬纸质的内皮。种子圆形，青绿色，干后变为黄色。花期 6~7 月，果期 7~9 月。

【适宜生境】中生植物。对土壤条件要求不严。

【资源状况】作为经济作物，阴山地区有少量栽培。

【入药部位】■中药：种子（豌豆）。

■蒙药：花（宝日其格音－其其格）。

【采收加工】夏、秋二季果实成熟时采收种子，除去杂质，晒干；夏季采收花，除去杂质，阴干。

【功能主治】■中药：豌豆和中下气，利小便，解疮毒；用于霍乱转筋，脚气病，痈肿。

■蒙药：宝日其格音－其其格止血，止泻；用于吐血，咯血，月经过多，腰腿痛，肠刺痛，腹泻。

【用法用量】■中药：豌豆 9~30g。

■蒙药：宝日其格音－其其格多入丸、散服。

白花草木犀

白香草木樨、查干－呼庆黑

Melilotus albus Medic. ex Desr.

【标本采集号】150221150825109LY

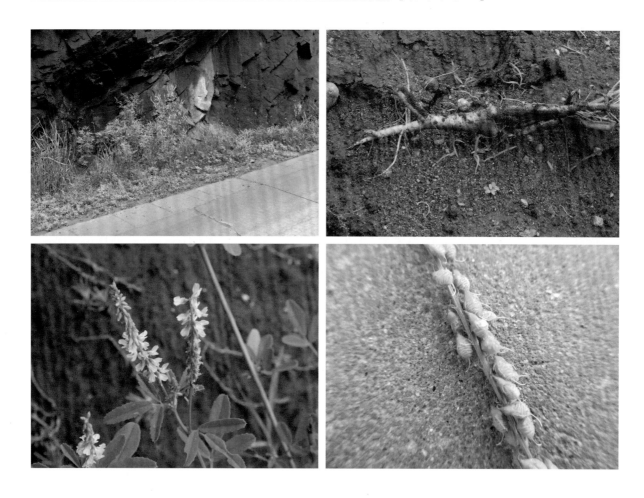

【形态特征】一、二年生草本，高 70~200cm。茎直立，圆柱形，中空，多分枝，几无毛。羽状三出复叶；托叶尖刺状锥形，全缘；小叶长圆形或倒披针状长圆形。总状花序腋生，排列疏松；苞片线形；花萼钟形，微被柔毛；花冠白色，旗瓣椭圆形，稍长于翼瓣，龙骨瓣与翼瓣等长或稍短；子房卵状披针形，无毛，胚珠 3~4 枚。荚果椭圆形至长圆形，先端具尖喙，网状，棕褐色，老熟后变黑褐色；有种子 1~2 枚。种子卵形，棕色，表面具细瘤点。花、果期 7~8 月。

【适宜生境】中生植物。生于路边、沟旁、盐碱地及草甸。

【资源状况】分布于乌兰察布市（丰镇市、化德县、商都县、兴和县）、包头市（固阳县、土默特右旗）、巴彦淖尔市（乌拉特中旗）。常见。作为园林绿化植物，阴山地区亦有少量栽培。

【入药部位】■中药：全草（草木犀）。

　　　　　　■蒙药：全草（吉嘎日图－呼吉）。

【采收加工】夏、秋二季采收，除去杂质，晒干。

【功能主治】■中药：草木犀健胃和中，祛暑化湿，截疟；用于暑湿胸闷，头胀痛，口腻，口臭，疟疾，痢疾。

　　　　　　■蒙药：吉嘎日图－呼吉清热，解毒，杀黏虫；用于陈热，发症，结喉，狂犬病，毒蛇咬伤。

【用法用量】■中药：草木犀9~15g；外用适量，熬膏涂。

　　　　　　■蒙药：吉嘎日图－呼吉多配方用。

草木犀　黄花草木樨、臭苜蓿、马层子、呼庆黑
Melilotus officinalis (L.) Pall.

【标本采集号】152921150725039LY

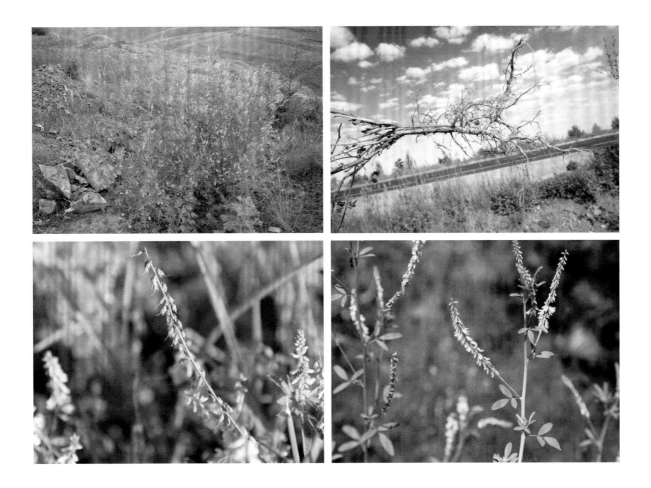

【形态特征】二年生草本，高40~250 cm。茎直立，多分枝，具纵棱，微被柔毛。羽状三出复叶；托叶镰状线形；小叶倒卵形、阔卵形、倒披针形至线形，边缘具不整齐疏浅齿。总状花序腋生，初时稠密，花开后渐疏松；苞片刺毛状；花萼钟形，萼齿三角状披针形；花冠黄色，旗瓣倒卵形，与翼瓣近等长，龙骨瓣稍短或三者均近等长。荚果卵形，表面具凹凸不平的横向细网纹，棕黑色；有种子1~2枚。种子卵形，黄褐色，平滑。花期6~8月，果期7~10月。

【适宜生境】旱中生植物。生于河滩、沟谷、湖盆洼地等低湿地生境中。

【资源状况】分布于乌兰察布市（丰镇市、兴和县）、包头市（固阳县、土默特右旗）、巴彦淖尔市（乌拉特中旗）。常见。作为园林绿化植物，阴山地区亦有少量栽培。

【入药部位】■中药：全草（草木犀）。

　　　　　　■蒙药：全草（吉嘎日图 – 呼吉）。

【采收加工】夏、秋二季采收，除去杂质，晒干。

【功能主治】■中药：草木犀健胃和中，祛暑化湿，截疟；用于暑湿胸闷，头胀痛，口腻，口臭，疟疾，痢疾。

　　　　　　■蒙药：吉嘎日图 – 呼吉清热，解毒，杀黏虫；用于陈热，发症，结喉，狂犬病，毒蛇咬伤。

【用法用量】■中药：草木犀 9~30g。

　　　　　　■蒙药：吉嘎日图 – 呼吉多配方用。

天蓝苜蓿
黑荚苜蓿、杂花苜蓿、呼和 – 查日嘎苏
Medicago lupulina Linn.

【标本采集号】150921150827016LY

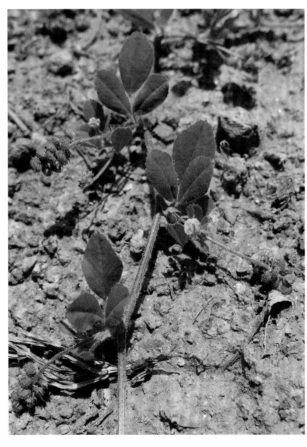
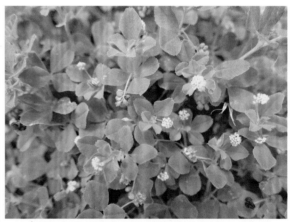
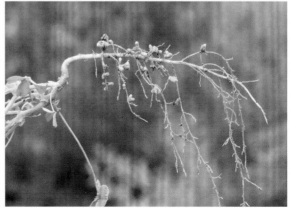

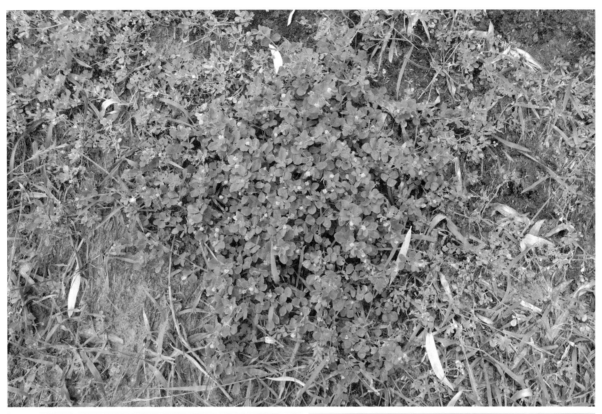

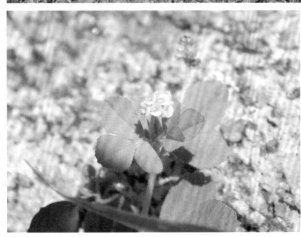
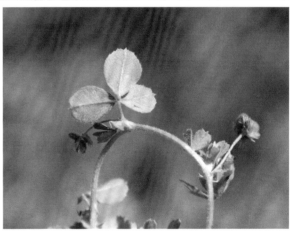

【形态特征】一、二年生或多年生草本，全株被柔毛或有腺毛。茎平卧或上升，多分枝，叶茂盛。羽状三出复叶；托叶卵状披针形，常齿裂。花序小，头状；苞片刺毛状，甚小；花萼钟形，密被毛，萼齿线状披针形；花冠黄色，旗瓣近圆形，翼瓣和龙骨瓣近等长，均比旗瓣短；子房宽卵圆形，被毛，花柱弯曲，胚珠1枚。荚果肾形，具同心弧形脉纹，被疏毛，有1枚种子。种子卵圆形，平滑。花期7~8月，果期8~9月。

【适宜生境】中生植物。多生于微碱性草甸、沙质草原、田边、路旁等处。

【资源状况】分布于乌兰察布市（察哈尔右翼前旗、丰镇市、兴和县、卓资县）、呼和浩特市（和林格尔县）、包头市（固阳县、土默特右旗）、巴彦淖尔市（磴口县、乌拉特前旗）、阿拉善盟（阿拉善左旗行政区）。常见。

【入药部位】■中药：全草（天蓝苜蓿）。

【采收加工】夏、秋二季采收全草，洗净，晒干。

【功能主治】■中药：天蓝苜蓿清热利湿，凉血止血，舒筋活络，止咳；用于黄疸性肝炎，便血，痔疮出血，白血病，风湿骨痛，腰胯疼痛；外用于蛇咬伤。

【用法用量】■中药：天蓝苜蓿 15~30g；外用适量，鲜品捣烂敷患处。

花苜蓿

蓓蓄豆、野苜蓿、其日格－额布苏

Medicago ruthenica (L.) Trautv.

【标本采集号】150921150825034LY

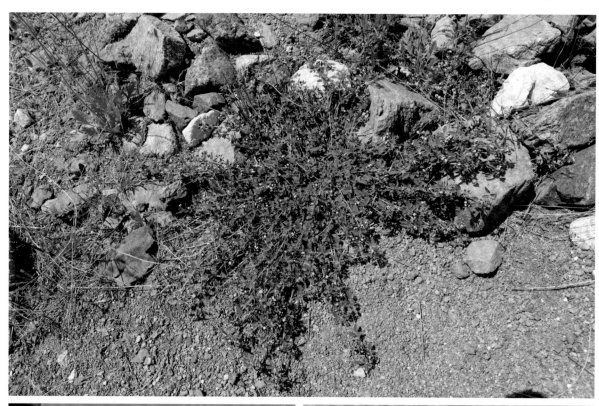

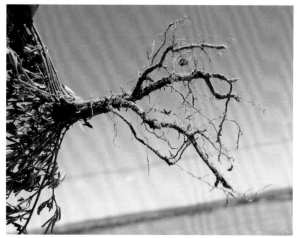

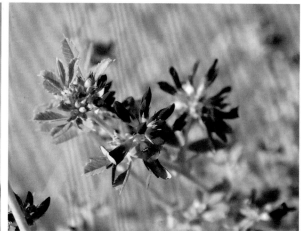

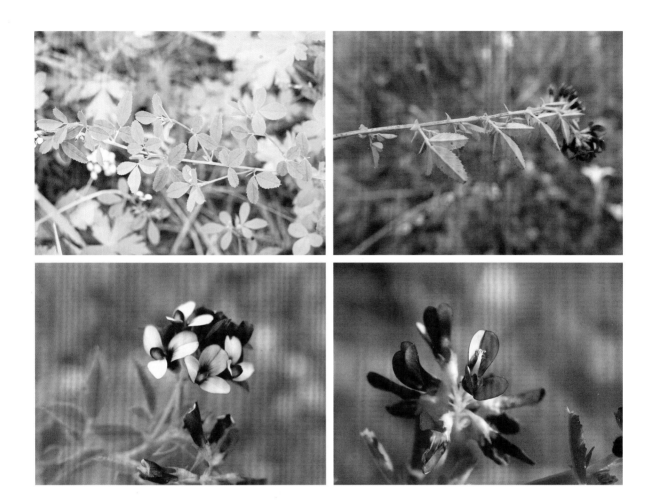

【形态特征】多年生草本。茎四棱形，基部分枝，<u>丛生</u>，多少被毛。羽状三出复叶；托叶披针形，具 1~3 枚浅齿；小叶倒披针形、楔形或线形。花序伞形，腋生；苞片刺毛状；花萼钟形；花冠黄褐色，中央有深红或紫色条纹，旗瓣倒卵状长圆形、倒心形或匙形，翼瓣稍短，龙骨瓣明显短，均具长瓣柄；子房线形，无毛，花柱短。荚果长圆形或卵状长圆形，扁平，顶端具短喙，有 2~6 枚种子。种子椭圆状卵圆形，平滑。花期 7~8 月，果期 8~9 月。

【适宜生境】中旱生植物。生于丘陵坡地、沙质地、路旁草地等处。

【资源状况】分布于乌兰察布市（化德县、集宁区、商都县、卓资县）、呼和浩特市（武川县）、包头市（达尔罕茂名安联合旗、固阳县、石拐区、土默特右旗）、巴彦淖尔市（乌拉特前旗）。常见。

【入药部位】■中药：全草（花苜蓿）。

【采收加工】6~7 月采收全草，洗净，除去残叶、须根，晾干。

【功能主治】■中药：花苜蓿清热解毒，止咳，止血；用于发热，肺热咳嗽，赤痢腹痛；外用于出血。

【用法用量】■中药：花苜蓿 9~15g；外用适量，熬膏涂。

紫苜蓿
苜蓿、紫花苜蓿、光风草、宝日－查日嘎苏
Medicago sativa L.

【标本采集号】150221150601297LY

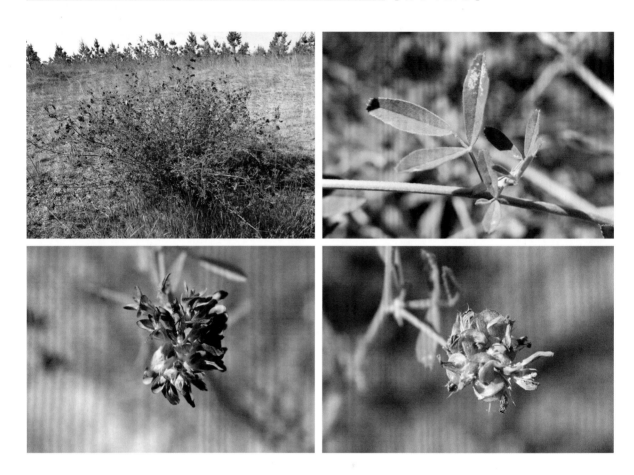

【形态特征】多年生草本。根粗壮，茎直立、丛生以至平卧，四棱形。羽状三出复叶；托叶大，卵状披针形；小叶长卵形、倒长卵形至线状卵形，纸质。花序总状或头状；苞片线状锥形；花冠各色：淡黄色、深蓝色至暗紫色，花瓣均具长瓣柄，旗瓣长圆形，明显较翼瓣和龙骨瓣长，翼瓣较龙骨瓣稍长；子房线形，具柔毛，花柱短阔。荚果螺旋状，被柔毛或渐脱落，熟时棕色；有种子10~20枚。种子卵形，平滑，黄色或棕色。花期6~7月，果期7~8月。

【适宜生境】中生植物。适宜在土层深厚、疏松且富含钙质的土壤中生长。

【资源状况】作为牧草及园林绿化植物，阴山地区有较广泛栽培。

【入药部位】■中药：全草（紫花苜蓿）。

【采收加工】夏、秋二季采收，除去杂质，晒干。

【功能主治】■中药：紫花苜蓿清热，利尿，排石；用于肠炎，石淋，小便不利，浮肿，黄疸，夜盲。

【用法用量】■中药：紫花苜蓿15~30g，或鲜品捣汁服。

野火球

野车轴草、禾日音－好希扬古日

Trifolium lupinaster L.

【标本采集号】150222180831053LY

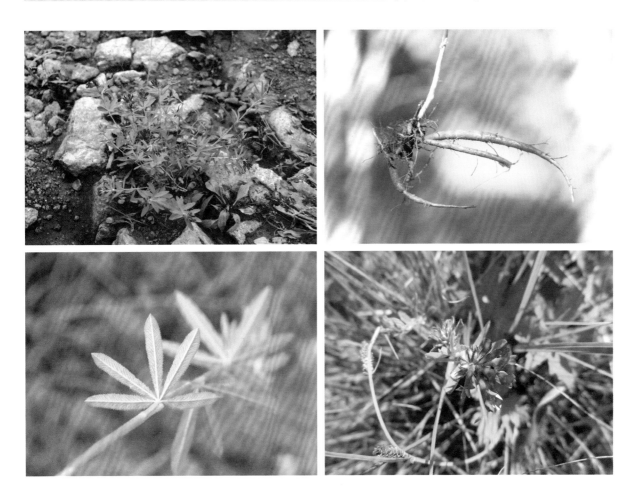

【形态特征】多年生草本，高 30~60cm。茎直立，单生，基部无叶。掌状复叶，通常具小叶 5 枚，稀 3 或 7 枚；托叶大部分抱茎且呈鞘状；叶柄几全部与托叶合生。头状花序；花萼钟形，被长柔毛；花冠淡红或紫红色，旗瓣椭圆形；子房窄椭圆形，无毛，具柄，花柱丝状，上部弯成钩状。荚果长圆形，膜质，有种子 2~6 枚。种子宽卵圆形，平滑。花期 7~8 月，果期 8~9 月。

【适宜生境】中生植物。生于肥沃的壤质黑钙土及黑土上，但也可适应于砾石质粗骨土。

【资源状况】分布于乌兰察布市（察哈尔右翼前旗、察哈尔右翼中旗、丰镇市、凉城县、卓资县）、呼和浩特市（和林格尔县）、包头市（固阳县）。常见。

【入药部位】■中药：全草（野火球）。

【采收加工】秋季采收全草，除去杂质，晒干。

【功能主治】■中药：野火球止咳，止血；用于咳嗽，咯血，痔疮出血，瘰疬，皮肤癣病。

【用法用量】■中药：野火球 9~15g，或浸酒；外用适量，煎汤洗，或鲜品捣烂取汁敷。

白车轴草
白花苜蓿、三叶草、查干－好希扬古日
Trifolium repens Linn.

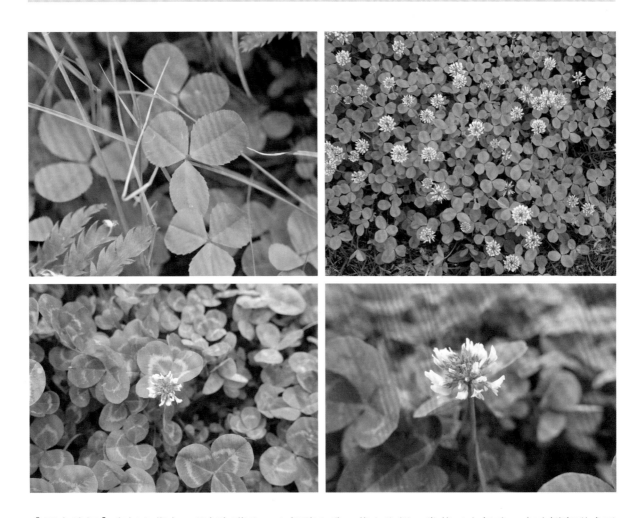

【形态特征】多年生草本。茎匍匐蔓生，上部稍上升，节上生根。掌状三出复叶，小叶倒卵形或近圆形。花序球形，顶生，具 20~50 朵密集的花；花萼钟形，萼齿 5 枚；花冠白色、乳黄色或淡红色，具香气，旗瓣椭圆形，比翼瓣和龙骨瓣长近 1 倍，龙骨瓣稍短于翼瓣。荚果长圆形，常具 3 枚种子。种子宽卵圆形。花期 7~8 月，果期 8~9 月。

【适宜生境】中生植物。生于针阔混交林林间草甸及林缘草甸和路边。

【资源状况】分布于呼和浩特市。少见。

【入药部位】■中药：全草（三消草）。

【采收加工】夏、秋二季花盛期采收全草，晒干。

【功能主治】■中药：三消草清热凉血，安神镇痛，祛痰止咳；用于癫痫，痔疮出血，硬节肿块。

【用法用量】■中药：三消草 15~30g。

红车轴草 红三叶、红花苜蓿、乌兰－好希扬古日
Trifolium pratense Linn.

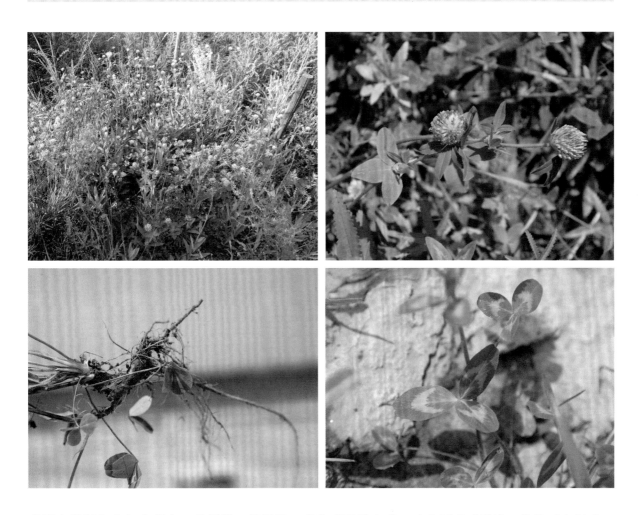

【形态特征】多年生草本。茎粗壮，具纵棱，直立或平卧上升，疏生柔毛或秃净。掌状三出复叶；托叶近卵形，膜质，每侧具脉纹 8~9 条，基部抱茎，具锥刺状尖头；茎上部的叶柄短，被伸展毛或秃净；小叶卵状椭圆形，两面疏生褐色长柔毛，叶面上常有"V"字形白斑，侧脉约 15 对。花序球状，顶生，托叶扩展成焰苞状，具花 30~70 朵，密集；萼钟形，被长柔毛，具脉纹 10 条，萼齿丝状，比萼筒长；花冠紫红色。荚果卵形，通常有 1 枚扁圆形种子。花期 7~8 月，果期 8~9 月。

【适宜生境】中生植物。生于针阔混交林林间草甸及林缘草甸和路边。

【资源状况】分布于呼和浩特市。少见。

【入药部位】■中药：花序和带花枝叶（红车轴草）。

【采收加工】夏季采摘花序或带花嫩枝叶，阴干。

【功能主治】■中药：红车轴草清热止咳，散结消肿；用于感冒，咳喘，硬肿，烧伤。

【用法用量】■中药：红车轴草 15~30g；外用适量，捣敷，或制成软膏涂敷。

沙冬青
蒙古黄花木、冬青、萌合－哈日嘎纳

Ammopiptanthus mongolicus (Maxim. ex Kom.) Cheng f.

【标本采集号】150823140502067LY

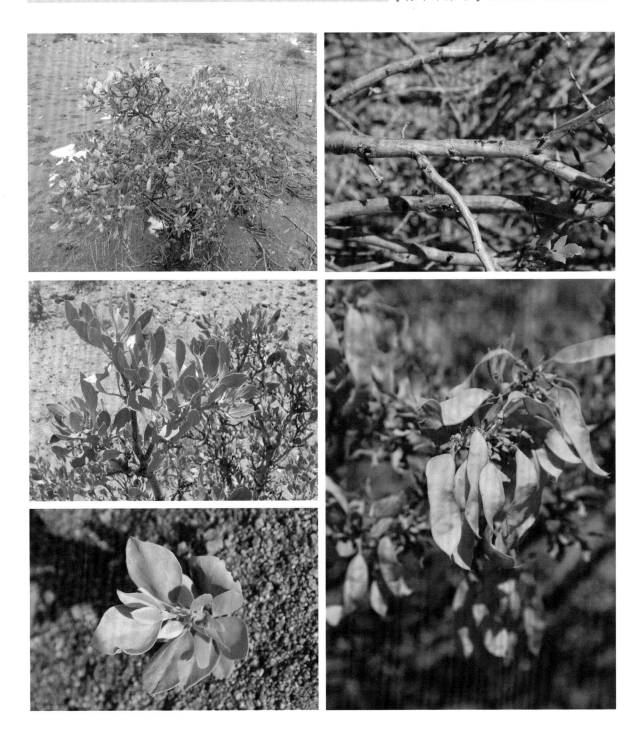

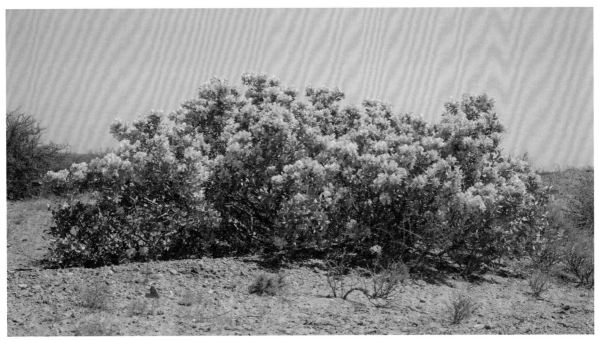

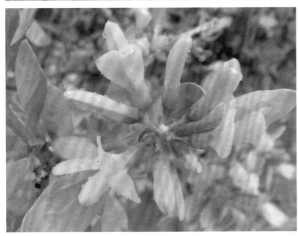
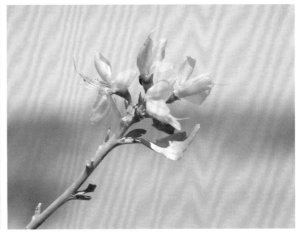

【形态特征】常绿灌木，高 1.5~2m。多叉状分枝；枝皮黄绿色，幼时被灰白色短柔毛。小叶 3 枚，稀单叶；叶柄密被灰白色短柔毛；托叶小，三角形或三角状披针形，被银白色绒毛；小叶菱状椭圆形或宽披针形，两面密被银白色绒毛，全缘，羽状脉。总状花序顶生，花互生；花冠黄色，花瓣均具长瓣柄，旗瓣倒卵形，翼瓣比龙骨瓣短，龙骨瓣分离，基部有耳；子房具柄，线形，无毛。荚果扁平，线形，有种子 2~5 枚。种子圆肾形。花期 4~5 月，果期 5~6 月。

【适宜生境】旱生植物。生于荒漠区的沙质及沙砾质地。

【资源状况】分布于巴彦淖尔市（磴口县、乌拉特后旗、乌拉特前旗）。常见。

【入药部位】■中药：茎叶（沙冬青）。

【采收加工】夏、秋二季采收，洗净，鲜用或晒干。

【功能主治】■中药：沙冬青祛风除湿，散瘀止痛；用于冻伤，慢性关节痛。

【用法用量】■中药：沙冬青外用适量，煎汤洗，或浓缩成膏涂患处。

披针叶野决明

披针叶黄华、苦豆子、牧马豆、他日巴干－希日

Thermopsis lanceolata R. Br.

【标本采集号】152921130502093LY

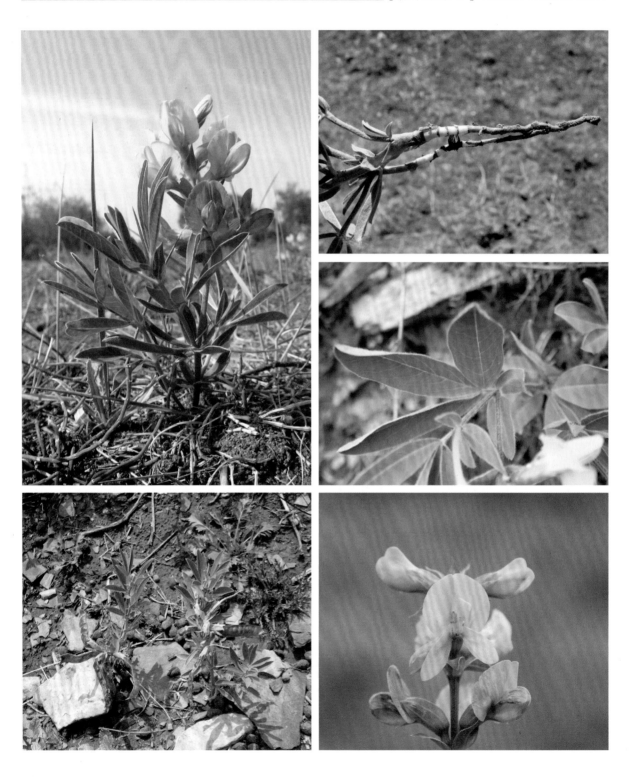

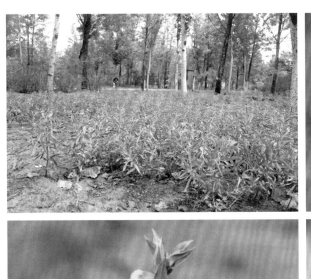
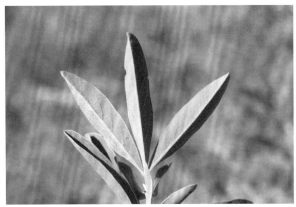
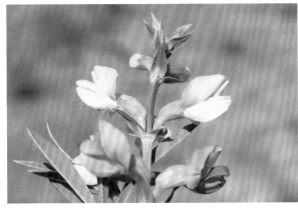
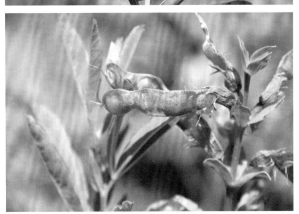

【形态特征】多年生草本。茎直立，具沟棱，被黄白色贴伏或伸展柔毛。小叶3枚，呈狭长圆形、倒披针形；托叶叶状，卵状披针形。总状花序顶生；苞片线状卵形或卵形，宿存；花萼钟形，密被毛，背部稍呈囊状隆起；花冠黄色，旗瓣近圆形，先端微凹，基部渐狭成瓣柄，翼瓣先端有狭窄头，龙骨瓣宽为翼瓣的1.5~2倍；子房密被柔毛。荚果线形，先端具尖喙，被细柔毛，黄褐色，种子6~14枚。种子圆肾形，黑褐色，具灰色蜡层，有光泽。花期5~7月，果期7~10月。

【适宜生境】耐盐中旱生植物。草原化草甸、盐化草甸的伴生种，亦生于荒漠草原和荒漠区的河岸盐化草甸、沙质地或石质山坡。

【资源状况】分布于乌兰察布市（集宁区、化德县、商都县）、呼和浩特市（武川县）、包头市（固阳县、土默特右旗）、阿拉善盟（阿拉善左旗行政区）。常见。

【入药部位】■中药：全草（牧马豆）。

【采收加工】夏、秋二季采收，除去杂质，洗净泥土，晒干。

【功能主治】■中药：牧马豆祛痰，止咳；用于风寒咳嗽，痰多喘息。

【用法用量】■中药：牧马豆6~9g。

酢浆草科

酢浆草　酸浆、三叶酸、呼其乐－额布苏
Oxalis corniculata L.

【标本采集号】150121180822004LY

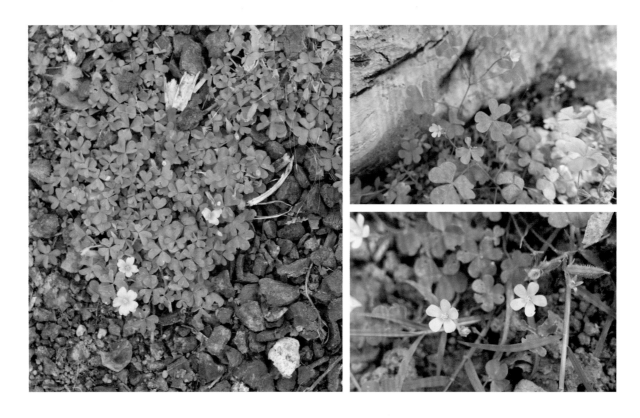

【形态特征】多年生草本，高 10~35cm。根茎稍肥厚。茎细弱，直立或匍匐。叶基生，茎生叶互生，小叶 3 枚，倒心形，先端凹下。花单生或数朵组成伞形花序状。萼片 5 枚，披针形或长圆状披针形，花瓣 5 片，黄色，长圆状倒卵形；雄蕊 10 枚，基部合生，长短相间，花柱 5 个。蒴果长圆柱形，5 棱。种子长卵形，褐色或红棕色，具横向肋状网纹。花、果期 6~9 月。

【适宜生境】中生植物。生于山地林下、山坡、河岸、耕地或荒地上。

【资源状况】分布于呼和浩特市（土默特左旗）。常见。

【入药部位】■中药：全草（酢浆草）。

【采收加工】全年均可采收，尤以夏、秋二季为宜，洗净，鲜用或晒干。

【功能主治】■中药：酢浆草清热解毒，利尿消肿，凉血散瘀；用于感冒发热，泄泻，痢疾，黄疸，淋证，赤白带下，跌打损伤，吐血，衄血，咽喉肿痛，疮疡疖肿，皮肤湿疹，烫火伤。

【用法用量】■中药：酢浆草 9~15g，鲜品 30~60g，或研末，或鲜品绞汁；外用适量，煎汤洗，或捣烂敷，或捣汁涂，或煎汤漱口。

牻牛儿苗科

西藏牻牛儿苗

短喙牻牛儿苗、高壁音－曼久亥

Erodium tibetanum Edgew.

【标本采集号】150824180821011LY

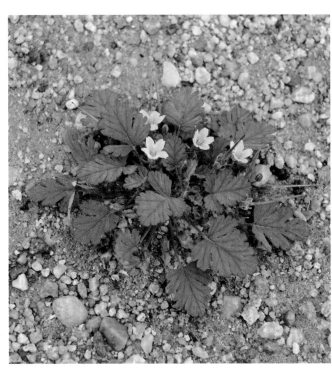
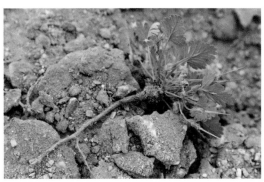
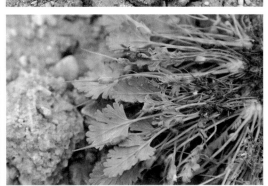

【形态特征】一、二年生草本，高 2~6cm。茎短缩不明显或无茎。叶多数，丛生，具长柄；托叶披针形，密被柔毛；叶片卵形或宽卵形，羽状深裂，裂片边缘具不规则钝齿，有时下部裂片 2 回齿裂，表面被短柔毛，背面被毛较密。总花梗多数，基生，被短柔毛，每梗具花 1~3 朵或通常花为 2 朵；萼片长椭圆形，密被灰色糙毛；花瓣紫红色，倒卵形，长为萼片的 2 倍。蒴果被短糙毛，内面基部被红棕色刚毛。种子平滑。花、果期 6~8 月。

【适宜生境】旱生植物。生于荒漠草原及荒漠，常见于砾石质戈壁、石质沙丘及干河床等地。

【资源状况】分布于巴彦淖尔市（乌拉特后旗、乌拉特中旗）、阿拉善盟（阿拉善左旗行政区）。少见。

【入药部位】■中药：地上部分（老鹳草）。

【采收加工】夏、秋二季采收，除去杂质，洗净泥土，晒干。

【功能主治】■中药：老鹳草祛风湿，通经络，止泻痢；用于风湿痹痛，麻木拘挛，筋骨酸痛，泄泻，痢疾。

【用法用量】■中药：老鹳草 9~15g。

芹叶牻牛儿苗

红茎牻牛儿苗、鹭嘴草、那林－那布其图－曼久亥

Erodium cicutarium (L.) L'Herit. ex Ait.

【标本采集号】150922190622008LY

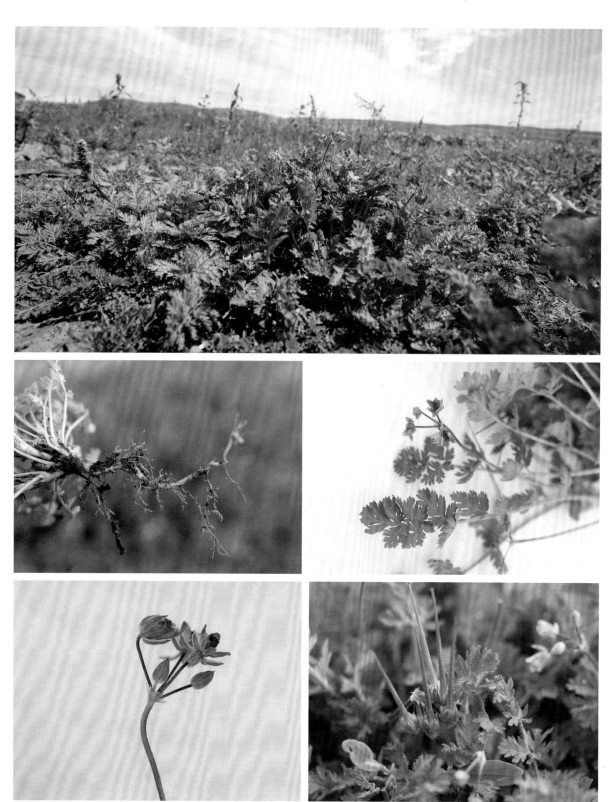

【形态特征】一、二年生草本，高 10~20cm。茎多数，直立、斜升或蔓生，被灰白色柔毛。叶对生或互生；托叶三角状披针形，干膜质，棕黄色；基生叶具长柄，茎生叶具短柄或无柄；叶片二回羽状深裂，裂片 7~11 对，小裂片短小，全缘或具 1~2 齿，两面被灰白色伏毛。伞形花序腋生；总花梗被白色早落长腺毛，每梗具花 2~10 朵；苞片多数，卵形，合生至中部；萼片 3~5 脉，被腺毛或具枯胶质糙长毛；花瓣紫红色，倒卵形，被糙毛。蒴果被短伏毛。种子卵状矩圆形。花期 6~7 月，果期 7~10 月。

【适宜生境】中生植物。生于田边、路旁、山坡、山麓、草地、河谷。

【资源状况】分布于乌兰察布市（察哈尔右翼后旗、察哈尔右翼前旗、化德县、商都县、兴和县）。常见。

【入药部位】■中药：全草（老鹳草）。
　　　　　　■蒙药：全草（宝哈－额布斯）。

【采收加工】夏、秋二季果实近成熟时采割，捆成把，晒干。

【功能主治】■中药：老鹳草祛风湿，通经络，止泻痢；用于风湿痹痛，麻木拘挛，筋骨酸痛，泄泻痢疾。
　　　　　　■蒙药：宝哈－额布斯燥协日乌素，调经，活血，明目，退翳；用于关节疼痛，跌扑损伤，云翳，月经不调。

【用法用量】■中药：老鹳草 9~15g。
　　　　　　■蒙药：宝哈－额布斯多入丸、散剂服。

牻牛儿苗 狼怕怕、太阳花、米格曼－桑杰
Erodium stephanianum Willd.

【标本采集号】150921140810010LY

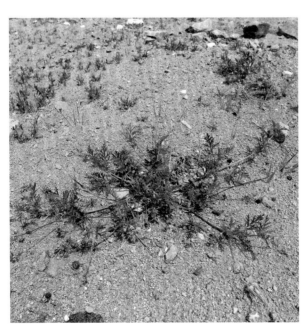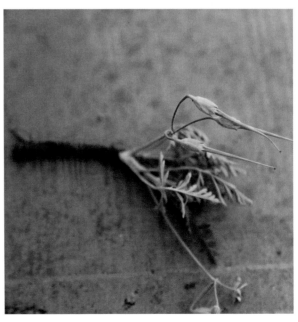

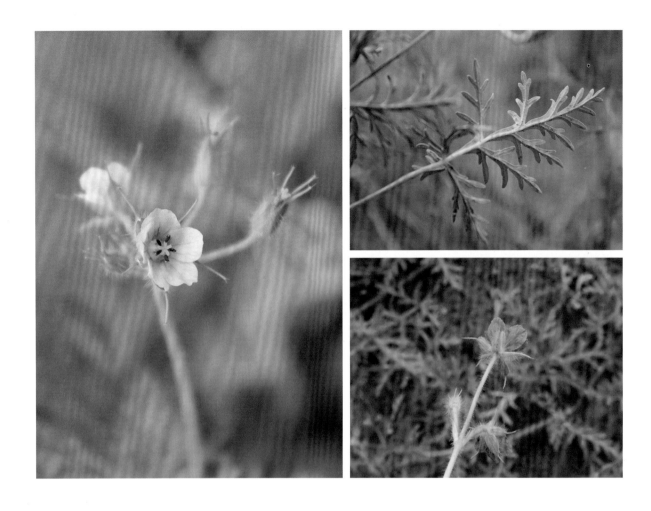

【形态特征】多年生草本。根为直根，少分枝。茎仰卧或蔓生，具节，被柔毛。叶对生；托叶三角状披针形，分离，边缘具缘毛；叶片轮廓卵形或三角状卵形，二回羽状深裂，全缘或具疏齿。伞形花序腋生；总梗细长；苞片狭披针形，分离；萼片矩圆状卵形，先端具长芒；花瓣倒卵形；雄蕊稍长于萼片，花丝紫色；雌蕊被糙毛。蒴果密被短糙毛，先端有长喙，成熟时喙部呈螺旋状卷曲。种子条状长圆形，褐色，具斑点。花期 7~8 月，果期 8~9 月。

【适宜生境】旱中生植物。生于山坡、干草地、河岸、沙质草原、沙丘、田间、路旁。

【资源状况】广布种。分布于阴山地区各地。常见。

【入药部位】■中药：全草（老鹳草）。

　　　　　　■蒙药：全草（宝哈 – 额布斯）。

【采收加工】夏、秋二季果实近成熟时采割，捆成把，晒干。

【功能主治】■中药：老鹳草祛风湿，通经络，止泻痢；用于风湿痹痛，麻木拘挛，筋骨酸痛，泄泻痢疾。

　　　　　　■蒙药：宝哈 – 额布斯燥协日乌素，调经，活血，明目，退翳；用于关节疼痛，跌扑损伤，云翳，月经不调。

【用法用量】■中药：老鹳草 9~15g。

　　　　　　■蒙药：宝哈 – 额布斯多入丸、散服。

鼠掌老鹳草

鼠掌草、西比日－西木德格来

Geranium sibiricum L.

【标本采集号】150823150826052LY

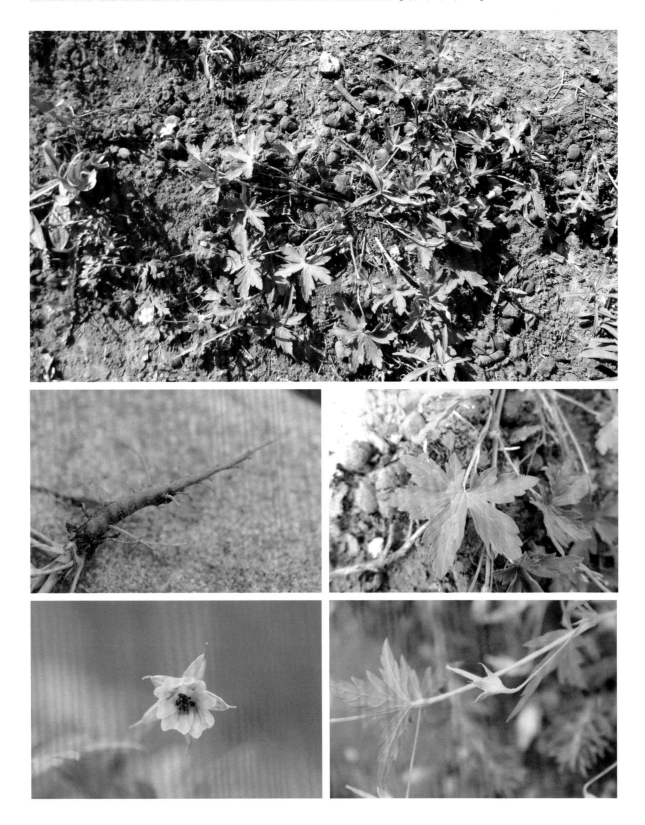

【形态特征】多年生草本，高 30~70cm。具直根。茎仰卧或近直立。叶对生，肾状五角形，基部宽心形，掌状 5 深裂，裂片倒卵形至长椭圆形，先端锐尖。花序梗粗，腋生，多具 1 花；萼片卵状椭圆形或卵状披针形，花瓣倒卵形，白色或淡紫红色，先端微凹或缺刻。蒴果疏被柔毛，果柄下垂。种子肾状椭圆形，黑色。花期 6~8 月，果期 8~9 月。

【适宜生境】中生植物。生于居民点附近及河滩湿地、沟谷、林缘、山坡草地。

【资源状况】分布于乌兰察布市（凉城县、兴和县）、呼和浩特市（清水河县）、巴彦淖尔市（乌拉特后旗、乌拉特前旗、乌拉特中旗）、阿拉善盟（阿拉善左旗行政区）。常见。

【入药部位】■中药：全草（老鹳草）。

　　　　　　■蒙药：全草（西比日 – 西木德格来）。

【采收加工】夏、秋二季果实近成熟时采割，捆成把，晒干。

【功能主治】■中药：老鹳草祛风湿，通经络，止泻痢；用于风湿痹痛，麻木拘挛，筋骨酸痛，泄泻痢疾。

　　　　　　■蒙药：西比日 – 西木德格来活血，调经，退翳；用于痛经，月经不调，闭经，眼白斑。

【用法用量】■中药：老鹳草 9~15g。

　　　　　　■蒙药：西比日 – 西木德格来多入丸、散服。

毛蕊老鹳草　乌斯图 – 西木德格来
Geranium platyanthum Duthie

【标本采集号】150925150818028LY

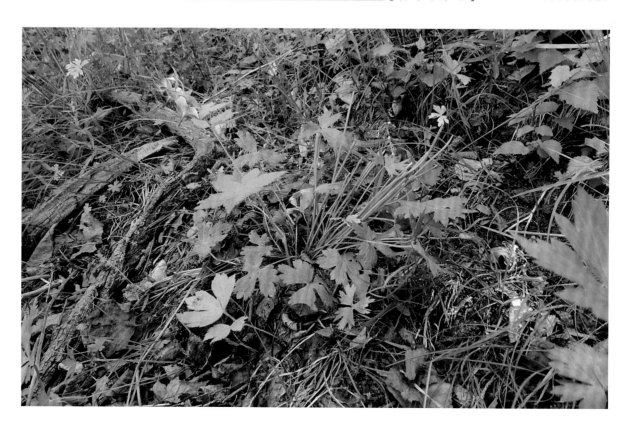

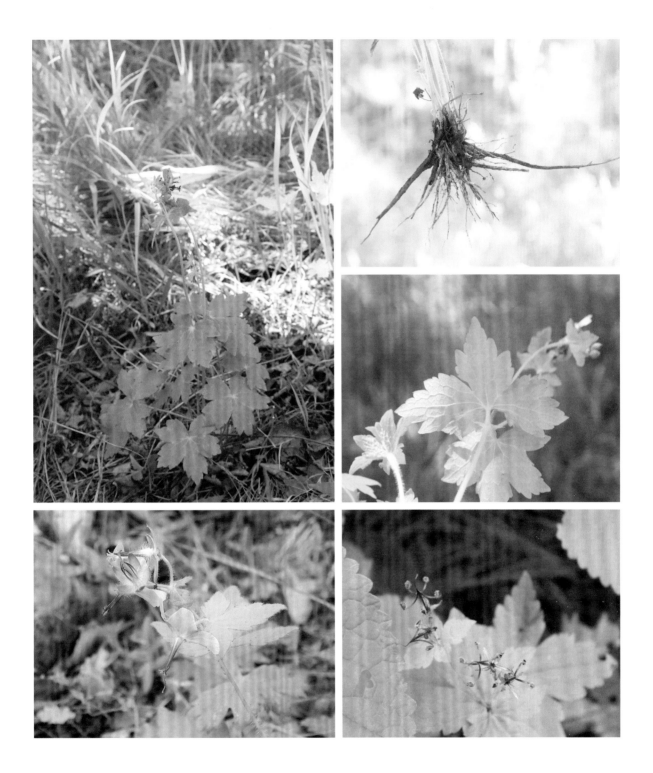

【形态特征】多年生草本。茎被开展长糙毛和腺毛。叶互生，五角状肾圆形，掌状 5 裂达叶中部或
　　　　　稍过之，裂片菱状卵形或楔状倒卵形，下部全缘，上面疏被糙伏毛，下面沿脉被糙毛。
　　　　　伞形聚伞花序，长于叶，被开展糙毛和腺毛；花序梗具花 2~4 朵；萼片长卵形或椭圆
　　　　　状卵形，被糙毛或开展腺毛；花瓣淡紫红色，宽倒卵形或近圆形，向上反折；雄蕊长
　　　　　为萼片的 1.5 倍，花丝淡紫色，花药紫红色；花柱上部紫红色。蒴果被开展糙毛和糙腺毛。
　　　　　种子肾圆形，灰褐色。花期 6~8 月，果期 8~10 月。

【适宜生境】中生植物。生于山地林下、林缘、灌丛、林间及林缘草甸。

【资源状况】分布乌兰察布市（凉城县、兴和县、卓资县）、巴彦淖尔市（乌拉特前旗）。常见。

【入药部位】■中药：全草（老鹳草）。

■蒙药：全草（西比日–西木德格来）。

【采收加工】夏、秋二季果实近成熟时采割，捆成把，晒干。

【功能主治】■中药：老鹳草祛风湿，通经络，止泻痢；用于风湿痹痛，麻木拘挛，筋骨酸痛，泄泻痢疾。

■蒙药：西比日–西木德格来活血，调经，退翳；用于痛经，月经不调，闭经，眼白斑。

【用法用量】■中药：老鹳草 9~15g。

■蒙药：西比日–西木德格来多入丸、散服。

草地老鹳草
草甸老鹳草、草原老鹳草、红根草、塔拉音–西木德格来
Geranium pratense L.

【标本采集号】150222180724300LY

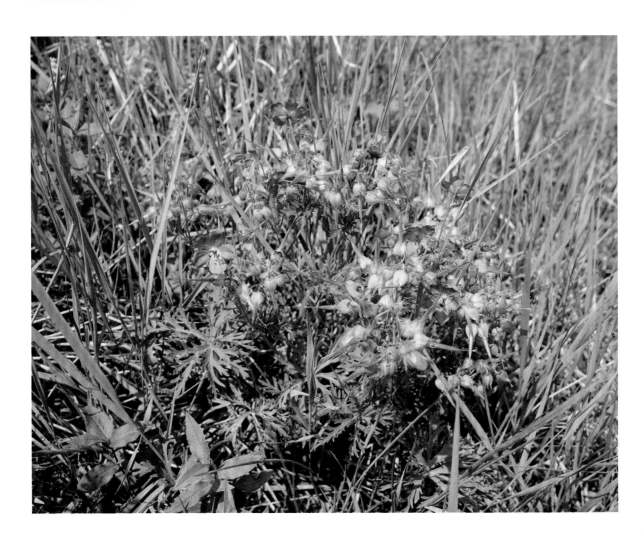

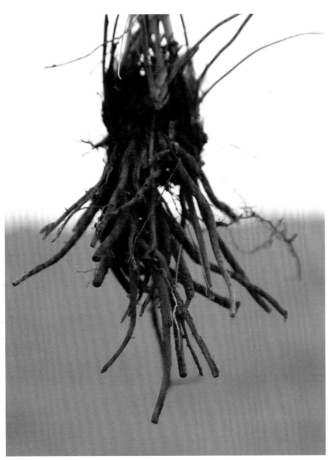
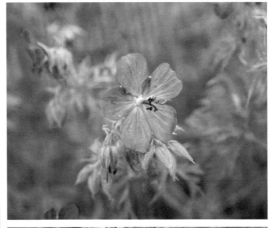
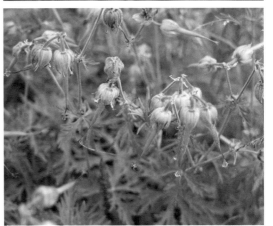

【形态特征】多年生草本。根状茎被棕色鳞状托叶，具多数肉质粗根。茎直立，高 20~70cm，茎上部有腺毛或混生腺毛。叶对生，掌状 7~9 深裂，裂片羽状分裂、羽状缺刻或大牙齿。花序生于小枝顶端，每梗生 2 花；花较大，直径 2cm 以上；花梗长 1~2cm，果期弯曲，花序轴与花梗皆被短柔毛和腺毛；萼片具 3 脉，密被短毛及腺毛；花瓣蓝紫色；花柱合生部分明显生长于上部分枝。蒴果具短柔毛及腺毛。种子浅褐色。花期 7~8 月，果期 8~9 月。

【适宜生境】中生植物。生于山地林下、林缘草甸、灌丛、草甸、河边湿地。

【资源状况】分布于包头市（固阳县）、巴彦淖尔市（乌拉特前旗）。常见。

【入药部位】■中药：全草（老鹳草）。

　　　　　■蒙药：全草（西比日－西木德格来）。

【采收加工】夏、秋二季果实近成熟时采割，捆成把，晒干。

【功能主治】■中药：老鹳草祛风湿，通经络，止泻痢；用于风湿痹痛，麻木拘挛，筋骨酸痛，泄泻痢疾。

　　　　　■蒙药：西比日－西木德格来活血，调经，退翳；用于痛经，月经不调，闭经，眼白斑。

【用法用量】■中药：老鹳草 9~15g。

　　　　　■蒙药：西比日－西木德格来多入丸、散服。

粗根老鹳草

块根老鹳草、达古日音 – 西木德格来

Geranium dahuricum DC.

【标本采集号】150921150825042LY

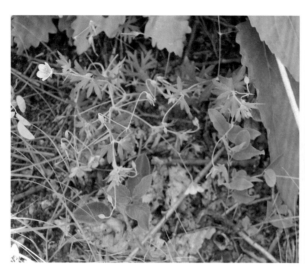 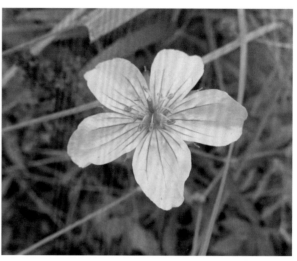

【形态特征】多年生草本，高 20~60cm。具簇生纺锤形块根。茎直立，有时基部具腺毛。叶对生，七角状肾圆形，掌状 7 深裂近基部，裂片羽状深裂，小裂片全缘，被柔毛。花序长于叶，密被倒向柔毛，花序梗具花 2 朵，花梗长约为花的 2 倍；萼片背面和边缘被长柔毛；花瓣紫红色，长约为萼片 1.5 倍；雄蕊稍短于萼片，褐色；子房密被短伏毛。花期 7~8 月，果期 8~9 月。

【适宜生境】中生植物。生于山地林下、林缘、灌丛间、林缘草甸及湿草甸。

【资源状况】分布于乌兰察布市（凉城县、商都县、卓资县）、包头市（土默特右旗）。少见。

【入药部位】■中药：全草（老鹳草）。

　　　　　　■蒙药：全草（西比日 – 西木德格来）。

【采收加工】夏、秋二季果实近成熟时采割，捆成把，晒干。

【功能主治】■中药：老鹳草祛风湿，通经络，止泻痢；用于风湿痹痛，麻木拘挛，筋骨酸痛，泄泻痢疾。

　　　　　　■蒙药：西比日 – 西木德格来活血，调经，退翳；用于痛经，月经不调，闭经，眼白斑。

【用法用量】■中药：老鹳草 9~15g。

　　　　　　■蒙药：西比日 – 西木德格来多入丸、散服。

灰背老鹳草

柴布日－西木德格来

Geranium wlassowianum Fisch. ex Link.

【标本采集号】150823150826030LY

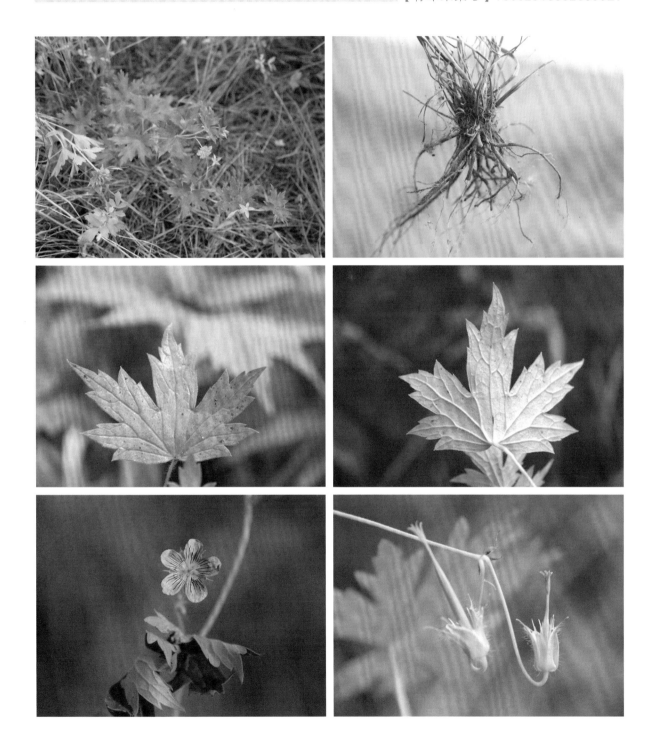

【形态特征】多年生草本。根茎短粗，斜生或直生，具簇生纺锤形块根；茎直立或基部仰卧，具棱角，假二叉状分枝。叶基生和茎上对生；托叶三角状披针形或卵状披针形，先端具芒状长尖头；叶片五角状肾圆形，裂片具牙齿状。花序腋生和顶生，具花2朵；苞片狭披针形；花梗长为花的1.5~2倍；萼片先端具长尖头；花瓣淡紫红色，宽倒卵形，长约为萼片的2倍，被长柔毛；雄蕊稍长于萼片；雌蕊被短糙毛。蒴果被短糙毛。花期7~8月，果期8~9月。

【适宜生境】湿中生植物。草甸种。生于山地林下、沼泽草甸、河边湿地。

【资源状况】分布于乌兰察布市（察哈尔右翼中旗、兴和县）、巴彦淖尔市（乌拉特前旗）。常见。

【入药部位】■中药：全草（老鹳草）。

　　　　　　■蒙药：全草（西比日－西木德格来）。

【采收加工】夏、秋二季果实近成熟时采割，捆成把，晒干。

【功能主治】■中药：老鹳草祛风湿，通经络，止泻痢；用于风湿痹痛，麻木拘挛，筋骨酸痛，泄泻痢疾。

　　　　　　■蒙药：西比日－西木德格来活血，调经，退翳；用于痛经，月经不调，闭经，眼白斑。

【用法用量】■中药：老鹳草9~15g。

　　　　　　■蒙药：西比日－西木德格来多入丸、散服。

天竺葵　洋绣球、石腊红、驱蚊草
Pelargonium hortorum Bailey

【标本采集号】150202190718036LY

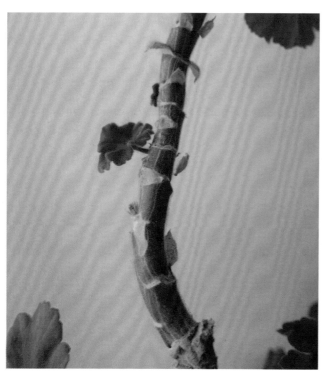
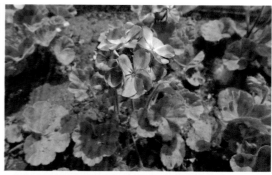
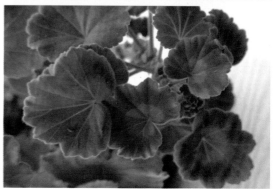

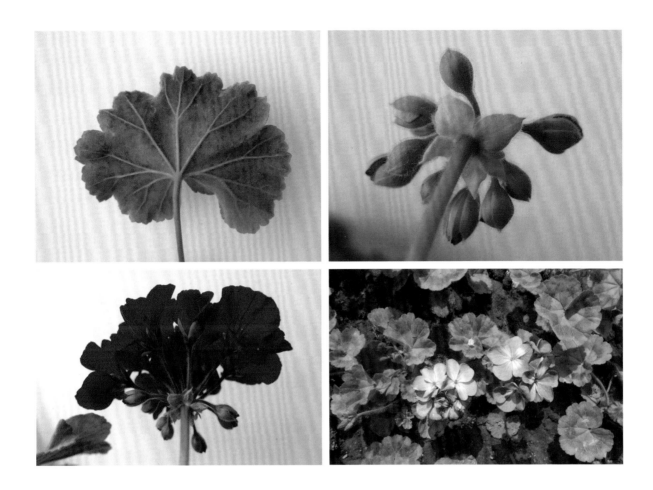

【**形态特征**】多年生草本。茎直立，基部木质化，上部肉质，具明显的节，密被短柔毛，具浓烈鱼腥味。叶互生；托叶宽三角形或卵形；叶片圆形或肾形，茎部心形，边缘波状浅裂，具圆形齿，两面被透明短柔毛，表面叶缘以内有暗红色马蹄形环纹。伞形花序腋生，具多花，总花梗长于叶；总苞片数枚，宽卵形；花梗芽期下垂，花期直立；萼片狭披针形，外面密被腺毛和长柔毛；花瓣宽倒卵形，基部具短爪；子房密被短柔毛。蒴果被柔毛。花期 5~7 月，果期 6~9 月。

【**适宜生境**】喜温暖湿润气候，不耐寒，北方冬季室内越冬，温度以 8~10℃为宜。

【**资源状况**】作为园林绿化植物，阴山地区有少量栽培。

【**入药部位**】■中药：花。

【**采收加工**】春、夏二季摘花，鲜用。

【**功能主治**】■中药：花清热解毒；用于中耳炎。

【**用法用量**】■中药：花外用适量，榨汁滴耳。

旱金莲科

旱金莲 荷叶七、旱莲花
Tropaeolum majus L.

【标本采集号】150822190717044LY

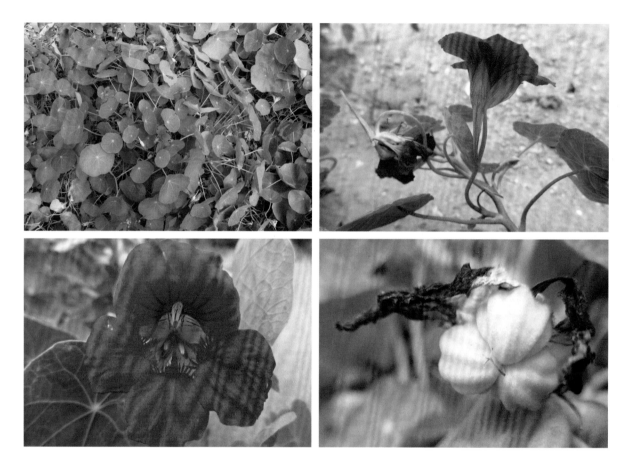

【形态特征】一年生蔓生草本。叶互生；叶柄向上扭曲，盾状；叶圆形，具波状浅缺刻，下面疏被毛或有乳点。花黄色、紫色、橘红色或杂色；花托杯状；萼片5枚，长椭圆状披针形，基部合生，其中1枚成长距；花瓣5片，常圆形，边缘具缺刻，上部2片全缘，着生于距开口处，下部3片基部具爪，近爪处边缘具睫毛；雄蕊8枚，长短互间，分离。果扁球形，熟时分裂成3个具1枚种子的瘦果。花期6~10月，果期7~11月。

【适宜生境】适合生于排水良好的沙壤土中。

【资源状况】作为园林绿化植物，阴山地区有少量栽培。

【入药部位】■中药：全草（旱金莲）。

【采收加工】生长盛期割取全草，鲜用或晒干。

【功能主治】■中药：旱金莲清热解毒；用于结膜炎，痈疖肿毒。

【用法用量】■中药：旱金莲外用适量。

亚麻科

野亚麻 山胡麻、哲日力格－麻嘎领古
Linum stelleroides Planch.

【标本采集号】150921140825045LY

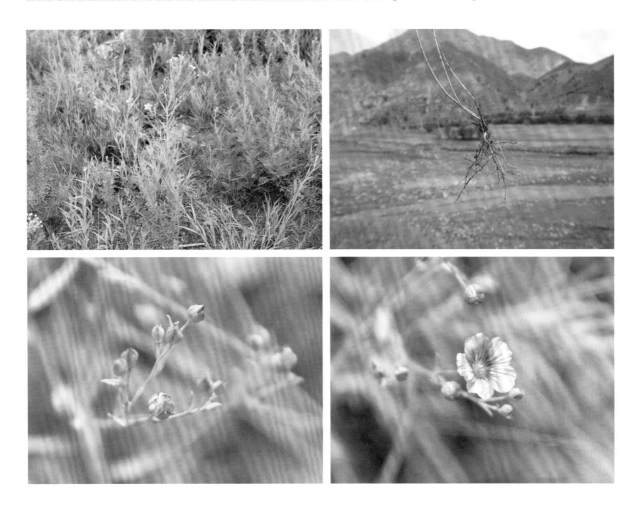

【形态特征】一、二年生草本，高 20~90cm。茎直立，基部木质化。叶互生，线形、线状披针形或窄倒披针形，两面无毛，基脉三出。单花或多花组成聚伞花序；萼片 5 枚，长椭圆形或宽卵形，基部具不明显 3 脉，有黑色头状腺点，宿存；花瓣 5 片，淡红色、淡紫色或蓝紫色，倒卵形，先端啮蚀状，基部渐窄；雄蕊 5 枚，与花柱等长。蒴果球形或扁球形，有纵沟 5 条，室间开裂。花、果期 6~8 月。

【适宜生境】中生植物。生于干燥山坡、路旁。

【资源状况】分布于乌兰察布市（凉城县、四子王旗、卓资县）、呼和浩特市（土默特左旗、武川县）。少见。

【入药部位】■中药：全草（野亚麻）、种子（野亚麻子）。

　　　　　　■蒙药：种子（麻嘎领古）。

【采收加工】夏、秋二季采收全草，洗净，鲜用；秋季果实成熟时采收植株，晒干，打下种子，簸净。

【功能主治】■中药：野亚麻解毒消肿；用于疮疖痈肿。野亚麻子养血、润燥、祛风；用于肠燥便秘，皮肤瘙痒。

　　　　　　■蒙药：麻嘎领古祛赫依，排脓，润燥；用于赫依病，便秘，皮肤瘙痒，老年皮肤粗糙，疮疖，睾丸肿痛，痛风。

【用法用量】■中药：野亚麻外用适量，鲜品捣敷。野亚麻子 3~10g。

　　　　　　■蒙药：麻嘎领古 1.5~3g，或入丸、散服。

亚 麻

胡麻、乌兰 - 棍吉得、麻嘎领古
Linum usitatissimum L.

【标本采集号】150921130728002LY

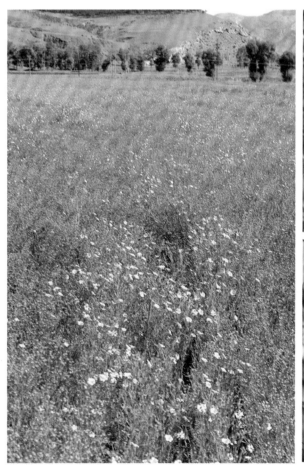
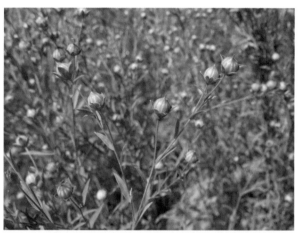
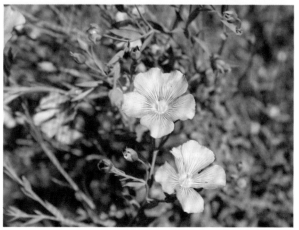

【形态特征】一年生草本。茎直立，多在上部分枝，密植不分枝，基部木质化，无毛，构造如棉。叶互生；叶片线形、线状披针形或披针形，无柄，内卷。萼片卵形或卵状披针形，中央一脉明显凸起，无腺点，全缘，有时上部有锯齿，宿存；花瓣倒卵形，先端啮蚀状；雄蕊 5 枚，花丝基部合生，退化雄蕊 5 枚，钻状；子房 5 室，花柱 5 个，分离，柱头比花柱微粗。蒴果球形，干后棕黄色，室间开裂成 5 瓣。种子 10 枚，长圆形，扁平，棕褐色。花期 6~8 月，果期 7~10 月。

【适宜生境】中生植物。喜凉爽湿润气候。耐寒，怕高温。

【资源状况】作为油料作物，阴山地区有大规模栽培。

【入药部位】■中药：种子（亚麻子）。

　　　　　　■蒙药：种子（麻嘎领古）。

【采收加工】秋季果实成熟时采收植株，晒干，打下种子，除去杂质，再晒干。

【功能主治】■中药：亚麻子润肠通便，养血祛风；用于肠燥便秘，皮肤干燥，瘙痒，脱发。

　　　　　　■蒙药：麻嘎领古祛赫依，排脓，润燥；用于赫依病，便秘，皮肤瘙痒，老年皮肤粗糙，疮疖，睾丸肿痛，痛风。

【用法用量】■中药：亚麻子 9~15g。

　　　　　　■蒙药：麻嘎领古单用 1.5~3g，或入丸、散服。

宿根亚麻 塔拉音－麻嘎领古
Linum perenne L.

【标本采集号】150221130719174LY

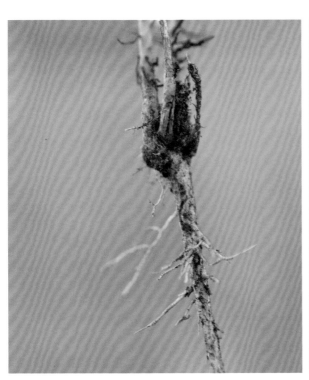
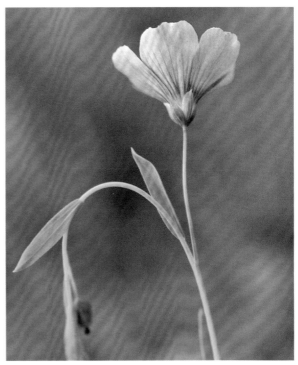

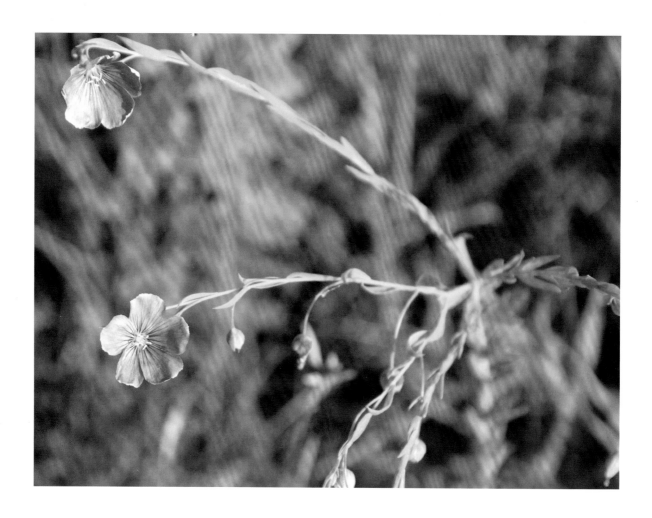

【形态特征】多年生草本。主根垂直，粗壮，木质化。茎基部丛生，直立或稍斜生，分枝。叶互生，条形或条状披针形，基部狭窄，先端尖，具1脉，平或边缘稍卷，无毛；下部叶鳞片状。聚伞花序，花通常多数，暗蓝色或蓝紫色；花梗细长，稍弯曲，偏向一侧；萼片卵形，下部有5条突出脉，边缘膜质，先端尖；花瓣倒卵形，基部楔形；雄蕊与花柱异长，稀等长。蒴果近球形，草黄色，开裂；种子矩圆形，栗色。花期6~8月，果期8~9月。

【适宜生境】旱生植物。广泛生于草原地带，多见于沙砾质地、山坡，为草原伴生植物。

【资源状况】分布于乌兰察布市（察哈尔右翼中旗、丰镇市、兴和县）、包头市（固阳县、土默特右旗）、巴彦淖尔市（乌拉特中旗）、阿拉善盟（阿拉善左旗行政区）。常见。

【入药部位】■中药：花或果实（宿根亚麻）。

　　　　　　■蒙药：种子（麻嘎领古）。

【采收加工】6~7月采收花，7~8月采收果实，以纸遮蔽，晒干；秋季果实成熟时，采收种子，晒干。

【功能主治】■中药：宿根亚麻通络活血；用于血瘀经闭。

　　　　　　■蒙药：麻嘎领古祛赫依，排脓，润燥；用于赫依病，便秘，皮肤瘙痒，老年皮肤粗糙，疮疖，睾丸肿痛，痛风。

【用法用量】■中药：宿根亚麻3~9g，研末服。

　　　　　　■蒙药：麻嘎领古单用1.5~3g，或入丸、散服。

蒺藜科

小果白刺
西伯利亚白刺、哈蟆儿、斯日扎－布和
Nitraria sibirica Pall.

【标本采集号】150221140517095LY

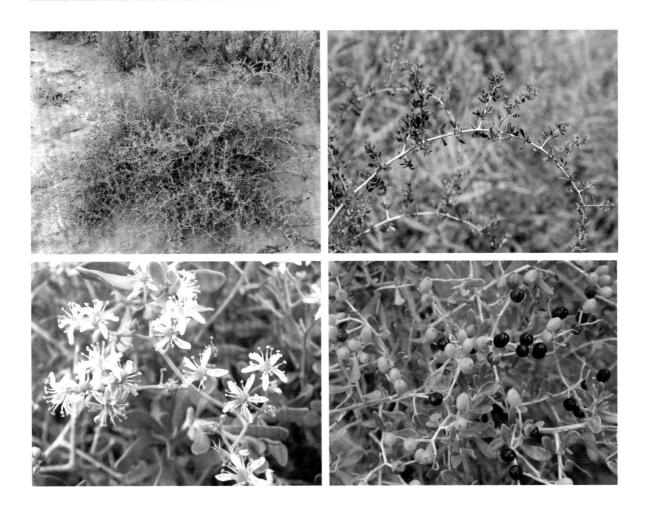

【形态特征】灌木，高0.5~1.5m。多分枝，小枝灰白色，不孕枝先端刺针状。幼枝之叶4~6枚簇生，倒披针形或倒卵状匙形，无毛或幼时被柔毛。聚伞花序，疏被柔毛；萼片绿色；花瓣黄绿色或近白色，长圆形。果实椭圆形或近球形，熟时暗红色，果汁暗蓝紫色，味甜、微咸；果核卵形，先端尖。花期5~6月，果期7~8月。

【适宜生境】耐盐旱生植物。生于轻度盐渍化低地、湖盆边缘、干河床边，可成为优势种并形成群落。在荒漠草原及荒漠带，植丛下常形成小沙堆。

【资源状况】分布于乌兰察布市（四子王旗）、呼和浩特市（托克托县）、包头市（土默特右旗）、巴彦淖尔市（乌拉特后旗、乌拉特前旗）、阿拉善盟（阿拉善左旗行政区）。常见。

【入药部位】■中药：果实（白刺）。

　　　　　　■蒙药：果实（哈日莫格）。

【采收加工】秋季果实成熟采收，晒干。

【功能主治】■中药：白刺消食健脾，滋补强壮，调经活血；用于身体虚弱，气血两亏，脾胃不和，消化不良，月经不调，腰腹疼痛。

　　　　　　■蒙药：哈日莫格补肾，强壮，消食，明目；用于肾虚体弱，消化不良，老年视弱，月经不调。

【用法用量】■中药：白刺 10~15g，或入丸、散服。

　　　　　　■蒙药：哈日莫格单用 1~9g，或入丸、散服。

白　刺

唐古特白刺、大白刺、毛瓣白刺、唐古特－哈日莫格

Nitraria tangutorum Bobr.

【标本采集号】150825140502044LY

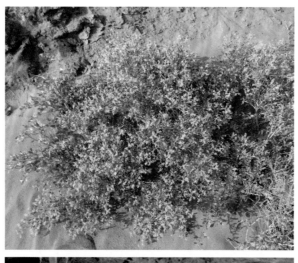
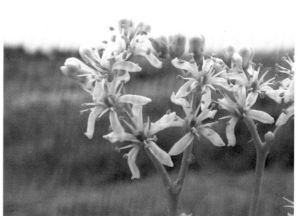
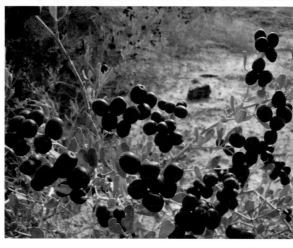
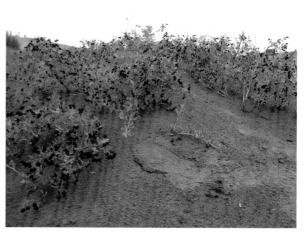

【形态特征】灌木，高 1~2m。多分枝，枝弯曲，先端刺针状；幼枝白色，幼枝之叶 2~3 枚簇生，宽倒披针形、长椭圆状匙形，先端圆钝，稀尖，基部楔形，无毛，全缘，稀先端 2~3 齿裂。花较密，白色，花瓣及子房无毛。核果卵形，有时椭圆形，熟时深红色，果汁玫瑰色；果核窄卵形，先端短渐尖。花期 5~6 月，果期 7~8 月。

【适宜生境】旱生植物。荒漠草原至荒漠地带沙地上的重要建群植物之一，经常见于古河床阶地、内陆湖盆边缘、盐化低洼地的芨芨草滩外围等处，常形成中至大型的沙堆。

【资源状况】分布于巴彦淖尔市（磴口县、乌拉特后旗、乌拉特前旗）、阿拉善盟（阿拉善左旗行政区）。常见。

【入药部位】■中药：果实（白刺）。

　　　　　　■蒙药：果实（哈尔玛格）。

【采收加工】秋季果实成熟采收，晒干。

【功能主治】■中药：白刺健脾胃，助消化，安神，解表，下乳；用于脾胃虚弱，消化不良，神经衰弱，感冒，乳汁不下。

　　　　　　■蒙药：哈尔玛格补肾，强壮，消食，明目；用于肾虚体弱，消化不良，老年视弱，月经不调。

【用法用量】■中药：白刺 10~15g，或入丸、散服。

　　　　　　■蒙药：哈尔玛格单用 1~9g，或入丸、散服。

骆驼蓬 臭古朵、乌没黑 – 超布苏
Peganum harmala L.

【标本采集号】152921130712048LY

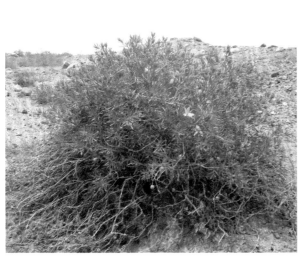
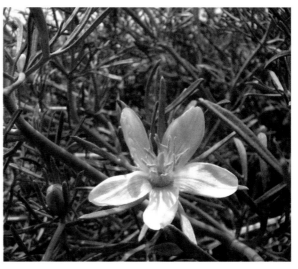

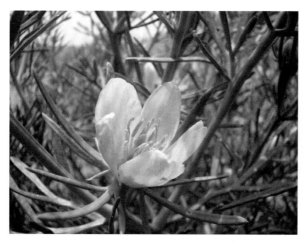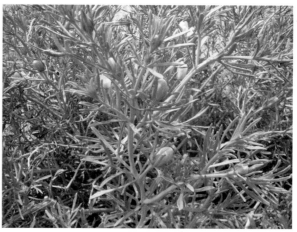

【形态特征】多年生草本，高 30~70cm，无毛。茎直立或开展，由基部多分枝。叶互生，卵形，全裂为 3~5 枚条形或披针状条形裂片。花单生于枝端，与叶对生；萼片 5 枚，裂片条形，有时仅顶端分裂；花瓣黄白色，倒卵状矩圆形；雄蕊 15 枚，花丝近基部宽展；子房 3 室，花柱 3 个。蒴果近球形。种子三棱形，稍弯，黑褐色，表面被小瘤状突起。花期 5~6 月，果期 7~9 月。

【适宜生境】耐盐旱生植物。生于荒漠地带干旱草地，绿洲边缘轻盐渍化荒地、土质低山坡。

【资源状况】分布于阿拉善盟（阿拉善左旗行政区）。少见。

【入药部位】■中药：全草（骆驼蓬）。

　　　　　　■蒙药：全草（乌没黑 – 超布苏）。

【采收加工】夏、秋二季采割全草，鲜用或切段晒干。

【功能主治】■中药：骆驼蓬止咳平喘，祛风湿，消肿毒；用于咳嗽气喘，风湿痹痛，无名肿毒，皮肤瘙痒。

　　　　　　■蒙药：乌没黑 – 超布苏用于毒肿块，关节炎。

【用法用量】■中药：骆驼蓬 3~6g；外用适量，煎汤洗，或捣烂敷患处。

　　　　　　■蒙药：乌没黑 – 超布苏多配方用。

多裂骆驼蓬
骆驼蓬、沙蓬豆豆、奥尼图 – 乌没黑 – 超布苏

Peganum multisectum (Maxim.) Bobr.

【标本采集号】150823150718036LY

【形态特征】多年生草本，嫩时被毛。茎平卧。叶 2~3 回深裂，基部裂片与叶轴近垂直。萼片 3~5 深裂；花瓣淡黄色，倒卵状矩圆形；雄蕊 15 枚，短于花瓣，基部宽展。蒴果近球形，顶部稍平扁。种子多数，略呈三角形，稍弯，黑褐色，表面有小瘤状突起。花期 5~6 月，果期 7~9 月。

【适宜生境】耐盐旱生植物。生于畜群饮水点附近、畜群休息地、路旁、过度放牧地，为荒漠或草原化荒漠地带的杂草。

【资源状况】分布于巴彦淖尔市（乌拉特前旗）。少见。

【入药部位】■中药：全草（骆驼蓬）。

【采收加工】夏、秋二季采收，晒干。

【功能主治】■中药：骆驼蓬止咳平喘，祛风湿，消肿毒；常用于咳嗽气喘，风湿痹痛，无名肿毒，皮肤瘙痒。

【用法用量】■中药：骆驼蓬 3~6g；外用适量，鲜品煎汤洗，或捣烂敷。

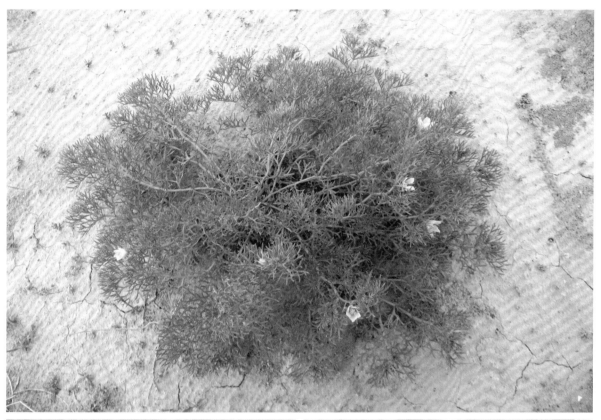

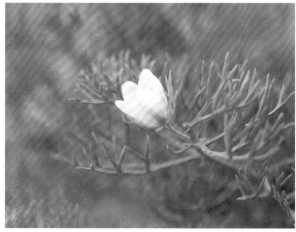
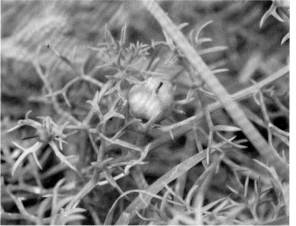

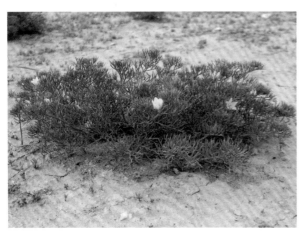
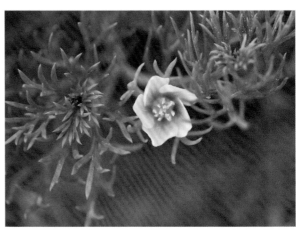

骆驼蒿

骆驼蓬、匍根骆驼蓬、哈日－乌没黑－超布苏

Peganum nigellastrum Bunge

【标本采集号】150822190507019LY

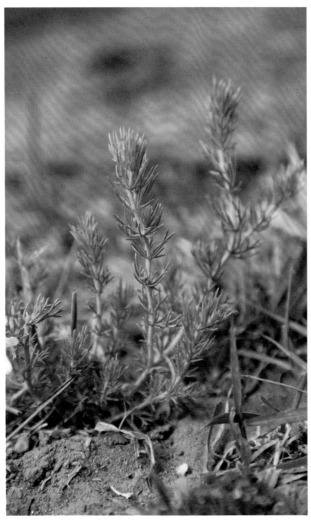
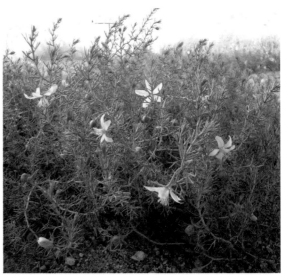
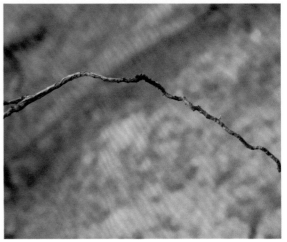

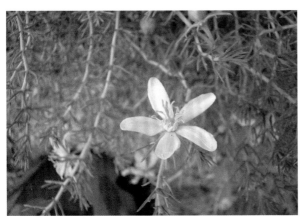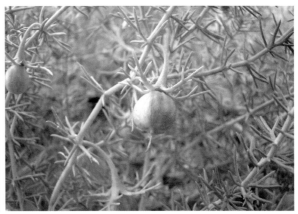

【形态特征】多年生草本，全株密生短硬毛。茎有棱，多分枝。叶肉质，二回或三回羽状全裂，小裂片针状条形，顶端锐尖；托叶披针形。花单生；萼片稍长于花瓣，5~7裂，裂片条形；花瓣白色、黄色，倒披针形；花丝基部增宽，子房8室。蒴果近球形，黄褐色。种子纺锤形，黑褐色，有小疣状突起。花期5~7月，果期7~9月。

【适宜生境】耐盐旱生植物。多生于居民点附近、旧舍地、水井边、路旁，白刺堆间、芨芨草植丛中。

【资源状况】分布于包头市、巴彦淖尔市。常见。

【入药部位】■中药：全草（骆驼蒿）。

【采收加工】夏、秋二季采收，晒干。

【功能主治】■中药：骆驼蒿祛湿解毒，活血止痛，宣肺止咳；用于关节炎，月经不调，支气管炎，头痛等。

【用法用量】■中药：骆驼蒿外用适量，煎汤洗，或捣烂敷患处。

粗茎驼蹄瓣
粗茎霸王、陶木－胡迪日
Zygophyllum loczyi Kanitz

【标本采集号】150824180718023LY

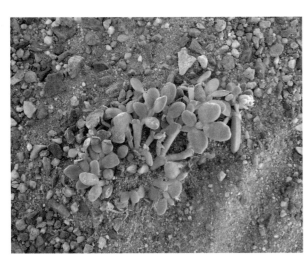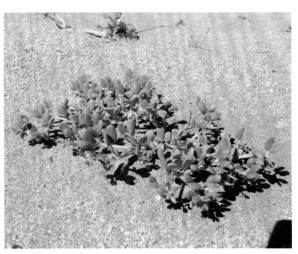

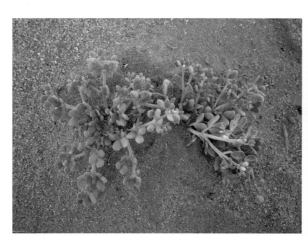
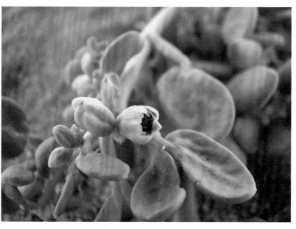

【形态特征】一、二年生草本，高 5~25 cm。茎基部多分枝，开展或直立。茎上部小叶常为 1 对，中下部为 2~3 对；小叶椭圆形或歪倒卵形，长 0.6~2.6 cm，宽 0.4~1.5 cm；叶柄常短于小叶，具翼；托叶离生，三角状，茎基部的托叶有时结合为半圆形，膜质或草质。花常 2 朵或 1 朵生于叶腋；萼片椭圆形，长 3~4 mm，绿色，有白色膜质边缘；花瓣橘红色，边缘白色，短于萼片或近等长；雄蕊短于花瓣。蒴果圆柱形，长 1.6~2.7cm，宽 5~6 mm，果皮膜质。花期 5~7 月，果期 6~7 月。

【适宜生境】强旱生植物。生于低山、砾质戈壁、盐化沙质地上。

【资源状况】分布于巴彦淖尔市（乌拉特后旗、乌拉特中旗）、阿拉善盟（阿拉善左旗行政区）。

【入药部位】■中药：根（蹄瓣根）。

【采收加工】夏、秋二季采挖，除去杂质及茎枝，洗净泥土，晒干。

【功能主治】■中药：蹄瓣根止咳化痰，祛风止痛；用于感冒，咳嗽，痰多胸闷，顽固性头痛，牙痛。

【用法用量】■中药：蹄瓣根 9~15g。

石生驼蹄瓣
石生霸王、若氏霸王、海衣日阴－胡迪日
Zygophyllum rosovii Bunge

【标本采集号】152921130803274LY

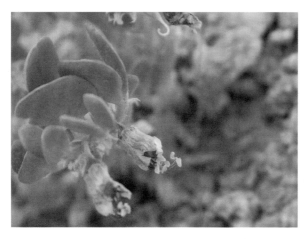
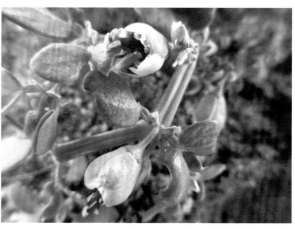

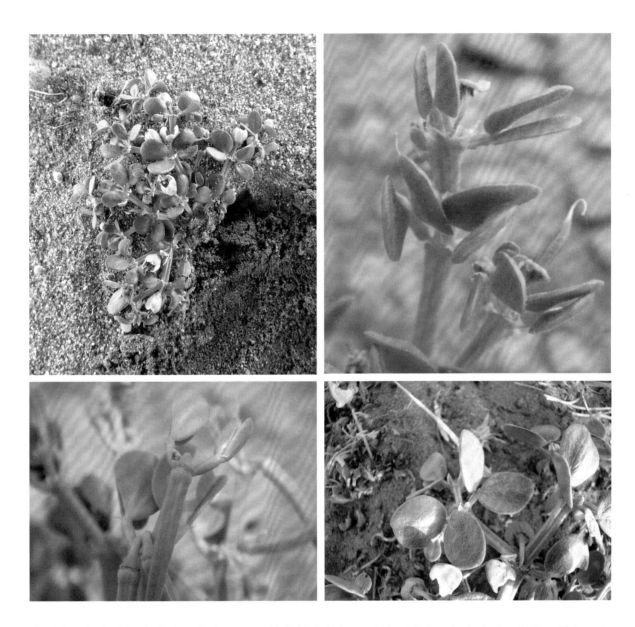

【形态特征】多年生草本，高达 15cm。茎基部多分枝，开展，无毛。小叶 1 对，卵形，绿色，先端钝或圆；托叶离生，卵形，白色，膜质。花通常 1~2 朵腋生；萼片 5 枚，椭圆形，边缘膜质；花瓣 5 片，与萼片近等长，倒卵形，先端圆，白色，下部橘红色，具爪；雄蕊长于花瓣，橙黄色。蒴果条状披针形，常弯曲如镰刀状，下垂。种子灰蓝色，长圆状卵形。花期 5~7 月，果期 6~8 月。

【适宜生境】强旱生植物。生于荒漠和草原化荒漠地带的砾石质山坡、峭壁、碎石质地及沙质地上。

【资源状况】分布于巴彦淖尔市（乌拉特后旗、乌拉特中旗）、阿拉善盟（阿拉善左旗行政区）。常见。

【入药部位】■中药：根（蹄瓣根）。

【采收加工】夏、秋二季采挖，除去杂质及茎枝，洗净泥土，晒干。

【功能主治】■中药：蹄瓣根止咳化痰，祛风止痛；用于感冒，咳嗽，痰多胸闷，顽固性头痛，牙痛。

【用法用量】■中药：蹄瓣根 9~15g。

蝎虎驼蹄瓣

蝎虎霸王、蝎虎草、草霸王、额布存－胡迪日
Zygophyllum mucronatum Maxim.

【标本采集号】152921130809043LY

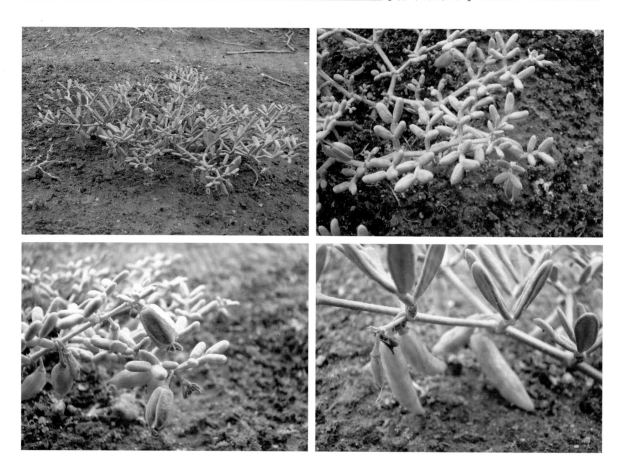

【形态特征】多年生草本，高 10~30cm。茎基部多分枝，开展，具沟棱，有稀疏粗糙的小刺。小叶 2~3 对，条形或条状矩圆形，长 0.5~1.5cm，宽约 2mm，绿色；叶轴有翼，扁平。花 1~2 朵腋生，直立；萼片 5 枚，矩圆形或窄倒卵形，绿色，边缘膜质，长 5~8mm，宽 3~4mm；花瓣 5 片，倒卵形，上部带白色，下部黄色，基部渐狭成爪，长 6~8mm，宽约 3mm；雄蕊长于花瓣，花药矩圆形，黄色，花丝绿色，鳞片白色膜质。蒴果弯垂，具 5 棱，圆柱形，基部钝，顶端渐尖，上部常弯曲。花、果期 5~8 月。

【适宜生境】强旱生植物。生于荒漠和草原化荒漠地带的干河床、砾石质坡地和沙质地上。

【资源状况】分布于巴彦淖尔市（乌拉特后旗、乌拉特中旗）、阿拉善盟（阿拉善左旗行政区）。常见。

【入药部位】■中药：根（蹄瓣根）。

【采收加工】夏、秋二季采挖，除去杂质及茎枝，洗净泥土，晒干。

【功能主治】■中药：蹄瓣根止咳化痰，祛风止痛；用于感冒，咳嗽，痰多胸闷，顽固性头痛，牙痛。

【用法用量】■中药：蹄瓣根 9~15g。

翼果驼蹄瓣

翼果霸王
Zygophyllum pterocarpum Bunge

【标本采集号】150824180821019LY

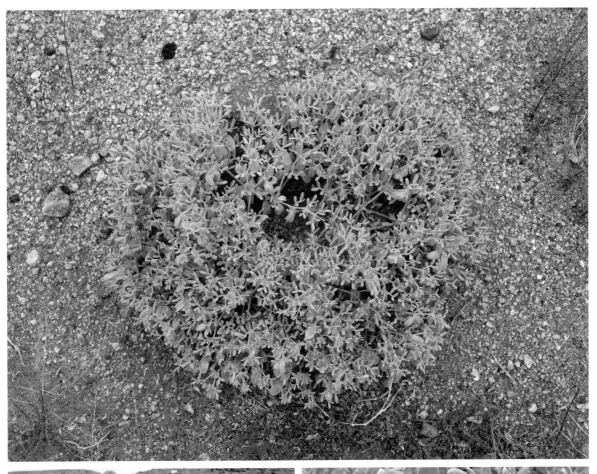

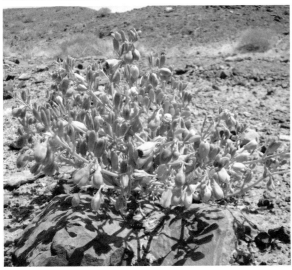

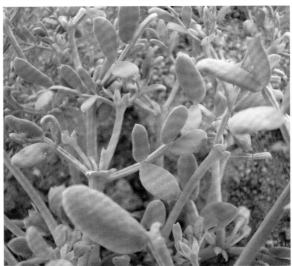

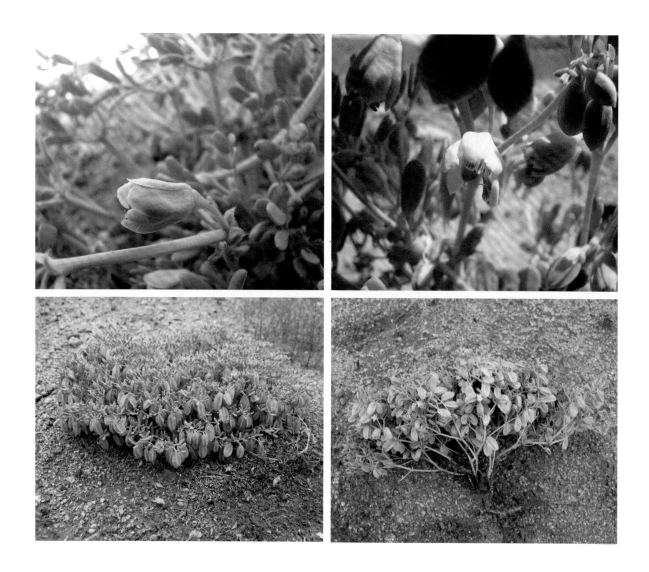

【形态特征】多年生草本，高 20cm。茎多数，开展。托叶卵形，上部者披针形，具翅；小叶 2~3 对，
　　　　　披针形，灰绿色。花 1~2 朵生于叶腋；萼片椭圆形；花瓣长圆状倒卵形，稍长于萼片，
　　　　　上部白色，下部橘红色；雄蕊不伸出花瓣。蒴果卵圆形，具 5 翅，翅宽 2~3mm，膜质。
　　　　　花期 6~7 月，果期 7~9 月。

【适宜生境】旱生植物。生于石质残丘坡地、砾石质戈壁、干河床。

【资源状况】分布于巴彦淖尔市（乌拉特中旗）。少见。

【入药部位】■中药：根（蹄瓣根）。

【采收加工】夏、秋二季采挖，除去杂质及茎枝，洗净泥土，晒干。

【功能主治】■中药：蹄瓣根止咳化痰，祛风止痛；用于感冒，咳嗽，痰多胸闷，顽固性头痛，牙痛。

【用法用量】■中药：蹄瓣根 9~15g。

霸王

胡迪日

Sarcozygium xanthoxylon Bunge

【标本采集号】150824180821014LY

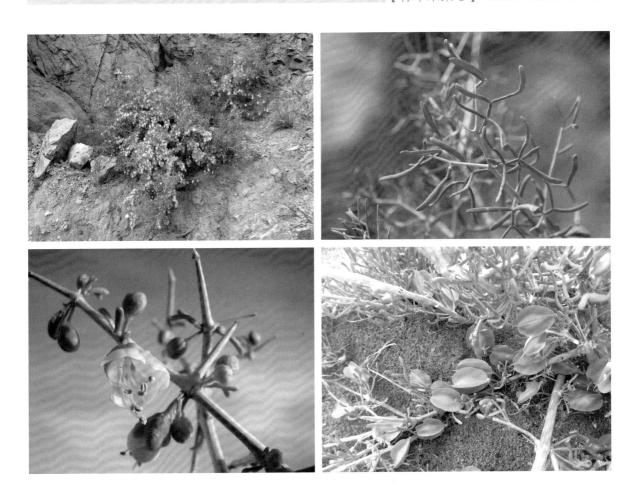

【形态特征】灌木，高 50~100cm。枝呈"之"字形弯曲，开展，枝皮淡灰色，木质部黄色，顶端刺尖。小叶 1 对，长匙形、窄长圆形或条形，先端圆钝，基部渐窄，肉质。花生于老枝叶腋；萼片倒卵形，绿色；花瓣 4 片，倒卵形或近圆形，具爪，淡黄色；雄蕊 8 枚，长于花瓣，鳞片倒披针形，先端浅裂，长约为花丝的 2/5。蒴果近球形，具宽棱翅。种子肾形。花期 5~6 月，果期 6~7 月。

【适宜生境】强旱生植物。散生于石质残丘坡地、固定与半固定沙地、干河床边、沙砾质丘间平地。

【资源状况】分布于巴彦淖尔市（磴口县、乌拉特后旗、乌拉特中旗）、阿拉善盟（阿拉善左旗行政区）。常见。

【入药部位】■中药：根（霸王根）。

【采收加工】春、秋二季采挖，洗净泥土，晒干。

【功能主治】■中药：霸王根行气散满；用于腹胀。

【用法用量】■中药：霸王根 3~6g。

蒺 藜

白蒺藜、硬蒺藜、伊曼－章古、色玛

Tribulus terrester L.

【标本采集号】150121180821009LY

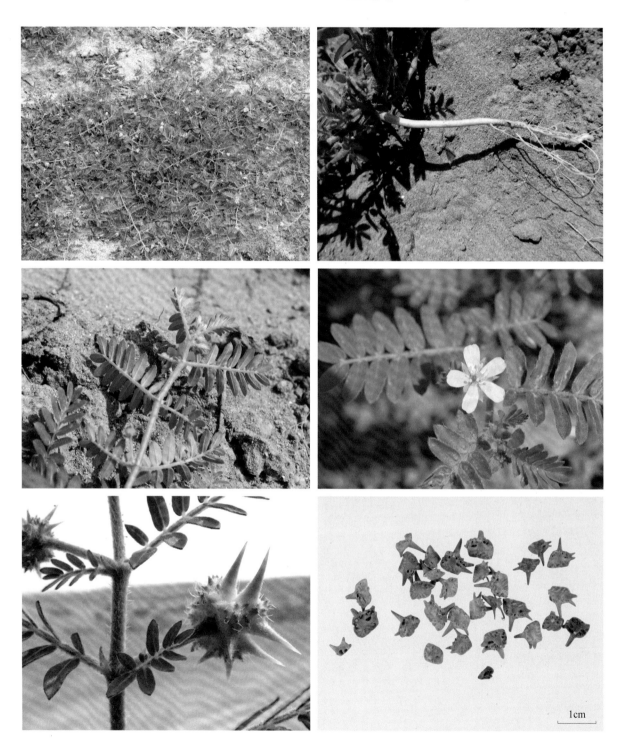

1cm

【形态特征】一年生草本。茎平卧，无毛，被长柔毛或长硬毛。偶数羽状复叶；小叶对生，3~8 对，矩圆形或斜短圆形，先端锐尖或钝，基部稍偏斜，被柔毛，全缘。花腋生，花梗短于叶，花黄色；萼片 5 枚，宿存；花瓣 5 片；雄蕊 10 枚，生于花盘基部，基部有鳞片状腺体；子房 5 棱，柱头 5 裂。果有分果瓣 5 个，无毛或被毛，中部边缘有锐刺 2 枚，下部常有小锐刺 2 枚，其余部位常有小瘤体。花、果期 5~9 月。

【适宜生境】中生植物。生于荒地、山坡、路旁、田间、居民点附近，在荒漠区亦见于石质残丘坡地、白刺堆间沙地及干河床边。

【资源状况】分布于阴山地区各地。常见。

【入药部位】■中药：果实（蒺藜）。
　　　　　　■蒙药：果实（伊曼 – 章古）。

【采收加工】秋季果实成熟时采割植株，晒干，打下果实，除去杂质。

【功能主治】■中药：蒺藜平肝解郁，活血祛风，明目，止痒；用于头痛眩晕，胸胁胀痛，乳闭乳痈，目赤翳障，风疹瘙痒。
　　　　　　■蒙药：伊曼 – 章古补肾助阳，利尿消肿；用于阳痿肾寒，淋病，小便不利。

【用法用量】■中药：蒺藜 6~10g，或入丸、散服。
　　　　　　■蒙药：伊曼 – 章古单用 1.5~3g，研末冲服或水煎服，或入丸剂服。

四合木　油柴、诺朔嘎纳 – 奥其
Tetraena mongolica Maxim.

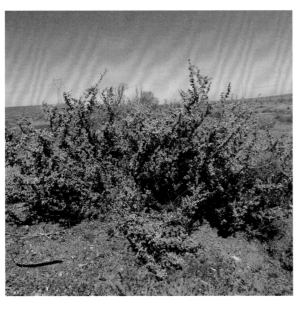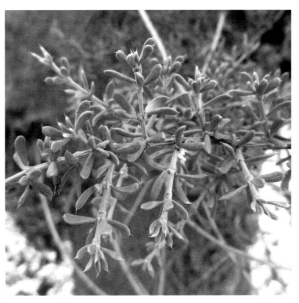

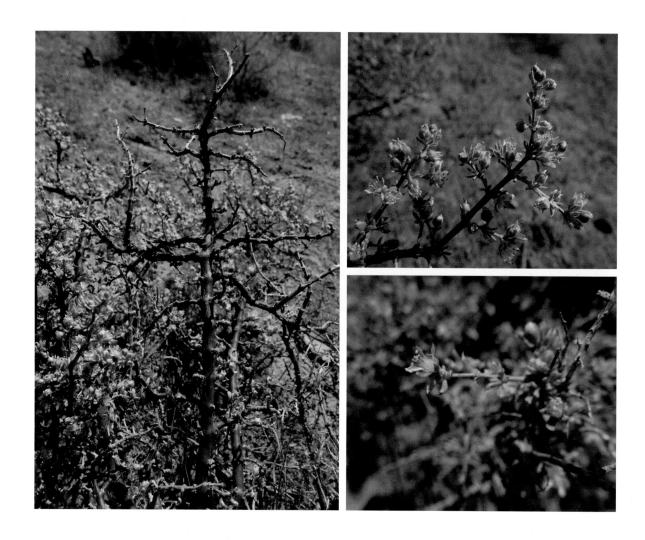

【**形态特征**】灌木，高 40~80cm。茎由基部分枝，老枝弯曲，黑紫色或棕红色、光滑，一年生枝黄白色，被叉状毛。托叶卵形，膜质，白色；叶近无柄，老枝叶近簇生，当年枝叶对生；叶片两面密被伏生叉状毛，全缘。花单生于叶腋；萼片 4 枚，表面被叉状毛，呈灰绿色；花瓣 4 片，白色；雄蕊 8 枚，2 轮，外轮较短，花丝近基部有白色膜质附属物，具花盘。果 4 瓣裂，灰绿色，花柱宿存。种子表面被小疣状突起。花期 5~6 月，果期 7~8 月。

【**适宜生境**】旱生植物。在草原化荒漠地区常成为建群种，形成有小针茅参加的四合木荒漠群落。

【**资源状况**】分布于阿拉善盟（阿拉善左旗行政区）。少见。

【**入药部位**】■中药：叶（四合木）。

【**采收加工**】夏季采收叶，晒干。

【**功能主治**】■中药：四合木具有抗炎、免疫抑制作用。

苦木科

臭 椿 樗、乌没黑 – 尼楚根 – 好布鲁

Ailanthus altissima (Mill.) Swingle

【标本采集号】150822190612061LY

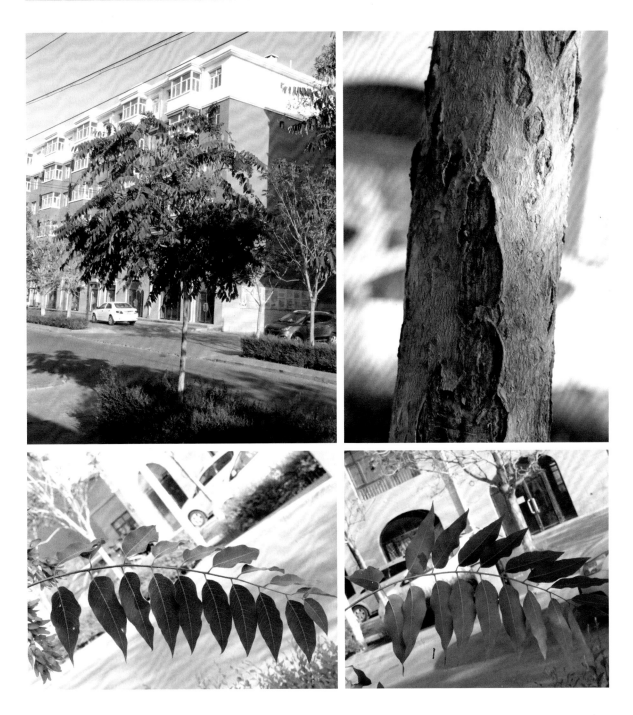

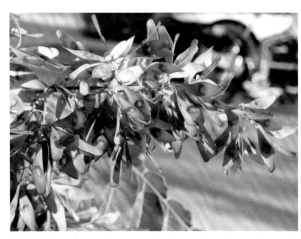 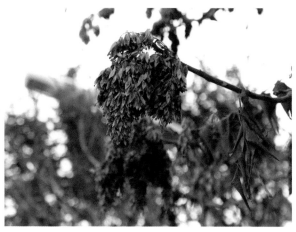

【形态特征】落叶乔木，高可达 20 余米。嫩枝被黄色或黄褐色柔毛，后脱落。奇数羽状复叶；小叶对生或近对生，纸质，卵状披针形，具 1~3 对粗齿，齿背有腺体，下面灰绿色。圆锥花序生于枝顶叶腋，萼片 5 枚；花瓣 5 片，淡绿色；雄蕊 10 枚。翅果长椭圆形。花期 6~7 月，果熟期 9~10 月。

【适宜生境】中生植物。生于黄土、丘陵、坡地、山麓、村庄附近。

【资源状况】作为园林绿化植物，阴山地区有较广泛栽培。

【入药部位】■中药：根皮或干皮（椿皮）。

■蒙药：木材（乌没黑 – 尼楚根 – 好布鲁）。

【采收加工】全年均可剥取，晒干或刮去粗皮晒干；秋季采伐木材，除去粗皮，锯成块段，劈成薄片，阴干。

【功能主治】■中药：椿皮清热燥湿，收涩止带，止泻，止血；用于赤白带下，湿热泻痢，久泻久痢，便血，崩漏。

■蒙药：乌没黑 – 尼楚根 – 好布鲁止咳，化热，调元；用于感冒发热，温病初起，风热，咳嗽，气喘。

【用法用量】■中药：椿皮 6~9g。

■蒙药：乌没黑 – 尼楚根 – 好布鲁单用 1.5~3g，或入丸、散服。

远志科

西伯利亚远志

卵叶远志、瓜子金、地丁、大远志、西比日－吉如很－其其格
Polygala sibirica L.

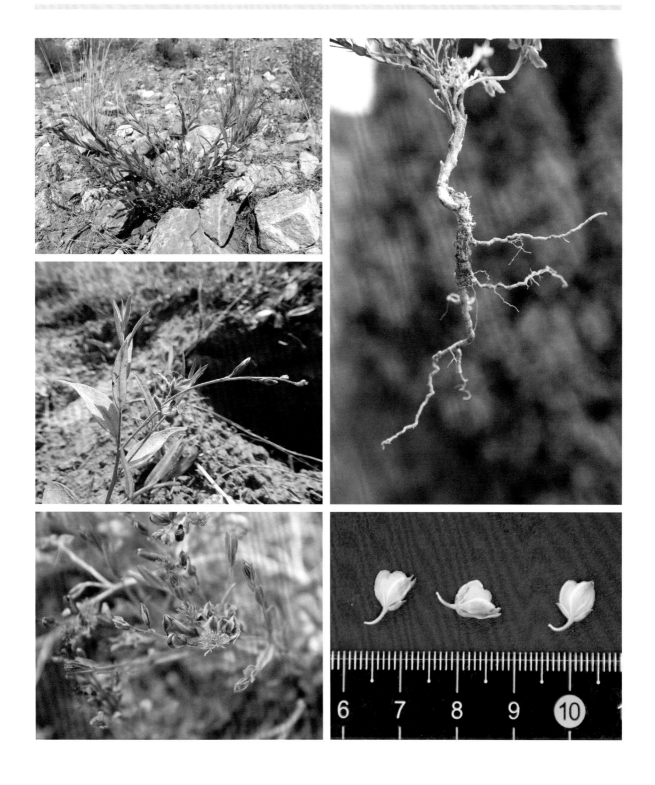

【形态特征】多年生草本，高 10~30cm。茎丛生，被短柔毛。叶互生，叶片纸质至亚革质，下部叶小，卵形，上部者大，披针形。总状花序腋外生或假顶生，具少数花；花具 3 枚小苞片；萼片 5 枚，宿存，外面 3 枚披针形，里面 2 枚花瓣状，基部具爪；花瓣 3 片，蓝紫色，侧瓣倒卵形，龙骨瓣较侧瓣长，具流苏状鸡冠状附属物。蒴果近倒心形，具狭翅及短缘毛。种子长圆形，扁，黑色，密被白色柔毛，具白色种阜。花期 6~7 月，果期 8~9 月。

【适宜生境】中旱生植物。生于山坡、草地、林缘、灌丛。

【资源状况】分布于乌兰察布市（四子王旗、卓资县）、呼和浩特市（回民区、土默特左旗、武川县、新城区）、包头市（固阳县、九原区、石拐区、土默特右旗）、巴彦淖尔市（乌拉特前旗）、阿拉善盟（阿拉善左旗行政区）。常见。

【入药部位】■中药：根（远志）。

　　　　　　■蒙药：根皮（吉茹 – 其其格）。

【采收加工】春、秋二季采挖，除去须根及泥沙，晒干或抽取木心晒干。

【功能主治】■中药：远志安神益智，交通心肾，祛痰，消肿；用于心肾不交引起的失眠多梦、健忘惊悸、神志恍惚、咳痰不爽、疮疡肿毒、乳房肿痛。

　　　　　　■蒙药：吉茹 – 其其格润肺，排脓，祛痰，消肿，愈伤；用于肺脓肿，痰多咳嗽，脉伤。

【用法用量】■中药：远志 3~10g，或入丸、散服。

　　　　　　■蒙药：吉茹 – 其其格单用 1.5~3g，研末冲服，或加热服，或入丸、散服。

远 志

小草、细叶远志、吉如很 – 其其格、巴雅格 – 萨瓦

Polygala tenuifolia Willd.

【标本采集号】150921130808002LY

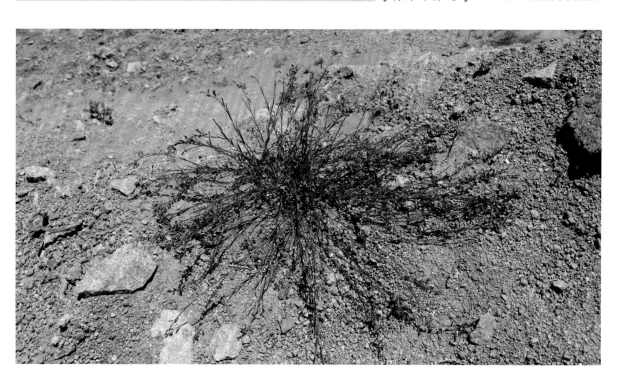

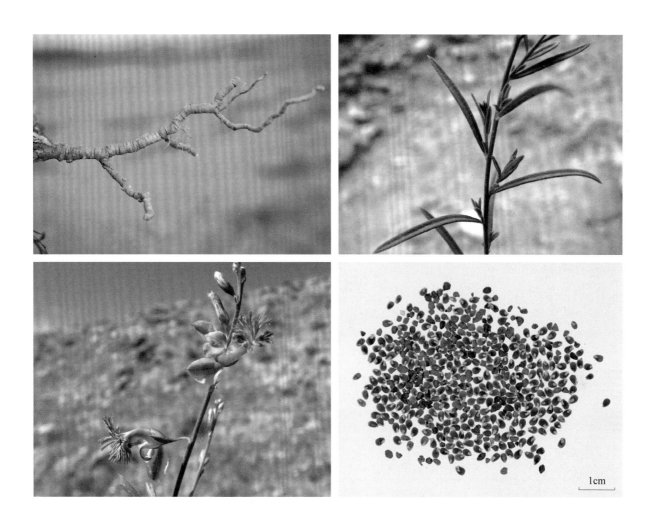

【形态特征】多年生草本，高 15~50cm。茎被柔毛。叶纸质，线形或线状披针形，无毛或极疏被微
　　　　　柔毛，近无柄。扁侧状顶生总状花序，少花；小苞片早落；萼片宿存，无毛，外 3 枚
　　　　　线状披针形；花瓣紫色，基部合生，侧瓣斜长圆形，基部内侧被柔毛，龙骨瓣稍长，
　　　　　具流苏状附属物；花丝 3/4 以下合生成鞘，3/4 以上中间 2 枚分离，两侧各 3 枚合生。
　　　　　果球形，具窄翅，无缘毛。种子密被白色柔毛，种阜 2 裂，下延。花期 7~8 月，果期
　　　　　8~9 月。

【适宜生境】旱生植物。生于石质草原及山坡、草地、灌丛下。

【资源状况】分布于阴山地区各地。常见。

【入药部位】■中药：根（远志）。

　　　　　■蒙药：根皮（吉茹 - 其其格）。

【采收加工】春、秋二季采挖，除去须根及泥沙，晒干或抽取木心晒干。

【功能主治】■中药：远志安神益智，交通心肾，祛痰，消肿；用于心肾不交引起的失眠多梦、
　　　　　健忘惊悸、神志恍惚，咳痰不爽，疮疡肿毒，乳房肿痛。

　　　　　■蒙药：吉茹 - 其其格润肺，排脓，祛痰，消肿，愈伤；用于肺脓肿，痰多咳嗽，脉伤。

【用法用量】■中药：远志 3~10g，或入丸、散服。

　　　　　■蒙药：吉茹 - 其其格单用 1.5~3g，研末冲服，或加热服，或入丸、散服。

大戟科

一叶萩 叶底珠、叶下珠、狗杏条、诺亥音 – 色古日
Flueggea suffruticosa (Pall.) Baill.

【标本采集号】150221130531241LY

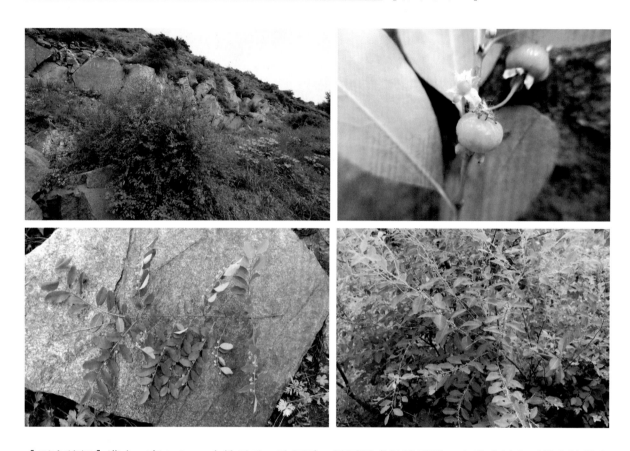

【形态特征】灌木，高 1~3m，全株无毛。叶纸质，椭圆形或长椭圆形，全缘或间有不整齐波状齿或细齿，下面淡绿色；托叶卵状披针形，宿存。花簇生于叶腋；雄花 3~18 朵簇生，萼片 5 枚，雄蕊 5 枚，花盘腺体 5 个；雌花萼片 5 枚，花盘盘状，全缘或近全缘，子房卵圆形，（2）3 室，花柱 3 个，分离或基部合生。蒴果三棱状扁球形，熟时淡红褐色，有网纹，3 瓣裂，具宿存萼片。花期 6~7 月，果期 8~9 月。

【适宜生境】中生植物。多生于落叶阔叶林区及草原区的沟谷、石质山坡、山地灌丛。

【资源状况】分布于乌兰察布市（丰镇市）、包头市（土默特右旗）。常见。

【入药部位】■中药：嫩枝叶（一叶萩）。

【采收加工】夏、秋二季采收嫩枝叶，晒干。

【功能主治】■中药：一叶萩活血舒筋，健脾益肾；用于口眼歪斜，偏瘫，手足麻木，风湿腰痛，阳痿，小儿麻痹后遗症，眩晕，耳聋，神经衰弱，嗜睡。

【用法用量】■中药：一叶萩 10~15g。

地构叶

珍珠透骨草、海地透骨草、瘤果地构叶、琴娃音-好日

Speranskia tuberculata (Bunge) Baill.

【标本采集号】150222180610011LY

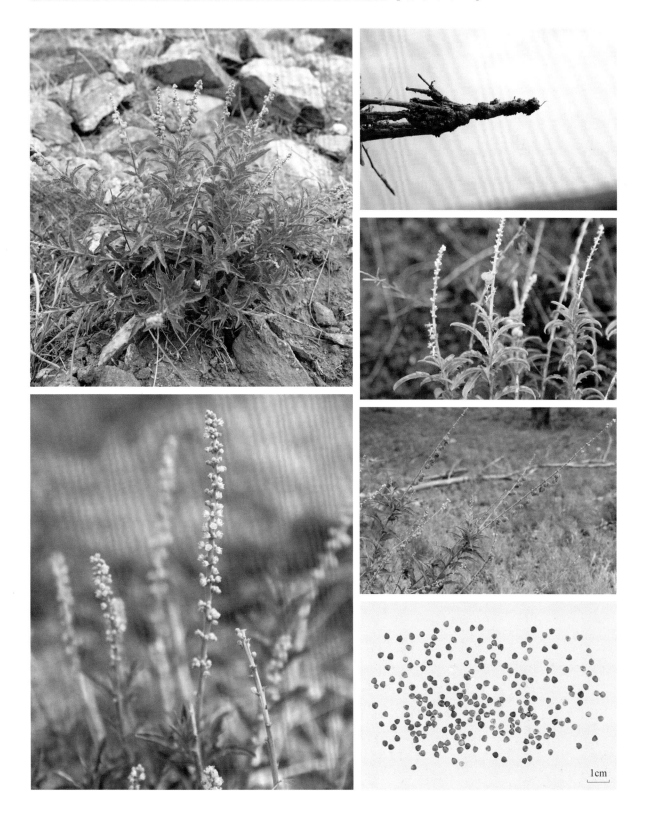

1cm

【形态特征】多年生草本。茎直立，高 25~50cm，分枝较多，被伏贴短柔毛。叶披针形或卵状披针形，疏生腺齿及缺刻，两面疏被柔毛。花序上部具雄花 20~30 朵，下部雌花 6~10 朵；雄花 2~4 朵聚生于苞腋，花萼裂片卵形，疏被长柔毛，花瓣倒心形，具爪，雄蕊 8~15 枚；雌花 1~2 朵生于苞腋，花萼裂片卵状披针形，疏被长柔毛，花瓣较短。蒴果扁球形，具瘤状突起；果柄常下弯。种子卵形。花期 6 月，果期 7 月。

【适宜生境】旱中生植物。多生于落叶阔叶林区和森林草原区的石质山坡，也生于草原区的山地。

【资源状况】分布于乌兰察布市（丰镇市）、呼和浩特市（和林格尔县、清水河县）、包头市（固阳县、石拐区）。少见。

【入药部位】■中药：全草（透骨草）。

【采收加工】夏、秋二季采收，除去杂质，洗净泥土，晒干。

【功能主治】■中药：透骨草祛风除湿，舒筋活血，散瘀消肿，解毒止痛；用于风湿痹痛，筋骨挛缩，寒湿脚气，腰部扭伤，瘫痪，闭经，阴囊湿疹，疮疖肿毒。

【用法用量】■中药：透骨草 9~15g；外用适量，煎汤熏洗，或捣敷。

蓖 麻　大麻子、额任特、丹达、阿拉嘎－玛吉
Ricinus communis L.

【标本采集号】150824180505055LY

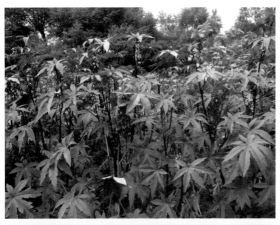

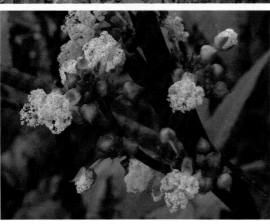

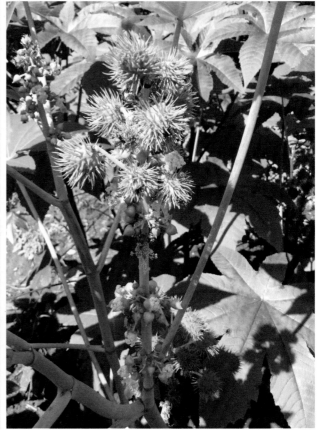

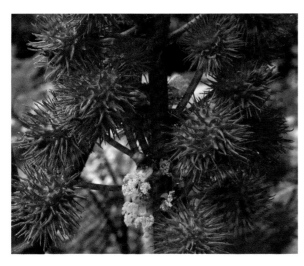
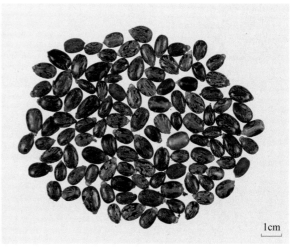

1cm

【形态特征】一年生粗壮草本或草质灌木，高达 5m，全株常被白霜。叶互生，近圆形，掌状 7~11 裂，裂片卵状披针形或长圆形，具锯齿；叶柄粗，中空，顶端具 2 枚盘状腺体，基部具腺体。花雌雄同株；总状或圆锥花序，顶生，雄花生于花序下部，雌花生于上部；雌花子房密生软刺或无刺，3 室，每室 1 枚胚珠，花柱 3 个，顶部 2 裂，密生乳头状突起。蒴果卵球形或近球形，具软刺或平滑。种子椭圆形，光滑，具淡褐色或灰白色斑纹，胚乳肉质。花期 7~8 月，果期 9~10 月。

【适宜生境】中生植物。生于村旁疏林或河流两岸冲积地。

【资源状况】作为经济作物和园林绿化植物，阴山地区有少量栽培。

【入药部位】■中药：种子（蓖麻子）、根（蓖麻根）、叶（蓖麻叶）。
■蒙药：种子（阿拉嘎－马吉）。

【采收加工】秋季果实成熟时采收种子，拣去杂质，晒干，除去果皮，打碎外壳，取种仁用，或榨油用；夏、秋二季采根及叶，晒干或鲜用。

【功能主治】■中药：蓖麻子消肿拔毒，泻下通滞；用于痈疽肿毒，瘰疬，喉痹，疥癞癣疮，水肿腹满，大便燥结。蓖麻根祛风活血，止痛镇静；用于风湿疼痛，破伤风，癫痫，精神分裂；外用于子宫脱垂，脱肛，难产，胎盘不下，淋巴结结核等。蓖麻叶消肿拔毒，止痒；用于脚气病，痈疮肿毒，咳嗽痰喘，鹅掌风，疮疖。
■蒙药：阿拉嘎－马吉除巴达干，泻下，消肿，拔毒；用于巴达干病，痞症，浮肿，虫积，疮疡，痈疖，跌扑肿痛，宝日病，便秘，水肿，难产，胎盘不下。

【用法用量】■中药：蓖麻子 2~5g；外用适量。蓖麻根 2.5~5g；外用适量，捣敷。蓖麻叶外用适量，鲜品捣烂外敷，或煎汤外洗。
■蒙药：阿拉嘎－马吉多入丸、散服。

铁苋菜
海蚌含珠、蚌壳草
Acalypha australis L.

【标本采集号】150204191005010LY

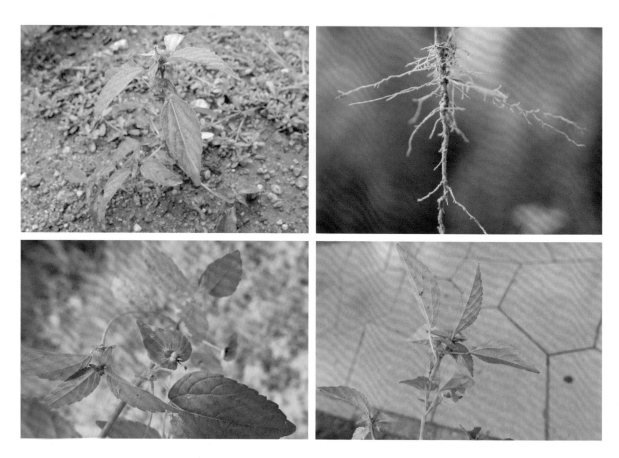

【形态特征】一年生草本，高 0.2~0.5m。小枝被柔毛。叶膜质，长卵形，上面无毛，下面沿中脉具柔毛，基出脉 3 条，侧脉 3 对；叶柄具短柔毛；托叶披针形，具短柔毛。雌雄花同序，花序腋生，花序轴具短毛；雌花苞片 1~2（~4）枚，花后增大，外面沿掌状脉具疏柔毛，苞腋具雌花 1~3 朵；雄花 5~7 朵，簇生于花序上部，呈穗状或头状；雄花花蕾时近球形，无毛，花萼裂片 4 枚，雄蕊 7~8 枚；雌花萼片 3 枚，具疏毛，子房具疏毛，花柱 3 枚，撕裂 5~7 条。蒴果具 3 个分果爿，果皮具疏生毛和毛基变厚的小瘤体。种子近卵状，种皮平滑，假种阜细长。花期 8~9 月，果期 9 月。

【适宜生境】中生植物。生于山坡、路旁、田间。

【资源状况】分布于呼和浩特市（回民区、赛罕区、新城区、玉泉区）、包头市（东河区、九原区、昆都仑区、青山区）。少见。

【入药部位】■中药：全草（铁苋菜）。

【采收加工】夏、秋二季采割，除去杂质，晒干。

【功能主治】■中药：铁苋菜清热解毒，利湿，收敛止血；用于肠炎、痢疾、吐血、衄血、便血、尿血、崩漏；外用于痈疖疮疡，皮炎湿疹。

【用法用量】■中药：铁苋菜 10~30g；外用鲜品适量，捣烂敷患处。

地 锦　铺地锦、铺地红、红头绳、乌兰－乌塔斯－额布斯
Euphorbia humifusa Willd. ex Schlecht.

【标本采集号】150824180717009LY

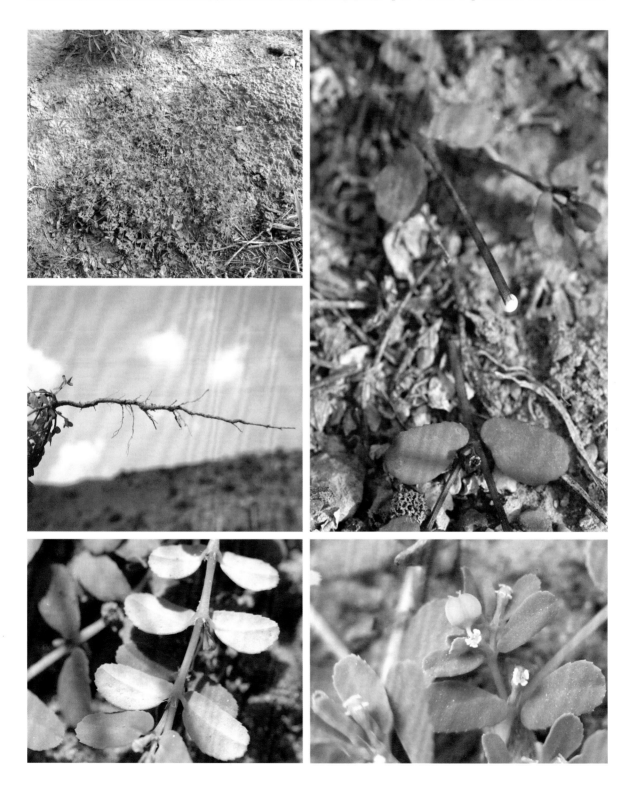

【形态特征】一年生草本。根纤细，常不分枝。茎匍匐，基部常红色或淡红色，被柔毛或疏柔毛。叶对生，矩圆形或椭圆形，边缘常于中部以上具细锯齿。花序单生于叶腋，基部具短柄；腺体矩圆形，边缘具附属物；雄花数枚，雌花1枚；子房柄伸出至总苞边缘，子房三棱状卵形，花柱分离，柱头2裂。蒴果三棱状卵球形，成熟时分裂为3个分果，花柱宿存。种子三棱状卵球形，灰色，每个棱面无横沟，无种阜。花期6~7月，果期8~9月。

【适宜生境】中生植物。生于田野、路旁、河滩及固定沙地。

【资源状况】分布于阴山地区各地。常见。

【入药部位】■中药：全草（地锦草）。

■蒙药：全草（乌兰-乌塔斯-额布斯）。

【采收加工】夏、秋二季采收，洗净泥土，鲜用或晒干。

【功能主治】■中药：地锦草清热解毒，凉血止血，利湿退黄；用于痢疾，泄泻，咯血，尿血，便血，崩漏，疮疖痈肿，湿热黄疸。

■蒙药：乌兰-乌塔斯-额布斯燥协日乌素，排脓，止血，愈伤；用于关节疼痛，肺脓肿，内伤，呕血，月经过多，鼻出血，便血，尿血，咯血，创伤出血，白脉病，中风，麻风病。

【用法用量】■中药：地锦草9~20g；外用鲜品适量，捣敷，或研末撒患处。

■蒙药：乌兰-乌塔斯-额布斯单用1.5~3g，或研末冲服，或入丸、散服。

斑地锦 血筋草
Euphorbia maculata Linn.

【标本采集号】150121180926001LY

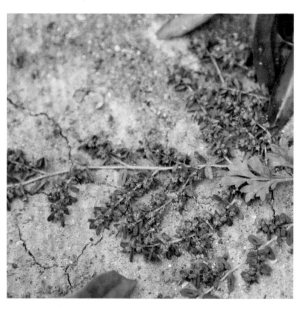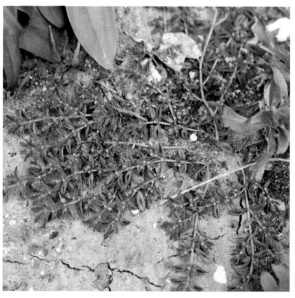

【形态特征】一年生草本。根纤细。茎匍匐，被白色疏柔毛。叶对生，长椭圆形至肾状长圆形，边缘中部以下全缘，中部以上常具细小疏锯齿，叶面绿色，中部常具有一个长圆形紫色斑点，叶背新鲜时可见紫色斑；叶柄极短。花序单生于叶腋，基部具短柄；腺体横椭圆形，边缘具白色附属物；雄花 4~5 朵，雌花 1 朵，被柔毛；子房被疏柔毛，花柱短，近基部合生，柱头 2 裂。蒴果三角状卵形，被稀疏柔毛。种子卵状四棱形，灰色或灰棕色，每个棱面具 5 个横沟，无种阜。花、果期 4~9 月。

【适宜生境】中生植物。生于平原或低山坡的路旁。

【资源状况】分布于呼和浩特市（土默特左旗）。少见。

【入药部位】■中药：全草（地锦草）。

【采收加工】10 月采收全草，洗净，晒干或鲜用。

【功能主治】■中药：地锦草清热解毒，凉血止血，利湿退黄；用于痢疾，泄泻，咯血，尿血，便血，崩漏，疮疖痈肿，湿热黄疸。

【用法用量】■中药：地锦草 9~20g；外用鲜品适量，捣敷，或研末撒患处。

续随子 千金子、小巴豆
Euphorbia lathylris Linn.

【标本采集号】150207190420033LY

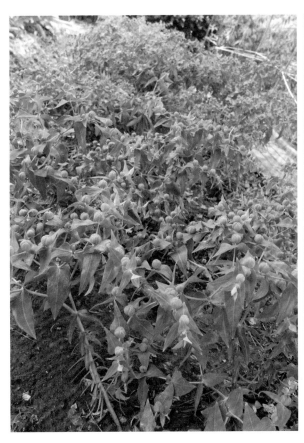
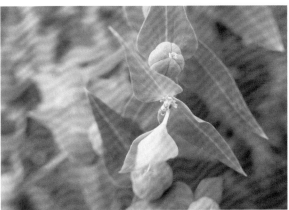
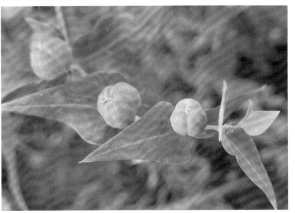

【形态特征】二年生草本，全株无毛。根柱状。茎直立，略带紫红色，顶部二歧分枝，灰绿色。叶交互对生，于茎下部密集、上部稀疏，基部半抱茎，全缘；无叶柄；总苞叶和茎叶均为 2 枚，卵状长三角形，全缘。花序单生，近钟状，边缘裂片三角状长圆形，边缘浅波状；腺体新月形，两端具短角；雄花多数，雌花 1 朵；子房光滑无毛。蒴果三棱状球形，光滑无毛。种子柱状至卵球状，褐色，无皱纹，具黑褐色斑点；种阜无柄，极易脱落。花期 4~7 月，果期 6~9 月。

【适宜生境】中生植物。喜光，生于向阳山坡。

【资源状况】作为园林绿化植物，阴山地区有少量栽培。

【入药部位】■中药：种子（千金子）。

【采收加工】秋季果实成熟时，打下种子，除去杂质，晒干。

【功能主治】■中药：千金子逐水消肿，破血消癥；用于水肿胀满，二便不利，痰饮积聚，癥瘕，血瘀经闭；外用于疥癣疮毒，毒蛇咬伤，赘疣。

【用法用量】■中药：千金子 0.5~1g，多入丸、散服；外用适量，研末敷患处。

泽 漆 五朵云、五灯草、五凤草
Euphorbia helioscopia Linn.

【标本采集号】150124190508002LY

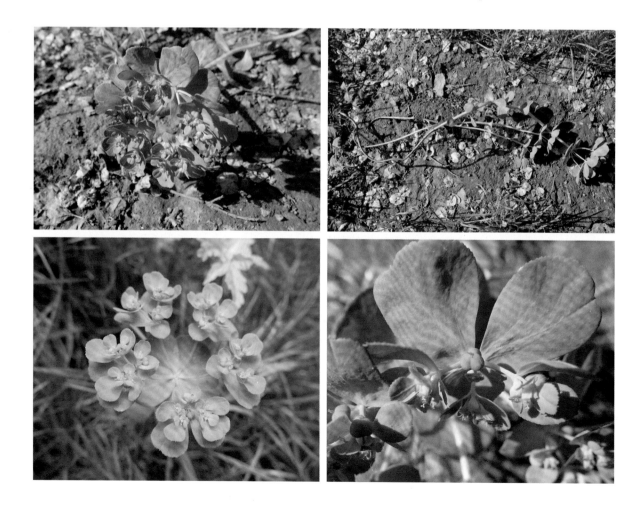

【形态特征】一年生草本。根纤细，长 7~10cm，下部分枝。茎直立，单一或自基部多分枝，分枝斜展向上，高 10~30（50）cm，光滑无毛。叶互生，倒卵形或匙形，先端具牙齿；总苞叶 5 枚，倒卵状长圆形；总伞幅 5 枚，长 2~4cm。花序单生；总苞钟状，光滑无毛，边缘 5 裂，边缘和内侧具柔毛；雄花数朵，明显伸出总苞外；雌花 1 朵，子房柄略伸出总苞边缘。蒴果三棱状阔圆形，光滑，无毛，具明显的 3 纵沟，长 2.5~3mm，直径 3~4.5mm，成熟时分裂为 3 个分果。种子卵状，暗褐色；种阜扁平状，无柄。花期 4~5 月，果期 5~8 月。

【适宜生境】中生植物。生于田边、路旁、潮湿沙地。

【资源状况】分布于呼和浩特市（清水河县）。偶见。

【入药部位】■中药：全草（泽漆）。

【采收加工】4~5 月开花时采收，除去根及泥沙，晒干。

【功能主治】■中药：泽漆行水消肿，化痰止咳，解毒杀虫；用于水气肿满，痰饮喘咳，疟疾，细菌性痢疾，瘰疬，结核性瘘管，骨髓炎。

【用法用量】■中药：泽漆 3~9g；或熬膏，或入丸、散服；外用适量，煎汤洗，或熬膏涂，或研末调敷。

甘肃大戟 阴山大戟、冒尼音 - 塔日努
Euphorbia kansuensis Prokh.

【标本采集号】150221150718072LY

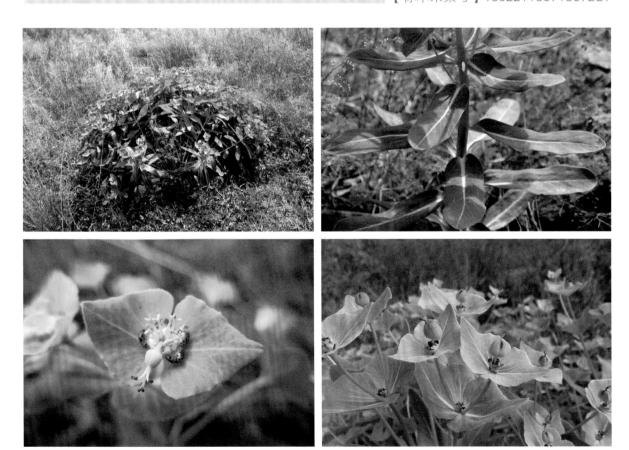

【**形态特征**】多年生草本，全株无毛。根圆柱形。茎高达 60cm。叶互生，基部楔形，无柄。雄花多朵，伸出总苞之外；雌花 1 朵，子房柄伸出总苞外，花柱中部以下合生，柱头 2 裂。蒴果三角状球形，具微皱纹，无毛，花柱宿存。种子三棱状卵形，光滑；种阜具柄。花期 5 月，果熟期 6~7 月。

【**适宜生境**】中生植物。生于山地林缘及杂木林下。

【**资源状况**】分布于包头市（土默特右旗）。常见。

【**入药部位**】■中药：根。

　　　　　　■蒙药：根（冒尼音－塔日努）。

【**采收加工**】春、秋二季采挖，除去残茎及须根，洗净泥土，晒干。

【**功能主治**】■中药：根逐水通便，消肿散结；用于肾炎水肿，胸水，腹水，二便不通，痰饮结聚，瘰疬，痈疮肿毒。

　　　　　　■蒙药：冒尼音－塔日努逐热，清协日；用于身热发黄，身黑协日病，结喉，黏刺痛，肉类中毒证。

【**用法用量**】■中药：根外用适量，熬膏外敷患处。

　　　　　　■蒙药：冒尼音－塔日努多配方用。

狼　毒　狼毒大戟、猫眼草、塔日努
Euphorbia fischeriana Steud.

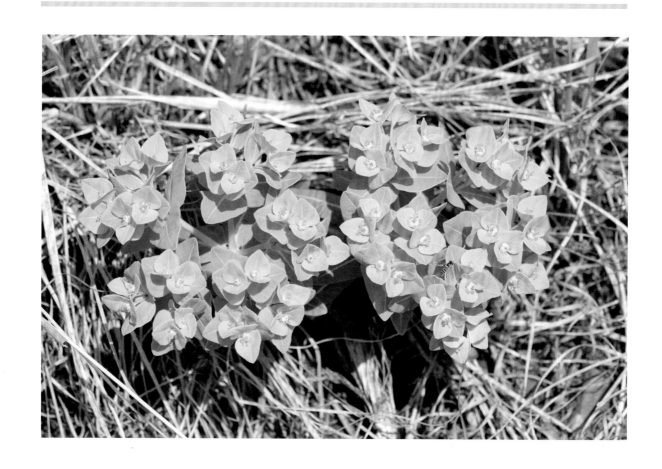

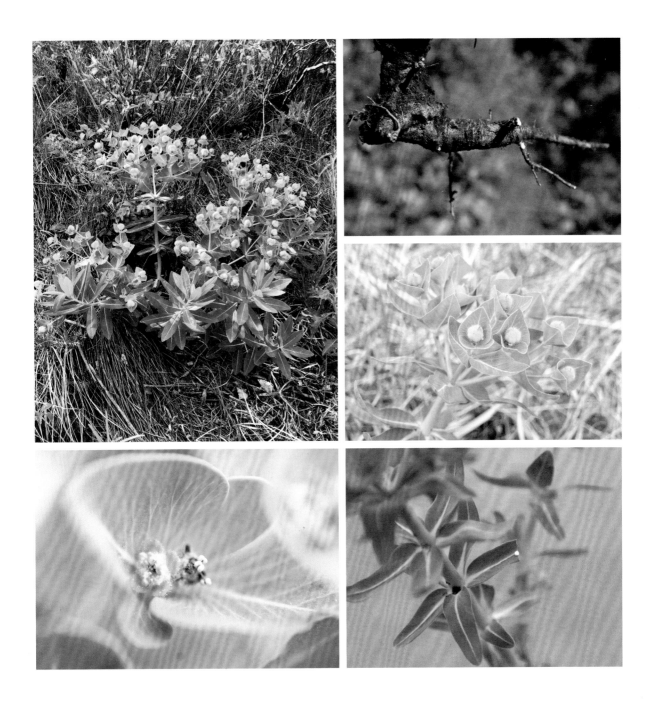

【形态特征】多年生草本。根圆柱状，肉质，常分枝。叶互生；茎下部叶鳞片状，卵状长圆形；茎生叶长圆形；长总苞叶常 5 枚，伞幅 5，次级总苞叶 3 枚，苞叶 2 枚，三角状卵形。花序单生于二歧分枝顶端，无梗；总苞钟状，边缘圆形 4 裂，被毛；腺体 4 个，半圆形，淡褐色；雄花多朵，伸出总苞；雌花 1 朵，花柱 3 个，中下部合生。蒴果卵圆形，被毛，具果柄，花柱宿存。种子扁球状，灰褐色。花期 6 月，果期 7 月。

【适宜生境】中旱生植物。生于森林草原及草原区石质山地向阳山坡。

【资源状况】分布于乌兰察布市（卓资县）。少见。

【入药部位】■中药：根（狼毒）。

　　　　　　■蒙药：根（塔日努）。

【采收加工】春、秋二季采挖，洗净，切片，晒干。

【功能主治】■中药：狼毒散结，杀虫；外用于淋巴结结核、皮癣；灭蛆。

■蒙药：塔日努泻下，消肿，消奇哈，杀虫，燥协日乌素；用于结喉，发症，疖肿，黄水疮，疥癣，水肿，痛风，游痛症，协日乌素病。

【用法用量】■中药：狼毒外用适量，熬膏外敷。

■蒙药：塔日努多入丸、散服。

大 戟
猫眼草、京大戟、猫儿眼、塔日冲、博格京－塔口努
Euphorbia pekinensis Rupr.

【标本采集号】150105200824001LY

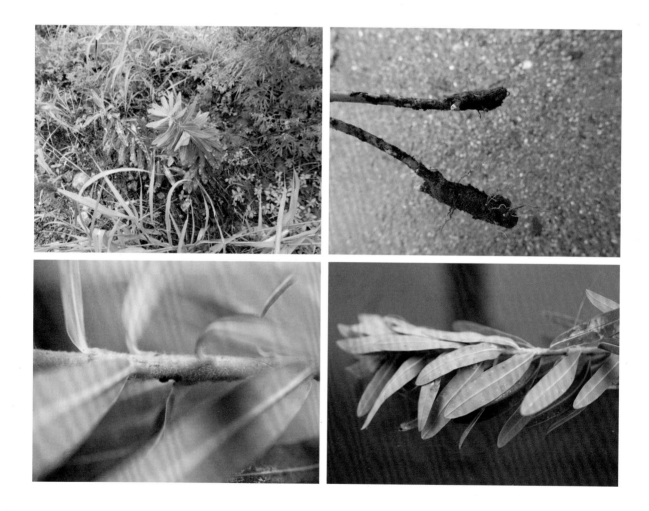

【形态特征】多年生草本。根圆柱状，分枝或不分枝。茎单生或自基部多分枝，每个分枝上部又4~5分枝，高 40~80（90）cm，被柔毛或被少许柔毛或无毛。叶互生，叶两面无毛或有时叶背具少许柔毛或被较密的柔毛；总苞叶 4~7 枚；伞幅 4~7 个；苞叶 2 枚。花序单生于二歧分枝顶端，无柄；总苞杯状，边缘具不明显的缘毛；雄花多数；雌花 1 朵。

蒴果球状，被稀疏的瘤状突起，成熟时分裂为 3 个分果爿。种子暗褐色或微光亮，腹面具浅色条纹。花期 6 月，果期 7 月。

【适宜生境】中生植物。生于草原带的山沟、田边。

【资源状况】分布于乌兰察布市（凉城县、卓资县）、呼和浩特市（赛罕区）。少见。

【入药部位】■中药：根（京大戟）。

　　　　　　■蒙药：根（巴嘎 – 塔日奴）。

【采收加工】春、秋二季采挖，洗净，晒干；蒙药切片，与牛奶同煮（大戟 100kg，牛奶 50kg）至将牛奶吸尽，取出晾干备用，或取大戟置乳牛尿中浸泡至透心，取出晾干。

【功能主治】■中药：京大戟泻水逐饮，消肿散结；用于水肿胀满，胸腹积水，痰饮积聚，气逆咳喘，二便不利，痈肿疮毒，瘰疬痰核。

　　　　　　■蒙药：巴嘎 – 塔日奴逐泻，清协日；用于身目发黄，身黑协日病，结喉，发症，黏刺痛，肉类中毒证。

【用法用量】■中药：京大戟 1.5~3g，或入丸、散服，每次 1g，内服醋制用；外用适量，生用。

　　　　　　■蒙药：巴嘎 – 塔日奴多入丸、散服，或制膏外用。

乳浆大戟　猫儿眼、烂疤眼、鸡肠狼毒、查干 – 塔日努
Euphorbia esula Linn.

【标本采集号】150121180505010LY

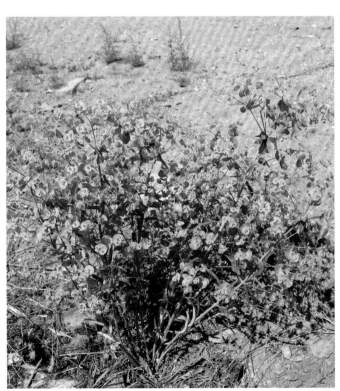
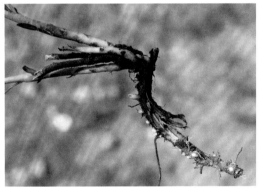
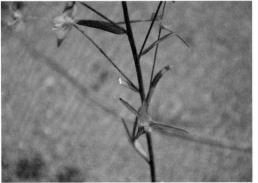

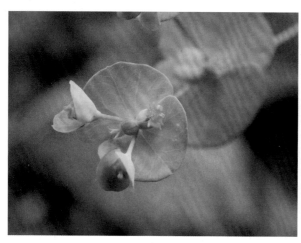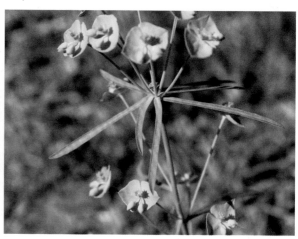

【形态特征】多年生草本。根圆柱状，不分枝或分枝，常曲折，褐色或黑褐色。茎单生或丛生。叶线形或卵形，无叶柄；不育枝叶常为松针状，无柄。总苞叶 3~5 枚；伞幅 3~5 枚，苞叶 2 枚，肾形。花序单生于二歧分枝顶端；总苞钟状，边缘 5 裂，裂片半圆形至三角形，边缘及内侧被毛；腺体 4 枚，新月形，两端具角，角长而尖或短钝，褐色；雄花多朵；雌花 1 朵，子房柄伸出总苞，花柱分离。蒴果三棱状球形。种子卵圆形，黄褐色；种阜盾状，无柄。花期 5~7 月，果期 7~8 月。

【适宜生境】中旱生植物。多生于草原、山坡、干燥沙质地、沙质坡地和路旁。

【资源状况】分布于乌兰察布市、呼和浩特市（和林格尔县、土默特左旗、托克托县、武川县）、包头市（东河区、固阳县、九原区、昆都仑区、青山区、石拐区、土默特右旗）、巴彦淖尔市（乌拉特后旗、乌拉特前旗、乌拉特中旗）。常见。

【入药部位】■中药：全草（乳浆大戟）。

　　　　　　■蒙药：全草（查干－塔日努）。

【采收加工】春、秋二季采收，洗净泥干，晒干。

【功能主治】■中药：乳浆大戟利尿消肿，拔毒止痒；用于水肿，小便不利，疟疾；外用于瘰疬，肿毒，疥癣。

　　　　　　■蒙药：查干－塔日努破瘀，排脓，利胆，催吐；用于肠胃湿热，黄疸；外用于疥癣，疮痈。

【用法用量】■中药：乳浆大戟 3~6g；外用适量，熬膏外敷患处，或研末香油调敷患处。

　　　　　　■蒙药：查干－塔日努多配方用。

黄杨科

小叶黄杨 黄杨木、瓜子黄杨、锦熟黄杨

Buxus sinica (Rehd. et Wils.) Cheng var. *parvifolia* M. Cheng

【标本采集号】150202190515006LY

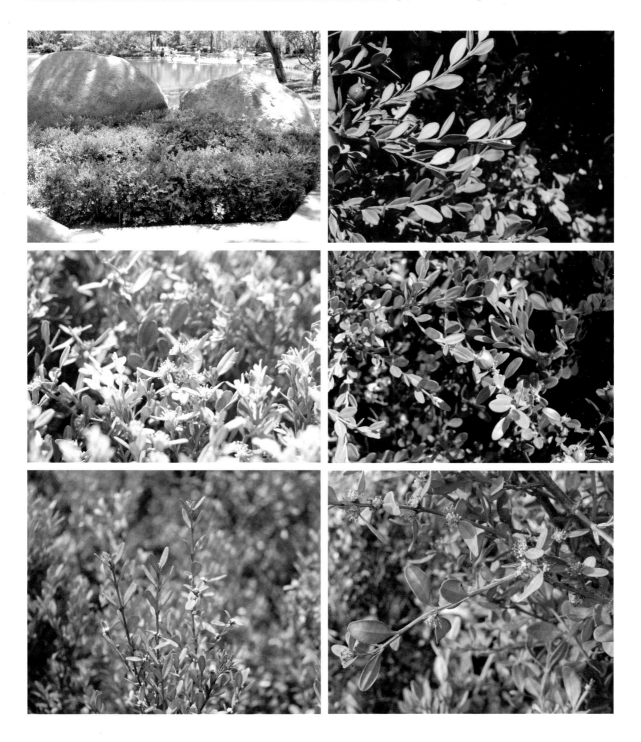

【形态特征】灌木或小乔木。枝圆柱形，有纵棱，灰白色；小枝四棱形，全面被短柔毛或外方相对两侧面无毛。叶薄革质，阔椭圆形或阔卵形，叶面无光或光亮，侧脉明显凸出。花序腋生，头状，花密集，花序轴被毛；苞片阔卵形，背部多少有毛；雄花：约 10 朵，无花梗，外萼片卵状椭圆形，内萼片近圆形，无毛，雄蕊连花药，不育雌蕊有棒状柄，末端膨大；雌花：萼片、子房较花柱稍长，无毛，花柱粗扁，柱头倒心形，下延达花柱中部。蒴果近球形，长 6~7mm，无毛。花期 3 月，果期 5~6 月。

【适宜生境】中生植物。生于岩上。

【资源状况】作为园林绿化植物，阴山地区有少量栽培。

【入药部位】■中药：根、茎枝、叶或果实。

【采收加工】根全年可采挖，洗净，鲜用或切片晒干；茎枝和叶全年均可采收，鲜用或晒干；果实 5~7 月成熟时采收，鲜用或晒干。

【功能主治】■中药：根祛风止咳，清热除湿；用于风湿痹痛，伤风咳嗽，湿热黄疸。茎枝祛风湿，理气，止痛；用于风湿疼痛，胸腹气胀，疝气疼痛，牙痛，跌打伤痛。叶清热解毒，消肿散结；用于疮疖肿毒，风火牙痛，跌打伤痛。果实清暑热，解疮毒；用于暑热，疮疖。

【用法用量】■中药：根 9~15g，鲜品 15~30g。茎枝 9~5g，浸酒服；外用适量，捣敷。叶 9g，浸酒服；外用适量，鲜叶捣烂敷。果实 3~9g；外用适量，捣敷。

漆树科

火炬树 鹿角漆、火炬漆、加拿大盐肤木
Rhus typhina L.

【标本采集号】150222180829058LY

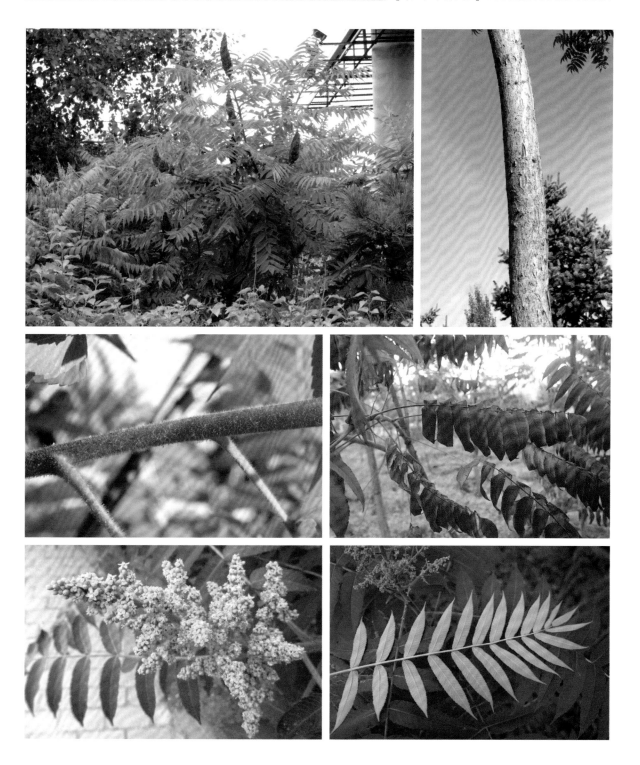

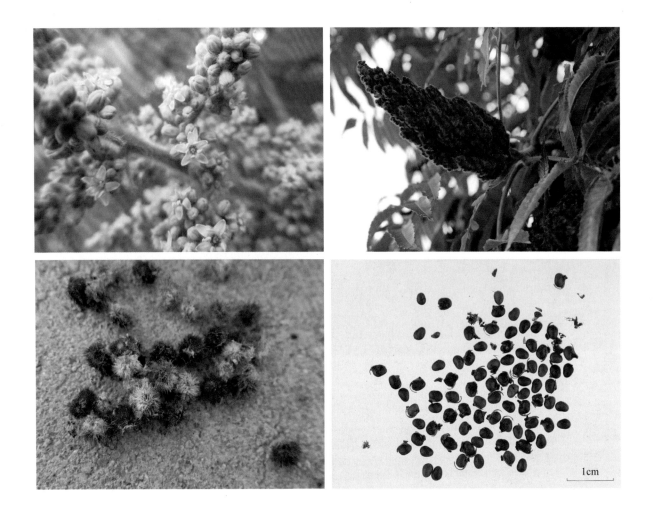

【形态特征】落叶灌木或小乔木。小枝密生灰色茸毛。奇数羽状复叶，小叶长椭圆状至披针形，边缘有锯齿，先端长渐尖，基部圆形或宽楔形，上面深绿色，下面苍白色，两面有茸毛，老时脱落，叶轴无翅。花单性，雌雄异株。圆锥花序顶生，密生茸毛；花淡绿色；雌花花柱有红色刺毛。核果深红色，密生绒毛，花柱宿存，密集成火炬形。花期5~7月，果期8~9月。

【适宜生境】中生植物。喜光，耐寒，对土壤适应性强，耐干旱瘠薄，耐水湿，耐盐碱。

【资源状况】作为园林绿化植物，阴山地区广泛栽培。

【入药部位】■中药：根皮。

【采收加工】春季采根皮，晒干。

【功能主治】■中药：根皮止血；用于外伤出血。

【用法用量】■中药：根皮外用适量，捣敷。

卫矛科

白　杜

丝棉木、桃叶卫矛、华北卫矛、陶日格 – 额莫根 – 查干

Euonymus maackii Rupr.

【标本采集号】150102180913098LY

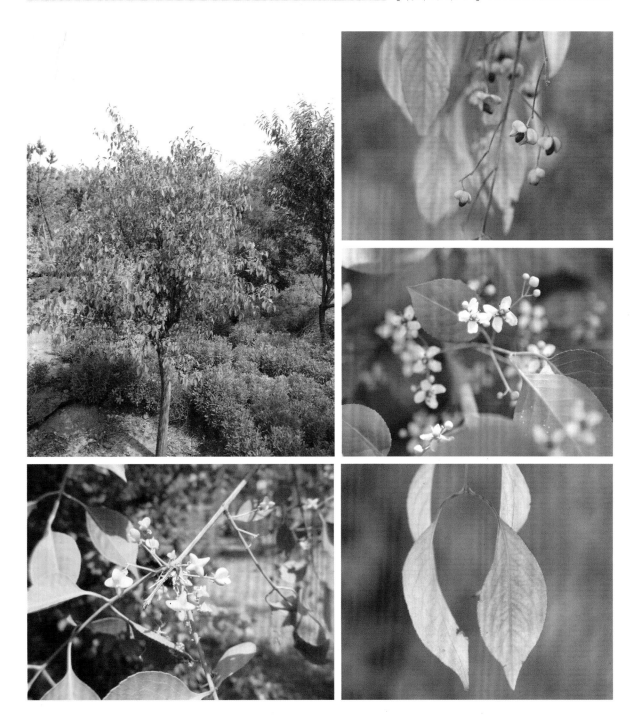

【**形态特征**】落叶灌木或小乔木，高达 6m。小枝圆柱形。叶对生，卵状椭圆形、卵圆形或窄椭圆形，边缘具细锯齿；聚伞花序有花 3 至多朵，花序梗微扁。花 4 数，淡白绿或黄绿色；花萼裂片半圆形；花瓣长圆状倒卵形；雄蕊生于 4 圆裂花盘上，花药紫红色；子房四角形，4 室，每室胚珠 2 枚。蒴果倒圆心形，4 浅裂，熟时粉红色。种子棕黄色，长椭圆形；假种皮橙红色，全包种子。花期 6 月，果期 8 月。

【**适宜生境**】中生植物。生于草原地带的山地、沙丘或沟坡。

【**资源状况**】作为园林绿化植物，阴山地区有少量栽培。

【**入药部位**】■中药：根、树皮（丝棉木）。

【**采收加工**】全年均可采，洗净，切片，晒干。

【**功能主治**】■中药：丝棉木祛风湿，活血通经，止血；用于风湿痹痛，腰痛，经闭，血栓闭塞性脉管炎，衄血，漆疮，痔疮。

【**用法用量**】■中药：丝棉木 15~30g，鲜品加倍，或浸酒，或入丸、散服；外用适量，捣敷，或煎汤熏洗。

栓翅卫矛 鬼箭羽、八肋木
Euonymus phellomanus Loes.

【标本采集号】150203190613025LY

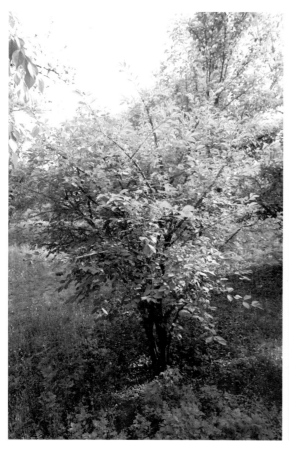
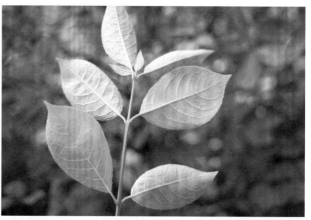
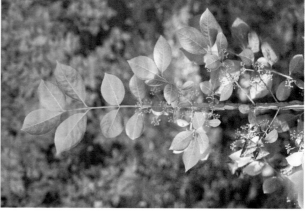

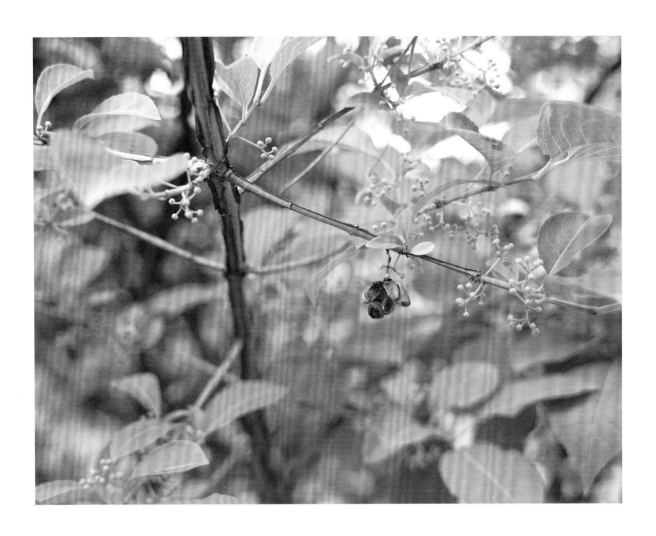

【**形态特征**】灌木，高 3~4m。枝条硬直，常具 4 纵列木栓厚翅，在老枝上宽可达 5~6mm。叶长
　　　　　　椭圆形或略呈椭圆状倒披针形，长 6~11cm，宽 2~4cm，先端窄长渐尖，边缘具细密
　　　　　　锯齿；叶柄长 8~15mm。聚伞花序 2~3 次分枝，有花 7~15 朵；花序梗长 10~15mm；
　　　　　　小花梗长达 5mm；花白绿色，直径约 8mm，4 数；雄蕊花丝长 2~3mm；花柱短，长
　　　　　　1~1.5mm，柱头圆钝且不膨大。蒴果 4 棱，倒圆心状，长 7~9mm，直径约 1cm，粉红色。
　　　　　　种子椭圆状，长 5~6mm，直径 3~4mm，种脐、种皮棕色，假种皮橘红色，包被种子全部。
　　　　　　花期 7 月，果期 9~10 月。

【**适宜生境**】中生植物。生于山谷林中。

【**资源状况**】作为园林绿化植物，阴山地区少量栽培。

【**入药部位**】■**中药**：枝皮（翅卫矛）。

【**采收加工**】7~8 月采枝，刮取外皮，洗净，切段，晒干。

【**功能主治**】■**中药**：翅卫矛活血调经，散瘀止痛；用于月经不调，产后瘀阻腹痛，跌打损伤，
　　　　　　风湿痹痛。

【**用法用量**】■**中药**：翅卫矛 6~10g，或浸酒，或入丸、散服。

槭树科

元宝槭
华北五角槭、哈图－查干
Acer truncatum Bunge

【标本采集号】150222180831034LY

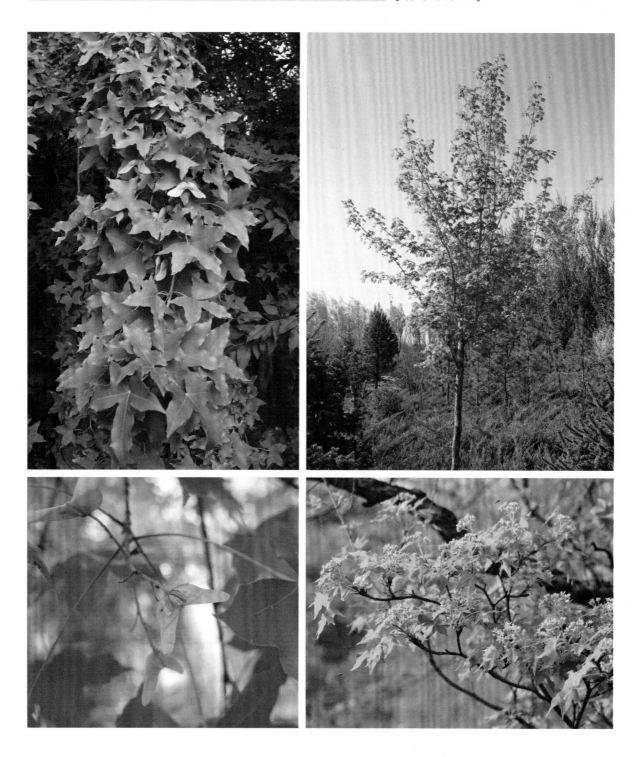

【形态特征】落叶小乔木，高达 8m。树皮灰棕色，深纵裂；小枝淡黄褐色。单叶对生，掌状 5 裂，有时 3 裂或中央裂片又分成 3 裂，裂片长三角形，最下 2 枚裂片有时向下开展，叶长 5~7cm，宽 6~10cm，边缘全缘，上面暗绿色，光滑，下面淡绿色，主脉 5 条，掌状。花淡绿黄色，杂性同株，6~15 朵花排成伞房状的聚伞花序，顶生；萼片 5 枚；花瓣 5 片，黄色或白色；雄蕊 8 枚，生于花盘外侧的裂孔中。果翅与小坚果长度几乎相等，两果开展角度为直角或钝角；小坚果扁平，光滑，果基部多为截形。花期 6 月上旬，果熟期 9 月。

【适宜生境】耐阴中生植物。生于半阴坡、阴坡及沟谷底部。

【资源状况】作为园林绿化植物，阴山地区有少量栽培。

【入药部位】■中药：根皮（元宝槭）。

【采收加工】夏季采挖根，剥取根皮，洗净，切片，晒干。

【功能主治】■中药：元宝槭祛风除湿，舒筋活络；用于腰背疼痛。

【用法用量】■中药：元宝槭 15~30g；或浸酒服，9~15g。

色木槭 地锦槭、五角枫、臭存－巴图查干
Acer mono Maxim.

【标本采集号】150202190429006LY

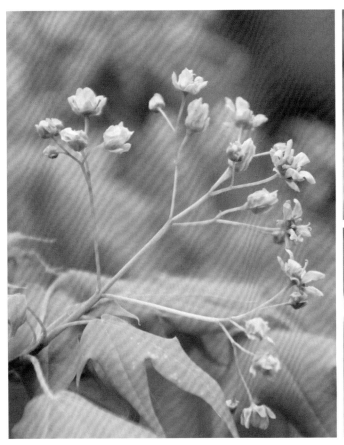
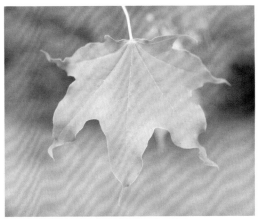
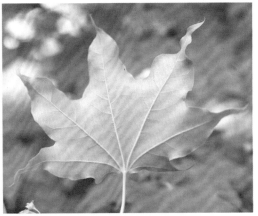

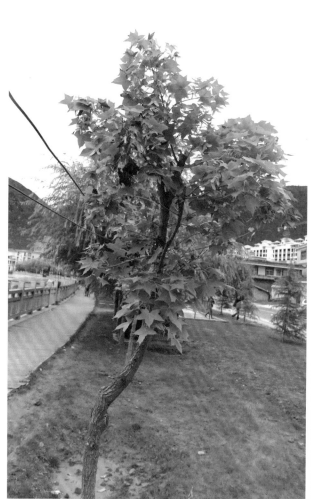
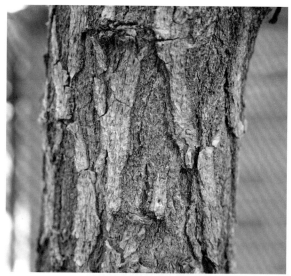
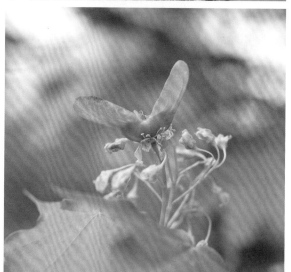

【形态特征】落叶乔木。叶纸质，椭圆形，常 5 裂，有时 3 裂及 7 裂的叶生于同一树上，裂片卵形，全缘。花多数，杂性，雄花与两性花同株，排成顶生圆锥状伞房花序，花的开放与叶的生长同时；萼片黄绿色，长圆形，顶端钝形；花瓣 5 片，淡白色；雄蕊 8 枚，子房无毛或近于无毛，在雄花中不发育；花柱短，柱头 2 裂，反卷。翅果嫩时紫绿色，成熟时淡黄色；小坚果压扁状；翅长圆形，张开成锐角或近于钝角。花期 4 月，果期 8~9 月。

【适宜生境】中生植物。常生于林下、林缘、河谷、岸旁或杂木林中。

【资源状况】作为园林绿化植物，阴山地区有少量栽培。

【入药部位】■中药：叶。

【采收加工】夏季采收，鲜用或晒干。

【功能主治】■中药：叶祛风除湿，活血止痛；用于偏正头痛，风寒湿痹，跌打瘀痛，湿疹，疥癣。

【用法用量】■中药：叶 10~15g，鲜品加倍；外用适量，煎汤洗。

茶条槭
黑枫、茶条、枫树、巴图 – 查干 – 毛都

Acer ginnala Maxim.

【标本采集号】150825140226110LY

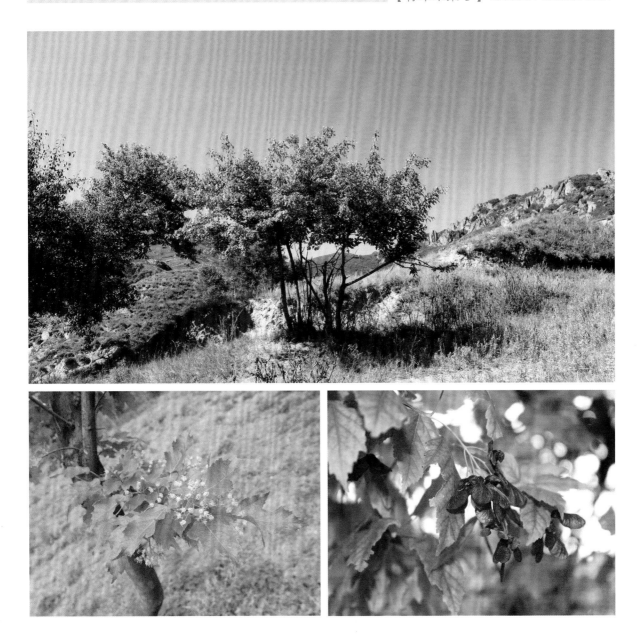

【形态特征】落叶灌木或小乔木，高达 6m。树皮灰色，粗糙；小枝细，当年生枝绿色或紫绿色，老枝淡黄色或黄褐色。叶纸质，圆卵形，羽状 3~5 浅裂，具不整齐的钝尖锯齿，下面脉腋被柔毛。伞房花序具多花，无毛；花杂性，雄花与两性花同株；萼片卵形，黄绿色；花瓣 5 片，长圆卵形，白色，较萼片长；雄蕊 8 枚，较花瓣长；子房密被长柔毛，翅果黄绿色或黄褐色，幼果被长柔毛，后渐脱落，两翅成锐角，或近直立。花期 6 月上旬，果熟期 9 月。

【适宜生境】中生植物。常生于半阳坡、半阴坡，并和其他树种组成杂木林。

【资源状况】分布于乌兰察布市（凉城县、商都县、卓资县）、呼和浩特市（武川县）、包头市（土默特右旗）、巴彦淖尔市（乌拉特后旗、乌拉特前旗）。常见。作为园林绿化植物，阴山地区亦有少量栽培。

【入药部位】■中药：嫩叶（桑芽）、幼芽（桑芽茶）。

【采收加工】春季萌芽时采收幼芽，晒干；夏季采收嫩叶，鲜用或晒干。

【功能主治】■中药：桑芽清肝明目；用于风热头痛，肝热目赤，视物昏花。桑芽茶散风热，清头目；用于风热头胀。

【用法用量】■中药：桑芽 10~15g，或开水冲泡，代茶饮。桑芽茶 9~15g。

梣叶槭 糖槭、白蜡槭、美国槭、复叶槭、羽叶槭
Acer negundo Linn.

【标本采集号】150204190420020LY

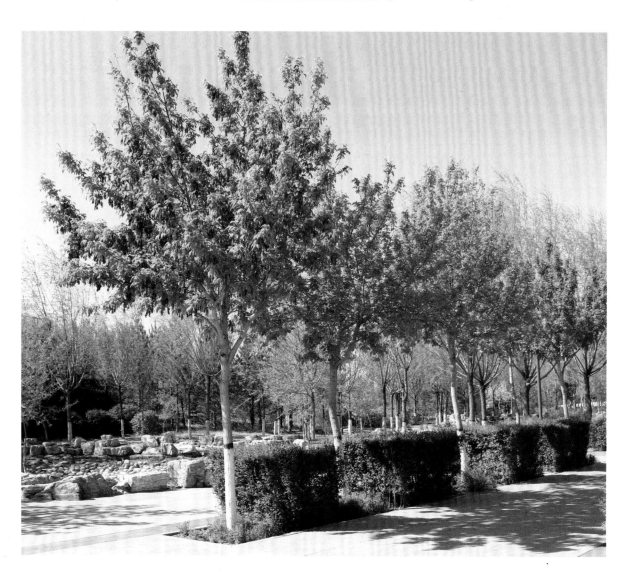

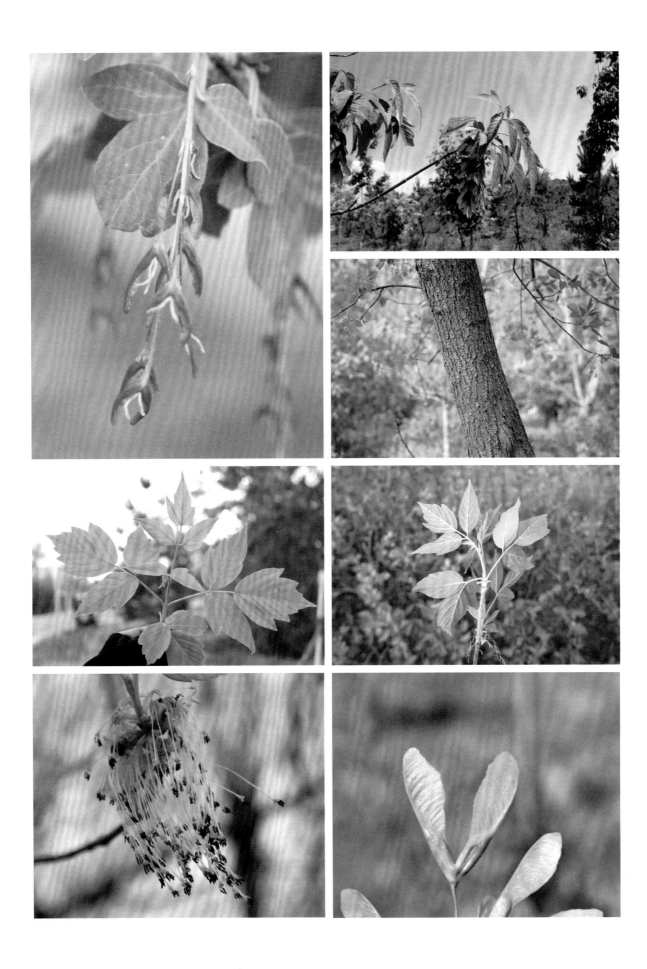

【形态特征】落叶乔木。树皮黄褐色或灰褐色；小枝圆柱形，无毛。羽状复叶，小叶纸质，卵形或椭圆状披针形，先端渐尖，基部钝形或阔楔形，边缘常有 3~5 个粗锯齿，主脉和 5~7 对侧脉均在下面显著。雄花的花序聚伞状，雌花的花序总状，常下垂，花梗黄绿色，雄蕊 4~6 枚，花丝很长，子房无毛。小坚果凸起，无毛；翅宽 8~10mm，稍向内弯。花期 5 月，果熟期 9 月。

【适宜生境】中生植物。生于湿润肥沃土壤，稍耐水湿处。

【资源状况】作为园林绿化植物，阴山地区有少量栽培。

【入药部位】■中药：果实。

【采收加工】夏季采收果实，晒干。

【功能主治】■中药：果实用于腹泻。

无患子科

栾 树　乌拉、黑色叶树、石栾树
Koelreuteria paniculata Laxm.

【标本采集号】150203190626011LY

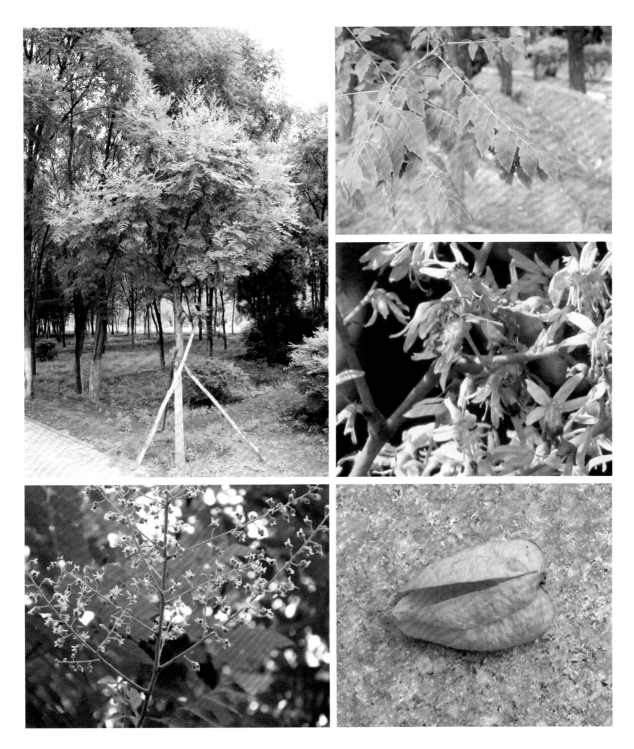

【形态特征】落叶乔木或灌木。一回或不完全二回或偶为二回羽状复叶，小叶对生或互生，纸质，卵形、宽卵形或卵状披针形。聚伞圆锥花序，密被微柔毛；苞片窄披针形，被粗毛；花淡黄色，稍芳香；萼裂片卵形，具腺状缘毛，呈啮蚀状；花瓣花时反折，线状长圆形，被长柔毛，瓣片基部的鳞片初黄色，花时橙红色，被疣状皱曲毛；雄蕊花丝下部密被白色长柔毛；花盘偏斜，有圆钝小裂片。蒴果圆锥形，具 3 棱，果瓣卵形，有网纹。种子近球形。花期 5~6 月，果期 8~9 月。

【适宜生境】中生植物。耐干旱瘠薄，对环境的适应性强，喜生于石灰质土壤。

【资源状况】作为园林绿化植物，阴山地区有少量栽培。

【入药部位】■中药：花（栾华）。

【采收加工】6~7 月采花，阴干或晒干。

【功能主治】■中药：栾华清肝明目；用于目赤肿痛，多泪。

【用法用量】■中药：栾华 3~6g。

文冠果 木瓜、文冠树、甚扰－毛都
Xanthoceras sorbifolium Bunge

【标本采集号】150822190507004LY

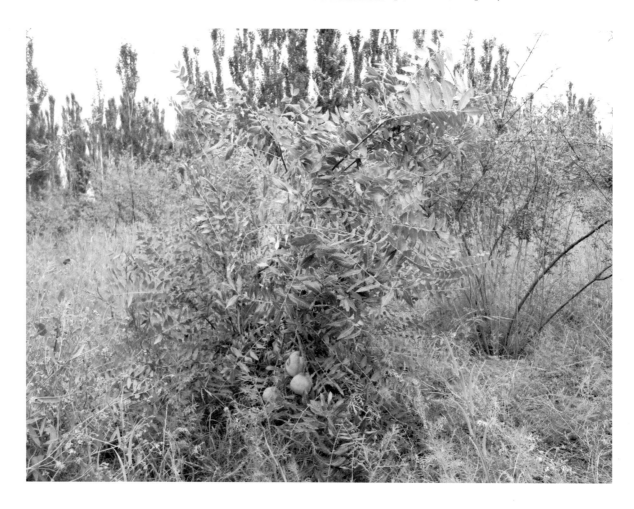

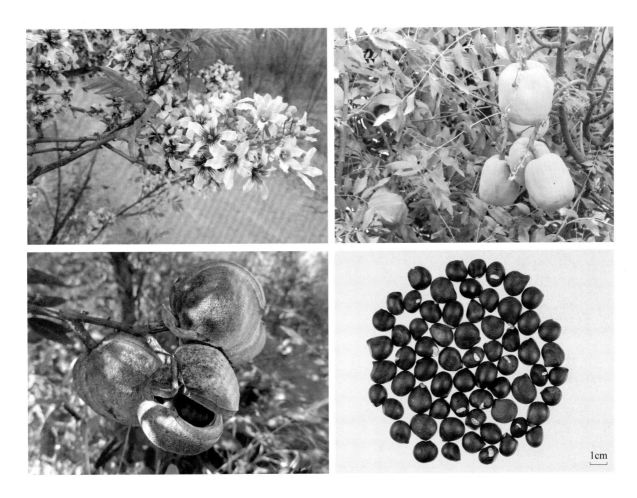

【形态特征】落叶灌木或小乔木，高 2~5m。小枝粗壮，褐红色。小叶 4~8 对，披针形或近卵形，两侧稍不对称，顶端渐尖，基部楔形，边缘有锐利锯齿，顶生小叶通常 3 深裂。花序先叶抽出或与叶同时抽出，两性花的花序顶生，雄花序腋生，直立；花瓣白色，基部紫红色或黄色，有清晰的脉纹；子房被灰色绒毛。蒴果。种子黑色而有光泽。花期 4~5 月，果期 7~8 月。

【适宜生境】中生植物。生于落叶阔叶林带和草原带的山坡。

【资源状况】作为园林绿化植物，阴山地区有少量栽培。

【入药部位】■中药：枝叶（文冠果）。

　　　　　■蒙药：茎干或枝条的木质部（甚扰 – 毛都）。

【采收加工】■中药：春、夏二季采收，新鲜枝叶切碎，熬膏用。

　　　　　■蒙药：春、夏二季采收，剥去外皮，取木材截段，劈成小块，晒干。

【功能主治】■中药：文冠果祛风除湿，消肿止痛；用于风湿热痹，筋骨疼痛。

　　　　　■蒙药：甚扰 – 毛都清热，燥协日乌素，消肿，止痛；用于热性协日乌素病，浊热，皮肤瘙痒，癣，脓疱疮，脱发，麻风病，痛风，游痛症，巴木病，关节疼痛，淋巴结肿大，风湿性心脏病。

【用法用量】■中药：文冠果 3~9g，或制成流浸膏服用；外用适量，熬膏敷患处。

　　　　　■蒙药：甚扰 – 毛都单用 1.5~3g，或者入丸剂、散剂、油剂或膏剂服。

凤仙花科

凤仙花　急性子、指甲花、指甲草、好木存 – 宝都格 – 其其格
Impatiens balsamina L.

【标本采集号】150825150904344LY

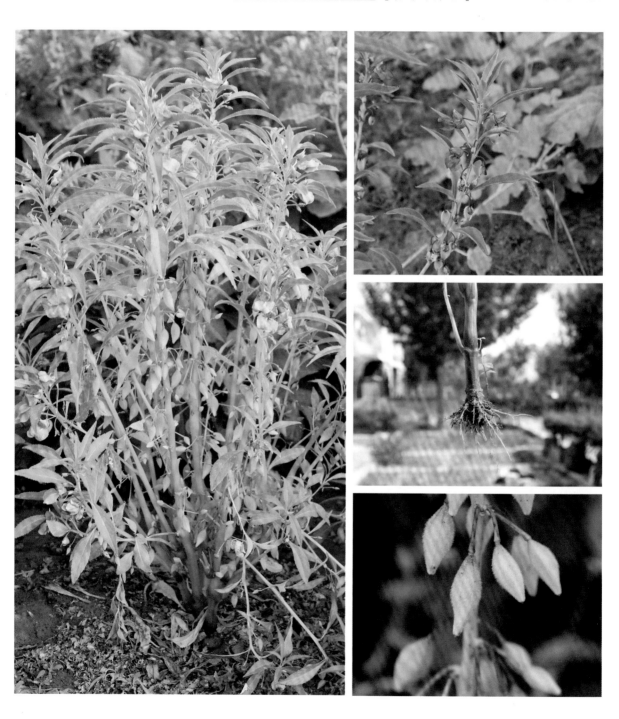

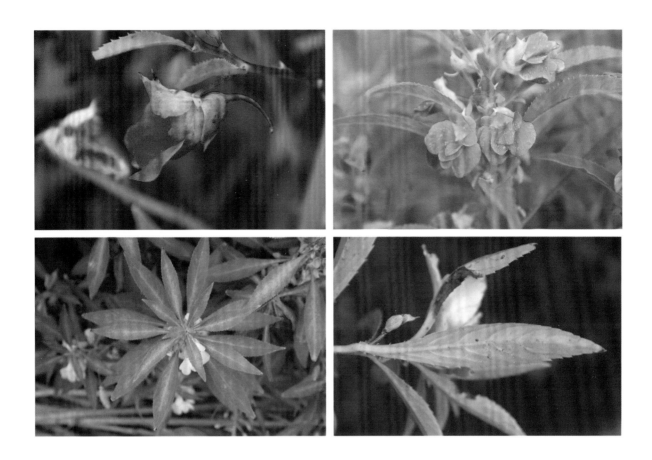

【形态特征】一年生草本，高 60~100cm。茎粗壮，肉质，直立。叶互生，最下部叶有时对生；叶片披针形、狭椭圆形或倒披针形，边缘有锐锯齿，向基部常有数对无柄的黑色腺体。花单生或 2~3 朵簇生于叶腋，白色、粉红色或紫色，单瓣或重瓣；唇瓣深舟状，被柔毛，基部有内弯的距；旗瓣圆形，兜状，背面中肋具狭龙骨状突起；翼瓣具短柄，2 裂，外缘近基部具小耳；雄蕊 5 枚，花丝线形。蒴果宽纺锤形，密被柔毛。种子多数，圆球形，黑褐色。花期 7~8 月，果期 8~9 月。

【适宜生境】湿中生植物。喜阳光，怕湿，耐热不耐寒，喜向阳的地势和疏松肥沃的土壤，在较贫瘠的土壤中亦可生长。

【资源状况】作为庭院绿化植物，阴山地区有少量栽培。

【入药部位】■中药：种子（急性子）。

■蒙药：花（好木存 – 宝都格）。

【采收加工】夏、秋二季果实即将成熟时采摘，晒干，除去果皮及杂质；夏季采花，阴干。

【功能主治】■中药：急性子有小毒；破血，软坚，消积；用于癥瘕痞块，经闭，噎膈。

■蒙药：好木存 – 宝都格利尿，消肿，致伤，燥协日乌素；用于浮肿，慢性肾炎，膀胱炎，关节疼痛等。

【用法用量】■中药：急性子 3~5g。

■蒙药：好木存 – 宝都格与其他药配方用。

水金凤
辉菜花、水金花、扎干乃－哈木日－其其格
Impatiens noli-tangere L.

【标本采集号】150925150821017LY

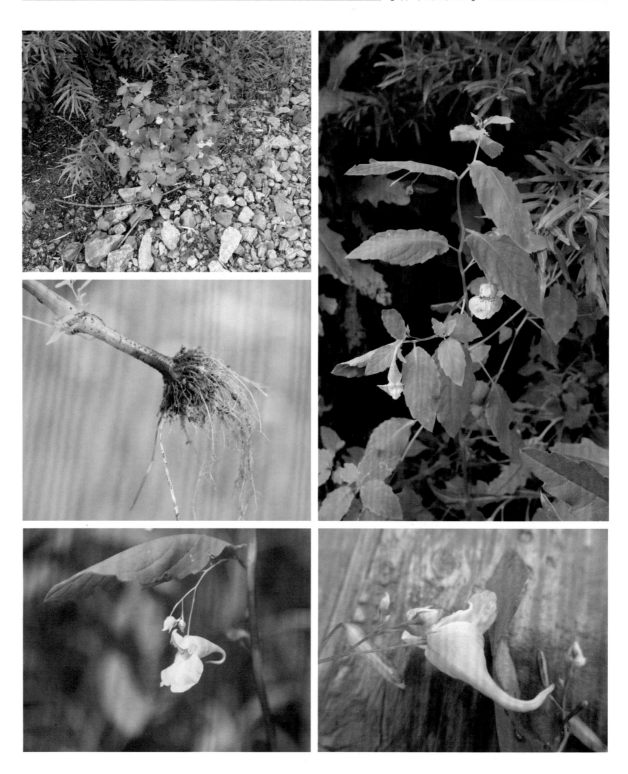

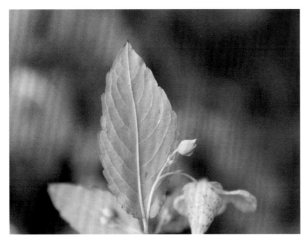 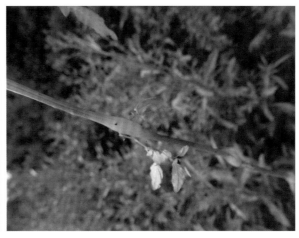

【形态特征】一年生草本。茎较粗壮，肉质，直立，有多数纤维状根。叶互生，叶片卵形或卵状椭圆形，边缘有粗圆状齿。花梗中上部有 1 枚披针形苞片；花侧生 2 枚萼片，卵形或宽卵形；旗瓣圆形或近圆形，先端微凹；翼瓣 2 裂，下部裂片小，长圆形，上部裂片宽斧形，外缘近基部具钝角状的小耳；唇瓣宽漏斗状，基部具内弯的距；雄蕊花丝线形；子房纺锤形，直立，具短喙尖。蒴果线状圆柱形。种子多数，长圆球形，褐色，光滑。花期 7~8 月，果期 8~9 月。

【适宜生境】湿中生植物。生于森林带和森林草原带的林下、林缘湿地。

【资源状况】分布于乌兰察布市（凉城县、兴和县、卓资县）、呼和浩特市（武川县）。常见。

【入药部位】■中药：全草（水金凤）。

■蒙药：全草（禾格仁 – 好木存 – 宝都格）。

【采收加工】夏、秋二季采收，除去杂质，洗净泥土，晒干。

【功能主治】■中药：水金凤活血调经，舒筋活络；用于月经不调，痛经，跌打损伤，风湿疼痛，阴囊湿疹。

■蒙药：禾格仁 – 好木存 – 宝都格利尿，消肿，治伤，燥协日乌素；用于浮肿，慢性肾炎，膀胱炎，关节疼痛等。

【用法用量】■中药：水金凤 9~15g；外用适量，煎汤熏洗，或鲜品捣烂敷患处。

■蒙药：禾格仁 – 好木存 – 宝都格 1.5~3g，或入丸、散服。

鼠李科

小叶鼠李
麻绿、黑格令、琉璃枝、牙黑日－牙西拉
Rhamnus parvifolia Bunge

【标本采集号】150921150826001LY

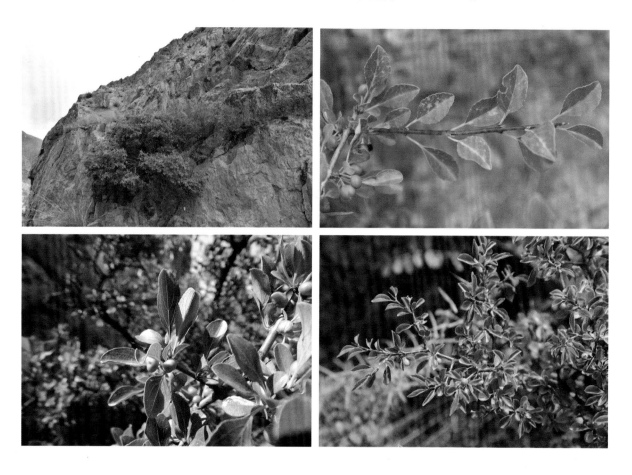

【形态特征】灌木，高 1.5~2m。叶纸质，对生或近对生，稀兼互生，或在短枝上簇生，菱状倒卵形或菱状椭圆形，稀倒卵状圆形或近圆形，具细圆齿，上面无毛或被疏柔毛，下面干后灰白色，无毛或脉腋窝孔内有疏微毛；叶柄上面沟内有细柔毛，托叶钻状，有微毛。花单性异株，黄绿色，有花瓣，常数个簇生于短枝上；花梗无毛；雌花花柱 2 裂。核果倒卵状球形，熟时黑色，萼筒宿存。种子长圆状倒卵圆形，褐色，背侧有纵沟。花期 5 月，果熟期 7~9 月。

【适宜生境】旱中生植物。生于向阳石质山坡、沟谷、沙丘间地或灌木丛。

【资源状况】分布于乌兰察布市（察哈尔右翼前旗、四子王旗、兴和县、卓资县）、呼和浩特市（土默特左旗）、包头市（固阳县、石拐区、土默特右旗）、巴彦淖尔市（乌拉特后旗、乌拉特前旗）。常见。

【入药部位】■中药：果实（小叶鼠李）。

【采收加工】秋季采收果实，除去杂质，干燥。

【功能主治】■中药：小叶鼠李清热泻下，解毒消瘰；用于热结便秘，瘰疬，疥癣，疮毒。

【用法用量】■中药：小叶鼠李 1.5~3g；外用适量，捣敷。

黑桦树
钝叶鼠李、毛脉鼠李
Rhamnus maximovicziana J. Vass.

【标本采集号】150824180823011LY

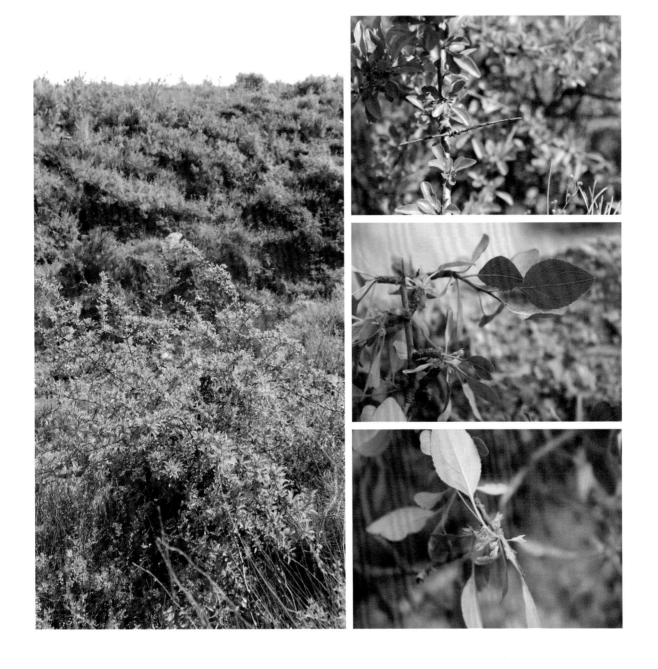

【形态特征】多分枝灌木，高达 2.5m。小枝对生或近对生，枝端及分叉处常具刺，桃红色或紫红色，后变紫褐色，被微毛或无毛，有光泽或稍粗糙。叶近革质，在长枝上对生或近对生，在短枝上端簇生。花单性，雌雄异株，通常数个至 10 余个簇生于短枝端，4 基数。核果倒卵状球形，基部有宿存萼筒，具 2 或 3 分核，红色，成熟时变黑色。种子背面具长为种子的 1/2~3/5 的倒心形的宽沟。花、果期 6~9 月。

【适宜生境】旱中生植物。生于草原带或草原化荒漠带的砂砾质山坡、林缘或灌丛中。

【资源状况】分布于包头市（固阳县、土默特右旗）、巴彦淖尔市（乌拉特前旗、乌拉特中旗）。常见。

【入药部位】■中药：果实（鼠李）、树皮或根皮（鼠李皮）。

【采收加工】秋季采收果实、根皮，除去杂质，干燥；春季采收树皮，刮去粗皮，晒干。

【功能主治】■中药：鼠李清热利湿，消积杀虫，止咳祛痰；用于咳喘，水肿胀满，瘰疬，疥癣，智齿冠周炎，痈疖。鼠李皮清热解毒，凉血，杀虫；用于风热瘙痒，疥疮，湿疹，腹痛，跌打损伤，肾囊风。

【用法用量】■中药：鼠李 5~10g，或研末、熬膏冲服；外用适量，鲜品捣烂敷患处。鼠李皮 10~30g；外用适量，鲜品捣敷，或研末调敷。

土默特鼠李 土默特 – 牙西拉
Rhamnus tumerica Grub.

【标本采集号】150221150601220LY

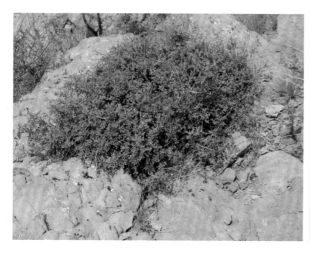 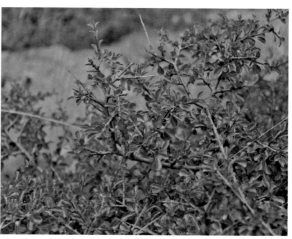

【形态特征】灌木，高达 1m。树皮灰色，片状剥落。分枝密集，小枝细，当年生枝灰褐色，老枝黑褐色，末端为针刺。单叶，叶厚，齿端具黑色腺点，两面散生短柔毛，侧脉 2~3 对，呈平行的弧状弯曲。花单性，小型，黄绿色，排成聚伞花序，1~3 朵集生于叶腋；萼片 4 枚；花瓣 4 片；雄蕊 4 枚。核果成熟时黑色，具 2 核。种子侧扁，光滑，栗褐色，背面有种沟，种沟开口占种子全长的 4/5。花期 5 月，果期 7~9 月。

【适宜生境】旱中生植物。生于草原带的山地沟谷。

【资源状况】分布于乌兰察布市（察哈尔右翼前旗）、呼和浩特市（土默特左旗）、包头市（土默特右旗）。常见。

【入药部位】■中药：果实（小叶鼠李）。

【采收加工】秋季采收果实，除去杂质，干燥。

【功能主治】■中药：小叶鼠李清热泻下，解毒消瘰；用于热结便秘，瘰疬，疥癣，疮毒。

【用法用量】■中药：小叶鼠李 1.5~3g；外用适量，捣敷。

鼠 李
老鹳眼、臭李子、牙西拉
Rhamnus davurica Pall.

【标本采集号】150921130801026LY

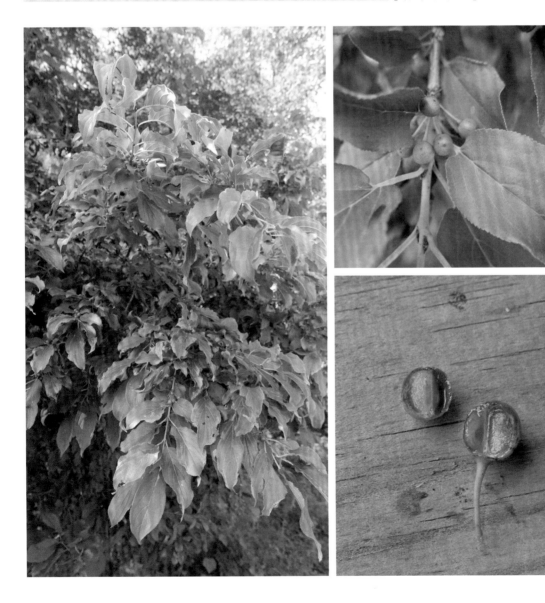

【**形态特征**】灌木或小乔木，高达 10m。具顶芽，鳞片有白色缘毛。叶纸质，对生或近对生，宽椭圆形、卵圆形，稀倒披针状椭圆形，具细圆齿，齿端常有红色腺体；花单性异株，4 基数，有花瓣；雌花 1~3 朵腋生或数朵至 20 余朵簇生于短枝。核果球形，黑色，具 2 枚分核，萼筒宿存。种子背侧有与种子等长的窄纵沟。花期 5~6 月，果期 8~9 月。

【**适宜生境**】中生植物。生于低山山坡、山地沟谷、沙丘间地、林缘或杂木林间。

【**资源状况**】分布于乌兰察布市（察哈尔右翼后旗、察哈尔右翼前旗、卓资县）。常见。

【**入药部位**】■中药：果实（鼠李）、树皮或根皮（鼠李皮）。

【**采收加工**】秋季采收果实、根皮，除去杂质，干燥；春季采收树皮，刮去粗皮，晒干。

【**功能主治**】■中药：鼠李清热利湿，消积杀虫，止咳祛痰；用于咳喘，水肿胀满，瘰疬，疥癣，智齿冠周炎，痈疖。鼠李皮清热解毒，凉血，杀虫；用于风热瘙痒，疥疮，湿疹，腹痛，跌打损伤，肾囊风。

【**用法用量**】■中药：鼠李 5~10g，或研末、熬膏冲服；外用适量，鲜品捣烂敷患处。鼠李皮 10~30g；外用适量，鲜品捣敷，或研末调敷。

柳叶鼠李 黑格兰、红木鼠李、哈日－牙西拉
Rhamnus erythroxylon Pall.

【标本采集号】150823150826082LY

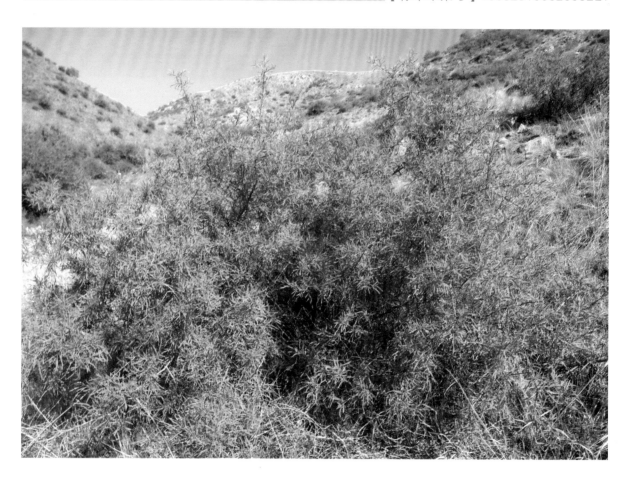

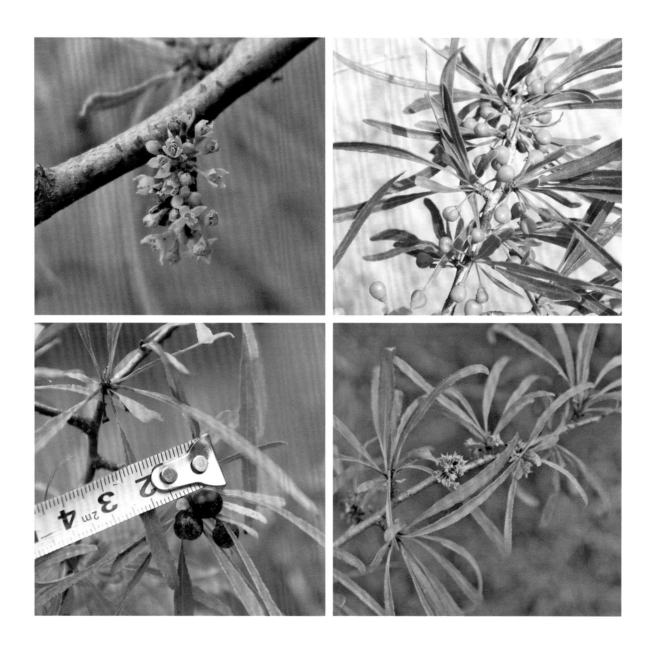

【形态特征】灌木，稀乔木，达 2m。叶纸质，互生或在短枝上簇生，线形或线状披针形，边缘有
疏细锯齿。花单性，雌雄异株，黄绿色，4 基数，有花瓣；雄花数个至 20 余个，簇
生于短枝顶端，宽钟状，萼片三角形；雌花萼片狭披针形。核果球形，熟时黑色。种
子倒卵圆形，淡褐色。花期 5 月，果期 6~7 月。

【适宜生境】旱中生植物。生于丘陵山坡、沙丘间地及灌木丛中。

【资源状况】分布于包头市（石拐区、土默特右旗）、巴彦淖尔市（乌拉特前旗、乌拉特中旗）。
常见。

【入药部位】■中药：叶（柳叶鼠李）。

【采收加工】夏、秋二季采收，晒干。

【功能主治】■中药：柳叶鼠李消食健胃，清热；用于消化不良，腹泻。

【用法用量】■中药：柳叶鼠李 5~10g，或开水泡服。

枣 大枣、红枣、无刺枣、查巴嘎
Ziziphus jujuba Mill.

【标本采集号】150122140802008LY

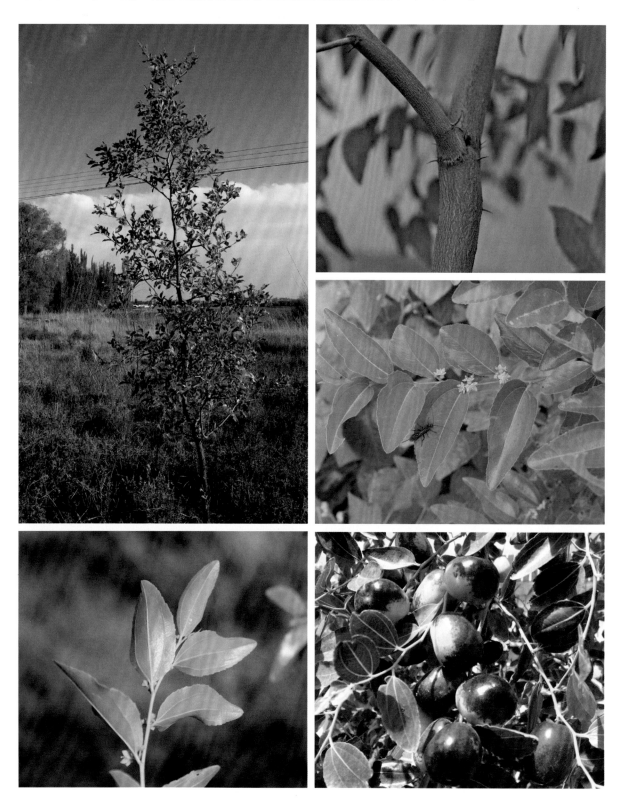

【形态特征】落叶小乔木，稀灌木。枝上无刺。叶纸质，卵状椭圆形或卵状矩圆形，边缘具圆齿状锯齿，基生三出脉。花黄绿色，两性，无毛，单生或 2~8 个密集成腋生聚伞花序；萼片卵状三角形；花瓣倒卵圆形，基部有爪；花盘厚，肉质，圆形；子房与花盘合生，2 室，每室有 1 枚胚珠，花柱 2 裂。核果矩圆形或长卵圆形，成熟时红色，后变红紫色，中果皮肉质，厚，味甜，核顶端锐尖，基部锐尖或钝，2 室，具 1 或 2 枚种子。种子扁椭圆形。花期 5~6 月，果熟期 9~10 月。

【适宜生境】中生植物。生于海拔 1700m 以下的山区、丘陵或平原。

【资源状况】作为果树或园林绿化树种，阴山地区有少量栽培。

【入药部位】■中药：果实（大枣）、树皮（枣树皮）。

■蒙药：果实（查巴嘎）。

【采收加工】秋季果实成熟时采收，除去杂质，晒干；树皮随时可采，洗净泥土，晒干。

【功能主治】■中药：大枣补中益气，养血安神；用于脾虚食少，乏力便溏，妇人脏躁。枣树皮止泻，止血，止咳；用于痢疾，泄泻，崩漏，咳喘。

■蒙药：查巴嘎调和诸药，益气，养营；用于营养不良，体虚，失眠。

【用法用量】■中药：大枣 6~15g，或入酒剂服。枣树皮 6~9g。

■蒙药：查巴嘎单用 6~15g，或入丸、散服。

酸 枣
硬枣、酸枣核、枣仁、哲日力格 – 查巴嘎

Ziziphus jujuba Mill. var. *spinosa* (Bunge) Hu ex H. F. Chow

【标本采集号】150823150826179LY

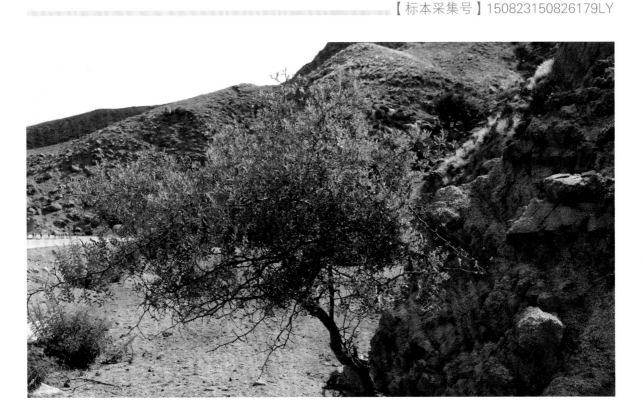

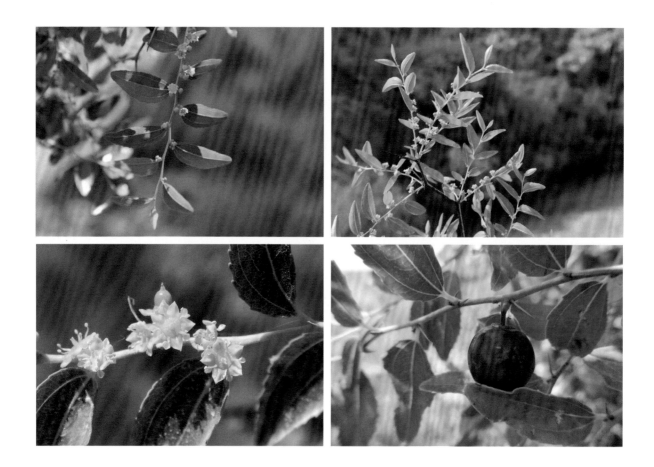

【形态特征】灌木或小乔木，高达4m。小枝弯曲，呈"之"字形，紫褐色，有细长或弯钩状的刺。单叶互生，较小，三出叶脉，边缘有钝锯齿，齿端具腺点，上面无毛，下面沿脉有柔毛；叶柄具柔毛。花黄绿色，2~3朵簇生于叶腋；花萼5裂；花瓣5片；雄蕊5枚，具明显花盘。核果小，近球形或短矩圆形，直径0.7~1.2cm，暗红色，后变黑色，具薄的中果皮，味酸，核两端钝。花期5~6月，果熟期9~10月。

【适宜生境】旱中生植物。生于向阳干燥平原、丘陵、山麓、山沟，常形成灌木丛。

【资源状况】分布于呼和浩特市（清水河县、土默特左旗、托克托县）、巴彦淖尔市（乌拉特后旗、乌拉特前旗、乌拉特中旗）。常见。作为园林绿色植物，阴山地区亦有少量栽培。

【入药部位】■中药：种子（酸枣仁）。
■蒙药：种子（哲日力格 – 查巴嘎）。

【采收加工】秋末冬初果实成熟时采收，除去果肉，打碎果核，收集种子，除去杂质，晒干。

【功能主治】■中药：酸枣仁养心补肝，宁心安神，敛汗，生津；用于虚烦不眠，惊悸多梦，体虚多汗，津伤口渴。
■蒙药：哲日力格 – 查巴嘎安神，养心，敛汗；用于失眠，神经衰弱，多梦，健忘，虚汗，心烦，心悸，易凉。

【用法用量】■中药：酸枣仁10~15g，或入丸、散服，或研末睡前吞服。
■蒙药：哲日力格 – 查巴嘎单用9~15g，或入丸、散服。

葡萄科

地 锦

爬山虎、红葡萄藤、趴墙虎

Parthenocissus tricuspidata (Sieb. et Zucc.) Planch.

【标本采集号】150202190626017LY

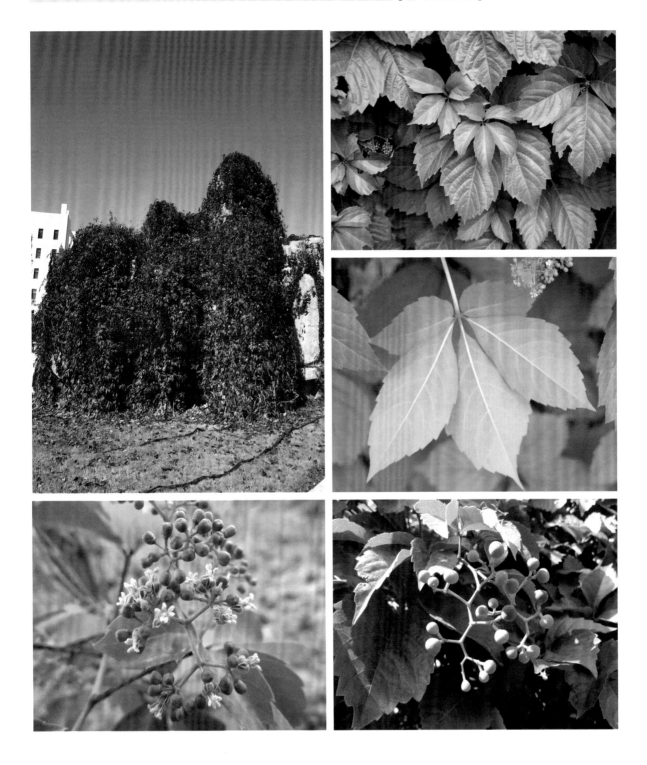

【形态特征】木质藤本。小枝无毛或嫩时被极稀疏柔毛,老枝无木栓翅。单叶,通常 3 裂,叶柄无毛或疏生短柔毛。花序生短枝上,基部分枝,形成多歧聚伞花序,主轴不明显;花萼碟形,边缘全缘或呈波状,无毛;花瓣 5 片,长椭圆形。果球形,成熟时蓝色,有种子 1~3 枚。花期 5~8 月,果期 9~10 月。

【适宜生境】中生植物。适生于阴湿、肥沃的土壤。

【资源状况】作为园林绿化植物,阴山地区广泛栽培。

【入药部位】■中药:根(地锦)、茎(爬山虎)。

【采收加工】落叶前采茎,切段晒干;根全年可采。

【功能主治】■中药:地锦祛风止痛,活血通络;用于风湿痹痛,中风半身不遂,偏正头痛,产后血瘀,腹生结块,跌打损伤,痈肿疮毒,溃疡不敛。爬山虎祛风通络,活血解毒;用于风湿关节痛;外用于跌打损伤,痈疖肿毒。

【用法用量】■中药:地锦 15~30g,或浸酒;外用适量,煎汤洗,或磨汁涂,或捣烂敷。爬山虎 25~50g,或泡酒服;外用适量,捣烂,酒调敷患处。

掌裂蛇葡萄
掌裂草葡萄、光叶草葡萄
Ampelopsis delavayana Planch. var. *glabra* (Diels & Gilg) C. L. Li

【标本采集号】150221130826030LY

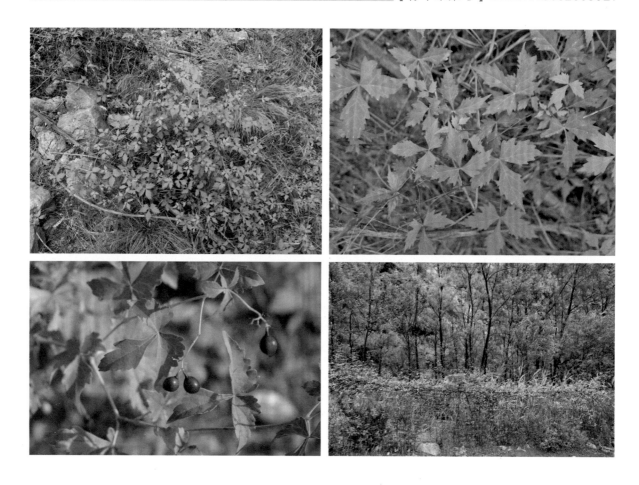

【形态特征】木质藤本，植株光滑无毛。小枝圆柱形，有纵棱纹；卷须 2~3 叉分枝，相隔两节间断
与叶对生。叶为 3~5 小叶，多歧聚伞花序与叶对生；花瓣 5 片，卵状椭圆形；花盘明显，
5 浅裂；子房下部与花盘合生，花柱明显，柱头不明显扩大。果实近球形。种子倒卵圆形，
顶端近圆形，基部有短喙。花期 6~7 月，果期 7~9 月。

【适宜生境】中生植物。生于草原带的沟谷灌丛中。

【资源状况】分布于包头市（土默特右旗）。少见。

【入药部位】■中药：根皮（乌头叶蛇葡萄）。

【采收加工】春、秋二季采挖根，剥取根皮，除去栓皮，洗净泥土，鲜用或晒干。

【功能主治】■中药：乌头叶蛇葡萄散瘀消肿，祛腐生肌，接骨止痛，祛风湿；用于跌打损伤，骨折，
疮疖肿痛，风湿痹痛。

【用法用量】■中药：乌头叶蛇葡萄 10~15g，或研末吞服；外用适量，鲜品捣烂，或研末敷患处。

乌头叶蛇葡萄
草白蔹、过山龙、草葡萄、额布苏力格－毛盖－乌吉母
Ampelopsis aconitifolia Bunge

【标本采集号】150121180821008LY

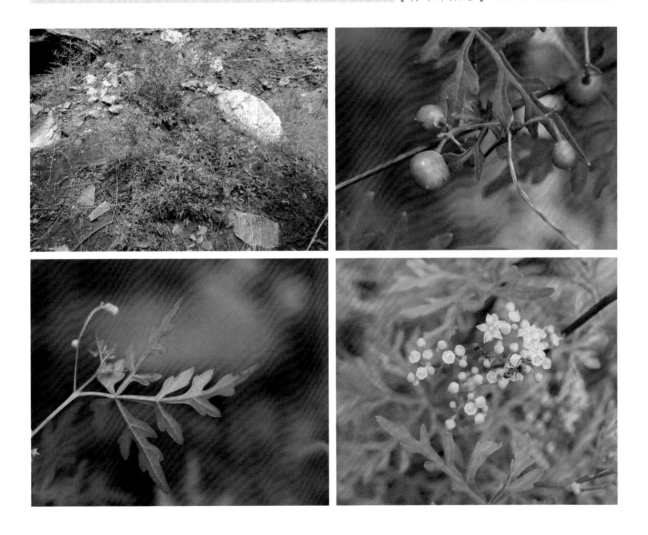

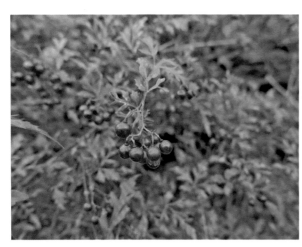
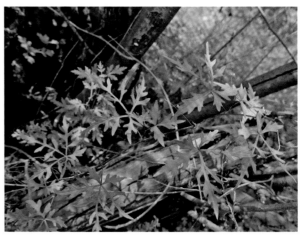

【形态特征】木质藤本。小枝有纵棱纹，被疏柔毛；卷须 2~3 叉分枝。掌状 5 小叶；小叶 3~5 羽裂
或呈粗锯齿状，披针形或菱状披针形；托叶褐色膜质。伞房状复二歧聚伞花序疏散；
花萼碟形，波状浅裂或近全缘；花瓣宽卵形；花盘发达，边缘波状；子房下部与花盘
合生，花柱钻形。果近球形，有种子 2~3 枚。种子腹面两侧洼穴向上达种子上部 1/3 处。
花期 6~7 月，果期 8~10 月。

【适宜生境】中生植物。生于草原带的石质山地和丘陵沟谷灌丛中。

【资源状况】分布于乌兰察布市（四子王旗、兴和县）、呼和浩特市（土默特左旗）、包头市（土
默特右旗）、巴彦淖尔市（乌拉特前旗、乌拉特中旗）。常见。

【入药部位】■中药：根皮（乌头叶蛇葡萄）。

【采收加工】春、秋二季采挖根，剥取根皮，除去栓皮，洗净泥土，鲜用或晒干。

【功能主治】■中药：乌头叶蛇葡萄散瘀消肿，祛腐生肌，接骨止痛，祛风湿；用于骨折，跌打损伤，
痈肿，风湿关节痛。

【用法用量】■中药：乌头叶蛇葡萄 10~15g，或研末吞服；外用适量，鲜品捣烂，或研末敷患处。

掌裂草葡萄

光叶草葡萄、给拉格日－毛盖－乌吉母

Ampelopsis aconitifolia Bge. var. *palmiloba* (Carr.) Rehd

【标本采集号】150221150824322LY

【形态特征】木质藤本。叶为掌状 5 小叶，小叶大多不分裂，披针形或菱状披针形，边缘锯齿通常
较深而粗，或混生有浅裂叶者；托叶膜质，褐色，卵披针形，无毛或下面微被疏柔毛。
花序为疏散的伞房状复二歧聚伞花序；花蕾卵圆形，顶端圆形；花萼碟形，波状浅裂
或几全缘，无毛；花瓣 5 片，卵圆形，无毛；雄蕊 5 枚，花盘发达，边缘呈波状。果
实近球形。种子倒卵圆形，顶端圆形，基部有短喙，种脐在种子背面中部近圆形，腹
部中棱脊微突出，两侧洼穴呈沟状，从基部向上斜展达种子上部 1/3 处。花期 5~6 月，
果期 8~9 月。

【适宜生境】中生植物。生于草原带的沟谷灌丛中。

【资源状况】分布于呼和浩特市（和林格尔县）、呼和浩特市（清水河县）、包头市（固阳县、土默特右旗）、巴彦淖尔市（磴口县）。常见。

【入药部位】■中药：根皮。

【采收加工】秋、冬二季采挖，洗净，剥取根皮，切片，鲜用或晒干。

【功能主治】■中药：根皮清热解毒，豁痰；用于结核性脑膜炎，痰多胸闷，瘰疬痈。

【用法用量】■中药：根皮 3~6g；外用适量，捣烂，磨水成浆或研末调敷。

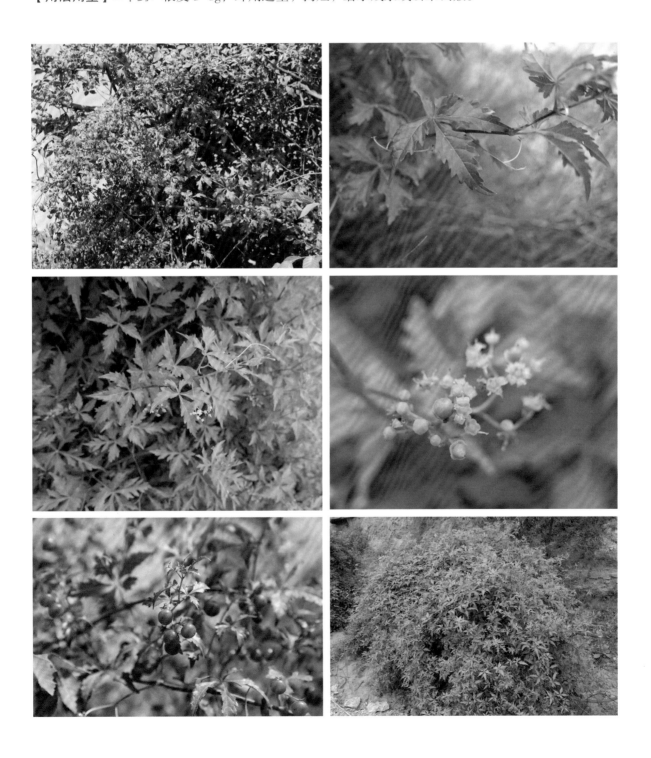

山葡萄

哲日乐格 – 乌吉母

Vitis amurensis Rupr.

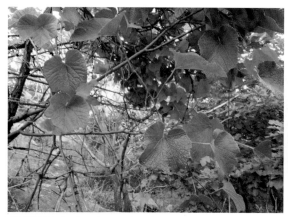
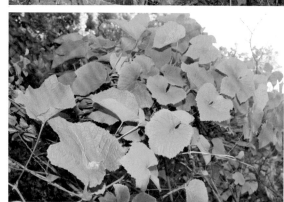
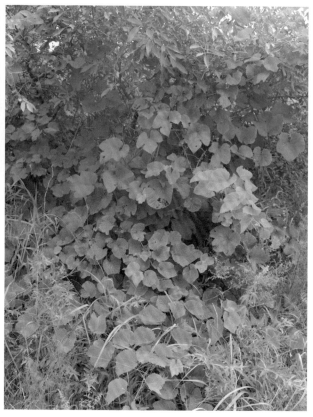

【形态特征】木质藤本。小枝圆柱形，无毛，嫩枝疏被蛛丝状绒毛，枝上有卷须。叶阔卵圆形，3（~5）浅裂或中裂，或不分裂，裂缺凹成圆形，叶基部心形，边缘每侧有粗锯齿，基生脉5出；托叶膜质，褐色，顶端钝，全缘。圆锥花序与叶对生；花萼碟形，几全缘，无毛；花瓣5片，呈帽状黏合脱落；雄蕊5枚，花丝丝状，花盘发达，5裂；雌蕊1枚，子房锥形。种子倒卵圆形，顶端微凹，基部有短喙，种脐在种子背面中部呈椭圆形，腹面中棱脊微突起，两侧洼穴狭窄而呈条形，向上达种子中部或近顶端。花期6月，果期8~9月。

【适宜生境】中生植物。生于山地林缘和湿润的山坡。

【资源状况】分布于乌兰察布市（卓资县）、包头市（固阳县）、巴彦淖尔市（乌拉特前旗）。少见。

【入药部位】■中药：根（山藤藤秧）、果实（山藤藤果）。

【采收加工】春、秋二季采挖根，洗净泥土，晒干；秋季采收果实，鲜用或晒干。

【功能主治】■中药：山藤藤秧祛风止痛；用于外伤疼痛，风湿骨痛，胃癌，腹痛，神经性头痛，术后疼痛。山藤藤果清热利尿；用于烦热口渴，尿路感染，小便不利。

【用法用量】■中药：山藤藤秧 3~9g。山藤藤果 10~15g。

欧洲葡萄 蒲陶、草龙珠、乌吉母
Vitis vinifera L.

【标本采集号】150824180505004LY

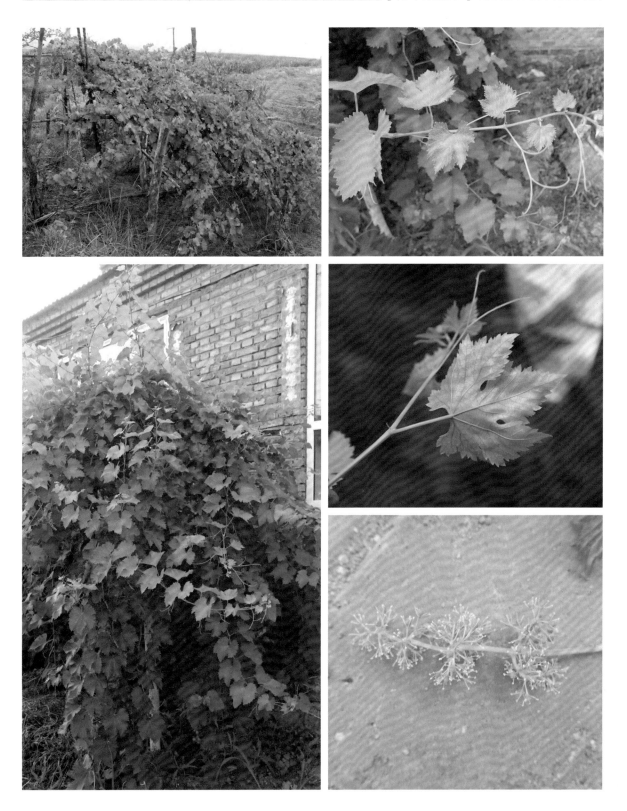

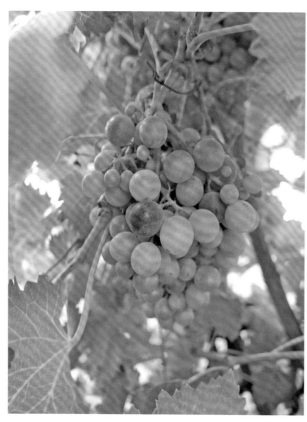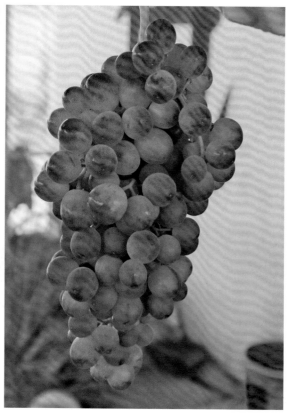

【形态特征】木质藤本。嫩枝绿色，无毛或稍被绵毛；卷须分株，断续性。叶圆形或圆卵形，基部心形，掌状 3~5 裂，边缘有粗牙齿，两面无毛或下面稍被绵毛；圆锥花序与叶对生；花小，黄绿色，两性花或单性花。果序下垂，圆柱形、圆锥形或圆柱状圆锥形；浆果的果形和颜色因品种不同而变异，形状有球形、椭圆形、卵形、心形等，成熟时颜色有黑紫色、红色、黄色、白色、绿色等。种子倒梨形，淡灰褐色，喙长圆锥形，合点位于上半部。花期 6 月，果期 8~10 月上旬。

【适宜生境】中生植物。

【资源状况】作为水果，阴山地区有少量栽培。

【入药部位】■中药：果实、根、藤、叶。
　　　　　　■蒙药：果实（乌吉母）。

【采收加工】夏末秋初果实成熟时采收，阴干，或制成葡萄干；夏、秋二季采收根、藤、叶，除去杂质，洗净泥土，晒干。

【功能主治】■中药：果实滋养强壮，透疹，利尿，安胎；用于气血虚弱，肺虚咳嗽，麻疹不透，小便不利，胎动不安。根、藤、叶祛风湿，利小便；用于风湿骨痛，小便不利，水肿，痈肿；外用于骨折。
　　　　　　■蒙药：乌吉母清肺，透疹，止咳，平喘，生津；用于老年气喘，肺热咳嗽，慢性支气管炎。

【用法用量】■中药：果实 15~30g，或捣汁，或浸酒服。根、藤、叶外用鲜品适量，捣烂敷患处。
　　　　　　■蒙药：乌吉母单用 3~5g，或入丸、散服。

美洲葡萄 狐葡萄、巨峰葡萄、乌斯－乌吉母
Vitis labrusca L.

【标本采集号】150823150823177LY

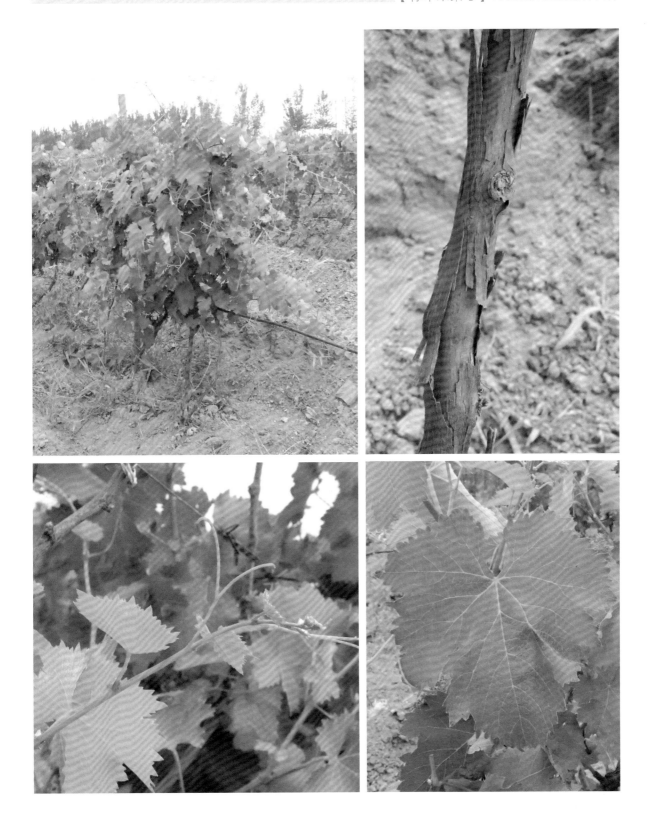

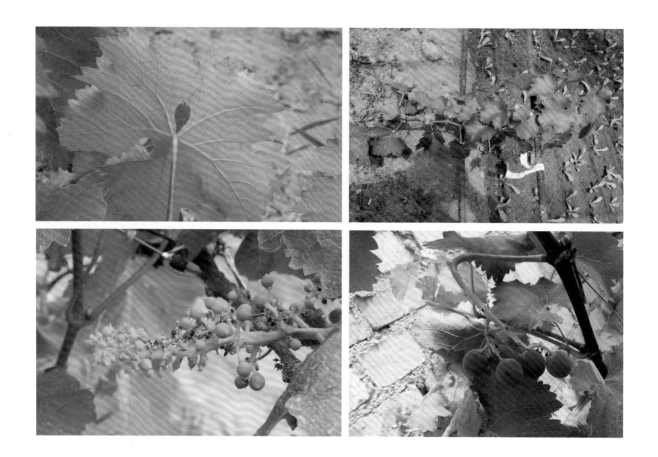

【形态特征】木质藤本。具肉质粗根。一年生枝暗褐色，密被柔毛，卷须连续性，具2~3分枝。叶宽心形或近圆形，顶部稍3裂或不裂，上面暗绿色，下面密被茸毛，白色或浅红色。圆锥花序少分枝。果实紫黑色或黄绿色，少白色或粉红色，果皮厚，果肉稀黏，与种子不易分离，含种子2~4枚。花期6月，果期8~9月。

【适宜生境】中生植物。植株生长旺盛，喜湿润气候，抗寒力强，冬季能耐−30℃低温，但抗根瘤蚜能力较差，不适宜在石灰性土壤上生长。

【资源状况】作为水果，阴山地区有较广泛栽培。

【入药部位】■中药：果实、根、藤、叶。

　　　　　　■蒙药：果实（乌斯－乌吉母）。

【采收加工】夏末秋初果实成熟时采收，阴干；夏、秋二季采收根、藤、叶，除去杂质，洗净泥土，晒干。

【功能主治】■中药：果实用于滋养强壮，透疹，利尿，安胎；用于气血虚弱，肺虚咳嗽，麻疹不透，小便不利，胎动不安。根、藤、叶祛风湿，利小便；用于风湿骨痛，小便不利，水肿，痈肿；外用于骨折。

　　　　　　■蒙药：乌斯－乌吉母用于清肺，止咳，平喘，透疹，生津；用于老年气喘，肺热咳嗽，慢性支气管炎。

【用法用量】■中药：果实15~30g，或捣汁，或浸酒服。根、藤、叶外用鲜品适量，捣烂敷患处。

　　　　　　■蒙药：乌斯－乌吉母多配方用。

椴树科

蒙椴 小叶椴
Tilia mongolica Maxim.

【标本采集号】150205190528031LY

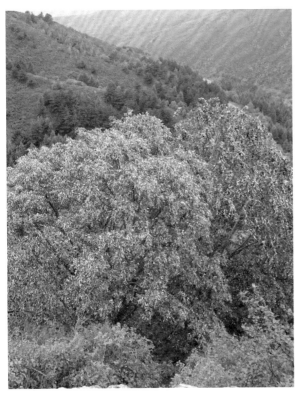
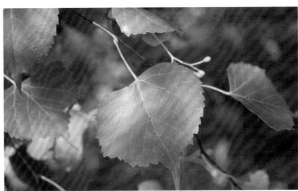
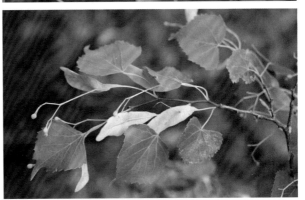

【形态特征】乔木，高 10m。树皮淡灰色，有不规则薄片状脱落；嫩枝无毛，顶芽卵形，无毛。叶阔卵形或圆形，常 3 裂，边缘有粗锯齿，齿尖突出。聚伞花序；苞片窄长圆形，上下两端钝，下半部与花序柄合生；萼片披针形，外面近无毛；退化雄蕊花瓣状，稍窄小；雄蕊与萼片等长；子房有毛，花柱秃净。果实倒卵形，被毛，有棱或有不明显的棱。花期 7~8 月，果期 8~9 月。

【适宜生境】中生植物。散生于阔叶林带和森林草原带的山地杂木林中或山坡。

【资源状况】分布于呼和浩特市（和林格尔县）、包头市（石拐区）。常见。

【入药部位】■中药：花（蒙椴）。

【采收加工】夏季花未开放前采摘，阴干。

【功能主治】■中药：蒙椴发汗，解热；用于感冒，淋病，口舌生疮，咽喉肿痛。

【用法用量】■中药：蒙椴 5~10g。

锦葵科

锦 葵 钱葵、荆葵、额布乐吉乌日－其其格
Malva sinensis Cavan.

【标本采集号】150222180831026LY

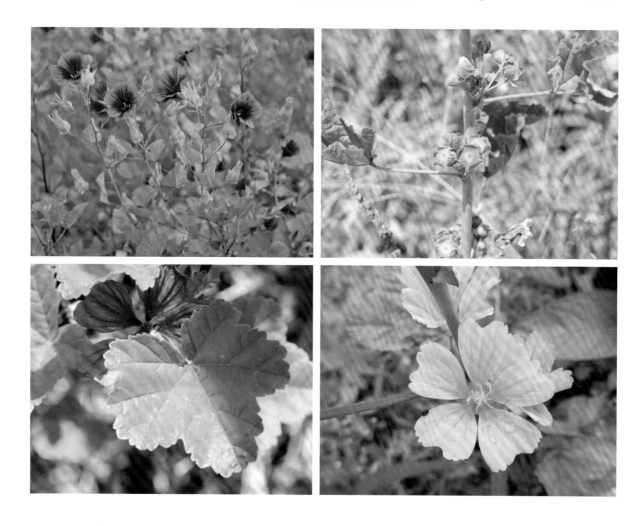

【形态特征】二年生或多年生直立草本。分枝多，疏被粗毛。叶圆心形或肾形，具圆齿状钝裂片，边缘具圆锯齿，两面均无毛或仅脉上疏被短糙伏毛；叶柄近无毛，但上面槽内被长硬毛；托叶偏斜，卵形，具锯齿，先端渐尖。花3~11朵簇生；小苞片3枚，长圆形，疏被柔毛；花萼裂片宽三角形，两面均被星状疏柔毛；花紫红色或白色，花瓣5片，匙形，先端微缺，爪具髯毛；雄蕊柱被刺毛，花柱分枝9~11个，被微细毛。果扁圆形，分果肾形，被柔毛。种子黑褐色，肾形，花期5~10月。

【适宜生境】中生植物。适应性强，在各种土壤上均能生长，其中砂质土壤最适宜，耐寒，耐干旱，生长势强，喜阳光充足。

【资源状况】作为园林绿化植物，阴山地区有少量栽培。

【入药部位】■中药：花、叶、茎。

　　　　　　■蒙药：花（额布乐吉乌日 – 其其格）。

【采收加工】夏、秋二季采收，晒干。

【功能主治】■中药：花、叶、茎利水，滑肠，通乳；用于大便不畅，脐腹痛，瘰疬，带下病。

　　　　　　■蒙药：额布乐吉乌日 – 其其格利尿通淋，清热消肿，止渴；用于尿闭，淋病，水肿，口渴，肾热，膀胱热。

【用法用量】■中药：花、叶、茎 3~9g；或研末，1~3g，开水送服。

　　　　　　■蒙药：额布乐吉乌日 – 其其格单用 1.5~3g，或入丸、散服。

野 葵 冬葵果、冬苋菜、菟葵、萨嘎日木格 – 占巴

Malva verticillata Linn.

【标本采集号】150121180904034LY

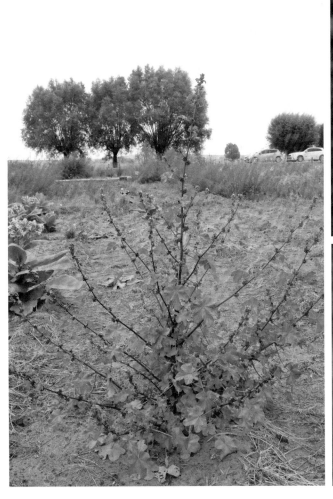
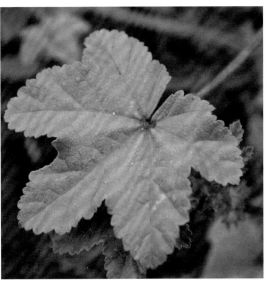
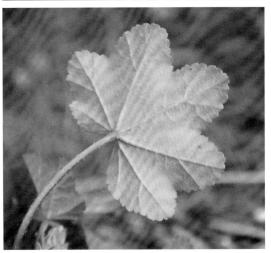

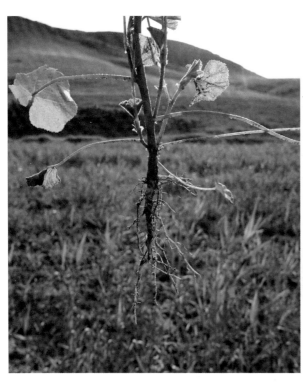
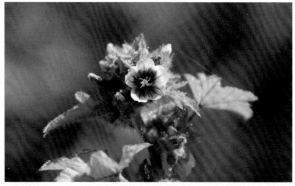
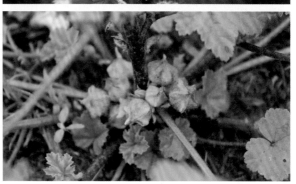

【形态特征】二年生草本，高 50~100cm。茎被星状长柔毛。叶圆肾形或圆形，通常掌状 5~7 裂，裂片三角形，两面疏被糙伏毛或近无毛；托叶卵状披针形。花 3 至多朵簇生于叶腋；花梗近无或极短；小苞片 3 枚，线状披针形，被纤毛；花萼杯状，5 裂，裂片宽三角形，疏被星状毛；花冠白或淡红色，长稍超过萼片；花瓣 5 片，先端微凹，爪无毛或具少数细毛；雄蕊柱被毛；花柱分枝 10~11 个。分果扁球形，两侧具网纹。种子肾形，无毛，紫褐色。花期 7~9 月，果期 8~10 月。

【适宜生境】中生植物。生于田野、路旁、村边、山坡。

【资源状况】分布于阴山地区各地。常见。

【入药部位】■中药：种子（冬葵子）、果实（冬葵果）、根（冬葵根）。
　　　　　　■蒙药：果实（萨嘎日木格－占巴）。

【采收加工】秋季果实成熟时采收，除去杂质，晒干；或打出种子，晒干；春、秋二季采挖根，除去残茎，洗净泥土，晒干。

【功能主治】■中药：冬葵子利尿，下乳，通便；用于淋病，水肿，小便不利，乳汁不通，乳房肿痛。冬葵果清热利尿，消肿；用于尿闭，水肿，口渴，尿路感染。冬葵根清热利水，解毒；用于水肿，热淋，带下病，乳痈，疮疖，蛇虫咬伤。
　　　　　　■蒙药：萨嘎日木格－占巴开窍，利尿，消肿，排脓，止泻，清协日，止渴；用于肾热，膀胱热，淋病，尿闭，石痞，渴症，创伤。

【用法用量】■中药：冬葵子 5~10g，或入丸、散服。冬葵果 3~9g。冬葵根 15~30g，或捣汁；外用适量，研末调敷。
　　　　　　■蒙药：萨嘎日木格－占巴单用 1.5~3g，或入丸、散服。

蜀 葵

蜀季花、大熟钱、哈鲁－其其格、额日－占巴

Alcea rosea (Linn.) Cavan.

【标本采集号】150222180829039LY

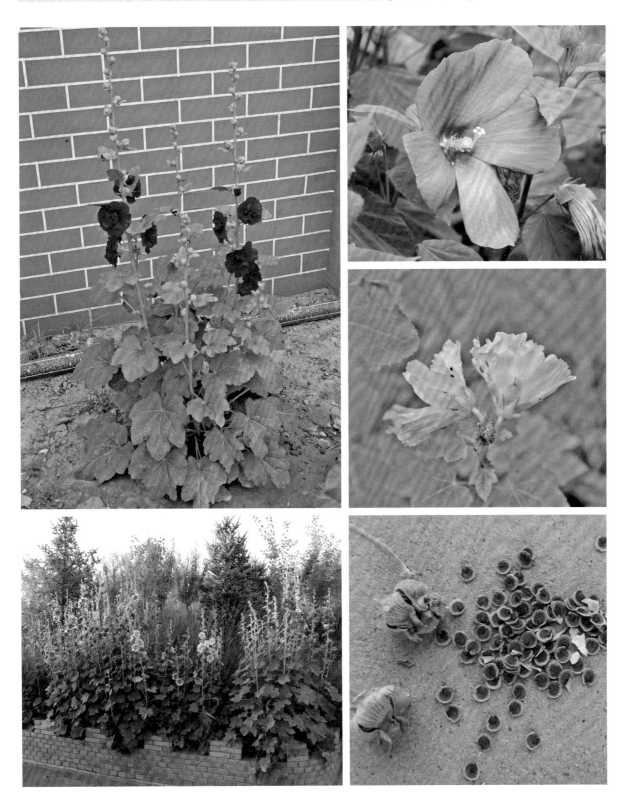

【形态特征】二年生直立草本，高达 2m。茎枝密被刺毛。叶近圆心形，掌状 5~7 浅裂或波状棱角，裂片上面疏被星状柔毛，下面被星状长硬毛或绒毛；托叶卵形，先端具 3 尖。花腋生，单生或近簇生，具叶状苞片，被星状长硬毛；小苞片杯状，常 6~7 裂，基部合生；花萼钟状，5 齿裂，裂片卵状三角形，密被星状粗硬毛；花大，单瓣或重瓣，花瓣倒卵状三角形，先端凹缺，基部狭，爪被长髯毛；雄蕊柱无毛；花柱分枝，微被细毛。蒴果。种子扁圆，肾形。花、果期 6~9 月。

【适宜生境】喜阳光充足，耐半阴。在疏松肥沃、排水良好、富含有机质的沙质土壤中生长良好。

【资源状况】作为园林绿化植物，阴山地区广泛栽培。

【入药部位】■中药：根（蜀葵根）、花（蜀葵花）、种子（蜀葵子）。

　　　　　　■蒙药：花（额日 – 占巴）。

【采收加工】春、秋二季采挖根，除去残茎，洗净泥土，晒干；夏季采收花，阴干；秋季采收种子，晒干。

【功能主治】■中药：蜀葵根清热解毒，排脓；用于肠炎，痢疾，尿路感染，小便赤痛，宫颈炎等。蜀葵花通利大小便，解毒散结；用于大小便不利，梅核气；外用于痈肿疮毒，烧伤，烫伤。蜀葵子利尿通淋；用于尿路结石，小便不利，水肿。

　　　　　　■蒙药：额日 – 占巴清热，利尿，消肿，涩精，止血；用于淋病，泌尿系统感染，肾炎，膀胱炎等。

【用法用量】■中药：蜀葵根 10~20g。蜀葵花 3~6g；外用适量，研末敷患处，或煎汤洗患处。蜀葵子 3~9g，或入丸、散服。

　　　　　　■蒙药：额日 – 占巴单用 1.5~3g，或入丸、散服。

苘 麻 青麻、冬葵子、苏麻染萨、黑衣麻 – 敖拉苏
Abutilon theophrasti Medicus

【标本采集号】150825150904231LY

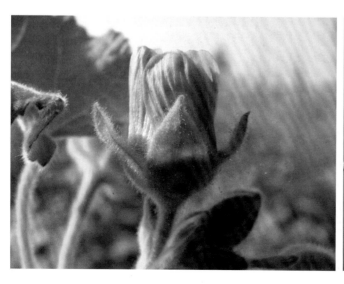 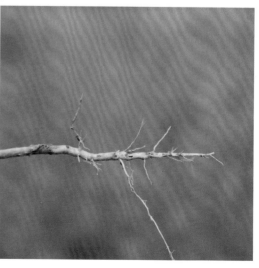

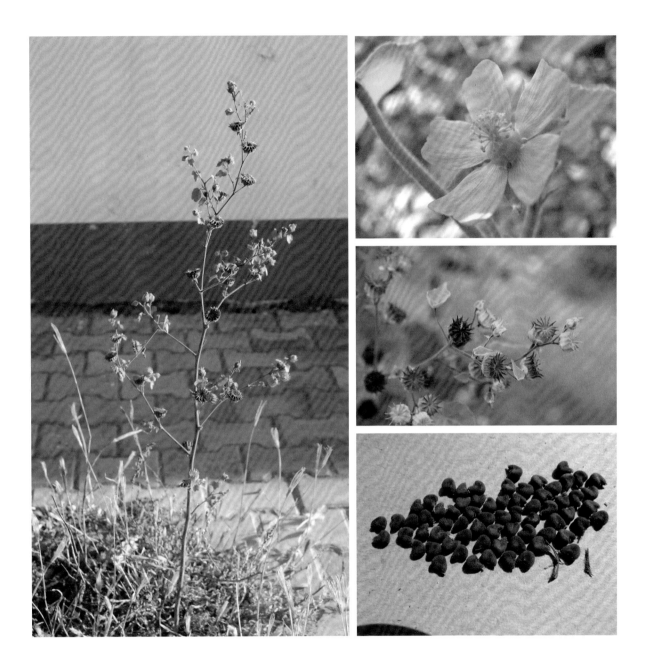

【形态特征】一年生亚灌木状直立草本，高达 1~2m。茎枝被柔毛。叶互生，圆心形，具细圆锯齿，两面密被星状柔毛；托叶披针形，早落。花单生于叶腋；花梗被柔毛，近顶端具节；花萼杯状，密被绒毛，裂片 5 枚，卵状披针形；花冠黄色，花瓣 5 片，倒卵形；雄蕊柱无毛；心皮轮状排列，密被软毛。分果半球形，被粗毛，顶端具 2 枚长芒。种子肾形，黑褐色，被星状柔毛。花、果期 7~9 月。

【适宜生境】中生植物。生于田野、路边、荒地和河岸等地。

【资源状况】分布于呼和浩特市（和林格尔县、土默特左旗）、巴彦淖尔市（磴口县、乌拉特后旗、乌拉特前旗、乌拉特中旗）。常见。

【入药部位】■中药：种子（苘麻子）。

　　　　　　■蒙药：种子（黑衣麻－敖拉苏）。

【采收加工】秋季采收成熟果实，晒干，打下种子，除去杂质，晒干。

【功能主治】■中药：苘麻子清热解毒，利湿，退翳；用于赤白痢疾，淋证涩痛，痈肿疮毒，目生翳膜。

■蒙药：黑衣麻 – 敖拉苏燥协日乌素，杀虫；用于协日乌素病，麻风病，癣，疥，秃疮，黄水疮，皮肤病，痛风，游痛症，巴木病，浊热，风湿性关节炎，创伤。

【用法用量】■中药：苘麻子 3~9g。

■蒙药：黑衣麻 – 敖拉苏单用 1.5~3g，或入丸、散服。

咖啡黄葵

秋葵、越南芝麻、羊角豆、糊麻

Abelmoschus esculentus (Linn.) Moench

【标本采集号】150822190717064LY

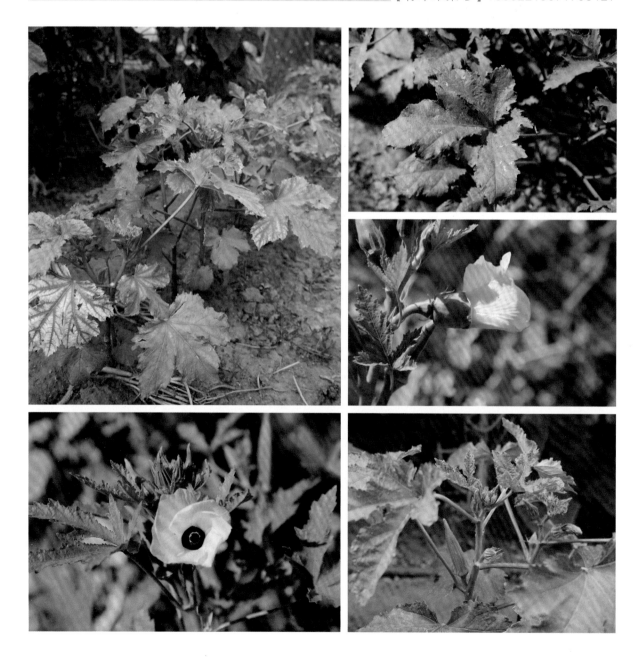

【形态特征】一年生草本。茎圆柱形，疏生散刺。叶掌状 3~7 裂，裂片阔至狭，边缘具粗齿及凹缺，两面均被疏硬毛；叶柄被长硬毛；托叶线形，被疏硬毛。花单生于叶腋间，花梗疏被糙硬毛；小苞片 8~10 枚，线形，疏被硬毛；花萼钟形，较长于小苞片，密被星状短绒毛；花黄色，内面基部紫色，花瓣倒卵形。蒴果筒状尖塔形，顶端具长喙，疏被糙硬毛。种子球形，多数，具毛脉纹。花、果期 5~9 月。

【适宜生境】喜温暖，怕严寒，耐热力强。适宜在土层深厚、疏松肥沃、排水良好的土壤或沙壤土中生长。

【资源状况】作为蔬菜，阴山地区有少量栽培。

【入药部位】■中药：根、叶、花或种子。

【采收加工】夏、秋二季采收，除去泥沙，晒干。

【功能主治】■中药：根、叶、花或种子利咽，通淋，下乳，调经；用于咽喉肿痛，小便淋涩，产后乳汁稀少，月经不调。

【用法用量】■中药：根、叶、花或种子 9~15g。

野西瓜苗
和尚头、山西瓜秧、香铃草、塔古－诺高
Hibiscus trionum Linn.

【标本采集号】150121180816001LY

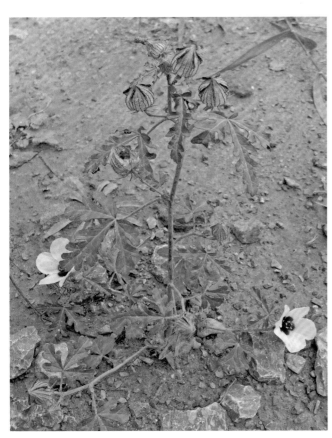

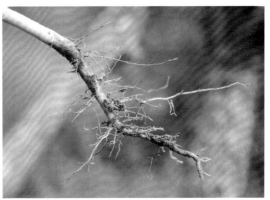

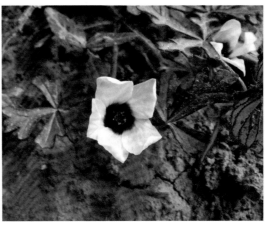

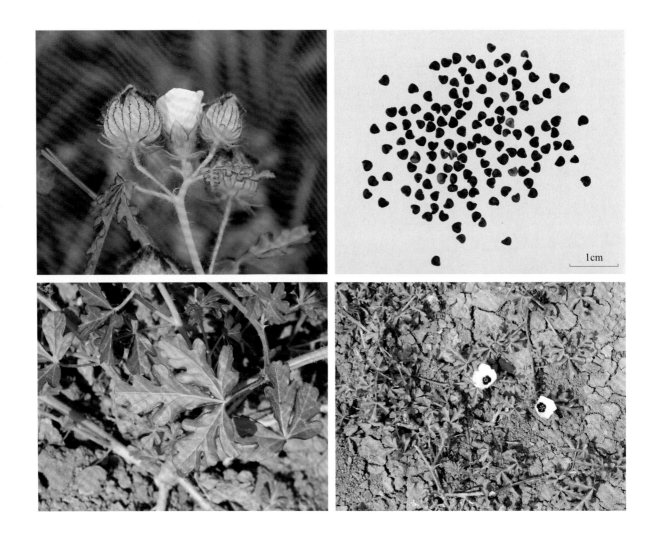

【形态特征】一年生草本，常平卧，稀直立。茎柔软，全株被星状粗毛。茎下部叶圆形，上部叶掌状 3~5 深裂，裂片倒卵形或长圆形，常羽状全裂，上面近无毛或疏被粗硬毛，下面疏被星状粗刺毛；托叶线形。花单生叶腋；小苞片线形，基部合生；花冠内面基部紫色，花瓣倒卵形，疏被柔毛；雄蕊柱长约 5mm，花丝纤细；花柱无毛，柱头头状。蒴果长圆状球形，被硬毛，果皮薄，黑色。种子肾形，黑色，具腺状突起。花期 6~9 月，果期 7~10 月。

【适宜生境】中生植物。生于田野、路旁、村边、山谷等地。

【资源状况】分布于乌兰察布市（四子王旗）、呼和浩特市（和林格尔县、土默特左旗、托克托县）、包头市（达尔罕茂明安联合旗、固阳县、土默特右旗）、巴彦淖尔市（磴口县、乌拉特后旗、乌拉特中旗）。常见。

【入药部位】■中药：全草（野西瓜苗）。

【采收加工】夏、秋二季采收，去净泥土，晒干。

【功能主治】■中药：野西瓜苗清热解毒，祛风除湿，止咳，利尿；用于风湿痹痛，风热咳嗽，泄泻，痢疾；外用于烫火伤，疮毒。

【用法用量】■中药：野西瓜苗 15~30g，鲜品 30~60g；外用适量，鲜品捣敷，或干品研末油调涂。

藤黄科

赶山鞭

乌腺金丝桃、野金丝桃、宝拉其日海图－阿拉丹－车格其乌海
Hypericum attenuatum Choisy

【标本采集号】150121180903010LY

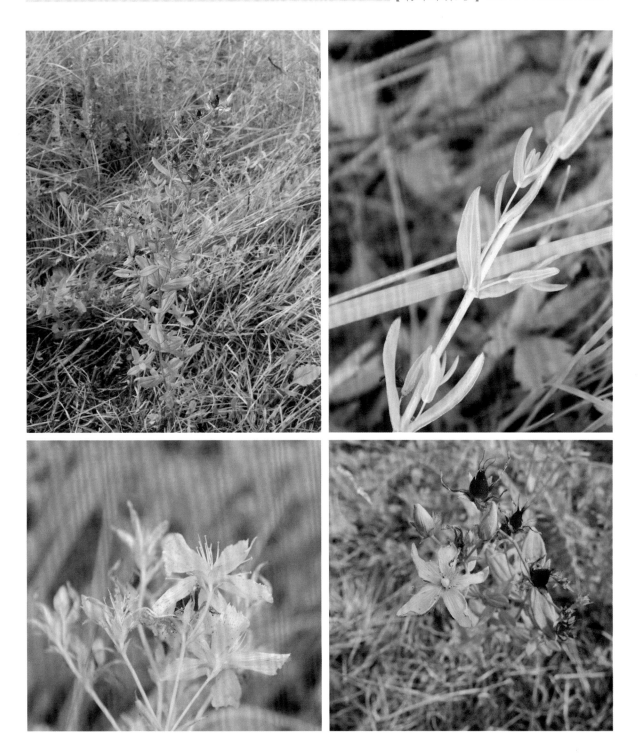

【形态特征】多年生草本。根茎具发达的侧根及须根；茎数个丛生，直立，且全面散生黑色腺点。叶片略抱茎，全缘。花序顶生，为近伞房状或圆锥花序；苞片长圆形；花蕾卵珠形；萼片卵状披针形，表面及边缘散生黑腺点；花瓣表面及边缘有稀疏的黑腺点，宿存；雄蕊 3 束；花柱 3 个，自基部离生，子房 3 室。蒴果卵珠形或长圆状卵珠形，具长短不等的条状腺斑。种子圆柱形，微弯，两侧有龙骨状突起，表面有细蜂窝纹。花期 7~8 月，果期 8~9 月。

【适宜生境】中生植物。生于山地林缘、草甸和灌丛、草甸草原。

【资源状况】分布于乌兰察布市（丰镇市）、呼和浩特市（土默特左旗）、包头市（固阳县）、巴彦淖尔市（乌拉特前旗）。常见。

【入药部位】■中药：全草（小旱莲）。

【采收加工】夏、秋二季采收，除去杂质，洗净泥土，晒干。

【功能主治】■中药：小旱莲止血，镇痛，通乳；用于咯血，吐血，子宫出血，风湿关节痛，神经痛，跌打损伤，乳汁缺乏，乳腺炎；外用于创伤出血，痈疖肿痛。

【用法用量】■中药：小旱莲 10~15g；外用适量，鲜品捣敷，或研末撒患处。

长柱金丝桃

黄海棠、红旱莲、金丝蝴蝶、陶日格 – 阿拉丹 – 车格其乌海
Hypericum longistylum Oliv.

【标本采集号】150925150821025LY

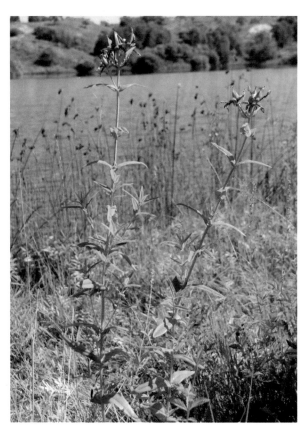
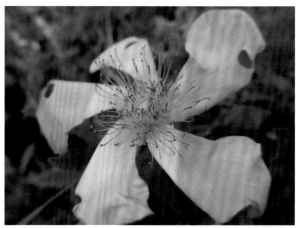
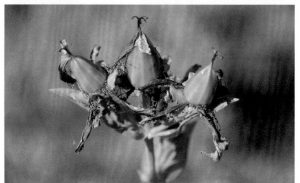

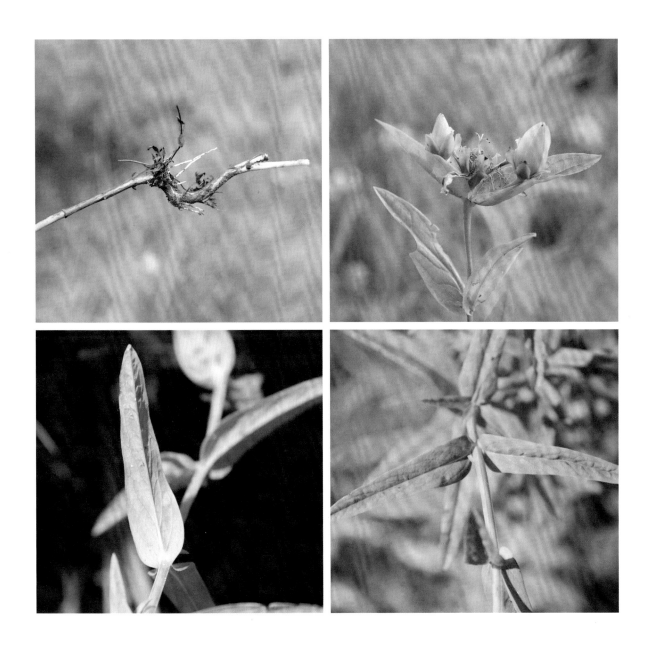

【形态特征】灌木，高约1m，直立。叶狭长圆形、椭圆形或近圆形，下面稍被白粉，侧脉3对，网脉密，
　　　　　　不明显，无柄或具短柄。单花顶生，星状；苞片叶状，宿存；萼片分离或基部合生，线形，
　　　　　　稀椭圆形；花瓣金黄色至橙色，倒披针形；雄蕊5束；花柱合生几达顶端。蒴果卵球形，
　　　　　　具短柄。种子淡棕色，有明显的龙骨状突起和细蜂窝纹。花期7~8月，果期8~9月。

【适宜生境】中生植物。生于森林及森林草原带的林缘、山地草甸和灌丛中。

【资源状况】分布于乌兰察布市（凉城县）。常见。

【入药部位】■中药：全草（红旱莲）。

【采收加工】夏、秋二季采收，除去杂质，洗净泥土，晒干。

【功能主治】■中药：红旱莲凉血，止血，清热解毒，消肿；用于吐血，咯血，衄血，崩漏，外伤出血，
　　　　　　热病头痛，黄疸，肝炎，跌打损伤，痈肿疔疮，烫火伤，湿疹。

【用法用量】■中药：红旱莲5~15g，或浸酒服；外用适量，煎汤洗患处，或鲜品捣烂绞汁涂患处。

柽柳科

红 砂

枇杷柴、红虱、乌兰 – 宝都日嘎纳
Reaumuria songarica (Pall.) Maxim.

【标本采集号】150824180718019LY

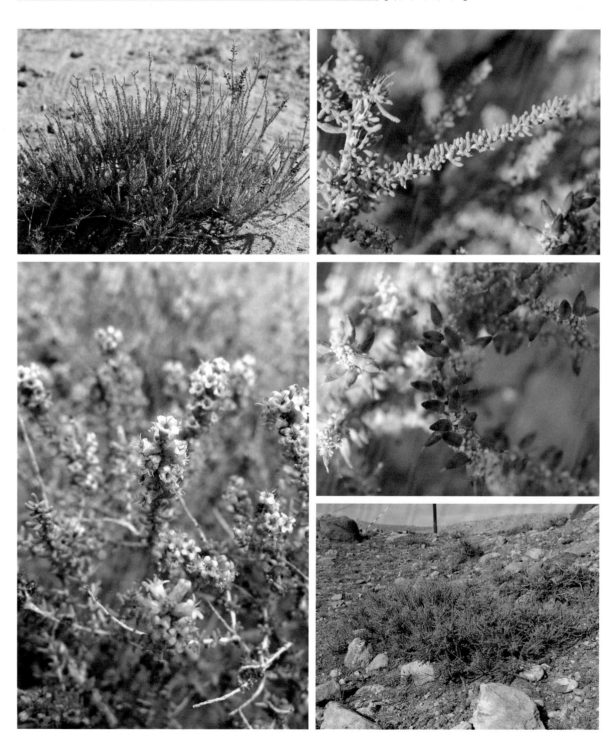

【形态特征】小灌木。仰卧，多分枝。叶肉质，短圆柱形，鳞片状，具点状的泌盐腺体。花单生于叶腋，或在幼枝上端集为少花的总状花序状；花无梗；苞片披针形；花萼钟形，下部合生，裂片三角形，边缘白膜质，具点状腺体；花瓣白色略带淡红色，长圆形，上部向外反折，下半部内侧的 2 个附属物倒披针形；雄蕊分离；子房椭圆形。蒴果长椭圆形或纺锤形，或三棱锥形，通常具种子 3~4 枚。种子长圆形，先端渐尖，基部变狭，全部被黑褐色毛。花期 7~8 月，果期 8~9 月。

【适宜生境】超旱生植物。广泛分布于荒漠及荒漠草原地带。在荒漠区，为重要的建群种，常在砾质戈壁上与珍珠柴（*Salsola passerina* Bunge）、球果白刺（*Nitraria sphaerocarpa* Maxim.）等共同组成大面积的荒漠群落。在荒漠草原地区，仅见于盐渍低地。在干湖盆、干河床等盐渍土上形成隐域性红砂群落。此外，并能沿盐渍地深入到干草原地带。

【资源状况】分布于包头市（达尔罕茂明安联合旗）、巴彦淖尔市（磴口县、乌拉特后旗、乌拉特中旗）、阿拉善盟（阿拉善左旗行政区）。常见。

【入药部位】■中药：枝（红砂）。

【采收加工】夏、秋二季采收，除去杂质，晒干。

【功能主治】■中药：红砂散风除湿，解毒；用于湿疹，皮炎。

【用法用量】■中药：红砂外用适量，煎汤洗患处。

黄花红砂 长叶红砂、黄花枇杷柴、陶木－乌兰－宝都日嘎纳
Reaumuria trigyna Maxim.

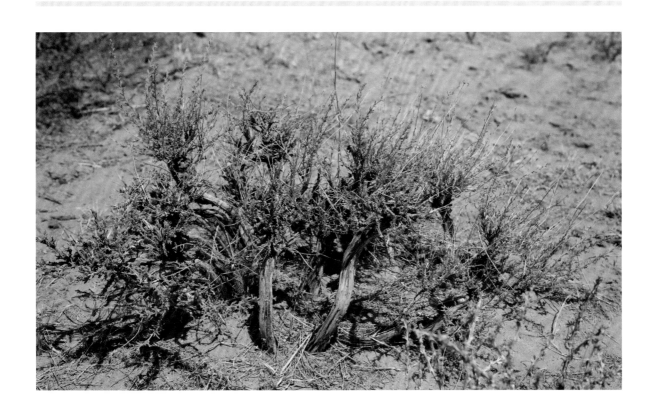

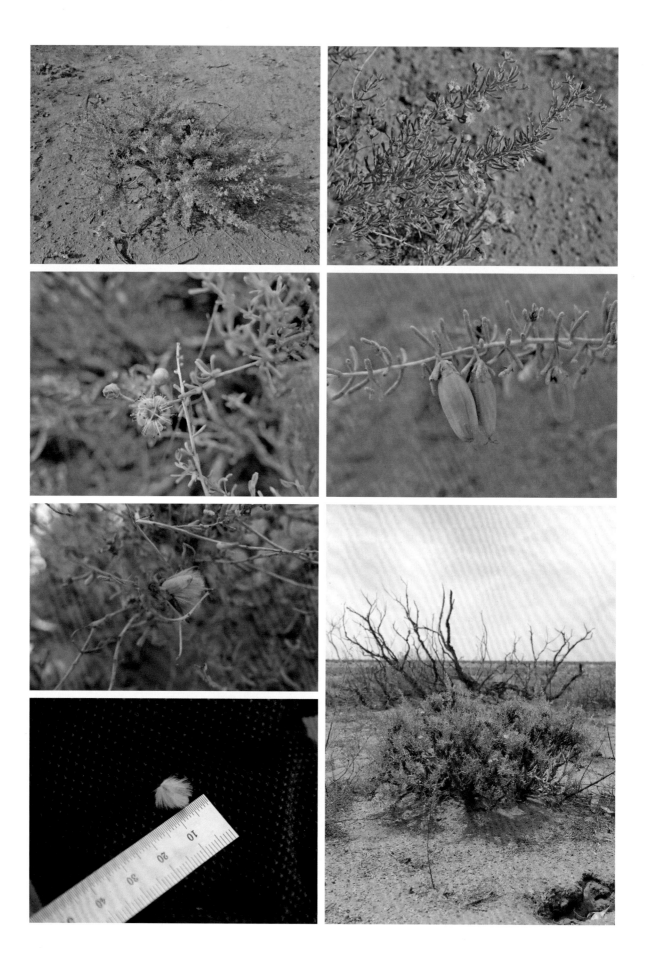

【形态特征】小灌木，多分枝。树皮片状剥裂；老枝灰白色或灰黄色，当年生枝由老枝顶部发出，较细，淡绿色。叶肉质，圆柱形，微弯曲，常2~5个簇生。花单生叶腋，花梗纤细；苞片约10枚，宽卵形，覆瓦状排列于花萼的基部；萼片5枚，离生，与苞片同形；花瓣5片，黄白色，矩圆形，下半部有2枚鳞片；雄蕊15枚；子房卵圆形，花柱常3个，少4~5个。蒴果矩圆形，光滑，3瓣裂。

【适宜生境】荒漠耐盐旱生植物。生于石质低山丘陵砾石质坡地、山前洪积或冲积平原。

【资源状况】分布于巴彦淖尔市（磴口县、乌拉特后旗）。少见。

【入药部位】■中药：枝叶（红砂）。

【采收加工】夏、秋二季采收，除去杂质，阴干。

【功能主治】■中药：红砂散风除湿，解毒；用于湿疹，皮炎。

【用法用量】■中药：枝叶外用适量，煎汤洗患处。

短穗柽柳 那林 – 苏海
Tamarix laxa Willd.

【标本采集号】150824180504017LY

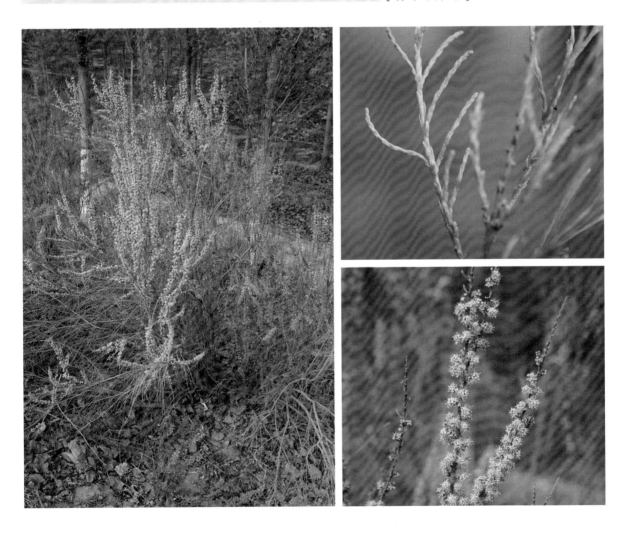

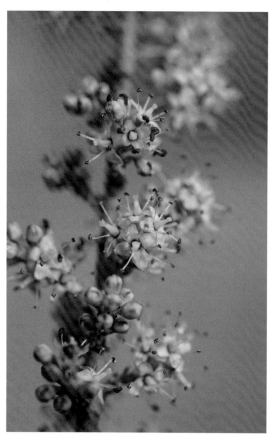
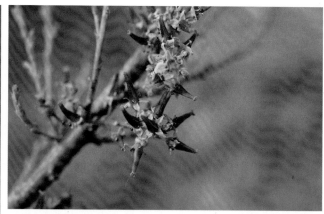
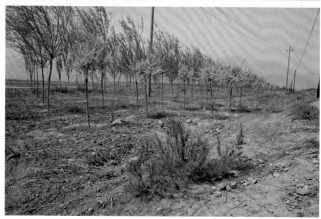

【形态特征】灌木。树皮灰色，幼枝淡红灰色或棕褐色，小枝短而直伸，脆而易折断。叶黄绿色。总状花序侧生于去年生的老枝上，着花稀疏；苞片卵形，长椭圆形，淡棕色或淡绿色；萼片卵形；花瓣粉红色，稀淡白粉红色；花盘暗红色；雄蕊与花瓣等长，花丝基部变宽，花药红紫色；花柱顶端有头状之柱头。蒴果狭长，草质。花期4月下旬至5月初，果期5~6月。

【适宜生境】中生植物。生于荒漠带的盐湿低地、沙漠边缘、河漫滩盐化低地。

【资源状况】分布于巴彦淖尔市（磴口县、乌拉特中旗）。常见。作为园林绿化植物，阴山地区亦有少量栽培。

【入药部位】■中药：嫩枝。

■蒙药：嫩枝（那林－苏海）。

【采收加工】未开花时采下幼嫩枝梢，阴干。

【功能主治】■中药：嫩枝疏风解表，透疹；用于麻疹不透，感冒，风湿关节痛，小便不利；外用于风疹瘙痒。

■蒙药：那林－苏海解毒，清热，清协日乌素，透疹；用于陈热，协日乌素病，肉类中毒证，毒热，血热，麻疹。

【用法用量】■中药：嫩枝10~15g，或入散剂服；外用适量，煎汤擦洗。

■蒙药：那林－苏海多配方用。

柽　柳

中国柽柳、桧柽柳、华北柽柳、苏海

Tamarix chinensis Lour.

【标本采集号】150121180831001LY

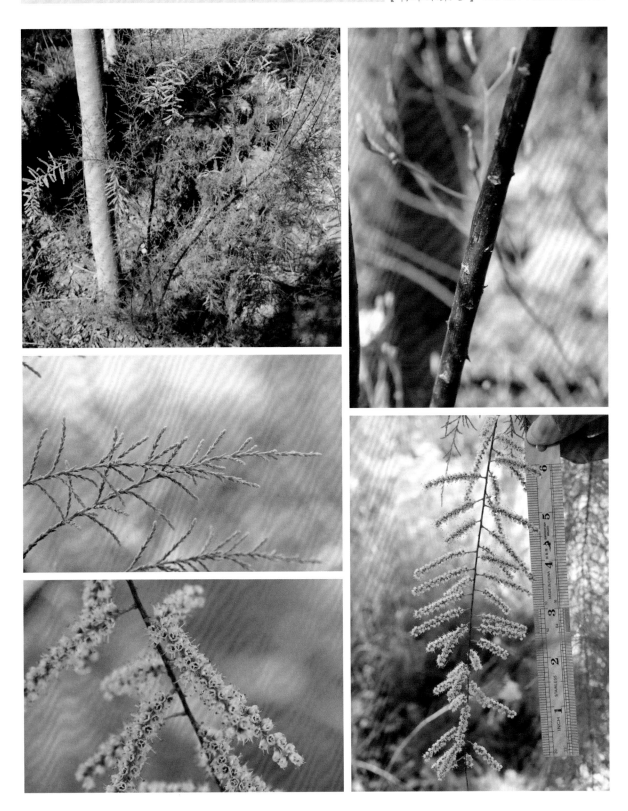

【形态特征】乔木或灌木，高 3~6（~8）m。幼枝稠密纤细，常开展而下垂，红紫或暗紫红色，有光泽。叶鲜绿色，钻形或卵状披针形，背面有龙骨状突起，先端内弯。每年开花 2~3 次；春季总状花序侧生于去年生小枝，下垂；夏、秋二季总状花序生于当年生枝顶端，组成顶生长圆形或窄三角形；花梗纤细；花瓣卵状椭圆形或椭圆形；花盘 5 裂，紫红色，肉质；雄蕊 5 枚，花丝着生于花盘裂片间；花柱 3 个，棍棒状。蒴果圆锥形，熟时 3 裂。花期 5~9 月。

【适宜生境】中生植物。耐轻度盐碱，生于湿润碱地、河岸冲积地、丘陵沟谷湿地、沙地。

【资源状况】作为园林绿化植物，阴山地区亦有少量栽培。

【入药部位】■中药：嫩枝叶（柽柳）。

　　　　　　■蒙药：嫩枝（苏海）。

【采收加工】未开花时采下嫩枝梢，阴干。

【功能主治】■中药：柽柳疏风解表，透疹，利尿；用于麻疹不透，感冒，风湿关节痛，小便不利；外用于风疹瘙痒。

　　　　　　■蒙药：苏海解毒，清热，清协日乌素，透疹；用于协日乌素病，肉类中毒证，毒热，热短扩散，血热，陈热，伏热，麻疹，皮肤瘙痒。

【用法用量】■中药：柽柳 10~15g，或研末冲服；外用适量，煎汤熏洗患处。

　　　　　　■蒙药：苏海单用 1.5~3g，或入丸、散服。

甘蒙柽柳 柴布日 – 苏海
Tamarix austromongolica Nakai

【标本采集号】150221150824184LY

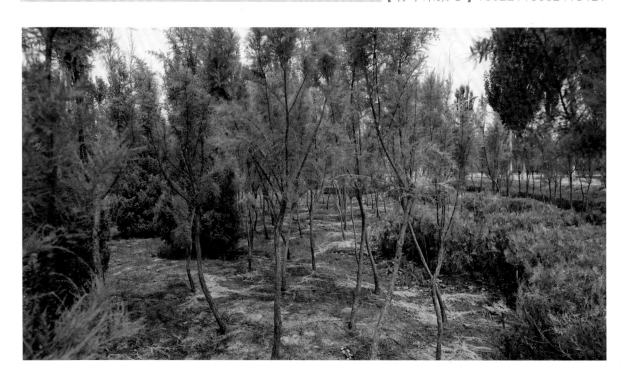

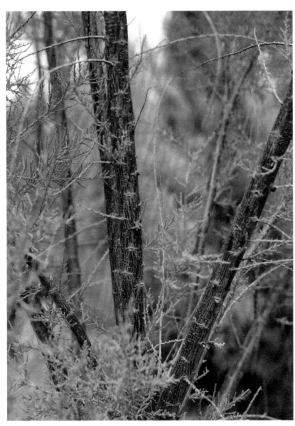
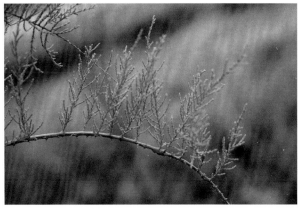
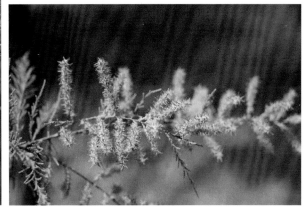

【形态特征】灌木或乔木。树干和老枝栗红色，小枝直立或斜展。营养枝之叶长圆形或长圆状披针形，先端外倾，灰蓝绿色。春季总状花序侧生于去年生枝，花序直立；苞片线状披针形；花梗极短；夏、秋二季总状花序生于当年生幼枝，组成顶生圆锥花序；花5数；萼片卵形；花瓣倒卵状长圆形，淡紫红色，先端外弯，花后宿存；花盘5裂，顶端微凹，紫红色；雄蕊伸出花瓣之外，花丝丝状，着生于花盘裂片间；子房红色，柱头3个，下弯。蒴果长圆锥形。花期5~9月。

【适宜生境】中生植物。多生于河流沿岸。

【资源状况】分布于包头市（土默特右旗）、巴彦淖尔市（乌拉特后旗、乌拉特前旗）。常见。

【入药部位】■中药：枝叶（柽柳）。

　　　　　　■蒙药：枝（柴布日－苏海）。

【采收加工】未开花时采下嫩枝梢，阴干。

【功能主治】■中药：柽柳疏风解表，透疹，利尿；用于麻疹不透，感冒，风湿关节痛，小便不利；外用于风疹瘙痒。

　　　　　　■蒙药：柴布日－苏海解毒，清热，清协日乌素，透疹；用于协日乌素病，肉类中毒证，毒热，血热，陈热，伏热，麻疹，皮肤瘙痒。

【用法用量】■中药：柽柳10~15g，或研末冲服；外用适量，煎汤熏洗患处。

　　　　　　■蒙药：柴布日－苏海单用1.5~3g，或入丸、散服。

多枝柽柳 红柳
Tamarix ramosissima Ledeb.

【标本采集号】150926180709108LY

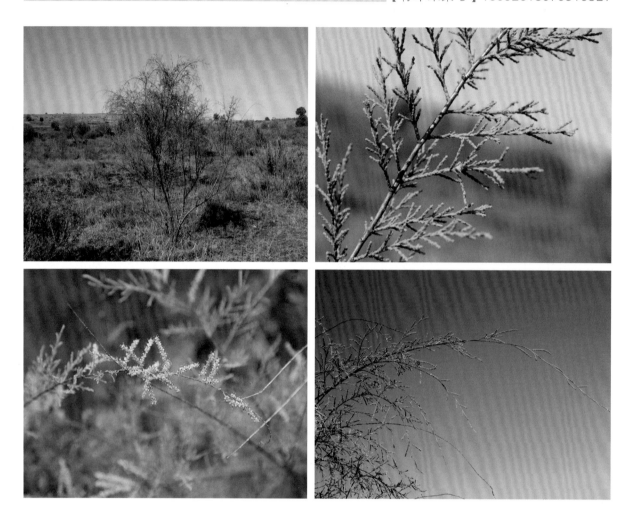

【形态特征】灌木或小乔木，高 1~6m。老枝暗灰色，当年生木质化的生长枝红棕色，有分枝。营养枝之叶卵圆形或三角状心形，先端稍内倾。总状花序生于当年生枝顶端，集成顶生圆锥花序；苞片披针形或卵状披针形；花 5 数；萼片卵形；花瓣倒卵形，粉红或紫色，靠合成杯状花冠，果时宿存；花盘 5 裂，裂片顶端有凹缺；雄蕊 5 枚，花丝细，基部着生于花盘裂片间边缘略下方；花柱 3 个，棍棒状。蒴果三棱圆锥状瓶形。花期 5~8 月，果期 6~9 月。

【适宜生境】中生植物。多生于盐渍低地、古河道及湖盆边缘。

【资源状况】作为园林绿化植物，阴山地区有少量栽培。

【入药部位】■中药：花（柽柳花）。

　　　　　　■蒙药：嫩枝（苏海）。

【采收加工】夏季花未开放前采摘，阴干；夏、秋二季采收嫩枝，除去杂质，去梗，阴干。

【功能主治】■中药：柽柳花清热解毒；用于中风，麻疹。

■蒙药：苏海用于毒热，肉类中毒证，反变毒，血热，陈热，伏热，协日乌素病，麻疹不透，皮肤瘙痒。

【用法用量】■中药：柽柳花 3~9g。

■蒙药：苏海单用 1.5~3g，或入丸、散服。

宽叶水柏枝 沙红柳、喇嘛棍
Myricaria platyphylla Maxim.

【标本采集号】152921130603061LY

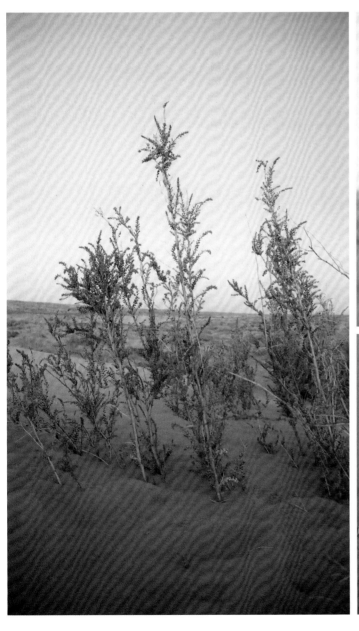
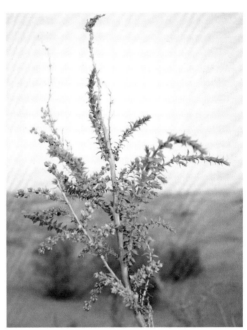
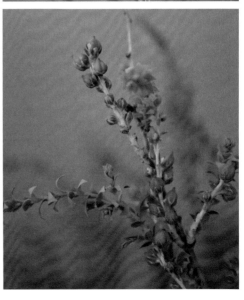

【形态特征】直立灌木。叶大，疏生，开展，宽卵形或椭圆形，长 7~12mm，宽 3~8mm，先端渐尖，基部扩展成圆形或宽楔形；叶腋多生绿色小枝，小枝上的叶较小，卵形或长椭圆形。总状花序侧生，长 9~14cm，基部被多数覆瓦状排列的鳞片，鳞片卵形，边缘宽膜质；苞片宽卵形或椭圆形，先端钝，基部狭缩，楔形，具宽膜质边；花梗长约 2mm；萼片长椭圆形或卵状披针形，略短于花瓣，先端钝；花瓣倒卵形，先端钝圆，基部狭缩，淡红色或粉红色；花丝 2/3 部分合生；子房卵圆形，柱头头状。果实圆锥形。种子多数，长圆形，顶端具芒柱。花、果期 5~6 月。

【适宜生境】中生植物。生于草原带和草原化荒漠带的低山丘间低地及河漫滩。

【资源状况】分布于阿拉善盟（阿拉善左旗行政区）。少见。

【入药部位】■中药：嫩枝。

■蒙药：嫩枝（哈日－巴拉古纳）。

【采收加工】夏、秋二季采收，剪取幼嫩枝条，除去杂质，去梗，阴干。

【功能主治】■中药：嫩枝发表透疹；用于麻疹不透，风疹瘙痒。

■蒙药：哈日－巴拉古纳清热，解毒，透疹，燥协日乌素。

【用法用量】■中药：嫩枝 3~9g，或研末冲服；外用适量，煎汤熏洗患处。

■蒙药：哈日－巴拉古纳单用 1.5~3g，或入丸、散剂服。

宽苞水柏枝

河柏、水桎柳、哈日－巴拉古纳

Myricaria bracteata Royle

【标本采集号】150121180905003LY

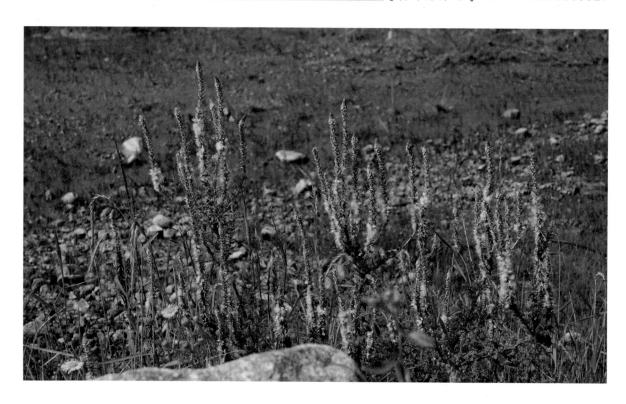

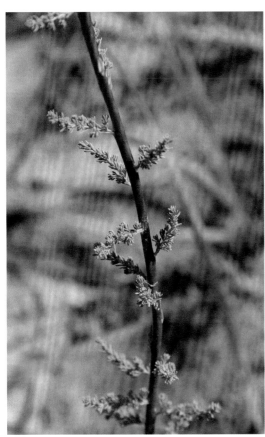
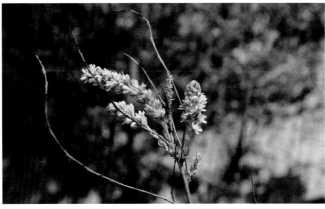
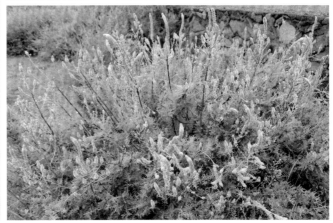

【形态特征】灌木。多分枝，老枝灰褐色或紫褐色；多年生枝红棕色或黄绿色，有光泽和条纹。小叶常具狭膜质的边。总状花序顶生，密集成穗状；苞片基部具宽膜质的啮齿状边缘，易脱落，基部残留于花序轴上常呈龙骨状脊；萼片披针形，长圆形或狭椭圆形，常内弯，具宽膜质边；花瓣先端圆钝，常内曲，基部狭缩，具脉纹，果时宿存；雄蕊略短于花瓣，花丝 1/2 或 2/3 部分合生。蒴果狭圆锥形。种子狭长圆形或狭倒卵形，顶端芒柱一半以上被白色长柔毛。花期 6~7 月，果期 7~8 月。

【适宜生境】中生植物。生于山沟及河漫滩。

【资源状况】分布于乌兰察布市（凉城县、卓资县）、呼和浩特市（清水河县、土默特左旗、武川县）、包头市（达尔罕茂明安联合旗、土默特右旗）、阿拉善盟（阿拉善左旗行政区）。常见。

【入药部位】■中药：嫩枝（水柏枝）。

■蒙药：嫩枝（哈日 – 巴拉古纳）。

【采收加工】春、夏二季采收，剪取幼嫩枝条，阴干或晒干。

【功能主治】■中药：水柏枝发表透疹，祛风止痒；用于麻疹不适，风湿痹痛，癣症。

■蒙药：哈日 – 巴拉古纳清热，解毒，透疹，燥协日乌素。

【用法用量】■中药：水柏枝 3~9g，或研末冲服；外用适量，煎汤熏洗患处。

■蒙药：哈日 – 巴拉古纳单用 1.5~3g，或入丸、散服。

堇菜科

球果堇菜
毛果堇菜、地核桃、箭头草、乌斯图－尼勒－其其格
Viola collina Bess.

【标本采集号】150121180821006LY

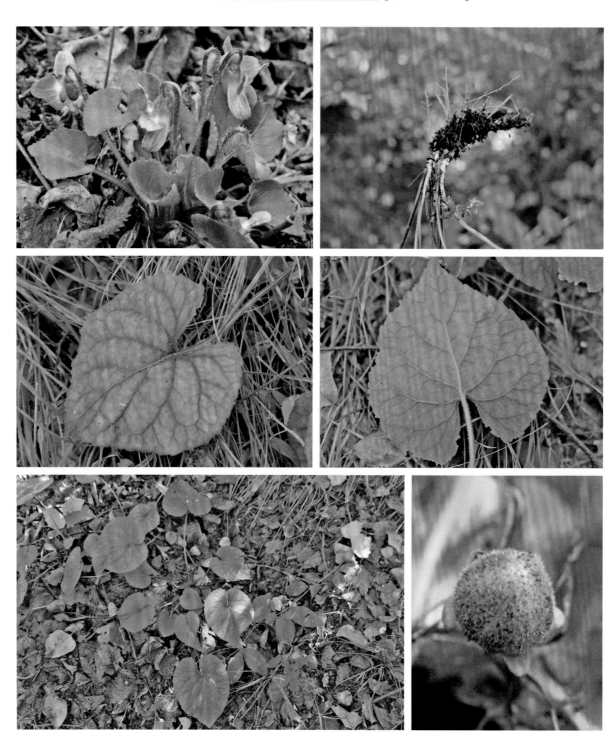

【形态特征】多年生草本。叶基生，莲座状；叶宽卵形或近圆形，基部具弯缺，具锯齿，两面密生白色柔毛。花淡紫色，芳香，具长梗，中部以上有 2 枚小苞片；萼片长圆状披针形或披针形，具缘毛和腺体，基部附属物短而钝；花瓣基部微白色，上瓣及侧瓣先端钝圆，侧瓣内面有须毛或近无毛，下瓣距白色，较短；花柱上部疏生乳头状突起，顶部向下方弯曲成钩状短喙，喙端具较细的柱头孔。蒴果球形，密被白色柔毛，成熟时果柄下弯。花、果期 5~8 月。

【适宜生境】中生植物。生于山地林下、林缘草甸、灌丛、山坡、溪旁等腐殖土层厚或较阴湿的草地上。

【资源状况】分布于乌兰察布市（凉城县、四子王旗）、呼和浩特市（土默特左旗）。常见。

【入药部位】■中药：全草（球果堇菜）。

【采收加工】春、秋二季采收，除去杂质，洗净泥土，晒干。

【功能主治】■中药：球果堇菜清热解毒，消肿止血；用于痈疽疮毒，肺痈，咳嗽，跌打损伤，外伤出血。

【用法用量】■中药：球果堇菜 10~15g。

库页堇菜 萨哈林 – 尼勒 – 其其格
Viola sacchalinensis H. De Boiss.

【标本采集号】150929180916003LY

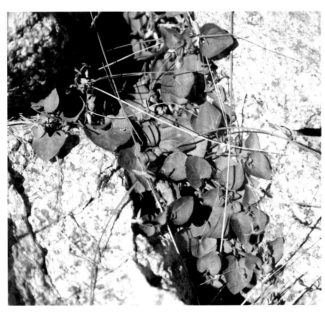
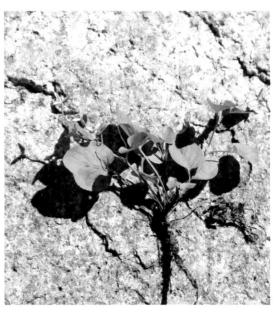

【形态特征】多年生草本。根多数，较细。有地上茎，高 15~20cm；根茎具结节，被暗褐色的鳞片。茎下部托叶披针形，边缘流苏状，褐色；叶片卵形、卵圆形或宽卵形，基部心形，先端钝圆或稍渐尖，边缘具钝锯齿，上面无毛或有疏毛，下面无毛。花梗生于茎叶的叶腋，超出于叶；萼片披针形；花淡紫色；子房无毛，花柱基微向前弯曲，向上渐粗，柱头呈钩状，柱头上面有乳头状毛。蒴果椭圆形，无毛。花、果期 5 月中旬至 8 月。

【适宜生境】中生植物。生于针叶林、针阔混交林或阔叶林内及林缘。

【资源状况】分布于乌兰察布市（察哈尔右翼前旗、四子王旗）、包头市（固阳县）。少见。

【入药部位】■中药：全草（库页堇菜）。

【采收加工】春、秋二季采收全草，晒干。

【功能主治】■中药：库页堇菜活血散瘀，止血；用于跌打损伤，吐血，急性肺炎，肺出血，血滞经闭，月经不调等。

【用法用量】■中药：库页堇菜9~12g；外用适量，捣敷；或研末撒。

鸡腿堇菜
红铧头草、鸡腿菜、鸡蹬菜、奥古特图-尼勒-其其格
Viola acuminata Ledeb.

【标本采集号】150928180713016LY

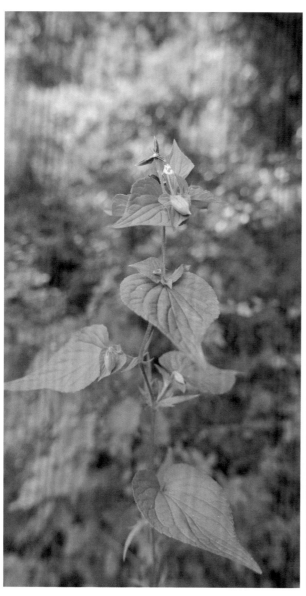
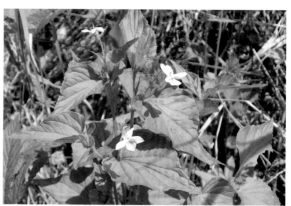
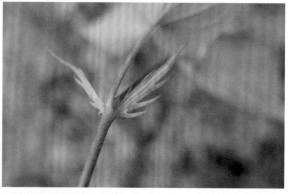
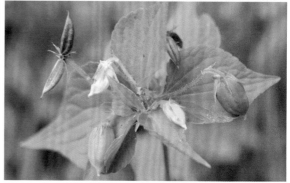

【形态特征】多年生草本，通常无基生叶。根状茎较粗，垂直或倾斜。茎直立，叶片边缘具钝锯齿及短缘毛，两面密生褐色腺点；托叶草质，两面有褐色腺点。花具长梗及 2 枚线形小苞片；萼片线状披针形，基部具附属物；花瓣有褐色腺点，侧瓣里面近基部有长须毛，并具囊状距；子房圆锥状，无毛，花柱顶部具数列明显的乳头状突起，先端具短喙。蒴果椭圆形，无毛，通常有黄褐色腺点，先端渐尖。花、果期 5~9 月。

【适宜生境】中生植物。生于疏林下、山地林缘、灌丛间、山坡草甸、河谷湿地。

【资源状况】分布于乌兰察布市（察哈尔右翼后旗、凉城县、兴和县、卓资县）、呼和浩特市（和林格尔县、武川县）。常见。

【入药部位】■ 中药：全草（鸡腿堇菜）。

【采收加工】夏、秋二季采收，鲜用或晒干。

【功能主治】■ 中药：鸡腿堇菜清热解毒，消肿止痛；用于肺热咳嗽，跌打损伤，疮疖肿毒等。

【用法用量】■ 中药：鸡腿堇菜煎汤，9~15g，鲜品 30~60g，或捣汁服；外用适量，捣敷。

蒙古堇菜 白花堇菜
Viola mongolica Franch.

【标本采集号】150823150826077LY

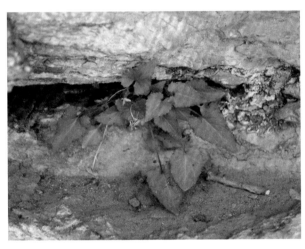
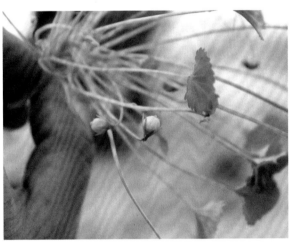

【形态特征】多年生草本。根状茎稍粗壮，垂直或斜生。叶数枚，基生；叶片卵状心形；叶柄具狭翅，无毛；托叶，边缘疏生细齿。花白色；花梗细，通常高出于叶，无毛，近中部有 2 枚线形小苞片；萼片椭圆状披针形，具缘毛；侧方花瓣里面近基部稍有须毛，中下部有时具紫色条纹，距管状，稍向上弯，末端钝圆；子房无毛，前方具短喙。蒴果卵形，无毛。花、果期 5~8 月。

【适宜生境】中生植物。生于山地林下、林缘草甸、砾石质地、岩缝中。

【资源状况】分布于巴彦淖尔市（乌拉特前旗）。少见。

【入药部位】■ 中药：全草。

【采收加工】5~6月间果实成熟时采收全草，洗净，晒干。

【功能主治】■中药：全草清热解毒，凉血消肿；用于痈疽发背，疔疮瘰疬，无名肿毒，丹毒，乳腺炎，目赤肿毒，咽炎，黄疸性肝炎，肠炎，毒蛇咬伤等。

【用法用量】■中药：全草15~30g，或入丸、散服；外用适量，鲜品捣烂敷患处。

阴地堇菜 其格音－尼勒－其其格
Viola yezoensis Maxim.

【标本采集号】150221150813413LY

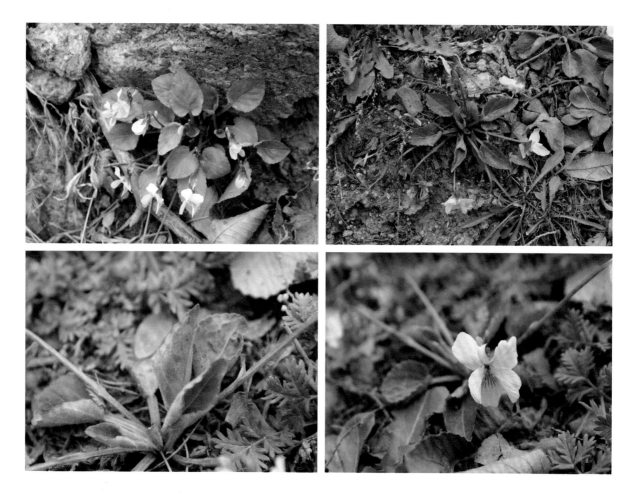

【形态特征】多年生草本，无地上茎，高9~18cm，全株被短毛。根白色或淡褐色。根茎较粗，垂直或倾斜。叶柄被柔毛，具窄翅；托叶的1/2与叶柄合生，离生部分披针形。花白色；花梗较粗，中部以上有2枚小苞片；萼片披针形，基部具附属物，末端具缺刻；上瓣倒卵形，基部爪状，侧瓣长圆状倒卵形，内面近基部疏生须毛或几无毛，下瓣距圆筒形；子房无毛，花柱基部常直，柱头两侧及后方具窄的边缘，前方具粗短的喙，喙端具较大的柱头孔。蒴果长圆状。花、果期5~8月。

【适宜生境】中生植物。生于山地阔叶林下、林缘草地。

【资源状况】分布于呼和浩特市（和林格尔县）、包头市（土默特右旗）。常见。

【入药部位】■中药：全草。

【采收加工】夏季采收全草，洗净，鲜用或晒干。

【功能主治】■中药：全草用于痈疖疔疮。

【用法用量】■中药：全草外用适量，捣敷。

斑叶堇菜
花叶堇菜、导拉布图 – 尼勒 – 其其格
Viola variegata Fisch. ex Link.

【标本采集号】150927180518001LY

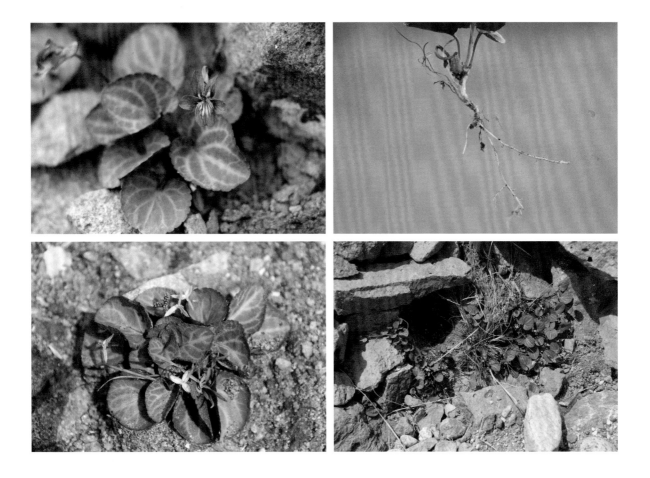

【形态特征】多年生草本，无地上茎。根状茎通常较短而细，节密生。叶片圆形或圆卵形，边缘具平而圆的钝齿，沿叶脉有明显白色斑纹，下面稍带紫红色，两面通常密被短粗毛；托叶的 2/3 与叶柄合生，离生部分披针形，边缘疏生流苏状腺齿。花梗中部有 2 枚线形的小苞片；萼片基部附属物较短；花瓣倒卵形，侧方花瓣里面基部有须毛；子房近球形，花柱棍棒状。蒴果椭圆形，无毛或疏生短毛；幼果球形通常被短粗毛。种子淡褐色，附属物短。花、果期 5~9 月。

【适宜生境】中生植物。生于山地荒地、草坡、山坡砾石地、林下岩石缝、疏林地及灌丛间。

【资源状况】分布于乌兰察布市（察哈尔右翼中旗、丰镇市、卓资县）、呼和浩特市（武川县）。常见。

【入药部位】■中药：全草（斑叶堇菜）。

【采收加工】夏、秋二季采收，洗净，鲜用或晒干。

【功能主治】■中药：斑叶堇菜清热解毒，止痛，凉血止血；用于疗疮肿毒，乳痈，目赤肿痛，创伤出血。

【用法用量】■中药：斑叶堇菜 9~15g；外用适量，捣敷。

早开堇菜 尖瓣堇菜、早花地丁、合日其也斯图 - 尼勒 - 其其格
Viola prionantha Bunge

【标本采集号】150925150801001LY

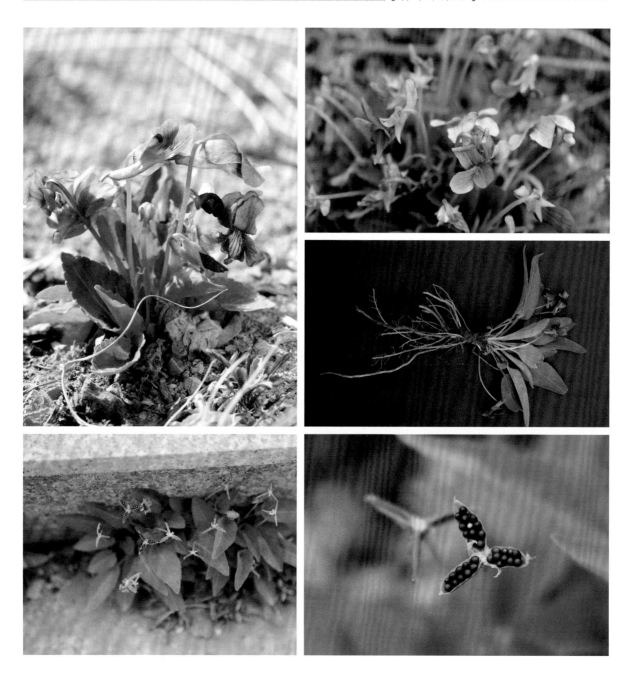

【形态特征】多年生草本，无地上茎。根状茎垂直。叶多数，均基生，幼叶两侧常向内卷折，密生细圆齿，两面无毛或被细毛，果期叶增大，呈三角状卵形，基部常宽心形；叶柄上部有窄翅；托叶干后呈膜质，2/3 与叶柄合生，离生部分线状披针形，疏生细齿。上方花瓣倒卵形，无须毛，向上反曲，侧方花瓣长圆状倒卵形；柱头顶部平或微凹，两侧及后方圆或具窄缘边，前方具不明显短喙，喙端具较窄的柱头孔。蒴果长椭圆形，无毛。种子多数，深褐色带棕色斑点。花、果期 5~9 月。

【适宜生境】中生植物。生于丘陵谷地、山坡、草地、荒地、路旁、沟边、庭园、林缘等处。

【资源状况】分布于乌兰察布市（丰镇市、凉城县、商都县、卓资县）、呼和浩特市（清水河县、托克托县、武川县）、包头市（东河区、九原区、昆都仑区、青山区、石拐区）。常见。

【入药部位】■中药：全草（早开堇菜）。

■蒙药：全草（合日其也斯图 – 尼勒 – 其其格）。

【采收加工】春、夏二季果实成熟时采收全草，洗净泥土，晒干。

【功能主治】■中药：早开堇菜用于痈疽疔疮，黄疸，痢疾，泄泻，麻疹热毒目赤，咽喉肿痛，瘰疬，烫火伤，毒蛇咬伤。

■蒙药：合日其也斯图 – 尼勒 – 其其格清热，解毒；用于协日病，黄疸，赫依热，肝火，胆热。

【用法用量】■中药：早开堇菜 15~30g，或入丸、散服；外用适量，鲜品捣烂敷患处。

■蒙药：合日其也斯图 – 尼勒 – 其其格单用 1.5~3g，或入丸、散服。

紫花地丁
辽堇菜、兔耳草、光瓣堇菜、宝日 – 尼勒 – 其其格
Viola philippica Cav.

【标本采集号】150121180505002LY

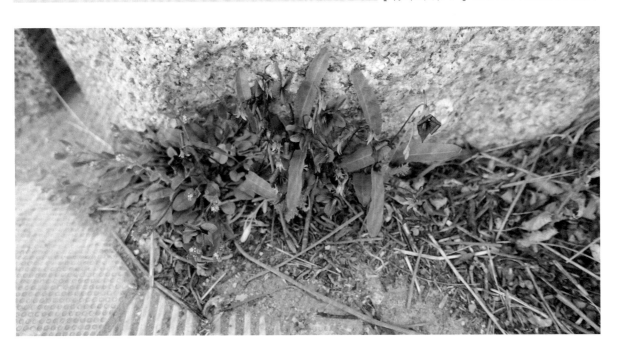

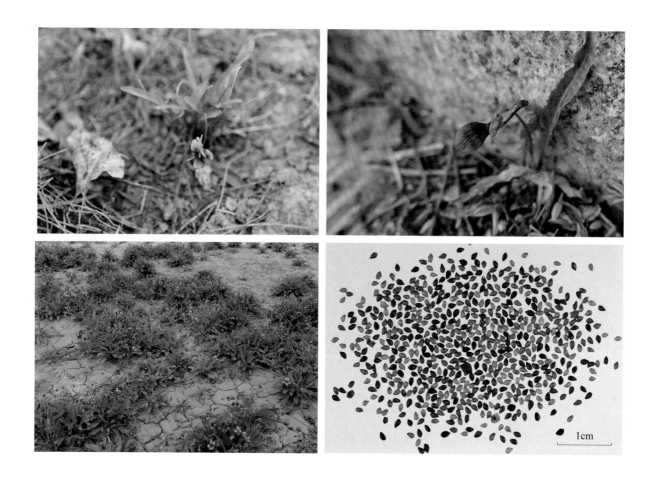

【形态特征】多年生草本，无地上茎。根状茎短，节密生，淡褐色。基生叶莲座状；下部叶较小，三角状卵形或窄卵形，上部者较大，圆形、窄卵状披针形或长圆状卵形，具圆齿，两面无毛或被细毛；叶柄果期上部具宽翅；托叶膜质，离生部分线状披针形，疏生流苏状细齿或近全缘。花喉部有紫色条纹；花瓣倒卵形或长圆状倒卵形，下方花瓣有紫色脉纹，距细管状，末端不向上弯；柱头三角形，顶部略平，前方具短喙。蒴果长圆形，无毛。种子淡黄色。花、果期 5~9 月。

【适宜生境】中生植物。多生于庭院、田野、荒地、路旁、灌丛及林缘等地。

【资源状况】分布于乌兰察布市（四子王旗、兴和县）、呼和浩特市（土默特左旗）、包头市（达尔罕茂明安联合旗、东河区、固阳县、九原区、昆都仑区、青山区、土默特右旗）。常见。

【入药部位】■中药：全草（紫花地丁）。

　　　　　■蒙药：全草（尼勒－其其格）。

【采收加工】5~6 月间果实成熟时采收全草，洗净，晒干。

【功能主治】■中药：紫花地丁清热解毒，凉血消肿；用于痈疽发背，疔疮瘰疬，无名肿毒，丹毒，乳腺炎，目赤肿痛，咽炎，黄疸性肝炎，肠炎，毒蛇咬伤等。

　　　　　■蒙药：尼勒－其其格清热，解毒；用于协日病，黄疸，赫依热，肝火，胆热。

【用法用量】■中药：紫花地丁 15~30g，或入丸、散服；外用适量，鲜品捣烂敷患处。

　　　　　■蒙药：尼勒－其其格单用 1.5~3g，或入丸、散服。

裂叶堇菜

疗毒草、奥尼图－尼勒－其其格

Viola dissecta Ledeb.

【标本采集号】150927180607057LY

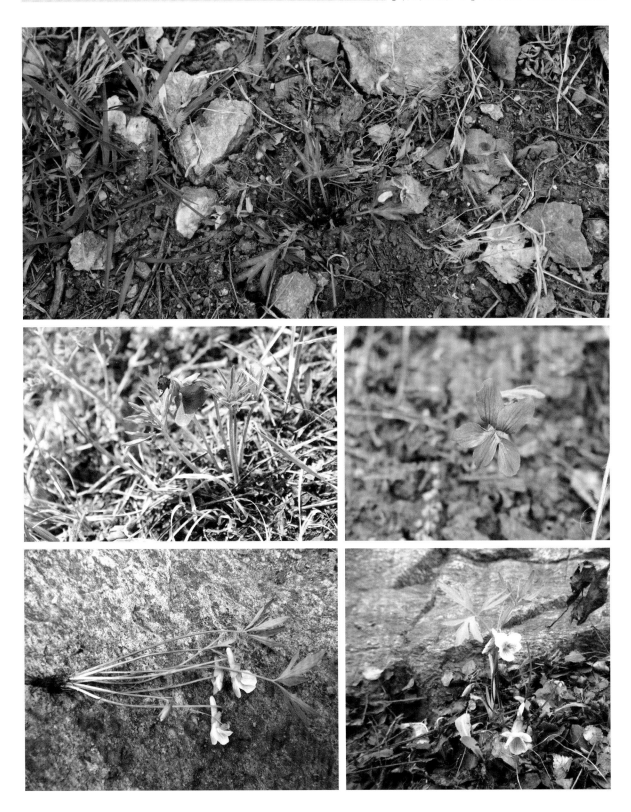

【形态特征】多年生草本，无地上茎，植株高度变化大。根状茎短而垂直。叶基生，裂片线形、长圆形或窄卵状披针形，全缘或疏生缺刻状钝齿，或近羽状浅裂，小裂片全缘，幼叶两面被白色柔毛，后渐无毛；托叶近膜质。花较大；花梗中部以下有2枚线形小苞片；萼片卵形或披针形，基部具附属物；上方花瓣长倒卵形，侧方花瓣长圆状倒卵形，下方花瓣连圆筒状距；柱头先端具短喙，喙具明显的柱头孔。蒴果长圆形或椭圆形，无毛。花、果期5~9月。

【适宜生境】中生植物。生于山地林下、林缘草甸、河滩地。

【资源状况】分布于乌兰察布市（察哈尔右翼中旗、丰镇市、集宁区、兴和县）、呼和浩特市（清水河县）、包头市（固阳县）。常见。

【入药部位】■中药：全草（裂叶堇菜）。

【采收加工】夏、秋二季采挖，洗净，鲜用或晒干。

【功能主治】■中药：裂叶堇菜用于无名肿毒，疮疖，麻疹热毒，淋浊，小便不利。

【用法用量】■中药：裂叶堇菜9~15g，或捣汁；外用适量，捣敷。

双花堇菜

短距堇菜、好斯－其文图－尼勒－其其格

Viola biflora L.

【标本采集号】150221140715128LY

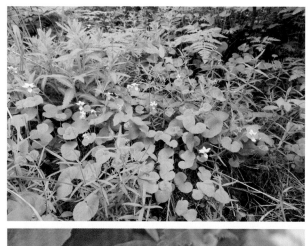
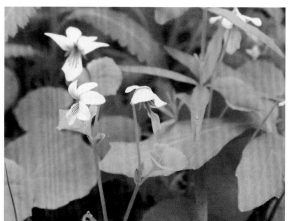
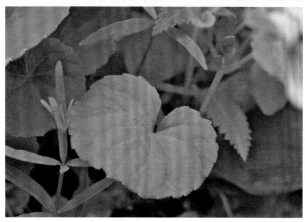
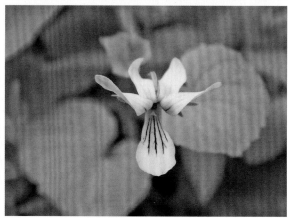

【形态特征】多年生草本。根状茎垂直或斜生。基生叶具钝齿，上面散生短毛，下面无毛，有时两面被柔毛；茎生叶具短柄，叶较小；托叶离生，卵形或卵状披针形，先端尖，全缘或疏生细齿。花黄色或淡黄色；花梗细柔，上部有 2 枚披针形小苞片；萼片基部附属物极短，具膜质缘，无毛或中下部具短缘毛；花瓣长圆状倒卵形，侧方花瓣内面无须毛，下方花瓣短筒状距；花柱上半部 2 深裂，裂片斜展，具明显的柱头孔。蒴果长圆状卵形，无毛。花、果期 5~9 月。

【适宜生境】中生植物。生于海拔较高的山地疏林下及湿草地。

【资源状况】分布于呼和浩特市（武川县）、包头市（土默特右旗）。少见。

【入药部位】■中药：全草（双花堇菜）。

【采收加工】夏季采收，洗净，鲜用或晒干。

【功能主治】■中药：双花堇菜发汗，止痛，清热解毒；用于感冒头痛，麻疹毒热，疮痈肿痛，跌打损伤，大便秘结。

【用法用量】■中药：双花堇菜 9~15g；外用适量，捣敷。

三色堇 三色堇菜、蝴蝶梅、阿拉叶 – 尼勒 – 其其格
Viola tricolor L.

【标本采集号】150222180711099LY

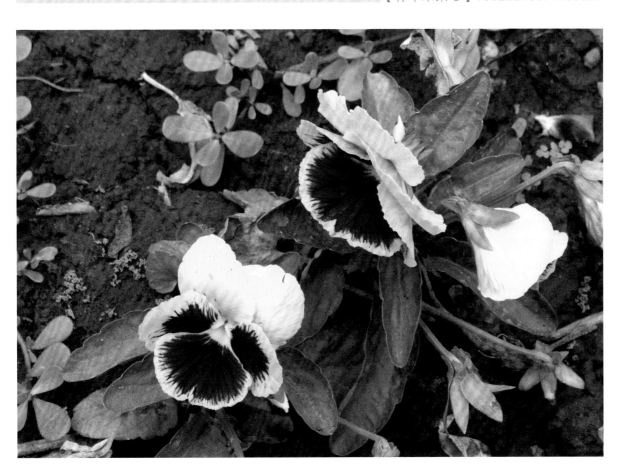

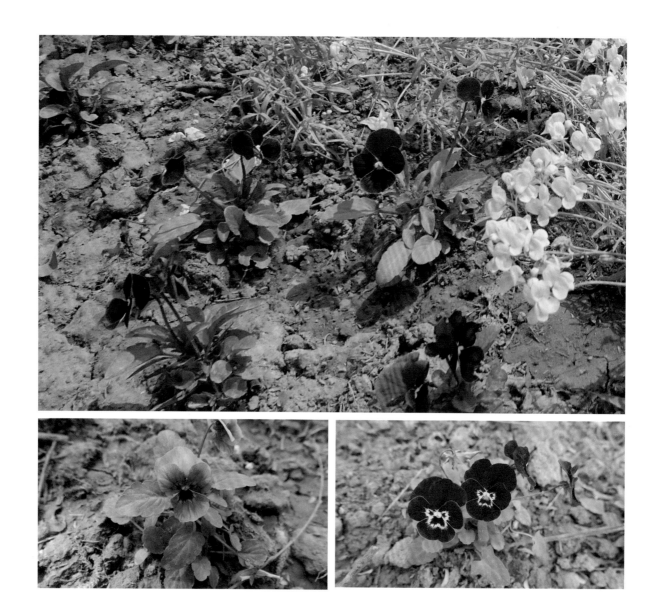

【形态特征】一、二年生或多年生草本。地上茎伸长，具开展而互生的叶。基生叶长卵形或披针形，具长柄；茎生叶卵形、长圆状卵形或长圆状披针形，疏生圆齿或钝锯齿；托叶叶状，羽状深裂。每朵花有 2 枚对生小苞片；萼片长圆状披针形，基部具附属物，边缘不整齐；上方花瓣深紫堇色，侧方花瓣及下方花瓣均为三色，有紫色条纹，侧方花瓣内面基部密被须毛，下方花瓣距较细；子房无毛，花柱短，柱头球状，前方具较大的柱头孔。蒴果椭圆形，无毛。花、果期 5~9 月。

【适宜生境】喜肥沃、排水良好、富含有机质的中性壤土或黏壤土。

【资源状况】作为园林绿化植物，阴山地区有少量栽培。

【入药部位】■中药：全草（三色堇）。

【采收加工】5~7 月，当果实成熟时采收，洗净泥土，晒干。

【功能主治】■中药：三色堇清热解毒，散瘀，止咳，利尿；用于咳嗽，小儿瘰疬，无名肿毒。

【用法用量】■中药：三色堇 9~15g；外用适量，捣敷。

秋海棠科

秋海棠

无名相思草、无名断肠草

Begonia grandis Dry.

【标本采集号】150202190918033LY

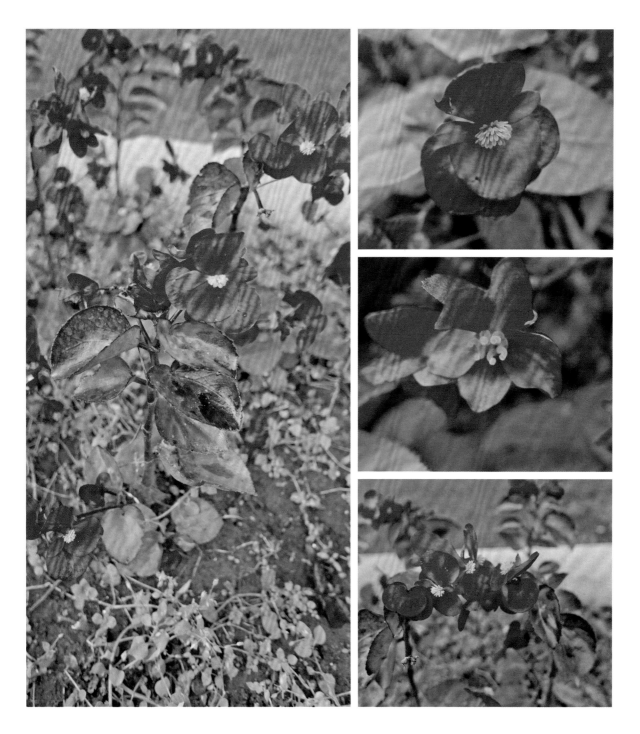

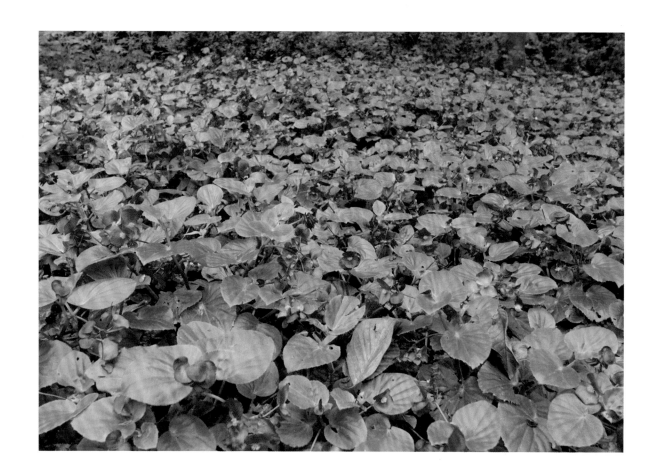

【形态特征】多年生草本。根状茎具密集而交织的细长纤维状支根。茎直立，有分枝，高40~60cm，有纵棱，近无毛。基生叶未见。茎生叶互生，具长柄；叶片两侧不相等，边缘具不等大的三角形浅齿，齿尖带短芒，掌状7（~9）条脉，带紫红色；托叶膜质。花葶有纵棱，无毛；花粉红色，（2~）3~4回二歧聚伞状；雄花花被片4片，雄蕊多数；雌花花被片3片，花柱3个，柱头常2裂，外向膨大而呈螺旋状扭曲，或"U"字形并带刺状乳头。蒴果下垂，具不等3翅；种子极多数，小，淡褐色，光滑。花期7月，果期8月。

【适宜生境】生于山谷潮湿石壁上、山谷溪旁密林石上、山沟边岩石上和山谷灌丛中。

【资源状况】作为园林绿化植物，阴山地区有少量栽培。

【入药部位】■中药：果实（秋海棠果）、花（秋海棠花）、根（秋海棠根）。

【采收加工】初冬采果实，晒干或鲜用；夏、秋二季采收花、根，鲜用或晒干。

【功能主治】■中药：秋海棠果解毒，消肿；用于毒蛇咬伤。秋海棠花杀虫解毒；用于皮癣。秋海棠根化瘀，止血，清热利湿；用于跌打损伤，吐血，咯血，衄血，刀伤出血，崩漏，血瘀经闭，月经不调，带下病，淋浊，泻痢，胃痛，咽喉肿痛。

【用法用量】■中药：秋海棠果外用鲜品适量，捣敷或捣汁搽。秋海棠花外用适量，捣汁，调蜜搽。秋海棠根9~15g，或研末，每次3~6g；外用适量，捣敷，或研末敷，或捣汁含漱。

瑞香科

草瑞香 粟麻、元棍条
Diarthron linifolium Turcz.

【标本采集号】150928180713007LY

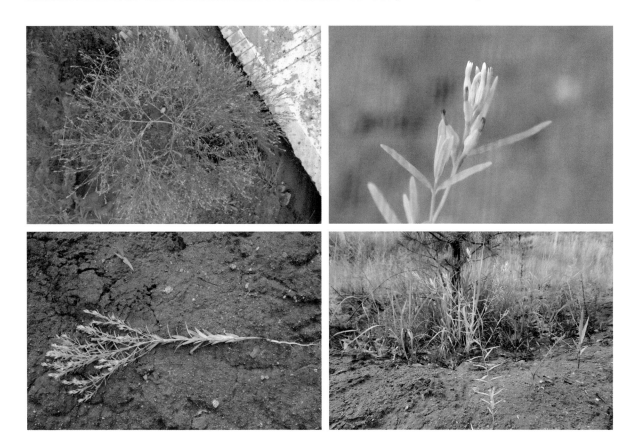

【形态特征】一年生草本。茎直立，细弱，上部分枝。叶互生，近无柄，条形或条状披针形，绿色，全缘，长 8~20mm，宽 1.5~2mm。花绿色，顶生总状花序；花梗极短；花萼筒状，长 4~5mm，下端绿色，上端暗红色，顶端 4 裂，裂片卵状椭圆形；雄蕊 4 枚，1 轮，生于花萼筒中部以上，花丝极短，花药宽卵形；子房椭圆形，无毛，有子房柄，无花盘，花柱细，柱头略大。果实卵状，黑色，有光泽，为宿存花萼筒下部所包围。花期 7~8 月。

【适宜生境】中生植物。生于山坡草地、林缘、灌丛。

【资源状况】分布于乌兰察布市（察哈尔右翼后旗、察哈尔右翼前旗、丰镇市、化德县、兴和县）、呼和浩特市（托克托县、武川县）、包头市（石拐区、土默特右旗）。常见。

【入药部位】■中药：根皮、茎皮。

【采收加工】夏季采挖，洗净，切片，晒干。

【功能主治】■中药：根皮、茎皮活血止痛；外用于风湿痛。

【用法用量】■中药：根皮、茎皮外用适量。

狼 毒

断肠草、小狼毒、达伦－图茹

Stellera chamaejasme Linn.

【标本采集号】150928180621001LY

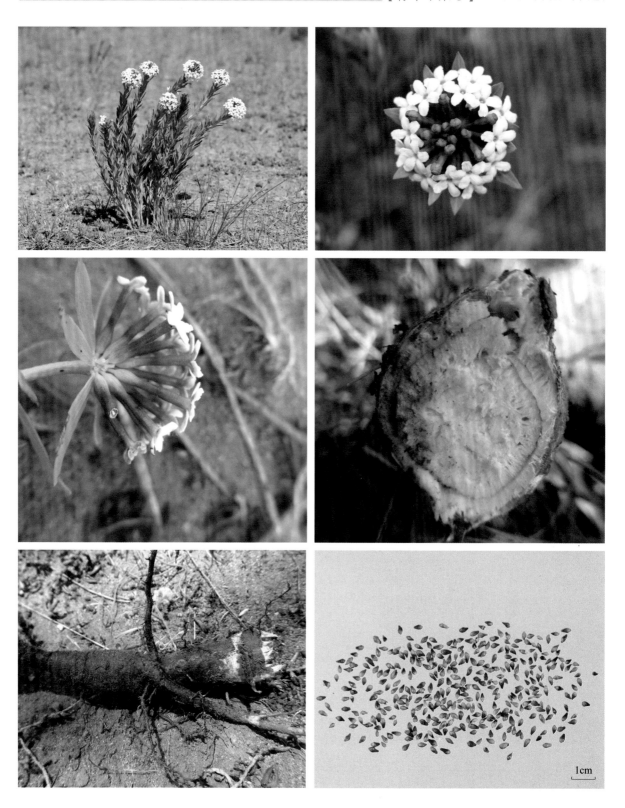

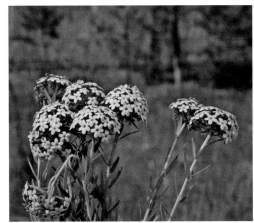
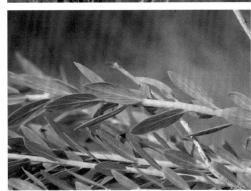
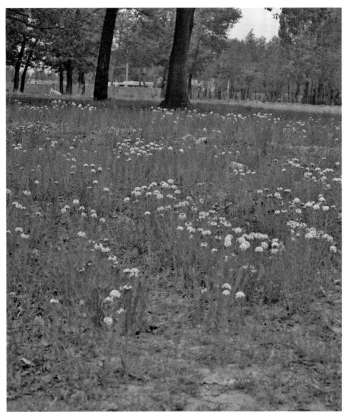

【形态特征】 多年生草本，根粗大，木质，表面棕褐色。茎丛生，直立，不分枝，光滑无毛。叶较
密生，椭圆状披针形，先端渐尖，基部钝圆或楔形，两面无毛。顶生头状花序；花萼
筒细瘦，下部常为紫色，具明显纵纹；雄蕊着生于花萼喉部与萼筒中部，花丝极短；
子房椭圆形，上部密被淡黄色细毛，花柱极短，近头状，子房基部一侧有矩圆形蜜腺。
小坚果卵形，棕色，上半部被细毛；果皮膜质，为花萼管基部所包藏。花期6~7月。

【适宜生境】 旱生植物。广泛分布于草原区，为草原群落的伴生种。

【资源状况】 分布于阴山地区各地。十分常见。

【入药部位】 ■中药：根（狼毒）。
　　　　　　 ■蒙药：根（达兰－图茹）。

【采收加工】 秋季挖根，洗净，鲜用或切片晒干。

【功能主治】 ■中药：狼毒散结，逐水，止痛，杀虫；用于水肿腹胀，痰积，食积、虫积，心腹疼痛，
咳嗽，气喘，瘰疬，阴疽流注，结核性附睾炎，皮肤疥癣，恶疮，痔瘘。
　　　　　　 ■蒙药：达兰－图茹杀虫，逐泻，消奇哈，祛腐消肿；用于各种奇哈症，乳腺炎，丹毒，
腮腺炎，创伤。

【用法用量】 ■中药：狼毒0.3~1g，或入丸、散服；外用适量，煎汤洗，或磨汁涂患处，或研末调
敷患处。
　　　　　　 ■蒙药：达兰－图茹多与其他药配方用。

胡颓子科

沙 枣 银柳、桂香柳、红豆、吉格德
Elaeagnus angustifolia Linn.

【标本采集号】150121180905005LY

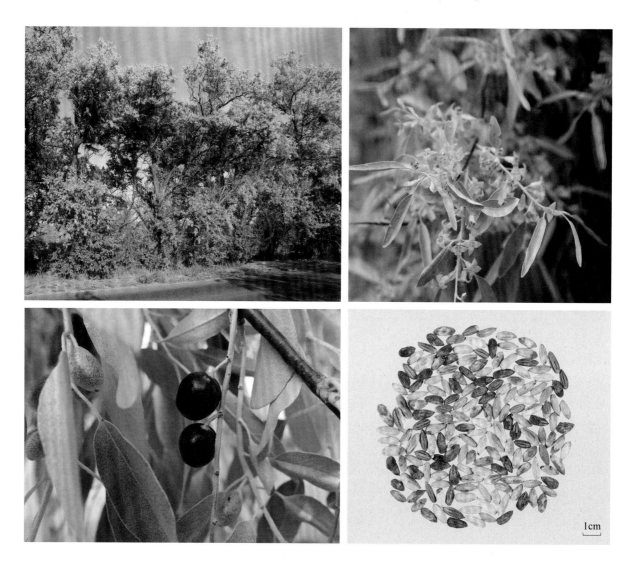

1cm

【形态特征】落叶乔木或小乔木，无刺或具刺。叶薄纸质，矩圆状披针形至线状披针形，全缘，上面幼时具银白色圆形鳞片，成熟后部分脱落，下面灰白色，密被白色鳞片，有光泽，侧脉不甚明显。花银白色，直立或近直立，密被银白色鳞片；萼筒钟形，裂片宽卵形或卵状矩圆形，内面被白色星状柔毛；雄蕊几无花丝；花柱直立，无毛，上端甚弯曲。果实椭圆形，密被银白色鳞片；果肉乳白色，粉质；果梗短，粗壮。花期5~6月，果期9月。

【适宜生境】旱生植物。生于荒漠区的河岸，常与胡杨组成荒漠河岸林。

【资源状况】分布于乌兰察布市（四子王旗）、呼和浩特市（土默特左旗、托克托县）、包头市（达尔罕茂明安联合旗、固阳县、土默特右旗）、巴彦淖尔市（磴口县、乌拉特后旗、乌拉特前旗、乌拉特中旗）、阿拉善盟（阿拉善左旗行政区）。常见。作为园林绿化植物，阴山地区亦有少量栽培。

【入药部位】■中药：树皮（沙枣树皮）、果实（沙枣）、花（沙枣花）。

【采收加工】夏、秋二季采收，剥取树皮；果实成熟时分批采摘，鲜用或烘干；5~6月采花，晾干。

【功能主治】■中药：沙枣树皮收敛，止血；用于胃痛，泄泻，白带异常；外用于烫伤，外伤出血。沙枣健脾，止泻，补虚，安神；用于身体虚弱，神志不宁，消化不良，腹泻。沙枣花止咳，平喘；用于咳嗽，喘促。

【用法用量】■中药：沙枣 15~30g。沙枣树皮 9~15g；外用适量，研末敷患处。沙枣花 6~9g。

东方沙枣 大沙枣
Elaeagnus angustifolia L. var. *orientalis* (L.) Kuntze

【标本采集号】150824180822031LY

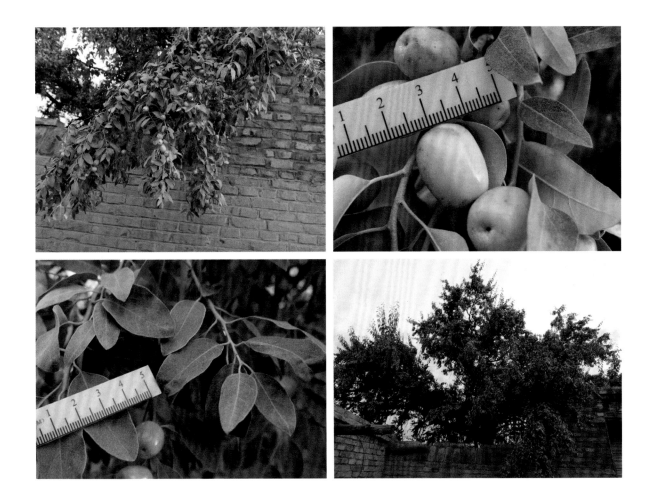

【形态特征】落叶乔木或小乔木，无刺或具刺。叶薄纸质，矩圆状披针形至线状披针形，全缘，上面幼时具银白色圆形鳞片，下面灰白色，密被白色鳞片；花枝下部叶片阔椭圆形；花银白色，直立或近直立；萼筒钟形，裂片内面被白色星状柔毛；雄蕊几无花丝，花柱直立，无毛；花盘圆锥形，包围花柱的基部，无毛或有时微被小柔毛。果实阔椭圆形，长 15~25mm，栗红色或黄色，密被银白色鳞片；果肉乳白色，粉质；果梗短，粗壮。花期 5~6 月，果期 9 月。

【适宜生境】旱生植物。生于荒漠区的河岸。

【资源状况】分布于巴彦淖尔市（乌拉特中旗）、阿拉善盟（阿拉善左旗行政区）。少见。

【入药部位】■中药：果实（沙枣）。

【采收加工】果实成熟时分批采摘，鲜用或烘干。

【功能主治】■中药：沙枣健脾，止泻，补虚，安神；用于身体虚弱，神志不宁，消化不良，腹泻。

【用法用量】■中药：沙枣 15~30g。

中国沙棘
醋柳、酸刺、黑刺、其查日嘎纳
Hippophae rhamnoides Linn. subsp. *sinensis* Rousi

【标本采集号】150121180905007LY

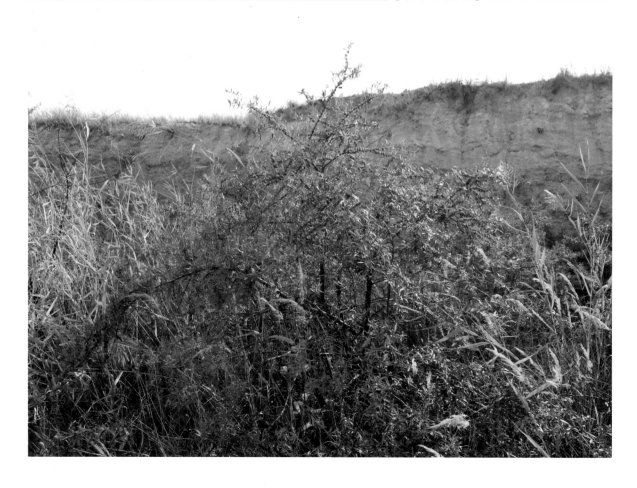

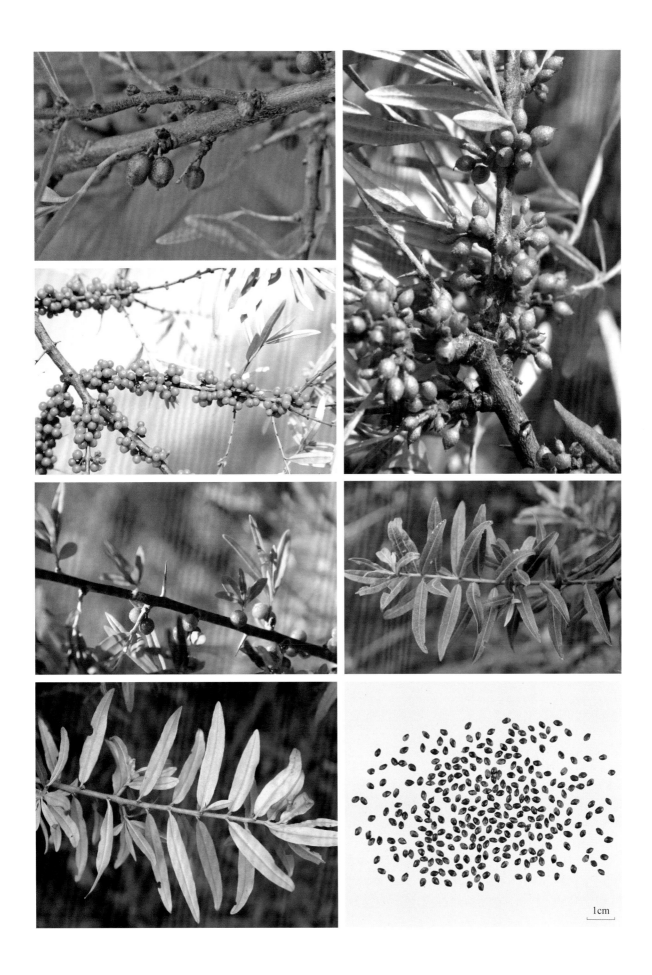

【形态特征】落叶乔木或灌木，高 1~5m，生于高山沟谷的可达 18m，具粗壮棘刺。枝幼时密被褐锈色鳞片。叶互生或近对生，条形至条状披针形，背面密被淡白色鳞片；叶柄极短。花先叶开放，雌雄异株；短总状花序腋生于头年枝上，花小，淡黄色，花被 2 裂；雄花花序轴常脱落，雄蕊 4 枚；雌花比雄花后开放，具短梗，花被筒囊状，顶端 2 裂。果实为肉质花被管包围，近于球形，直径 5~10mm。种子种皮黑褐色，有光泽。花期 5 月，果熟期 9~10 月。

【适宜生境】旱中生植物。生于暖湿带落叶阔叶林区或森林草原区的山地沟谷、山坡、沙丘间低湿地。

【资源状况】分布于乌兰察布市、呼和浩特市（和林格尔县、土默特左旗、托克托县、武川县）、包头市（固阳县、土默特右旗）、巴彦淖尔市（乌拉特前旗）。十分常见。阴山地区亦有较大规模的沙棘人工栽培。

【入药部位】■中药：果实（沙棘）。
　　　　　　■蒙药：果实（其查日嘎纳）。

【采收加工】9~10 月果实成熟时采收，鲜用或晒干。

【功能主治】■中药：沙棘止咳化痰，消食化滞，活血化瘀，生津；用于咳嗽痰多，气逆胸闷，消化不良，胃痛，津伤口渴，精神倦怠，跌扑损伤，痛经，闭经。
　　　　　　■蒙药：其查日嘎纳祛痰止咳，活血散瘀，消食化滞；用于咳嗽痰多，慢性支气管炎，胸满不畅，消化不良，胃痛，闭经，巴达干宝日病。

【用法用量】■中药：沙棘 3~10g，或制成糖浆服用。
　　　　　　■蒙药：其查日嘎纳单用 3~6g，入丸、散服，或水煎浓缩成膏。

评　述

1.化学成分：沙棘根、茎、叶、果实及种子内均含有丰富的营养物质和生物活性成分，尤其是沙棘叶，产量大且富含黄酮类化合物。

2.名称考证：沙棘记载于《无误蒙药鉴》，曰："树高约两层房，叶背白色，细长，果实黄色，似皮囊，味酸。"《认药白晶鉴》载："有两种，其中带刺、白色树之种子，其果实黄色，大小如豆粒。"上述植物形态特征与蒙医所沿用的沙棘之形态特征相符，故历代蒙医药文献所载的达日布即其查日嘎纳（沙棘）。《四部医典》《月王药诊》《晶珠本草》《本草纲目》《饮膳正要》《认药白晶鉴》《蒙药正典》等著作中均有对沙棘的记载。

3.资源利用与可持续发展：阴山地区沙棘野生资源丰富，但零星分散的占相当大的比重，集中连片的沙棘林较少，而且还有明显的丰歉年之分。内蒙古沙棘产业走出了一条生态治理修复和生态经济发展双赢的路子，近年来，阴山地区大力发展沙棘人工造林工程，2019 年，蚂蚁金服与中国绿化基金会在内蒙古呼和浩特市合作实施沙棘公益林项目，该项目将在清水河县营造 2 万亩以上的沙棘林。

千屈菜科

千屈菜　对叶莲、西如音－其其格

Lythrum salicaria Linn.

【标本采集号】150222180829008LY

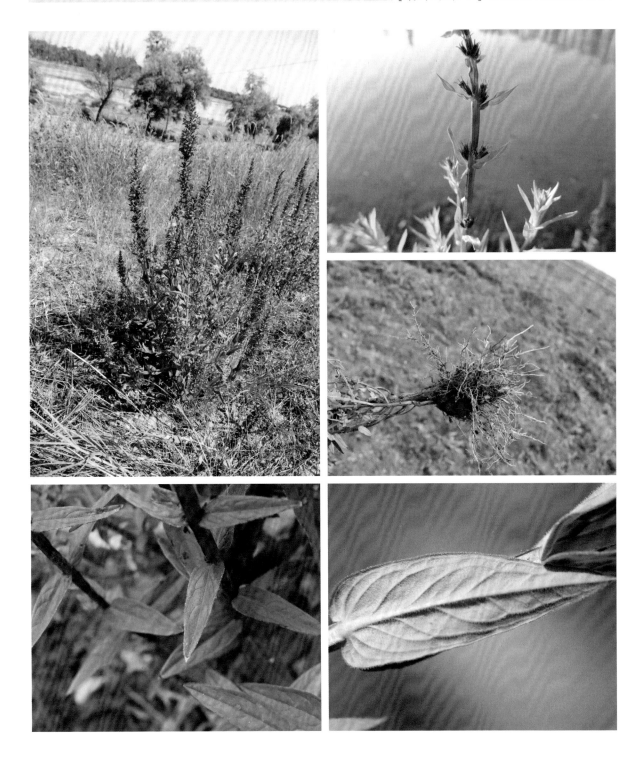

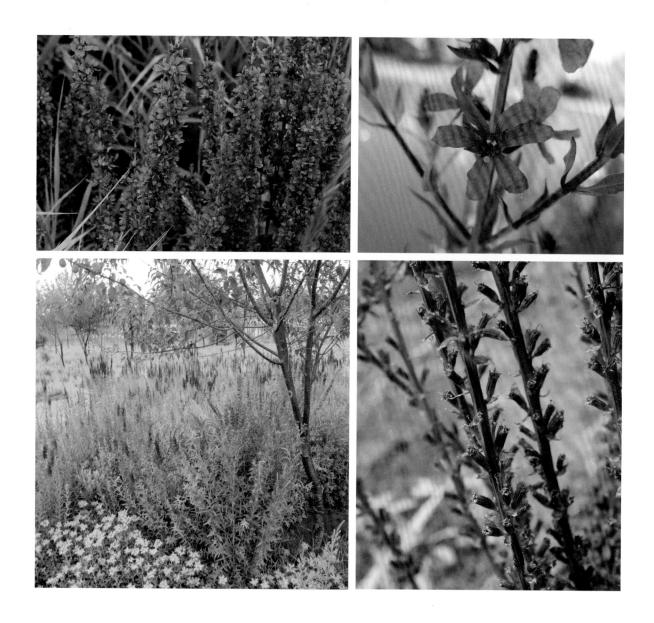

【形态特征】多年生草本。根茎粗壮。茎直立，多分枝，高30~100cm，全株青绿色，稍被粗毛或密被绒毛，枝常4棱。叶对生或3枚轮生，披针形或宽披针形，有时稍抱茎，无柄。聚伞花序，簇生；花梗及花序梗甚短，花枝似一大型穗状花序；苞片宽披针形或三角状卵形；萼筒有纵棱12条，稍被粗毛，裂片6枚，三角形，附属体针状；花瓣6片，红紫色或淡紫色，有短爪，稍皱缩；雄蕊12枚，6长6短，伸出萼筒。蒴果扁圆形。花期8月，果期9月。

【适宜生境】湿生植物。生于河边、林下湿地、沼泽。

【资源状况】作为园林绿化植物，阴山地区广泛栽培。

【入药部位】■中药：全草（千屈菜）。

【采收加工】秋季采收，洗净，切碎，鲜用或晒干。

【功能主治】■中药：千屈菜清热解毒，止血，止泻；用于泄泻，痢疾，便血，崩漏；外用于外伤出血。

【用法用量】■中药：千屈菜6~12g；外用适量，研末敷患处。

柳叶菜科

高山露珠草 乌拉音－伊黑日－额布苏
Circaea alpina L.

【标本采集号】150823150905112LY

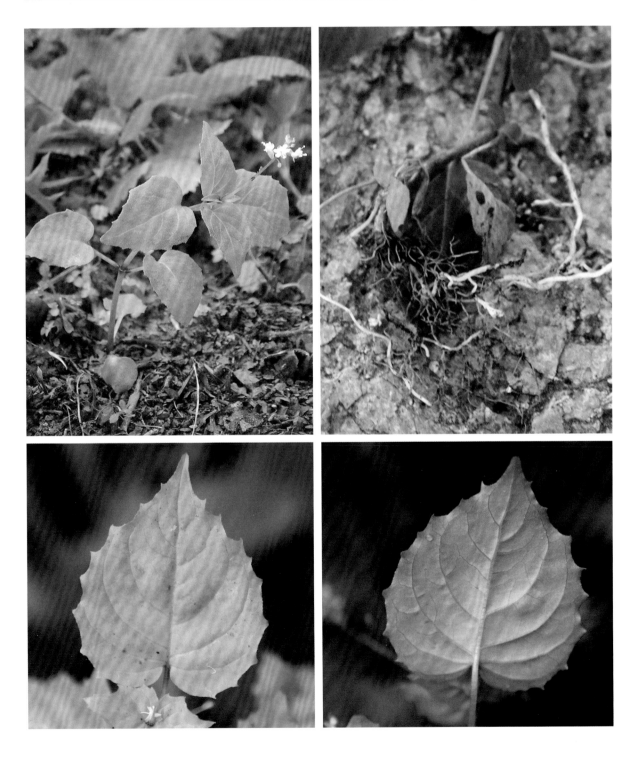

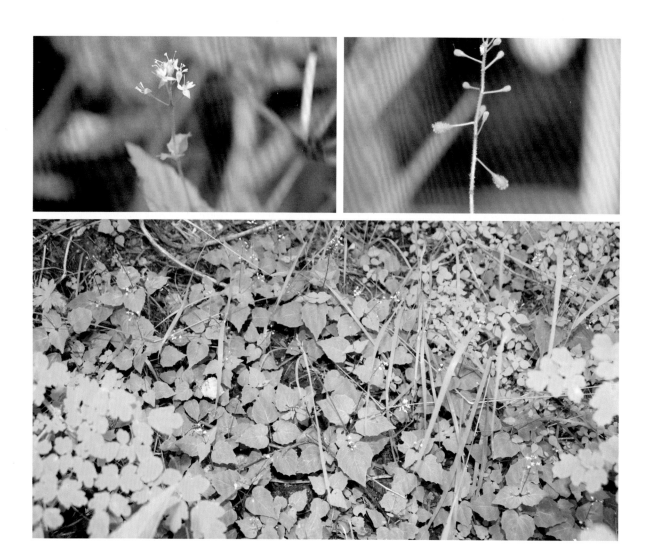

【形态特征】植株高 3~50cm，无毛或茎上被短镰状毛及花序上被腺毛。根状茎顶端有块茎状加厚。叶形变异极大，自狭卵状菱形或椭圆形至近圆形。顶生总状花序；花梗与花序轴垂直或花梗呈上升或直立，基部有时有 1 枚刚毛状小苞片；萼片白色或粉红色，稀紫红色，或仅先端淡紫色，无毛；花瓣白色，先端无凹缺至凹达花瓣的中部；雄蕊直立或上升，稀伸展，与花柱等长或略长于花柱；蜜腺藏于花管内。果实棒状至倒卵状，1 室，具种子 1 枚，表面无纵沟，但果梗延伸部分有浅槽。花、果期 8~9 月。

【适宜生境】中生植物。生于林下、林缘草甸及山沟溪边或山坡潮湿石缝中。

【资源状况】分布于乌兰察布市（凉城县、卓资县）、呼和浩特市（武川县）、巴彦淖尔市（乌拉特前旗）。常见。

【入药部位】■中药：全草（高山露珠草）。

【采收加工】7~8 月采收，晒干。

【功能主治】■中药：高山露珠草养心安神，消食，止咳，解毒，止痒；用于心悸，失眠，多梦，疳积，咳嗽，疮疡脓肿，湿疣，癣痒。

【用法用量】■中药：高山露珠草 6~15g；外用适量，研末敷患处，或鲜品捣烂外敷。

月见草　夜来香、山芝麻、松给鲁麻－其其格

Oenothera biennis L.

【标本采集号】150822190903008LY

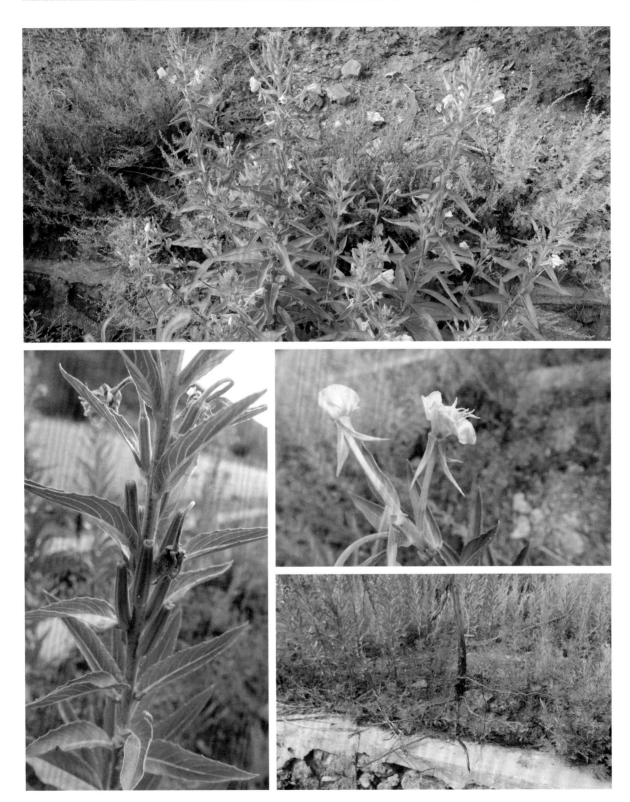

【形态特征】直立二年生粗壮草本。茎被曲柔毛与伸展长毛（毛的基部疱状），在茎枝上端常混生有腺毛。基生莲座叶丛紧贴地面；基生叶倒披针形，侧脉每侧12~15条；茎生叶椭圆形，侧脉每侧6~12条。花序穗状，不分枝或在主序下面具次级侧生花序；苞片叶状，果时宿存；花蕾顶端具喙；花管黄绿色；萼片绿色，有时带红色，先端骤缩成尾状；花瓣黄色。蒴果直立，绿色。种子暗褐色，具棱角，各面具不整齐洼点。花、果期7~9月。

【适宜生境】中生植物。逸生于田野、沟谷路边。

【资源状况】分布于呼和浩特市（武川县）、巴彦淖尔市（磴口县）。少见。

【入药部位】■中药：根（山芝麻）。

【采收加工】秋季将根挖出，除去泥土，晒干。

【功能主治】■中药：山芝麻强筋骨，祛风湿；用于风湿筋骨疼痛。

【用法用量】■中药：山芝麻5~15g。

柳 兰 红筷子、遍山红、呼崩－奥日耐特
Epilobium angustifolium L.

【标本采集号】150121180904019LY

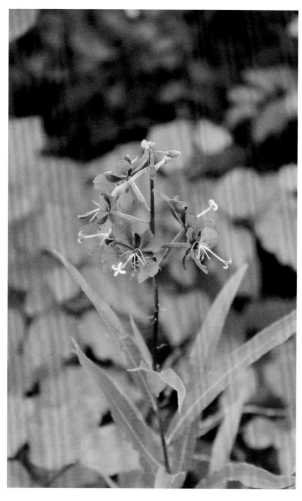
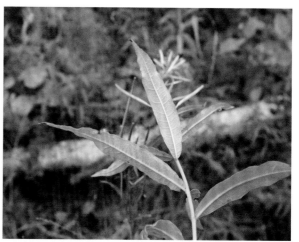
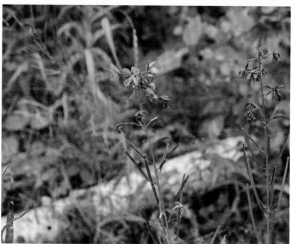

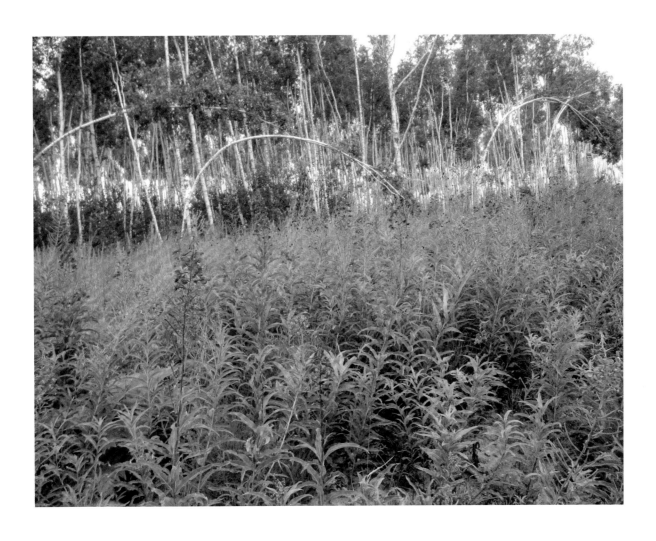

【形态特征】多年粗壮草本，直立，丛生。根状茎广泛匍匐于表土层；茎不分枝或上部分枝，圆柱
　　　　　状，无毛。叶螺旋状互生，无柄，茎下部的近膜质，披针状长圆形至倒卵形，常枯萎，
　　　　　中上部的叶近革质，线状披针形或狭披针形，边缘近全缘或稀疏浅小齿，稍微反卷。
　　　　　花序总状，直立；花大，紫色，稍两侧对称，花瓣 4 片，倒卵形，基部具短爪；苞片
　　　　　条形；萼片紫红色，长圆状披针形，被灰白柔毛；雄蕊 8 枚，向下弯曲。蒴果圆柱形，
　　　　　密被贴生的白灰色柔毛。种子褐色，表面近光滑，但具不规则的细网纹。花期 7~8 月，
　　　　　果期 8~9 月。

【适宜生境】中生植物。生于山地、林缘、森林采伐迹地、丘陵阴坡，有时在路旁或新翻动的土壤
　　　　　上形成占优势的小群落。

【资源状况】分布于乌兰察布市（丰镇市、凉城县、卓资县）、呼和浩特市（土默特左旗、武川县）、
　　　　　巴彦淖尔市（乌拉特前旗）。常见。

【入药部位】■中药：全草（红筷子）。

【采收加工】夏、秋二季采收，晒干或鲜用。

【功能主治】■中药：红筷子消肿利水，下乳，润肠；用于乳汁不足，气虚浮肿。

【用法用量】■中药：红筷子 1.5~3g；外用适量，鲜品捣烂，或研末酒调敷患处。

毛脉柳叶菜

黑龙江柳叶菜
Epilobium amurense Hausskn.

【标本采集号】150823140704244LY

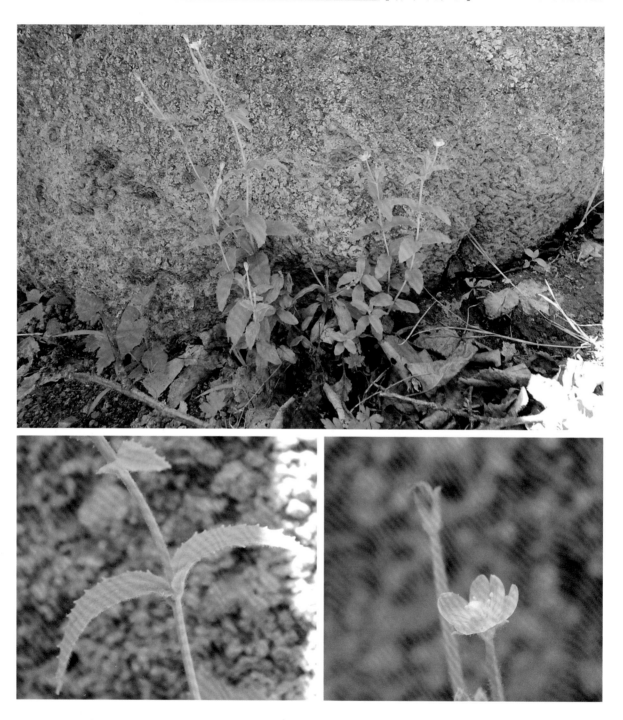

【形态特征】 多年生草本。茎高达 50（~80）cm，不分枝或有少数分枝，上部被曲柔毛与腺毛，中下部有时甚至上部常有 2 条明显的毛棱线，其余无毛。叶对生，卵形，边缘有锐齿，侧脉 4~6 对，脉上与边缘有曲柔毛。花序常被曲柔毛与腺毛；花筒喉部有一环长柔毛；萼片疏被曲柔毛，在基部接合处腋间有一束毛；花瓣白色、粉红色或玫瑰紫色，倒卵形。蒴果疏被柔毛或无毛。种子长圆状倒卵圆形，具粗乳突，深褐色，顶端具不明显短喙。花期 7~8 月，果期 8~9 月。

【适宜生境】湿生植物。生于山沟溪边。

【资源状况】分布于巴彦淖尔市（乌拉特前旗）。少见。

【入药部位】■中药：全草（沼生柳叶菜）。

【采收加工】夏、秋二季采收，除去杂质，洗净泥土，鲜用或晒干。

【功能主治】■中药：沼生柳叶菜清热止痛，活血消肿，祛湿，止咳；用于咽喉肿痛，风热咳嗽，音哑，月经不调，白带异常，水肿，泄泻，跌打损伤，疮痈肿毒，外伤出血。

【用法用量】■中药：沼生柳叶菜 9~15g，水煎服；外用适量，捣烂或研末调敷患处。

沼生柳叶菜 水湿柳叶菜、沼泽柳叶菜、那木嘎音 – 呼崩朝日
Epilobium palustre L.

【标本采集号】150121180904036LY

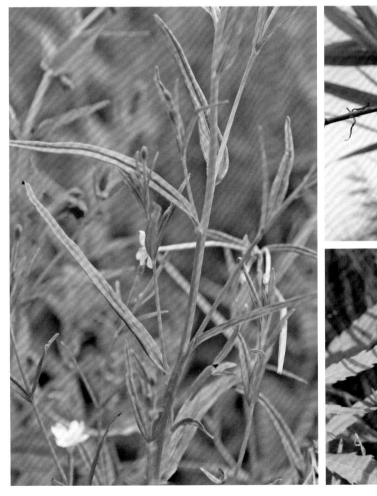
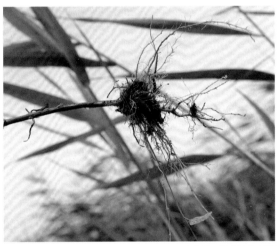
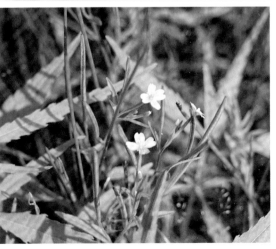

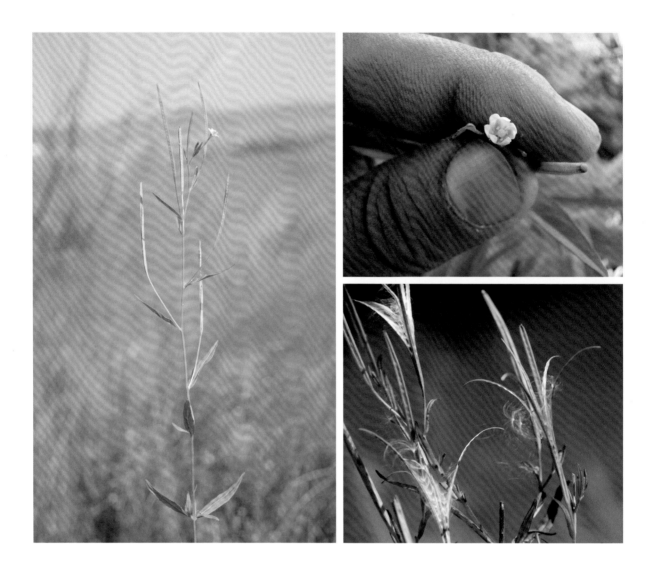

【形态特征】多年生草本，植株基部有匍匐枝，长 5~50cm，稀疏的节上生成对的叶，顶生肉质鳞芽。翌年鳞叶褐色，生于茎基部。叶对生，近线形或窄披针形，全缘或有不明显浅齿。花序密被弯曲柔毛，有时混生腺毛；花瓣粉色，先端 2 裂。蒴果被弯曲柔毛。花期 7~8 月，果期 8~9 月。

【适宜生境】湿生植物。生于山沟溪边、河岸边或沼泽草甸中。

【资源状况】分布于乌兰察布市（察哈尔右翼后旗、丰镇市、凉城县）、呼和浩特市（和林格尔县、土默特左旗）、巴彦淖尔市（乌拉特前旗）。常见。

【入药部位】■中药：全草（沼生柳叶菜）。

【采收加工】夏、秋二季采收，除去杂质，洗净泥土，鲜用或晒干。

【功能主治】■中药：沼生柳叶菜清热止痛，活血消肿，祛湿，止咳；用于咽喉肿痛，牙痛，目赤肿痛，月经不调，白带异常，跌打损伤，疔疮痈肿，外伤出血等。

【用法用量】■中药：沼生柳叶菜 9~15g；外用适量，捣烂或研末调敷患处。

多枝柳叶菜

萨格拉格日 — 呼崩朝日
Epilobium fastigiatoramosum Nakai

【标本采集号】150924180813049LY

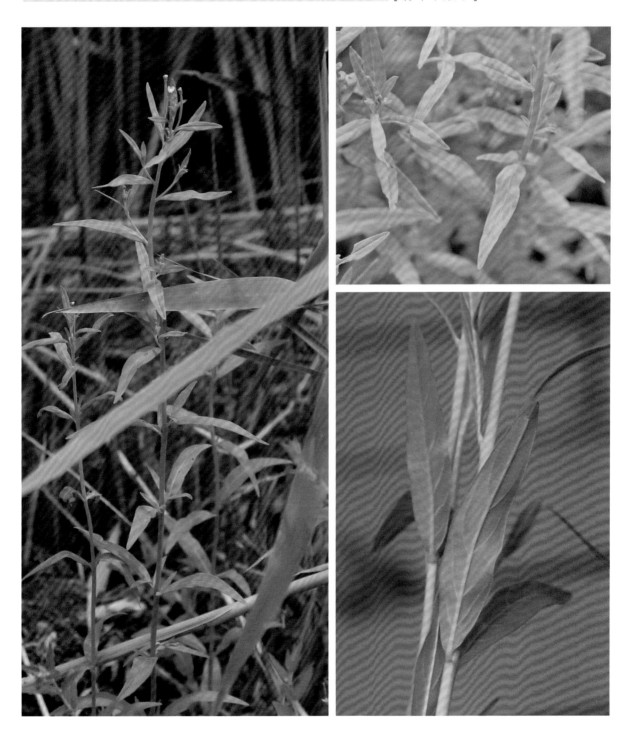

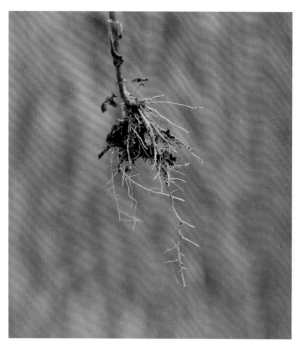
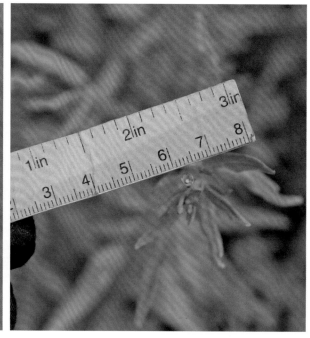

【形态特征】多年生草本，高 20~60cm。茎直立，基部无匍匐枝，通常多分枝，基部密被弯曲短毛，下部稀少或无毛。叶狭披针形、卵状披针形或狭长椭圆形，长 3~5cm，宽 5~10cm，上面被弯曲短毛，下面沿中脉及边缘被弯曲毛，全缘，边缘反卷。花单生于上部叶腋，淡红色或白色；花萼裂片披针形，长 2.5~3mm，外面被弯曲短毛；花瓣倒卵形，长约 4mm，顶端 2 裂；子房密被白色弯曲短毛，柱头短棍棒状。蒴果长 4~6cm，被弯曲短毛，果梗长 1~3cm。种子近矩圆形，长 1~1.4mm，顶端圆形，无附属物；种缨白色或污白色。花、果期 7~9 月。

【适宜生境】湿生植物。生于水边草甸或沼泽草甸。

【资源状况】分布于乌兰察布市（兴和县）。少见。

【入药部位】■中药：全草（柳叶菜）。

【采收加工】全年均可采，鲜用或晒干。

【功能主治】■中药：柳叶菜清热解毒，利湿止泻，消食理气，活血接骨；用于湿热泻痢，食积，脘腹胀痛，牙痛，月经不调，经闭，带下病，跌打骨折，疮肿，烫火伤，疥疮。

【用法用量】■中药：柳叶菜 6~15g，或鲜品捣汁。外用适量，捣敷。

小二仙草科

穗状狐尾藻 泥茜、狐尾藻、图门德苏－额布苏
Myriophyllum spicatum L.

【标本采集号】150223140803034LY

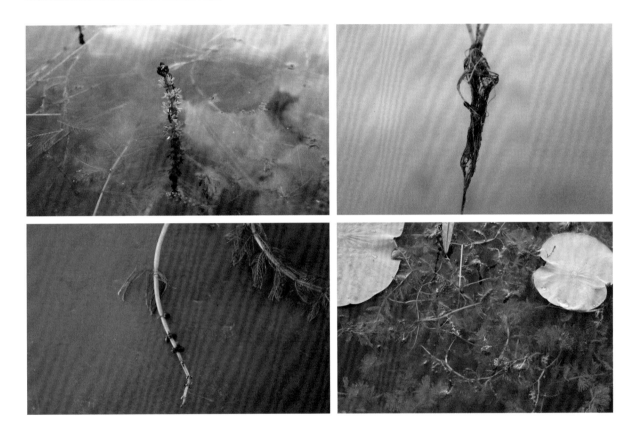

【形态特征】多年生沉水草本。根状茎发达，节部生根。茎圆柱形，长 1~2.5m，分枝极多。叶常 5
枚轮生，丝状全细裂；叶柄极短或不存在。穗状花序生于茎顶，花两性、单性或杂性，
雌雄同株；基部有 1 对苞片，其中 1 枚稍大。雄花：萼筒广钟状，顶端 4 深裂，平滑；
花瓣 4 片，阔匙形，粉红色；雄蕊 8 枚，淡黄色；无花梗。雌花：萼筒管状，4 深裂；
花瓣缺，或不明显；子房下位，4 室，花柱 4 个，柱头羽毛状，向外反转。果实广卵
形或卵状椭圆形，具纵深沟 4 条，沟缘表面光滑。花、果期 7~8 月。

【适宜生境】湿生植物。多生于池塘、河边浅水中。

【资源状况】阴山地区广泛分布。常见。

【入药部位】■中药：全草（聚藻）。

【采收加工】从 4 月至 10 月，隔 2 个月采收 1 次，每次采收池塘中 1/2 的聚藻，鲜用、晒干或烘干。

【功能主治】■中药：聚藻清热，凉血，解毒；用于热病烦渴，赤白痢，丹毒，疮疖，烫伤。

【用法用量】■中药：聚藻鲜品 15~30g，或捣汁服；外用适量，鲜品捣敷。

狐尾藻

轮叶狐尾藻、凤凰草、布力古日－图门德苏

Myriophyllum verticillatum L.

【标本采集号】150822190717002LY

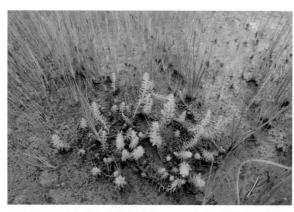
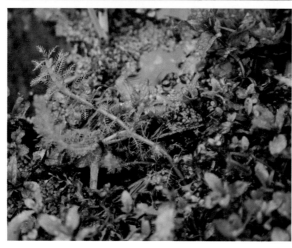
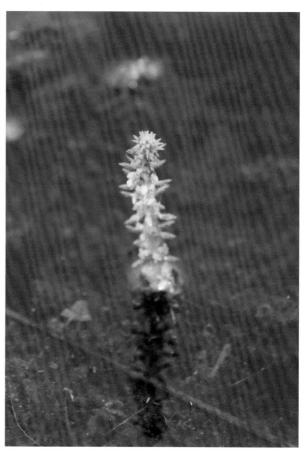

【形态特征】多年生粗壮沉水草本。根状茎发达，节部生根。茎长 20~40cm，多分枝。叶常 4 枚轮生，沉水叶丝状全裂，无叶柄，裂片 8~13 对，互生；水上叶互生，披针形，鲜绿色，裂片较宽。花单性，雌雄同株或杂性，单生于水上叶腋内，每轮具花 4 片，花无梗，比叶片短；苞片羽状篦齿状分裂。雌花生于水上茎下部叶腋，萼片贴生于子房，顶端 4 裂，花瓣 4 片，舟状，早落。雄花雄蕊 8 枚，花药椭圆形，淡黄色，花丝丝状。果宽卵形，具浅槽 4 条，顶端具残存萼片及花柱。花期 8~9 月。

【适宜生境】湿生植物。多生于池塘、河边浅水中。

【资源状况】分布于巴彦淖尔市（磴口县）。少见。

【入药部位】■中药：全草（聚藻）。

【采收加工】从 4 月至 10 月，隔 2 个月采收 1 次，每次采收池塘中 1/2 的聚藻，鲜用、晒干或烘干。

【功能主治】■中药：聚藻清热，凉血，解毒；用于热病烦渴，赤白痢，丹毒，疮疖，烫伤。

【用法用量】■中药：聚藻鲜品 15~30g，或捣汁服；外用适量，鲜品捣敷。

杉叶藻科

杉叶藻　嘎海音－色古乐－额布苏、阿木塔图－哲格苏
Hippuris vulgaris L.

【标本采集号】150927180708017LY

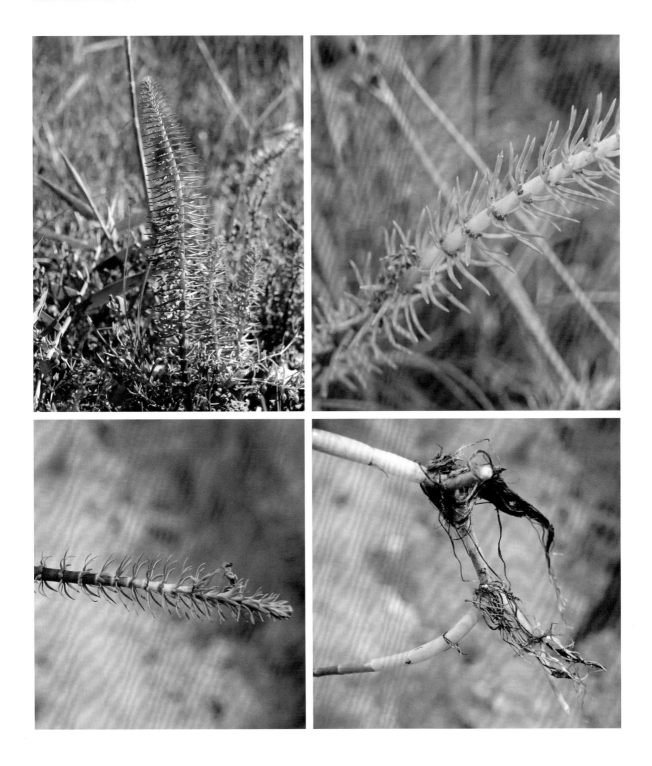

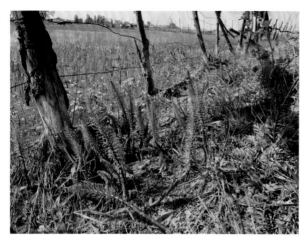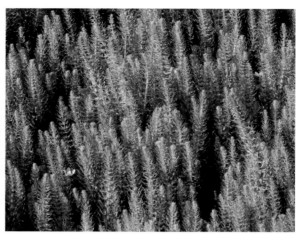

【形态特征】多年生水生草本，全株无毛。茎直立，多节，常带紫红色，高8~150cm，上部不分枝，挺出水面，下部合轴分枝，有匍匐白色或棕色肉质匍匐根茎，节上生多数纤细棕色须根，生于泥中。叶6~12枚，轮生，线形，全缘，具1脉。花单生于叶腋，无柄，常为两性，稀单性；花萼与子房合生；无花瓣；雄蕊1枚；花柱稍长于雄蕊，子房下位，雌蕊生于子房上的一侧。核果窄长圆形，光滑，顶端近平截，具宿存雄蕊及花柱。花期6月，果期7月。

【适宜生境】湿生植物。生于池塘浅水中或河岸水湿地。

【资源状况】分布于乌兰察布市（察哈尔右翼前旗、察哈尔右翼中旗）、包头市（达尔罕茂明安联合旗）、巴彦淖尔市（磴口县、乌拉特前旗）。少见。

【入药部位】■中药：全草（杉叶藻）。

　　　　　　■蒙药：全草（阿木塔图－哲格苏）。

【采收加工】夏、秋二季采收，除去杂质，洗净泥土，晒干。

【功能主治】■中药：杉叶藻镇咳，疏肝，凉血止血，养阴生津，透骨蒸；用于烦渴，结核咳嗽，劳热骨蒸，肠胃炎等。

　　　　　　■蒙药：阿木塔图－哲格苏清热，祛瘀，改善肺功能；用于肺、肝陈旧性热，浊热症，肺脓肿，咳嗽，咯脓血，骨伤，骨热。

【用法用量】■中药：杉叶藻6~12g。

　　　　　　■蒙药：阿木塔图－哲格苏单用1.5~3g，或入丸、散服。

锁阳科

锁 阳 地毛球、铁棒锤、羊锁不拉、乌兰高腰
Cynomorium songaricum Rupr.

【标本采集号】150822190507010LY

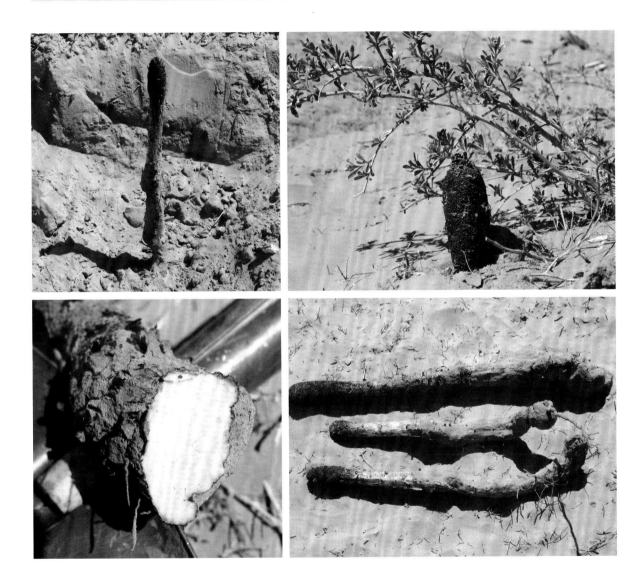

【形态特征】多年生肉质寄生草本，全株红棕色，大部分埋于沙中。茎圆柱状，直立，棕褐色，茎上着生螺旋状排列的鳞片叶。肉穗花序生于茎顶，其上着生非常密集的小花，雄花、雌花和两性相伴杂生，有香气。雄花：花蜜腺近倒圆形，亮鲜黄色，半抱花丝。雌花：雄花蕊退化。两性花少见；花被片披针形；雄蕊着生于雌蕊和花被之间下位子房的上方。果为小坚果状，多数非常小，果皮白色。种子近球形深红色，种皮坚硬而厚。花期5~7月，果期6~7月。

【适宜生境】肉质寄生植物。多寄生于白刺属植物的根上。野生于荒漠草原、草原化荒漠与荒漠地带。

【资源状况】分布于乌兰察布市（四子王旗）、巴彦淖尔市（磴口县、乌拉特后旗、乌拉特前旗、乌拉特中旗）、阿拉善盟（阿拉善左旗行政区）。十分常见。阴山地区亦有少量栽培。

【入药部位】■中药：肉质茎（锁阳）。

　　　　　　■蒙药：全草（乌兰高腰）。

【采收加工】春、秋二季采收，以春季产者质量佳。挖出后，除去花序，置沙中半埋半露，晒干即成。少数地区趁鲜切片，晒干。

【功能主治】■中药：锁阳补肾阳，益精血，润肠通便；用于肾阳不足，精血亏虚，腰膝痿软，阳痿滑精，肠燥便秘。

　　　　　　■蒙药：乌兰高腰平息协日，消食，益精；用于协日性头痛，泛酸，食积，滑精，阳痿，体虚。

【用法用量】■中药：锁阳 5~10g，或入丸、散服。

　　　　　　■蒙药：乌兰高腰单用 1.5~3g，或入丸、散服。

评 述

1. 化学成分：锁阳中含有挥发性成分、甾体类、酚类、三萜类、苷类、鞣质类、微量元素、可溶性无机物、氨基酸、有机酸、黄酮、糖类等。

2. 道地沿革：锁阳，始载于元代朱丹溪的《本草衍义补遗》，首次有关锁阳的产地的记载始于元代陶宗仪《辍耕录》，该书载："锁阳生鞑靼（中国西北部地区，今内蒙古及蒙古国一带）田地。"明代《本草蒙筌》在肉苁蓉项下附有锁阳。明代李时珍《本草纲目》及清代黄宫绣《本草求真》中亦收载。因受植物生境条件限制，锁阳产区范围较为局限，古代本草中对锁阳的产地信息描述较少，且内容基本相似，缺乏产地评价。

3. 资源利用与可持续发展：锁阳是一种寄生在白刺、红柳等沙生灌木根部的植物，具有增强免疫力、抗衰老、抗应激等功效，有极高的药用、保健和经济价值。这种沙生植物在阴山地区（内蒙古中西部）广为分布。近年来，随着医学界新产品开发力度的加大，锁阳的保健和药用价值越来越引发人们的关注，需求量也不断上升。目前，政府通过大力发展沙产业，禁止滥采滥挖、开展锁阳的人工栽培和野生抚育等措施来缓解需求与生态保护之间的矛盾。

伞形科

迷果芹
东北迷果芹、朝高日乐吉

Sphallerocarpus gracilis (Bess.) K. -Pol.

【标本采集号】150222180609018LY

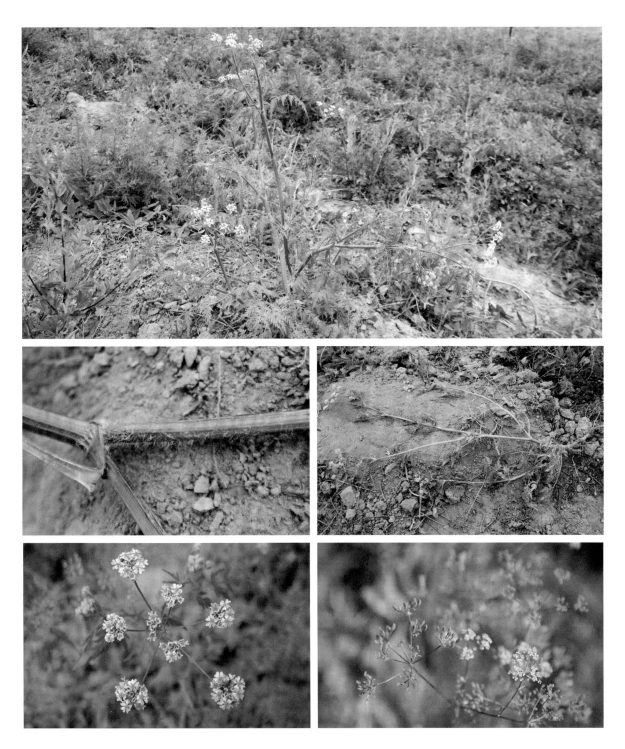

【形态特征】多年生草本，高50~120cm。茎圆柱形，多分枝，有柔毛。叶二至三回羽状分裂，裂片渐尖。复伞形花序，顶生花序全为两性花，侧生花序有时为雄性花，花序外缘有时有辐射瓣；伞幅6~13个，小总苞片5枚，向下反折，边缘膜质，有毛；萼齿钻状或不明显；花瓣倒卵形，先端有内折小舌片。果椭圆状长圆形，两侧微扁，合生面缢缩，有波状棱5条；心皮柄2裂；胚乳腹面内凹。花期7~8月，果期8~9月。

【适宜生境】中生植物。有时成为撂荒地植被的建群种。生于田边村旁、撂荒地、山地林缘草甸。

【资源状况】分布于乌兰察布市（集宁区、商都县）、包头市（达尔罕茂明安联合旗、东河区、固阳县、九原区、昆都仑区、青山区）、巴彦淖尔市（磴口县、乌拉特前旗）。常见。

【入药部位】■蒙药：根或根茎（朝高日乐吉）。

【采收加工】秋季挖取根或根茎，洗净，晒干。

【功能主治】■蒙药：朝高日乐吉祛肾寒，敛协日乌素；用于肾寒病，寒性协日乌素病，关节肿胀，病后体弱。

【用法用量】■蒙药：朝高日乐吉6~9g，配方用。

峨 参 山胡萝卜缨子、哈希勒吉
Anthriscus sylvestris (L.) Hoffm. Gen.

【标本采集号】150222180711039LY

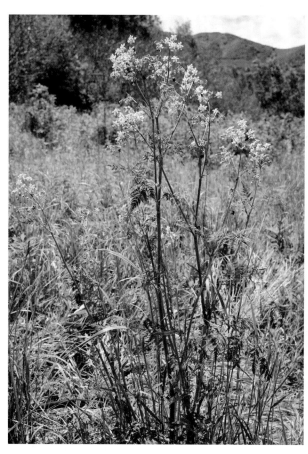
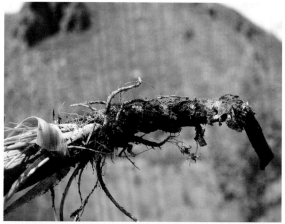
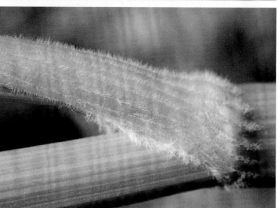

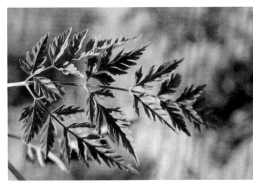
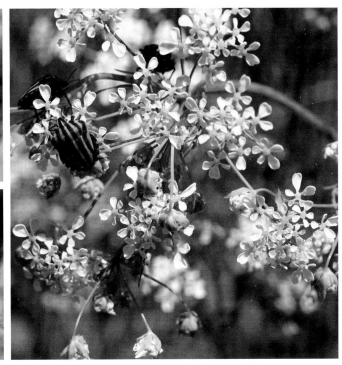
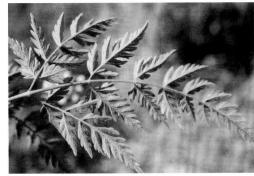

【形态特征】二年生或多年生草本。茎较粗壮，高 0.6~1.5m，多分枝，近无毛或下部有细柔毛。基
生叶有长柄；叶卵形，二回羽状分裂，小裂片卵形或椭圆状卵形，有锯齿，下面疏生
柔毛；茎生叶有短柄或无柄，基部鞘状，有时边缘有毛。复伞形花序，伞幅 4~15 个，
不等长；小总苞片 5~8 枚，卵形至披针形，顶端尖，反折；花白色，稍带绿色或黄色。
果长卵形至线状长圆形，光滑或疏生小瘤点。花期 7~8 月，果期 8~9 月。

【适宜生境】中生植物。生于山地林缘草甸、山谷灌木林下。

【资源状况】分布于乌兰察布市（察哈尔右翼后旗、察哈尔右翼前旗、察哈尔右翼中旗、丰镇市、
化德县、商都县、兴和县）、呼和浩特市（和林格尔县）、包头市（固阳县）、巴彦
淖尔市（磴口县、乌拉特中旗）。少见。

【入药部位】■中药：根（峨参）。

　　　　　　■蒙药：根（哈希勒吉）。

【采收加工】栽后 2~3 年采收，春、秋二季挖取根，剪去须尾，刮去外皮，用沸水烫后，晒干或微
火炕干。

【功能主治】■中药：峨参补中益气，祛瘀生新；用于脾虚腹胀，四肢无力，肺虚咳嗽，老人夜尿频数，
跌打损伤，水肿等。

　　　　　　■蒙药：哈希勒吉通关开窍，排脓，止痛；用于头痛，牙痛，鼻炎，鼻窦炎，耳聋，痈肿，
疮疡。

【用法用量】■中药：峨参 9~15g，或泡酒；外用适量，研末调敷。

　　　　　　■蒙药：哈希勒吉多配方用。

芫 荽

香菜、胡荽、乌努日图－诺高

Coriandrum sativum L.

【标本采集号】150822190717037LY

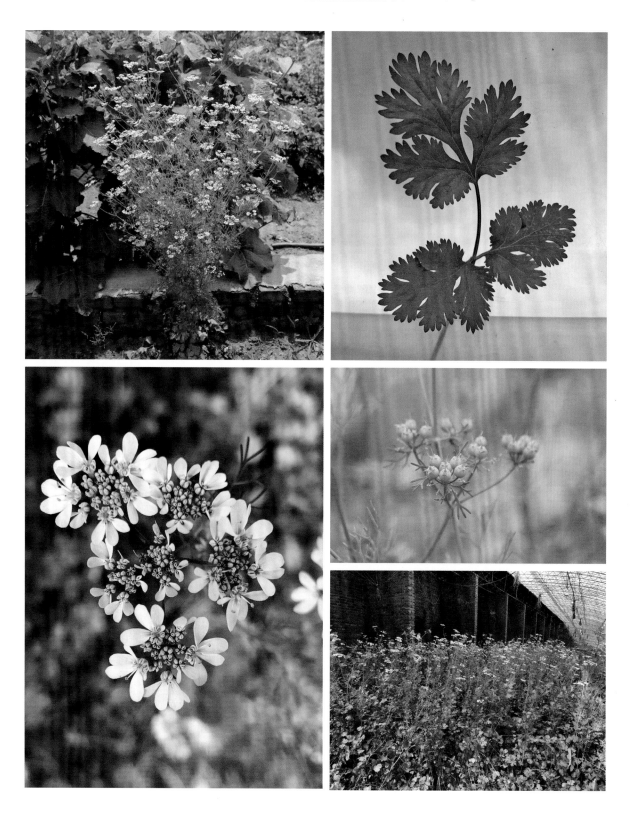

【形态特征】一、二年生草本，有强烈气味，高 20~100cm。茎圆柱形，多分枝。基生叶一至二回羽状全裂，裂片宽卵形或楔形，深裂或具缺刻；茎生叶二至多回羽状分裂，小裂片线形，全缘。复伞形花序顶生，伞幅 3~7 个；小总苞片 2~5 枚，线形；伞形花序有孕花 3~9 朵，花白色或带淡紫色。果实圆球形，背面主棱及相邻的次棱明显。花期 7~8 月，果期 8~9 月。

【适宜生境】中生植物。对土壤要求不严，但土壤结构好、保肥保水性能强、有机质含量高的土壤有利于芫荽生长。

【资源状况】作为蔬菜，阴山地区有较广泛栽培。

【入药部位】■ 中药：全草（胡荽）、果实（胡荽子）。
　　　　　　■ 蒙药：果实（乌努日图 – 诺高）。

【采收加工】全年均可采收全草，洗净，晒干；8~9 月采收果实，洗净，晒干。

【功能主治】■ 中药：胡荽发表透疹；用于麻疹不透，感冒无汗。胡荽子健胃消食；用于消化不良，食欲不振。
　　　　　　■ 蒙药：乌努日图 – 诺高清巴达干热，消食，开胃，止渴，止痛，透疹；用于烧心，吐酸，胃痛，不思饮食，宝日病，口干，麻疹不透。

【用法用量】■ 中药：胡荽 9~15g，鲜品 15~30g，或捣汁服；外用适量，煎汤洗，或捣敷。胡荽子内服煎汤，或入散剂服；外用适量，煎汤含漱或熏洗。
　　　　　　■ 蒙药：乌努日图 – 诺高多配方用。

棱子芹　走马芹、益日没格图 – 朝古日
Pleurospermum camtschaticum Hoffm.

【标本采集号】150981180728132LY

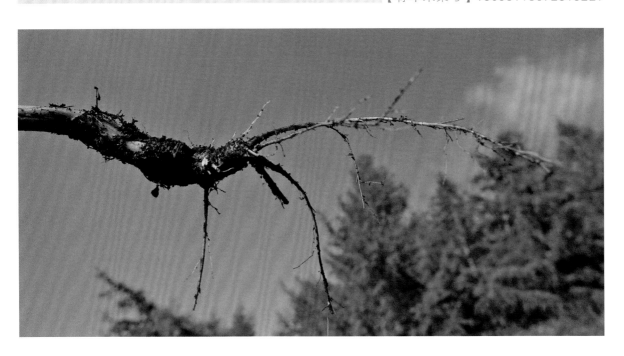

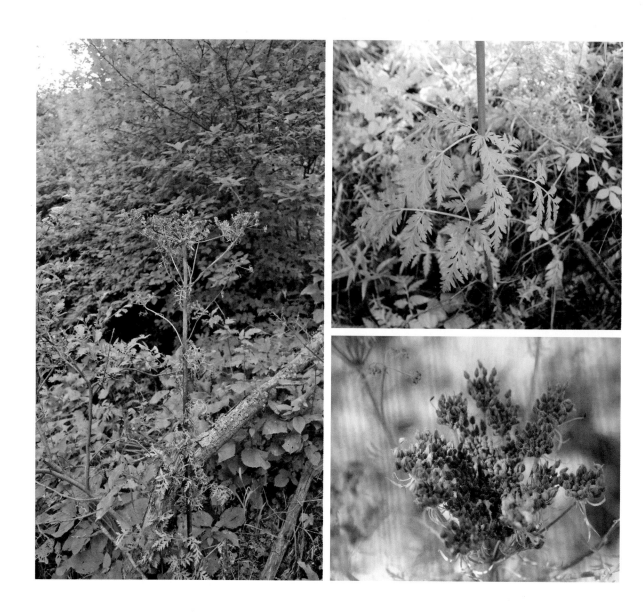

【形态特征】多年生草本，高 70~120cm。根粗壮，有分枝。茎分枝或不分枝，中空，表面有细条棱。基生叶或茎下部的叶有较长的柄；叶片轮廓宽卵状三角形，三出式二回羽状全裂，脉上及边缘有粗糙毛；茎上部的叶有短柄。顶生复伞形花序大；总苞片多数，线形或披针形，羽状分裂或全缘，外折，脱落；侧生复伞形花序较小；花多数，有粗糙毛，白色，花瓣宽卵形；花药黄色。果实卵形，果棱狭翅状，边缘有小钝齿，表面密生水泡状微突起。花期 6~7 月，果期 7~8 月。

【适宜生境】中生植物。生于山地林下、林缘草甸及溪边。

【资源状况】分布于乌兰察布市（丰镇市）、巴彦淖尔市（乌拉特前旗）。常见。

【入药部位】■中药：茎叶（棱子芹）。

【采收加工】夏季采收，晒干。

【功能主治】■中药：棱子芹清热解毒；用于药物或食物中毒，发热，梅毒。

【用法用量】■中药：棱子芹研末服，3~9g。

兴安柴胡

必安乃－宝日车－额布苏

Bupleurum sibiricum Vest

【标本采集号】150927180708059LY

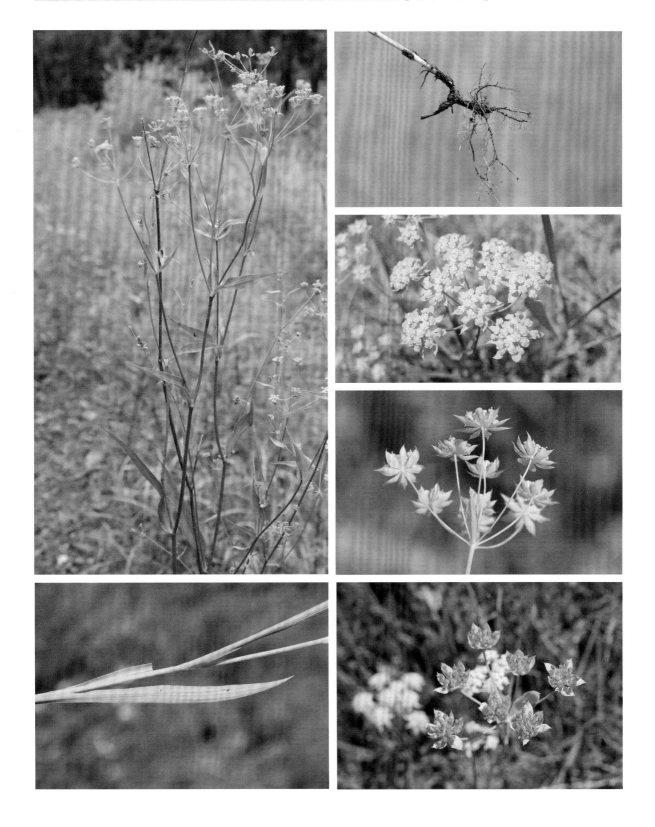

【形态特征】多年生草本。茎丛生，高 30~70cm，基部带紫红色，宿存叶鞘纤维状。基生叶多数，窄披针形，先端渐尖，有硬头，中部以下渐窄成长柄；茎上部叶披针形，基部半抱茎，无叶耳。复伞形花序少数，伞幅 5~14 个，粗壮，稍弧形弯曲，不等长；总苞片 1~2 枚，线状披针形，早落；小总苞片椭圆状披针形；小伞形花序；花瓣鲜黄色；花柱基深黄色。果暗褐色，卵状椭圆形；每棱槽具油管 3 条，合生面具油管 4~6 条。花期 7~8 月，果期 9 月。

【适宜生境】旱中生植物。生于森林草原及山地草原，亦见于山地灌丛及林缘草甸。

【资源状况】分布于乌兰察布市（察哈尔右翼中旗）、呼和浩特市（武川县）、巴彦淖尔市（乌拉特前旗）。少见。

【入药部位】■中药：根（兴安柴胡）。

　　　　　　■蒙药：根（必安乃 – 宝日车 – 额布苏）。

【采收加工】春、秋二季均可采挖，抖净泥土，晒干。

【功能主治】■中药：兴安柴胡和解退热，疏肝解郁，升举阳气；用于感冒发热，寒热往来，胸胁胀痛，月经不调，子宫脱垂，脱肛。

　　　　　　■蒙药：必安乃 – 宝日车 – 额布苏清肺止咳；用于肺热咳嗽，慢性支气管炎。

【用法用量】■中药：兴安柴胡 3~10g，或入丸、散服；外用适量，煎汤洗，或研末调敷。

　　　　　　■蒙药：必安乃 – 宝日车 – 额布苏多配方用。

黑柴胡　小五吕柴胡、杨家坪柴胡、哈日 – 宝日车 – 额布苏
Bupleurum smithii Wolff

【标本采集号】150221140715116LY

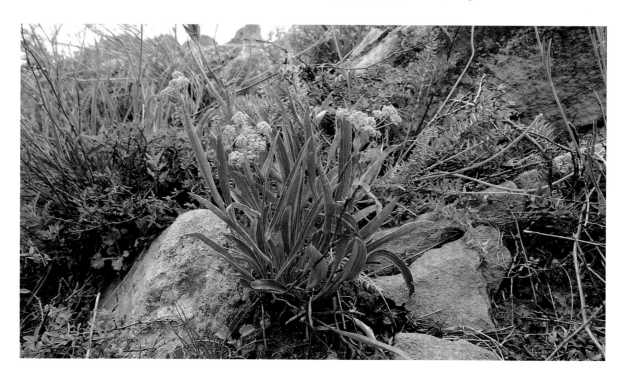

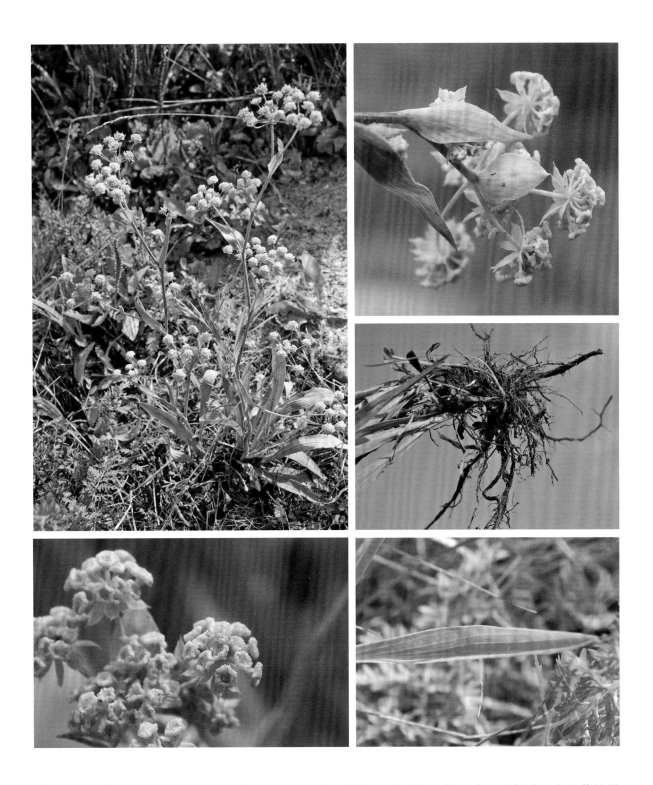

【形态特征】多年生草本，丛生，高 25~60cm。根黑褐色，多分枝。数茎直立或斜升，有显著的纵
　　　　槽纹。叶多，质较厚，基部叶丛生，狭长圆形或长圆状披针形或倒披针形，叶基带紫
　　　　红色；中部的茎生叶狭长圆形或倒披针形，基部抱茎；托叶长卵形。总苞片 1~2 枚或无；
　　　　伞幅 4~9 个，有明显的棱；小总苞片 6~9 枚，卵形至阔卵形；小伞形花序；花瓣黄色，
　　　　有时背面带淡紫红色；花柱基干燥时紫褐色。果棕色，卵形，棱薄，狭翼状；每棱槽
　　　　内具油管 3 条，合生面具油管 3~4 条。花、果期 7~9 月。

【适宜生境】中生植物。生于山坡草地、山谷、山顶阴处。

【资源状况】分布于包头市（土默特右旗）。少见。

【入药部位】■中药：根。

【采收加工】春、秋二季挖取根部，去净茎叶、泥土，晒干。

【功能主治】■中药：根和解退热，疏肝解郁；用于伤寒邪在少阳，寒热往来，胸胁苦满，口苦，咽干，目眩等。

【用法用量】■中药：根 3~9g。

锥叶柴胡　红柴胡、宝日查－额布斯
Bupleurum bicaule Helm

【标本采集号】150928180904076LY

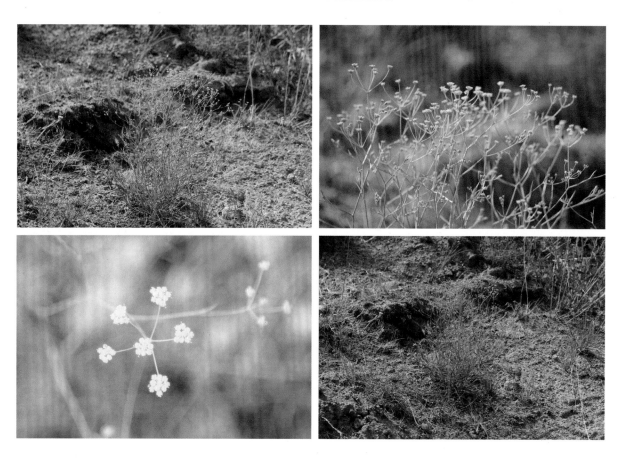

【形态特征】多年生丛生草本，高 12~20cm。直根发达，外皮深褐色或红褐色，表面皱缩，有较明显的横纹和突起，质地坚硬，木质化，断面纤维状。茎常多数，细弱，纵棱明显。叶全部线形，3~5 对脉，顶端渐尖，有锐尖头；茎叶很少，基部不收缩，而半抱茎。复伞形花序少；小总苞片 5 枚，披针形；花瓣鲜黄色，小舌片顶端浅 2 裂；花柱基深黄色。果广卵形，两端截形，蓝褐色，棱突出，细线状，淡棕色；棱槽具油管 3 条，合生面具油管 2~4 条。花期 7~8 月，果期 8~9 月。

【适宜生境】旱生植物。生于森林草原带及草原带的山地石质坡地。

【资源状况】分布于乌兰察布市（察哈尔右翼后旗、察哈尔右翼前旗）、呼和浩特市（和林格尔县）。
少见。

【入药部位】■中药：全草。

■蒙药：根（宝日查－额布斯）。

【采收加工】夏、秋二季采收全草，除去杂质，洗净泥土，晒干；春、秋二季采挖根，除去残茎，
洗净泥土，晒干。

【功能主治】■中药：全草和解退热，疏肝解郁，升举阳气；用于感冒发热，寒热往来，胸胁胀痛，
肝气郁结，胸胁胀痛，头痛目眩，月经不调，脱肛，子宫脱垂。

■蒙药：宝日查－额布斯清肺止咳；用于肺热咳嗽，慢性支气管炎。

【用法用量】■中药：全草 9~15g，或入丸、散服。

■蒙药：宝日查－额布斯多入丸、散服。

红柴胡 狭叶柴胡、细叶柴胡、软柴胡、乌兰－宝日车－额布苏
Bupleurum scorzonerifolium Willd.

【标本采集号】150205190724007LY

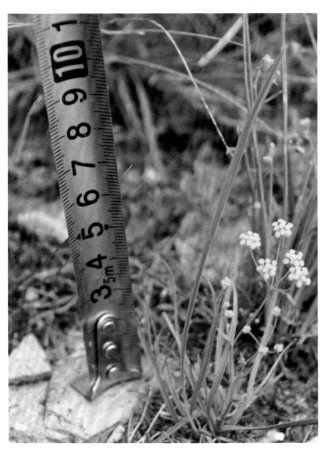
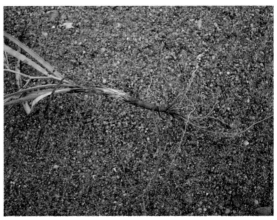
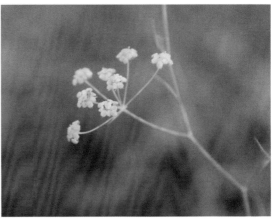

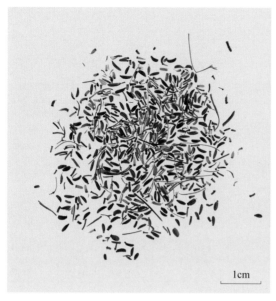
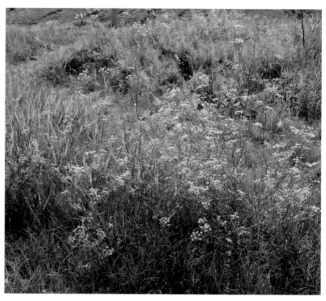

1cm

【形态特征】多年生草本，高 30~60cm。主根圆锥形，深红棕色。茎单一或 2~3 条，基部密覆叶柄残余纤维，茎上部有多回分枝，略呈"之"字形弯曲。叶细线形，质厚，3~5 脉，两脉间有隐约平行的细脉，叶缘白色，骨质，上部叶小，同形。伞形花序自叶腋间抽出，花序多，形成较疏松的圆锥花序；伞幅（3）4~6（8）个，总苞片 1~3 枚，极细小，针形，1~3 脉，小总苞片 5 枚，小伞形花序有花（6）9~11（15）朵；花瓣黄色，顶端 2 浅裂；花柱深黄色，子房表面常有白霜。果深褐色，棱浅褐色，油管每棱槽中 5~6 条，合生面 4~6 条。花期 7~8 月，果期 8~9 月。

【适宜生境】旱生植物。草原群落的优势杂类草，亦为草甸草原、山地灌丛、沙地植被的常见伴生种。生于草甸草原、典型草原、固定沙丘、山地灌丛。

【资源状况】分布于乌兰察布市、呼和浩特市（清水河县、土默特左旗、托克托县、武川县）、包头市（固阳县、石拐区、土默特右旗）、巴彦淖尔市（乌拉特前旗、乌拉特中旗）。常见。阴山地区有少量栽培。

【入药部位】■中药：根（柴胡）。

【采收加工】春、秋二季采挖，除去茎叶和泥沙，干燥。

【功能主治】■中药：柴胡疏散退热，疏肝解郁，升举阳气；用于感冒发热，寒热往来，胸胁胀痛，月经不调，子宫脱垂，脱肛。

【用法用量】■中药：柴胡 3~10g。

北柴胡
柴胡、竹叶柴胡、宝日车－额布苏
Bupleurum chinense DC.

【标本采集号】150125150810012LY

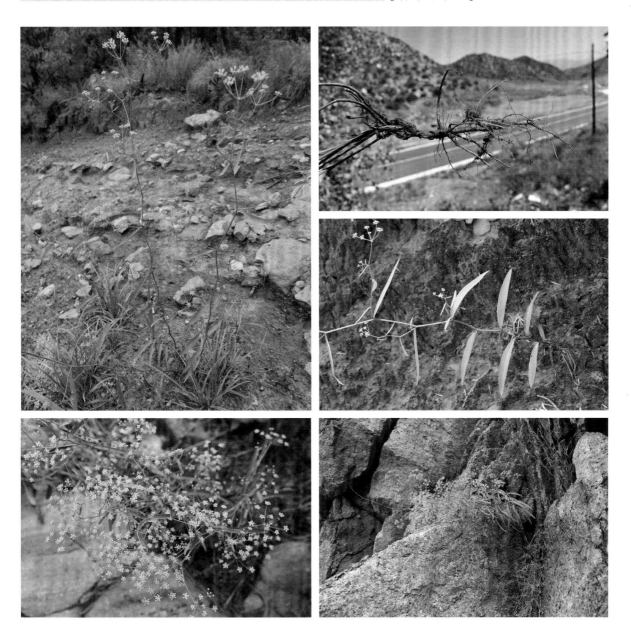

【形态特征】多年生草本，植株高 50~85cm。主根圆柱形或长圆锥形，黑褐色或棕褐色，具支根。根状茎圆柱形，黑褐色，具横皱纹，顶端生出数茎；茎直立，稍呈"之"字形弯曲。茎生叶条形、倒披针状条形或椭圆状条形，长（2）4~8（12）cm，宽 3~10mm，先端锐尖或渐尖。复伞形花序顶生和腋生，直径 1~3cm；伞幅（3）5~8 个，长 4~12mm；小伞形花序直径 4~6mm，具花 5~12 朵；花梗不等长，长 1~4mm；花瓣黄色。果椭圆形，长约 3mm，宽约 2mm，淡棕褐色。花期 7~9 月，果期 9~10 月。

【适宜生境】中旱生植物。生于山地草原、灌丛。

【资源状况】分布于乌兰察布市（凉城县、卓资县）、呼和浩特市（和林格尔县、土默特左旗、武川县）。少见。

【入药部位】■中药：根（柴胡）。

■蒙药：根（希拉子拉）。

【采收加工】春、秋二季采挖，除去茎叶和泥沙，干燥。

【功能主治】■中药：柴胡疏散退热，疏肝解郁，升举阳气；用于感冒发热，寒热往来，胸胁胀痛，月经不调，子宫脱垂，脱肛。

■蒙药：希拉子拉清肺止咳；用于肺热咳嗽，慢性支气管炎。

【用法用量】■中药：柴胡 3~10g。

■蒙药：希拉子拉多配方用。

评 述

地方代用品：尚有多种同属植物亦作柴胡入药，主要有长白柴胡（分布于东北）、兴安柴胡（分布于东北、内蒙古、河北）、大叶柴胡（分布于东北）、长茎柴胡（分布于河北、山西、陕西、甘肃、四川、云南、青海）、膜缘柴胡（分布于云南、四川、贵州、陕西）、小柴胡（分布于四川、云南、贵州、湖北）、金黄柴胡（又名穿叶柴胡，分布于新疆）、多脉柴胡（分布于四川、甘肃、内蒙古）。

旱 芹　芹菜、香芹、朝古日－诺高
Apium graveolens L.

【标本采集号】150822190507066LY

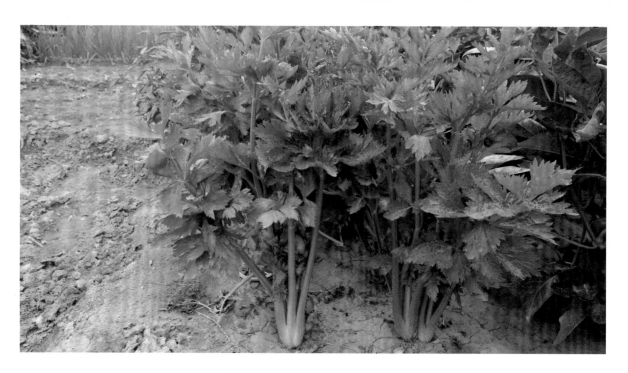

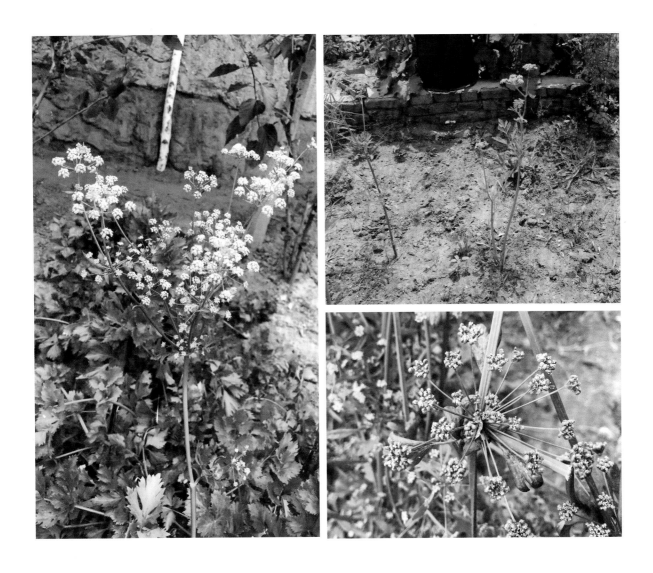

【形态特征】二年生或多年生草本，高 15~150cm，有强烈香气。根圆锥形，支根多数，褐色。茎直立，光滑，有少数分枝，并有棱角和直槽。基生叶柄长 2~26cm，叶长圆形或倒卵形，长 7~18cm，3 裂达中部或 3 全裂，裂片有锯齿；上部茎生叶常裂成 3 枚小叶。复伞形花序多数，无总苞片和小总苞片；伞幅 3~16 个，长 0.5~2.5cm；伞形花序有花 7~29 朵；花梗长 1~1.5mm。分生果圆形或长椭圆形，果棱尖锐，合生面略收缩；每棱槽内有油管 1 条，合生面具油管 2 条，胚乳腹面平直。花期 6 月，果期 8~9 月。

【适宜生境】中生植物。生于地势较高、排灌方便、土质疏松、肥沃的沙壤土上。

【资源状况】作为蔬菜，阴山地区有较广泛栽培。

【入药部位】■中药：全草（旱芹）。

【采收加工】春、夏二季采收，洗净，多为鲜用。

【功能主治】■中药：旱芹清热平肝，利尿，止血；用于高血压，面红目赤，头昏目眩，小便热涩不利，尿血，崩中带下，痈肿。

【用法用量】■中药：旱芹 9~15g，鲜品 30~60g，或绞汁服，或入丸剂服；外用适量，捣敷，或煎汤洗。

毒 芹

芹叶钩吻、好日图－朝古日

Cicuta virosa L.

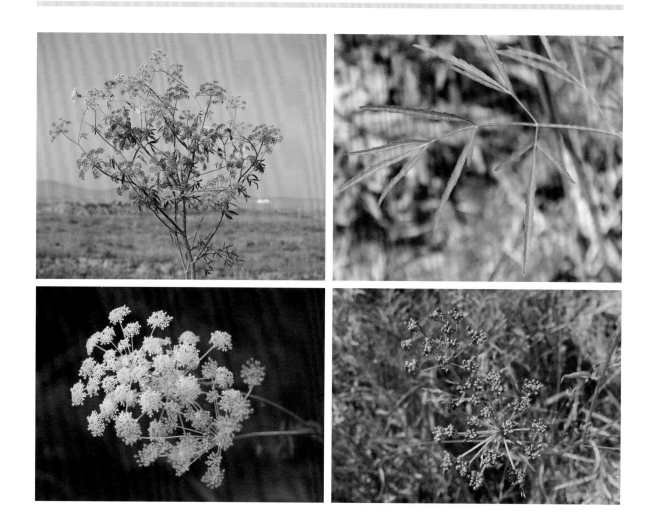

【形态特征】多年生粗壮草本，高 70~100cm。茎单生，中空，有分枝。基生叶叶鞘膜质，抱茎；叶三角形或三角状披针形，二至三回羽裂；小裂片窄披针形，有锯齿或缺刻。复伞形花序，无总苞片或 1~2 枚；伞幅 6~25 个；小总苞片线状披针形；伞形花序有花 15~35 朵；萼齿卵状三角形；花瓣倒卵形或近圆形。分生果合生面缢缩，木栓质。花期 7~8 月，果期 8~9 月。

【适宜生境】湿生植物。生于河边、沼泽、沼泽草甸和林缘草甸。

【资源状况】分布于呼和浩特市。少见。

【入药部位】■中药：根茎（毒芹）。

【采收加工】春、夏、秋三季采挖，除去地上部分，洗净，鲜用或晒干。

【功能主治】■中药：毒芹外用拔毒，祛瘀；用于化脓性骨髓炎。

【用法用量】■中药：毒芹外用适量，捣敷，或研末调敷。

葛缕子 黄蒿、野胡萝卜、哈如木吉
Carum carvi L.

【标本采集号】150927180607075LY

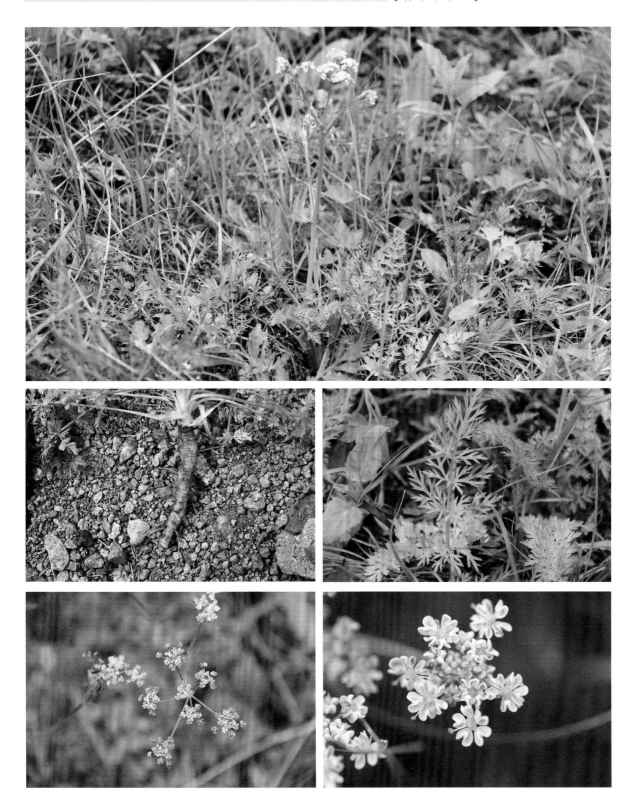

【形态特征】多年生草本，高 30~70cm。根圆柱形或纺锤形。茎基部无叶鞘残留纤维。叶二至三回羽裂，小裂片线形或线状披针形。复伞形花序，无总苞片，稀 1~4 枚，线形；伞辐 3~10 个，极不等长；无小总苞片，偶 1~4 枚，线形；伞形花序具花 4~15 朵；萼无齿；花瓣白色或带淡红色。果长卵形；每棱槽具油管 1 条，合生面具油管 2 条。花期 6~8 月，果期 8~9 月。

【适宜生境】中生植物。生于山地林缘草甸、盐化草甸及田边路旁。

【资源状况】分布于乌兰察布市（察哈尔右翼后旗、察哈尔右翼前旗、察哈尔右翼中旗、丰镇市）、包头市（白云鄂博矿区、固阳县、土默特右旗）、巴彦淖尔市（乌拉特后旗、乌拉特前旗、乌拉特中旗）。常见。

【入药部位】■中药：果实（藏茴香）。

【采收加工】秋季果实成熟时采收，除去杂质，晒干。

【功能主治】■中药：藏茴香健脾开胃，理气散寒；用于胃寒呕逆，腹痛，小肠疝气。

【用法用量】■中药：藏茴香 3~6g。

田葛缕子

田黄蒿、塔林 – 哈如木吉
Carum buriaticum Turcz.

【标本采集号】150121180905009LY

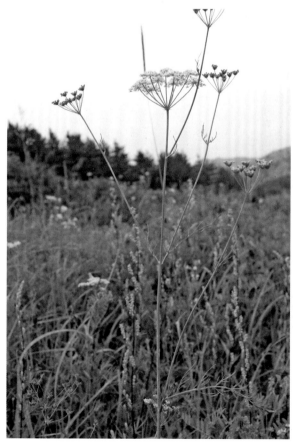
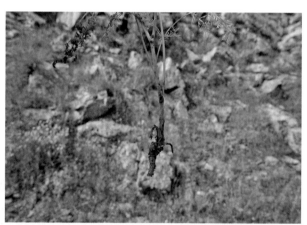
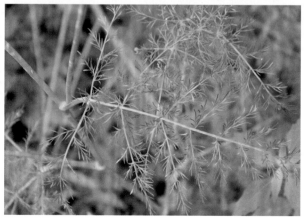

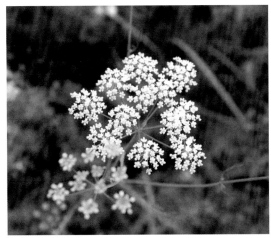
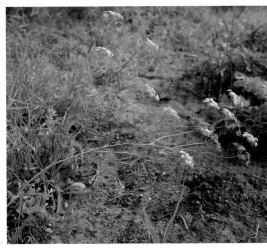
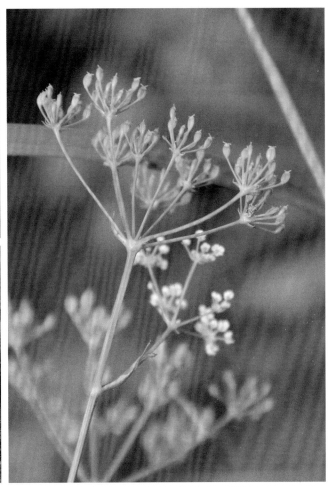

【形态特征】多年生草本，高 50~80cm。根圆柱形。茎基部有残留叶鞘纤维。叶三至四回羽裂，小裂片线形。复伞形花序；总苞片 2~4 枚，线形或线状披针形，伞幅 10~15 个；小总苞片 5~8 枚，披针形，短于伞形花序，边缘无纤毛；萼无齿；花瓣白色。果长卵形；每棱槽具油管 1 条，合生面具油管 2 条。花期 7~8 月，果期 9 月。

【适宜生境】中旱生植物。生于田边路旁、撂荒地、山地、沟谷，有时成为撂荒地建群种。

【资源状况】分布于乌兰察布市（察哈尔右翼后旗、察哈尔右翼前旗、化德县、凉城县、商都县、四子王旗、兴和县、卓资县）、呼和浩特市（和林格尔县、土默特左旗、武川县）。常见。

【入药部位】■中药：根（田葛缕子）。

【采收加工】9~10 月果实成熟时采挖根，洗净，晒干。

【功能主治】■中药：田葛缕子健脾开胃，理气散寒；用于胃寒呕逆，腹痛，小肠疝气。

【用法用量】■中药：田葛缕子 3~9g。

东北羊角芹

小叶芹、乌拉音－朝古日
Aegopodium alpestre Ledeb.

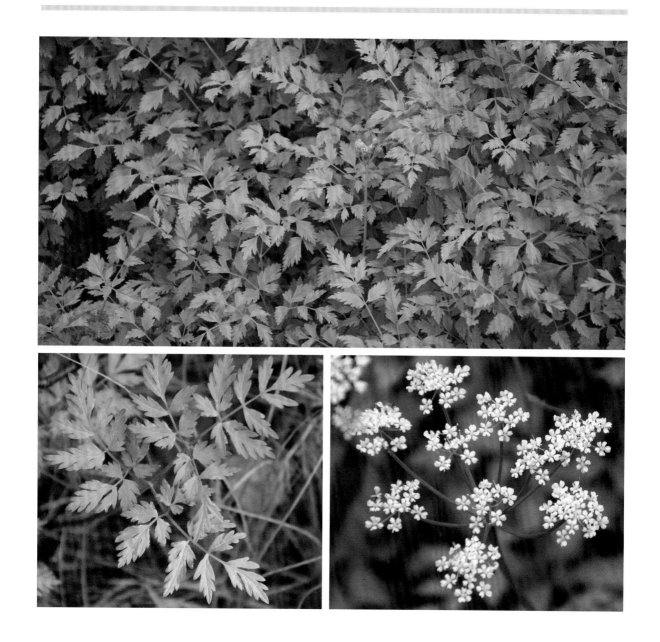

【形态特征】多年生草本，高30~100cm。茎直立，圆柱形，具细条纹，中空。基生叶有柄，叶鞘膜质，
叶片轮廓呈阔三角形，通常三出式二回羽状分裂，羽片卵形或长卵状披针形，边缘有
不规则的锯齿或缺刻状分裂；最上部的茎生叶小，三出式羽状分裂，羽片卵状披针形。
复伞形花序顶生或侧生，无总苞片和小总苞片；小伞形花序有多数小花；萼齿退化；
花瓣白色，倒卵形，顶端微凹；花柱基圆锥形，向外反折。果实长圆形或长圆状卵形。
花期6~7月，果期7~8月。

【适宜生境】中生植物。生于山地林下、林缘草甸及沟谷。

【资源状况】分布于乌兰察布市（卓资县）。少见。

【入药部位】■中药：茎叶（小叶芹）。

【采收加工】夏季采收，鲜用或晒干。

【功能主治】■中药：小叶芹祛风止痛；用于流行性感冒，风湿痹痛，眩晕。

【用法用量】■中药：小叶芹 9~15g；外用适量，捣汁搽。

泽 芹 山蒿本、那木格音－朝古日
Sium suave Walt.

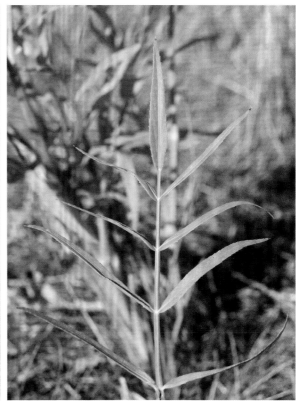

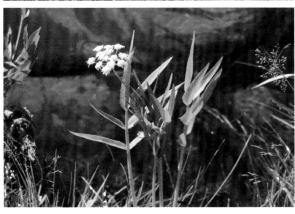

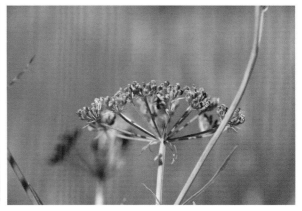

【形态特征】多年生草本，高 40~100cm。根多数呈束状，棕褐色。茎直立，上部分枝，具明显纵棱与宽且深的沟槽。叶片为一回单数羽状复叶，轮廓卵状披针形、卵形或矩圆形，长 6~20cm，宽 3~7cm，其小叶 3~7 对，边缘具尖锯齿。花期复伞形花序直径为 3~5cm，果期为 5~7cm；伞幅 10~20 个，长 8~18mm，具纵细棱；总苞片 5~8 枚，条形或披针状条形；花瓣白色，花柱基厚垫状，比子房宽，边缘微波状。果近球形，直径约 2mm，果棱同形，具锐角状宽棱，木栓质；每棱槽中具油管 1 条，合生面具油管 2 条；心皮柄 2 裂。花期 7~8 月，果期 9~10 月。

【适宜生境】湿生植物。生于沼泽、池沼边、沼泽草甸。

【资源状况】分布于乌兰察布市（卓资县）、呼和浩特市（回民区、土默特左旗、武川县、新城区）、包头市（固阳县、九原区、石拐区、土默特右旗）。少见。

【入药部位】■中药：全草（泽芹）。

【采收加工】夏、秋二季采收，晒干。

【功能主治】■中药：泽芹散风寒，止头痛，降血压；用于感冒头痛，高血压。

【用法用量】■中药：泽芹 20~25g。

内蒙西风芹 内蒙古邪蒿、蒙古勒－乌没黑－朝古日
Seseli intramongolicum Y. C. Ma

【标本采集号】150823150826135LY

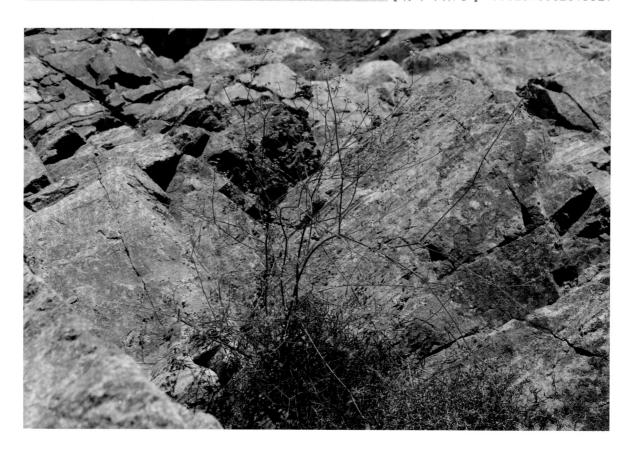

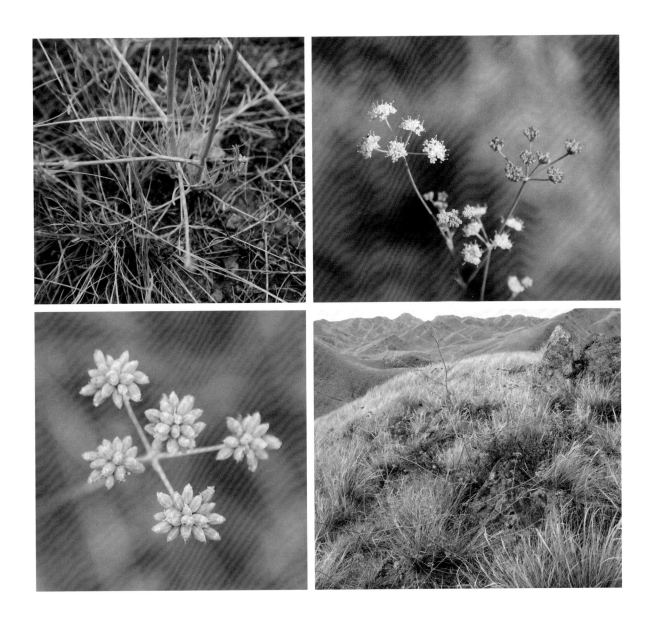

【形态特征】多年生草本，高 30~60cm。根颈粗短，留存多数枯鞘纤维。茎单一，或于根颈处指状分叉，数茎呈丛生状，直立，圆柱形。基生叶多数，基部有叶鞘抱茎；叶片长圆形或长圆状卵形。花序多分枝，复伞形花序，伞幅 2~5 个，呈棱角状突起；萼齿细小，三角形；花瓣近圆形，小舌片近长方形，内曲，白色，中脉黄棕色；子房密被乳头状毛，花柱细，外曲，基底呈皱波状。分生果长圆形，横剖面五角状近圆形，密被乳头状毛。花期 7~8 月，果期 8~9 月。

【适宜生境】旱生植物。生于干燥石质山坡。

【资源状况】分布于呼和浩特市（武川县）、巴彦淖尔市（乌拉特后旗、乌拉特前旗）。常见。

【入药部位】■蒙药：根（旭日和纳）。

【采收加工】秋季采挖根，洗净，晒干。

【功能主治】■蒙药：旭日和纳利肠胃，通血脉；用于痢疾。

【用法用量】■蒙药：旭日和纳多配方用。

茴 香　小茴香、怀香、昭日高达苏

Foeniculum vulgare Mill.

【标本采集号】150222180830029LY

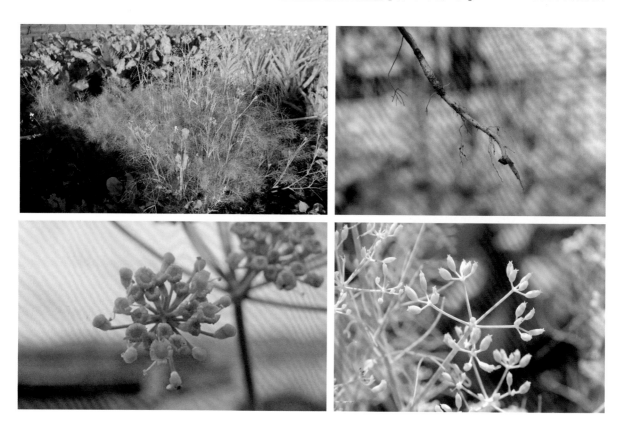

【形态特征】一年生草本，高 0.4~2m。茎无毛，灰绿色或苍白色。中部或上部的叶柄呈鞘状；叶宽三角形，四至五回羽状全裂，小裂片线形。顶生伞形花序；伞幅 6~29 个；具花 14~39 朵；花瓣黄色，倒卵形，中脉 1 条。果长圆形，主棱 5 条，果棱尖锐。花期 7~8 月，果期 8~9 月。

【适宜生境】中生植物。生于通透性强、排水好的沙土或轻沙壤土上。

【资源状况】作为蔬菜，阴山地区有较广泛栽培。

【入药部位】■中药：果实（小茴香）。

　　　　　　■蒙药：果实（昭日高达苏）。

【采收加工】秋季果实初熟时采割植株，晒干，打下果实，除去杂质。

【功能主治】■中药：小茴香祛寒止痛，理气和胃；用于寒疝，少腹冷痛，睾丸偏坠，经寒腹痛，肾虚腰痛，胃痛，呕吐，干脚气，湿脚气。

　　　　　　■蒙药：昭日高达苏清赫依热，解毒明目，消肿，开胃，止渴；用于药物或食物中毒，疝气，不思饮食，胃痛，腹胀。

【用法用量】■中药：小茴香 3~6g，或入丸、散服；外用适量，研末调敷，或炒热温熨。

　　　　　　■蒙药：昭日高达苏多配方用。

兴安蛇床

山胡萝卜、兴安乃－哈拉嘎拆

Cnidium dauricum (Jacq.) Turcz. ex Fisch. et Mey.

【标本采集号】150223140903086LY

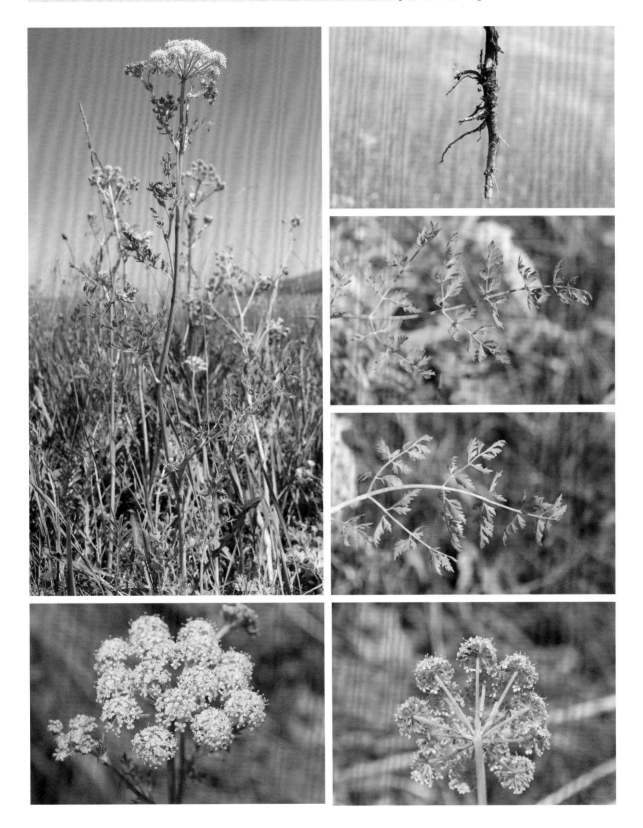

【形态特征】二年生或多年生草本，高（40）80~150（200）cm。根圆锥状，肉质。茎具细纵棱，无毛。基生叶和茎下部叶具长柄，基部具抱茎叶鞘，常带红紫色，边缘宽膜质，叶片二至三（四）回羽状全裂；茎中、上部叶的叶柄全部成叶鞘。复伞形花序，内侧被微短硬毛；总苞片条形，边缘宽膜质；小总苞片倒披针形或倒卵形，具极宽的白色膜质边缘；萼齿不明显；花瓣白色，宽倒卵形，先端具小舌片，内卷成凹缺状。双悬果矩圆形或椭圆状矩圆形，果棱翅淡黄色，棱槽棕色。花期 7~8 月，果期 8~9 月。

【适宜生境】中生植物。生于山坡林缘、河边草地。

【资源状况】分布于乌兰察布市（凉城县、卓资县）、呼和浩特市（回民区、土默特左旗、武川县、新城区）、包头市（达尔罕茂明安联合旗、固阳县、九原区、石拐区、土默特右旗）。常见。

【入药部位】■中药：成熟果实（蛇床子）。

【采收加工】夏、秋二季果实成熟时采收，除去杂质，晒干。

【功能主治】■中药：蛇床子燥湿祛风，杀虫止痒，温肾壮阳；用于阴痒带下，湿疹瘙痒，湿痹腰痛，肾虚阳痿，宫冷不孕。

【用法用量】■中药：蛇床子 3 ~ 10g；外用适量，多煎汤熏洗，或研末调敷。

岩茴香

细叶藁本、哈丹－找日古得苏

Ligusticum tachiroei (Franch. et Sav.) Hiroe et Constance

【标本采集号】150927180708013LY

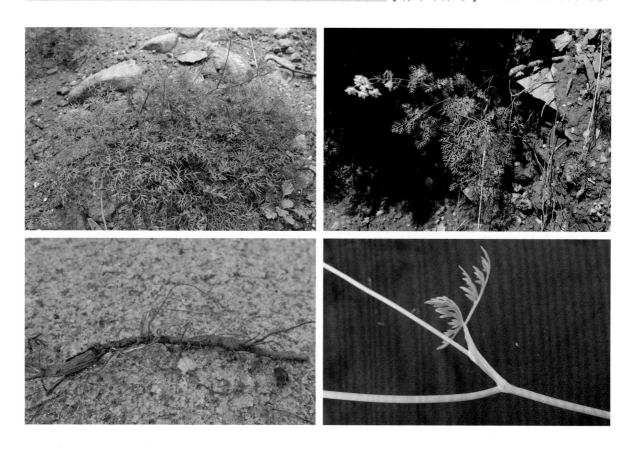

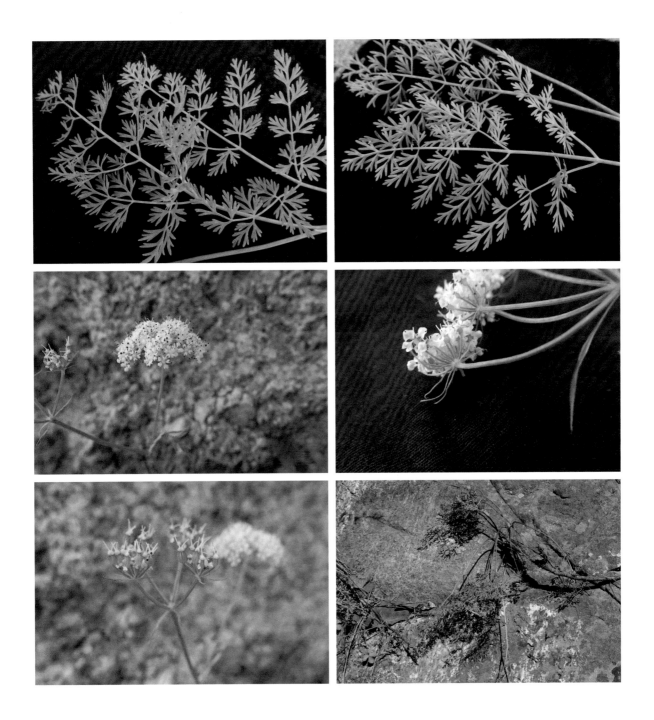

【形态特征】多年生草本，高 15~30cm。根颈粗短；根常分叉。茎单一或数条簇生，较纤细，常呈
　　　　　　"之"字形弯曲，上部分枝，基部被有叶鞘残迹。基生叶具长柄，基部略扩大成鞘；
　　　　　　叶片轮廓卵形，三回羽状全裂，末回裂片线形，具 1 脉；茎生叶少数，向上渐简化。
　　　　　　复伞形花序少数；总苞片 2~4 枚，线状披针形，中下部边缘白色膜质；伞幅 6~10 个；
　　　　　　小总苞片 5~8 枚，线状披针形，边缘白色膜质；花瓣白色，长卵形至卵形，先端具内
　　　　　　折小舌片，基部具爪。分生果卵状长圆形，主棱突出；每棱槽内具油管 1 条，合生面
　　　　　　具油管 2 条。花期 7~8 月，果期 8~9 月。

【适宜生境】中生植物。生于山地河边草甸、阴湿石缝。

【资源状况】分布于乌兰察布市（察哈尔右翼中旗）、巴彦淖尔市（乌拉特前旗）。少见。

【入药部位】■中药：根（岩茴香）。

【采收加工】秋季采挖，除去茎叶，洗净，切片，晒干。

【功能主治】■中药：岩茴香祛风解表，活血行气；用于伤风感冒，跌打损伤。

【用法用量】■中药：岩茴香 6~15g，或研末服。

狭叶山芹 *Ostericum sieboldii* (Miq.) Nakai var. *praeteritum* (Kitagawa) Huang

【标本采集号】150123180907019LY

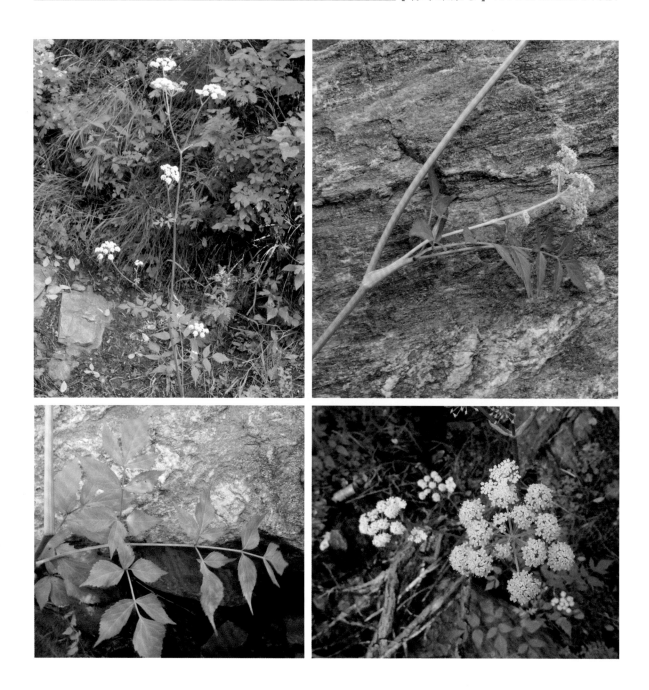

【形态特征】多年生草本。主根粗短，有 2~3 个分枝，黄褐色至棕褐色。茎直立，中空，有较深的沟纹，光滑或基部稍有短柔毛，上部分枝，开展。叶通常排列较紧密；大部分较狭；最下部的羽片显著地短；末回裂片通常无柄或有短柄，椭圆形、长卵形或近菱形，顶端尖或渐尖，基部通常楔形。复伞形花序；小伞形花序有花 8~20 朵；小总苞片 5~10 枚；萼齿卵状三角形；花瓣白色，长圆形。果实长圆形至卵形，成熟时金黄色，透明，有光泽。花期 7~8 月，果期 8~9 月。

【适宜生境】中生植物。生于山地林缘、溪边草甸。

【资源状况】分布于乌兰察布市（察哈尔右翼后旗、兴和县）、呼和浩特市（和林格尔县）、巴彦淖尔市（乌拉特前旗）。常见。

【入药部位】■中药：根（山芹根）、全草（山芹）。

【采收加工】春、秋二季采挖根，去其茎叶，洗净，晒干；夏、秋二季采收全草，鲜用或晒干。

【功能主治】■中药：山芹根发表散风，祛湿止痛；用于感冒头痛，风湿痹痛，腰膝酸痛。山芹解毒消肿；用于乳痈，疮肿。

【用法用量】■中药：山芹根 3~9g。山芹外用适量，捣敷患处。

硬阿魏 沙茴香、牛叫磨、刚前胡、汗－特木尔
Ferula bungeana Kitagawa

【标本采集号】150121180529014LY

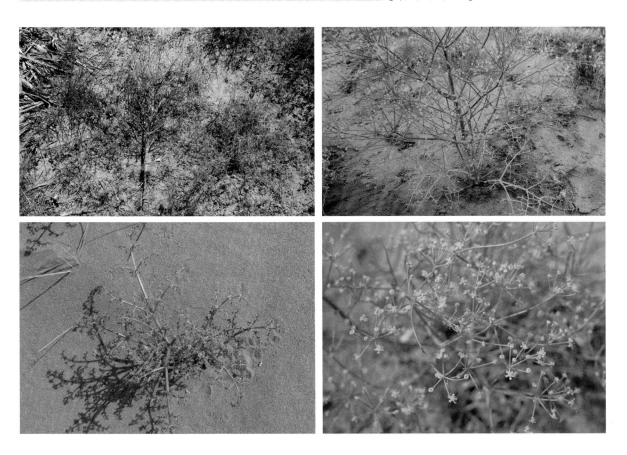

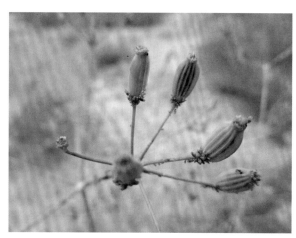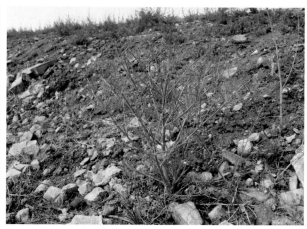

【形态特征】多年生草本，高达 60cm，植株密被柔毛。茎二至三回分枝。基生叶莲座状，具短柄；叶宽卵形，二至三回羽状全裂，裂片长卵形，再羽状深裂，小裂片楔形或倒卵形，常 3 裂成角状齿，密被柔毛。复伞形花序顶生，锥形，无总苞片或偶有 1~3 枚；伞幅 4~15 个，伞形花序有花 5~12 朵，小总苞片 3~5 枚，线状披针形；萼齿卵形；花瓣黄色，椭圆形；花柱基扁圆锥形，边缘宽。果宽椭圆形，背腹扁，果棱线形；每棱槽具油管 1 条，合生面具油管 2 条。花期 6~7 月，果期 7~8 月。

【适宜生境】中旱生植物。常生于典型草原和荒漠草原地带的沙地。

【资源状况】分布于乌兰察布市（四子王旗）、呼和浩特市（清水河县、土默特左旗、托克托县）、包头市（固阳县、土默特右旗）、巴彦淖尔市（乌拉特后旗、乌拉特前旗、乌拉特中旗）。常见。

【入药部位】■中药：根（沙前胡）、种子（沙前胡子）、全草（沙茴香）。
　　　　　　■蒙药：根（汗－特木尔）。

【采收加工】夏、秋二季采挖根，洗净，晒干；8~9 月果实成熟时采收，打下种子，晒干；夏、秋二季采收全草，晒干。

【功能主治】■中药：沙前胡解热，镇咳，祛痰；用于感冒发热头痛，支气管炎，咳嗽，喘息，胸闷。沙前胡子理气健胃；用于消化不良，急、慢性胃炎。沙茴香解表，清热，祛痰，止咳，抗结核；用于感冒发热头痛，咳嗽胸闷，咽喉肿痛，骨痨，瘰疬，脓肿，肋间神经痛。
　　　　　　■蒙药：汗－特木尔清热，解毒，消肿，止痛，抗结核；用于骨结核，淋巴结结核，脓肿，扁桃体炎，肋间神经痛。

【用法用量】■中药：沙前胡 5~15g。沙前胡子 2.5~5g。沙茴香外用适量，煎汤熏洗患病关节，每日 1 次。
　　　　　　■蒙药：汗－特木尔多配方用。

胀果芹
燥芹、膨果芹
Phlojodicarpus sibiricus (Steph. ex Spreng.) K.-Pol.

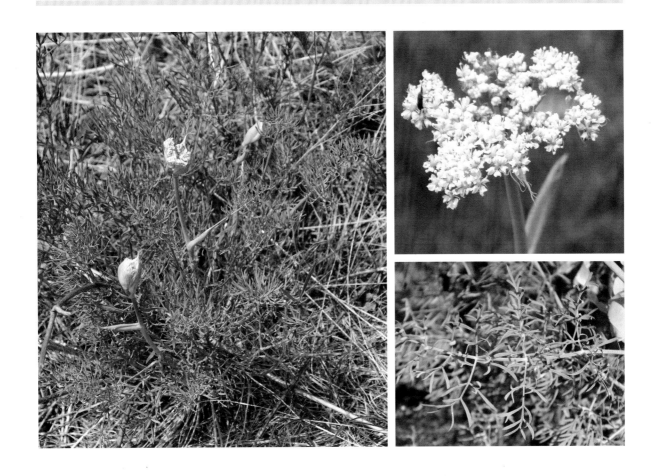

【形态特征】多年生草本，高 15~60cm。根圆锥形，粗大，木质化，表皮褐色。茎单一或数条，圆柱形。基生叶多数，叶有柄，基部具卵状宽阔叶鞘；二至三回羽状分裂，一回羽片 5~7 对，二回羽片 2~3 对，末回裂片线形，边缘反卷，两面无毛。伞形花序有长梗，粗壮；总苞片 5~10 枚，线状披针形，不等大，边缘白色膜质；伞幅 6~20 个，不等长；小伞形花序有花 10 余朵；花瓣白色。分生果成熟时浅黄色，果皮肥厚，侧棱翅状宽而厚。花期 6 月，果期 7~8 月。

【适宜生境】旱生植物。生于向阳山坡、石质山坡。

【资源状况】分布于巴彦淖尔市（乌拉特中旗）。少见。

【入药部位】■蒙药：全草（图日根－查干）。

【采收加工】夏季采收，除去杂质，洗净泥土，晒干。

【功能主治】■蒙药：图日根－查干杀黏，清热，燥协日乌素，治伤，止血，生肌，消肿，软坚；用于流行性感冒，发症，结喉，腮腺炎，丹毒，肠刺痛，麻疹，游痛症，痛风，创伤，各种出血，里结。

【用法用量】■蒙药：图日根－查干多入丸、散服。

石防风
小芹菜、山香菜、哈丹－疏古日根
Peucedanum terebinthaceum (Fisch.) Fisch. ex Turcz.

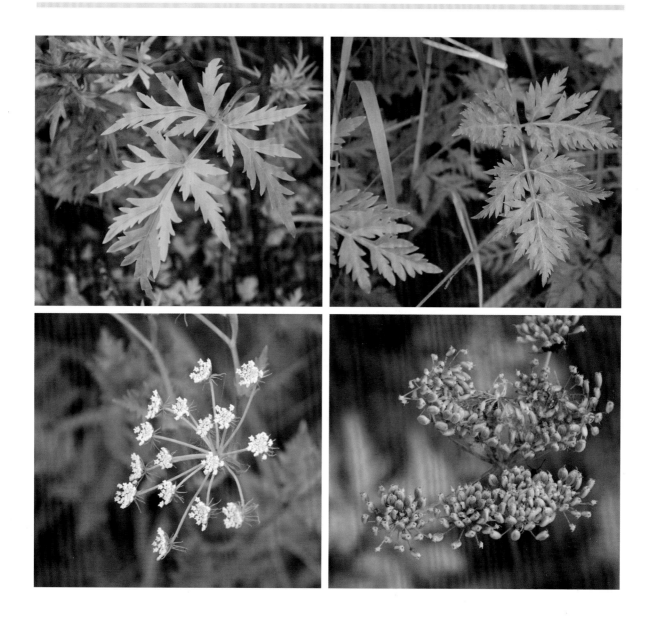

【形态特征】多年生草本，高 30~120cm。根颈稍粗；根长圆锥形，直生，木质化。茎直立，圆柱形，具纵条纹。基生叶有长柄；叶片轮廓为椭圆形至三角状卵形，二回羽状全裂，通常两面无毛；茎生叶较小，无叶柄，叶鞘抱茎，边缘膜质。复伞形花序多分枝，带棱角近方形；总苞片无或有 1~2 枚，线状披针形；小总苞片线形；花瓣白色，具淡黄色中脉，倒心形；萼齿细长锥形。分生果椭圆形或卵状椭圆形，背部扁压，背棱和中棱线形突起，侧棱翅状，厚实；每棱槽内具油管 1 条，合生面具油管 2 条。花、果期 8~9 月。

【适宜生境】中生植物。生于山地林缘、山坡草地。

【资源状况】分布于乌兰察布市（兴和县）。偶见。

【入药部位】■中药：根（石防风）。

【采收加工】秋末采挖根，洗净，晒干。

【功能主治】■中药：石防风散风清热，降气祛痰；用于感冒，咳嗽，痰喘，头风眩痛。

【用法用量】■中药：石防风 3~9g。

华北前胡
毛白花前胡、乌斯图－哈丹－疏古日根
Peucedanum harry-smithii Fedde ex Wolff

【标本采集号】150221140517016LY

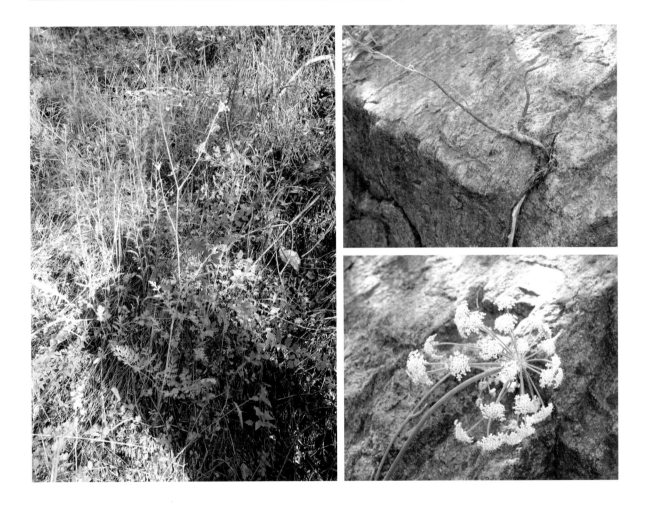

【形态特征】多年生草本，高（30）60~100cm。根颈粗短，木质化；根圆锥形。茎圆柱形，有毛，
具浅沟，髓部充实。基生叶具柄，叶柄基部具卵状披针形叶鞘，边缘膜质；叶片轮廓
为广三角状卵形，三回羽状分裂或全裂，下表面密生短硬毛；茎生叶无柄，叶鞘较宽。
复伞形花序顶生和侧生；小伞形花序有短毛；花瓣倒卵形，白色，小舌片内曲，内外
侧均有毛。果实卵状椭圆形，密被短硬毛；背棱线形突起，侧棱呈翅状；棱槽内具油
管 3~4 条，合生面具油管 6~8 条。花期 8~9 月，果期 9~10 月。

【适宜生境】中生植物。生于山沟溪边、山地林缘。

【资源状况】分布于乌兰察布市（凉城县、卓资县）、呼和浩特市（回民区、土默特左旗、武川县、新城区）、包头市（固阳县、九原区、石拐区、土默特右旗）。常见。

【入药部位】■中药：根（毛白花前胡）。

【采收加工】秋末采挖根，洗净，晒干。

【功能主治】■中药：毛白花前胡散风清热，降气祛痰；用于感冒，咳嗽，痰喘，头风眩痛。

【用法用量】■中药：毛白花前胡 3~9g。

短毛独活　东北牛防风、短毛白芷、兴安牛防风、布如嘎拉、巴勒其日嘎那

Heracleum moellendorffii Hance

【标本采集号】15022180711048LY

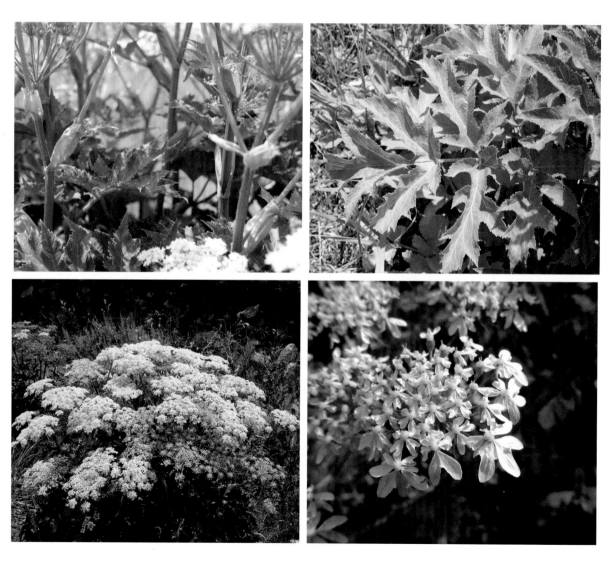

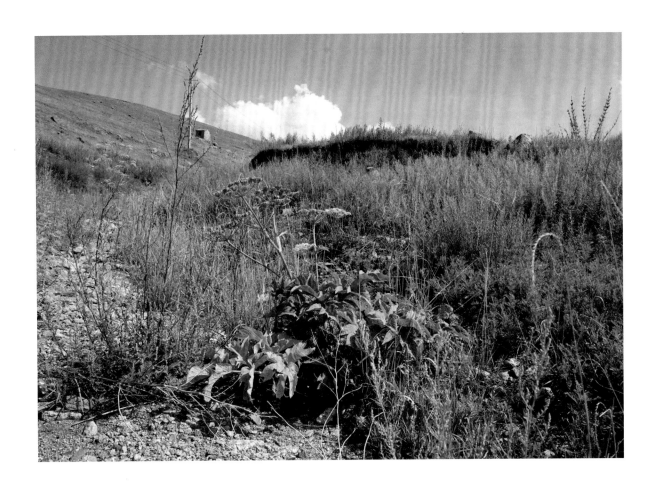

【形态特征】多年生草本，高 1~2m。根圆锥形，多分歧。茎直立，有棱槽，有分枝。叶有柄，叶
片轮廓广卵形，薄膜质，三出式分裂，裂片广卵形至圆形、心形、不规则的 3~5 裂，
裂片边缘具粗大的锯齿；茎上部叶有显著宽展的叶鞘。复伞形花序顶生和侧生；总苞
片少数，线状披针形；伞幅 12~30 个，不等长；花瓣白色；花柱基短圆锥形，花柱叉
开。分生果圆状倒卵形，顶端凹陷，有稀疏的柔毛或近光滑，背棱和中棱线状突起；
胚乳腹面平直。花期 7 月，果期 8~10 月。

【适宜生境】中生植物。生于林下、林缘、溪边。

【资源状况】分布于乌兰察布市（察哈尔右翼中旗、丰镇市、兴和县）、呼和浩特市（和林格尔县、
武川县）、包头市（固阳县、土默特右旗）、巴彦淖尔市（乌拉特前旗）。常见。

【入药部位】■中药：根（短毛独活）。
　　　　　　■蒙药：根（巴勒其日嘎那）。

【采收加工】栽后 2~3 年的秋季挖取根，除去茎叶和细根，洗净，晒干。

【功能主治】■中药：短毛独活发表，祛风除湿；用于风寒感冒，头痛，风湿痹痛，腰膝酸痛。
　　　　　　■蒙药：巴勒其日嘎那杀黏，止血，燥协日乌素；用于发症，结喉，瘟疫，各种出血。

【用法用量】■中药：短毛独活 3~9g，或入丸、散服，或泡酒服；外用适量，煎汤漱。
　　　　　　■蒙药：巴勒其日嘎那多配方用。

防风

广防风、北防风、旁风、关防风、疏古日根
Saposhnikovia divaricata (Turcz.) Schischk.

【标本采集号】150121180905008LY

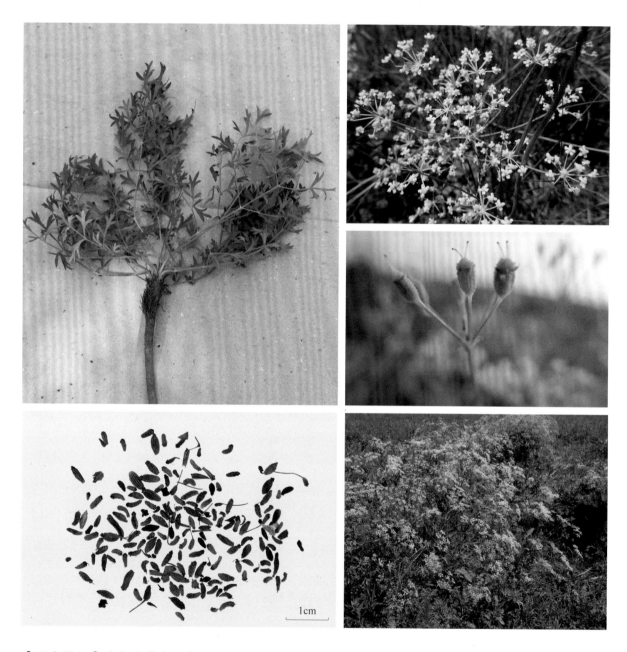

【形态特征】多年生草本，高30~80cm。主根圆锥形。茎单生，二歧分枝，基部密被纤维状叶鞘。基生叶有长柄；叶三角状卵形，二至三回羽裂；一回羽片卵形或长圆形，有柄，小裂片线形或披针形；茎生叶较小。复伞形花序顶生和腋生，总苞片无或1~3枚；伞幅5~9个，小总苞片4~5枚，线形或披针形；伞形花序有花4~10朵。萼齿三角状卵形；花瓣白色，倒卵形；花柱短，外曲。果窄椭圆形或椭圆形，背稍扁，侧棱具翅；每棱槽具油管1条，合生面具油管2条。花期7~8月，果期9月。

【适宜生境】旱生植物。生于高草原、丘陵坡地、固定沙丘，常为草原植被伴生种。

【资源状况】分布于乌兰察布市、呼和浩特市（和林格尔县、清水河县、土默特左旗、武川县）、包头市（土默特右旗）。常见。

【入药部位】■中药：根（防风）。

【采收加工】春、秋二季采挖未抽花茎植株的根，除去须根和泥沙，晒干。

【功能主治】■中药：防风解表祛风，胜湿止痛，止痉；用于感冒头痛，风湿痹痛，风疹瘙痒，破伤风。

【用法用量】■中药：防风 5~10g。

评 述

1. 化学成分：主要含有色原酮类、香豆素类、挥发油类、有机酸的成分。

2. 资源利用与可持续发展：阴山地区乌兰察布市的化德县、商都县、兴和县等地的防风野生资源较丰富，人工栽培面积较小。栽培防风，其根条较野生防风粗壮，外表颜色略浅，多为浅棕色至棕黄色，蚯蚓纹不明显，扫帚头浓密似毛笔状。目前市场上流通的基本均为防风栽培品。

胡萝卜 野胡萝卜、鹤虱草、黄萝卜、胡-捞邦
Daucus carota L. var. *sativa* Hoffm.

【标本采集号】150222180831007LY

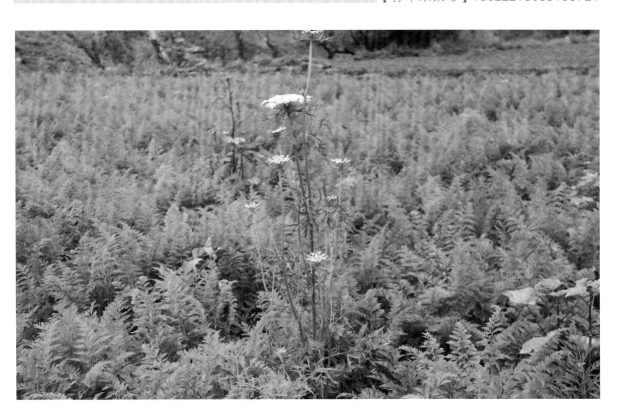

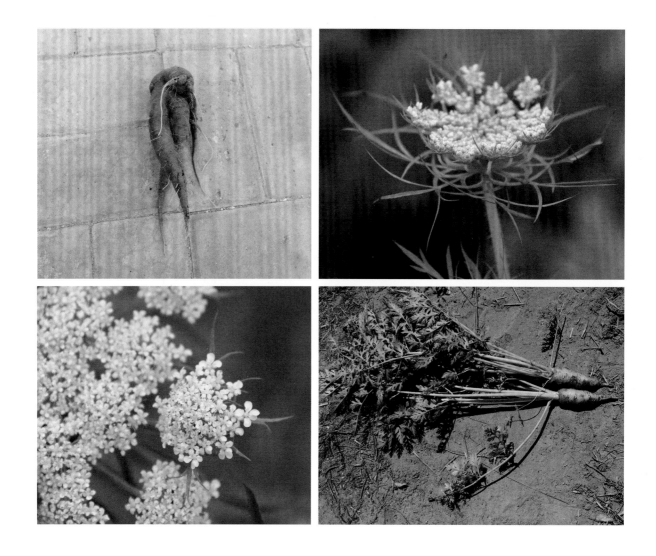

【形态特征】二年生草本，高 15~120cm，全体有白色粗硬毛。根肉质，长圆锥形。茎单生，粗肥，呈红色或黄色。基生叶薄膜质，长圆形，二至三回羽状全裂，末回裂片线形或披针形，光滑或有糙硬毛；茎生叶近无柄，有叶鞘，末回裂片小或细长。复伞形花序，花序梗有糙硬毛；总苞有多数苞片，呈叶状，羽状分裂，少有不裂，裂片线形；伞幅多数，结果时外缘的伞幅向内弯曲；小总苞片 5~7 枚，线形，不分裂或 2~3 裂，边缘膜质，具纤毛；花通常白色，有时带淡红色。花期 6~7 月，果期 7~8 月。

【适宜生境】中生植物。生于水分充沛、疏松、通透、肥沃的土壤中。

【资源状况】作为蔬菜，阴山地区有较广泛栽培。

【入药部位】■中药：根（胡萝卜）。

【采收加工】冬季采挖根部，除去茎叶、须根，洗净，鲜用或晒干。

【功能主治】■中药：胡萝卜健脾，化滞；用于消化不良，脾虚纳呆，久痢，咳嗽。

【用法用量】■中药：胡萝卜 30~120g，或生吃，或捣汁服，或煮食；外用适量，煮熟捣敷，或切片烧热敷。

山茱萸科

红瑞木　红瑞山茱萸、乌兰－塔日尼
Swida alba Opiz

【标本采集号】150825150904144LY

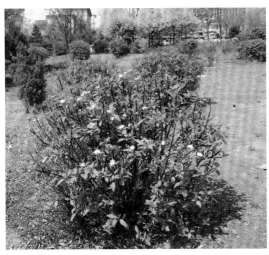

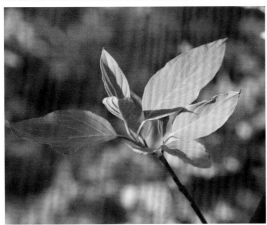

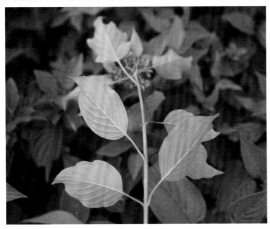

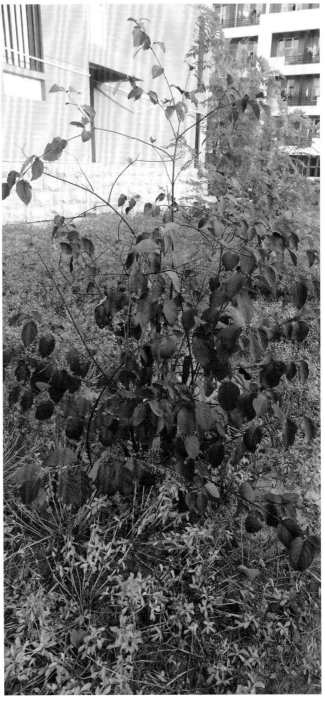

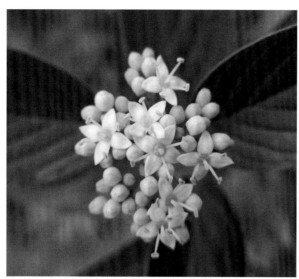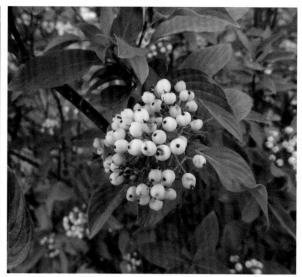

【形态特征】灌木，高达 3m。树皮紫红色；幼枝有淡白色短柔毛，后即秃净而被蜡状白粉；老枝红白色。叶对生，椭圆形，边缘全缘或波状反卷。伞房状聚伞花序顶生，被白色短柔毛；总花梗圆柱形，被淡白色短柔毛；花小，白色或淡黄白色，花萼裂片 4 枚，尖三角形；花瓣上面无毛，下面疏生贴生短柔毛；雄蕊 4 枚，花丝线形，微扁；花柱圆柱形，柱头盘状。核果长圆形，微扁，成熟时乳白色或蓝白色，花柱宿存；核棱形，两端稍尖，呈喙状。花期 5~6 月，果熟期 8~9 月。

【适宜生境】中生植物。生于河谷、溪流旁及杂木林中。

【资源状况】作为园林绿化植物，阴山地区广泛栽培。

【入药部位】■中药: 树皮或枝叶（红瑞木）。

■蒙药: 茎干（乌兰－塔日尼）。

【采收加工】夏季剥取树皮及采收枝叶，晒干；夏、秋二季采收茎干，剥去树皮，截段，劈成小块，晒干。

【功能主治】■中药: 红瑞木收敛止血，清热利水，祛风湿；用于咯血，便血，泄泻，痢疾，肾炎，胸痛，风湿关节痛。

■蒙药: 乌兰－塔日尼清热，解毒，透疹，燥协日乌素；用于毒热，肉类中毒症，血热，陈热，协日乌素病，麻疹不透，皮肤瘙痒。

【用法用量】■中药: 红瑞木 6~9g；外用适量，煎汤洗，或研末敷。

■蒙药: 乌兰－塔日尼多配方用。

鹿蹄草科

红花鹿蹄草
乌兰 – 宝绐音 – 突古日爱

Pyrola incarnata Fisch. ex DC.

【标本采集号】150221130622106LY

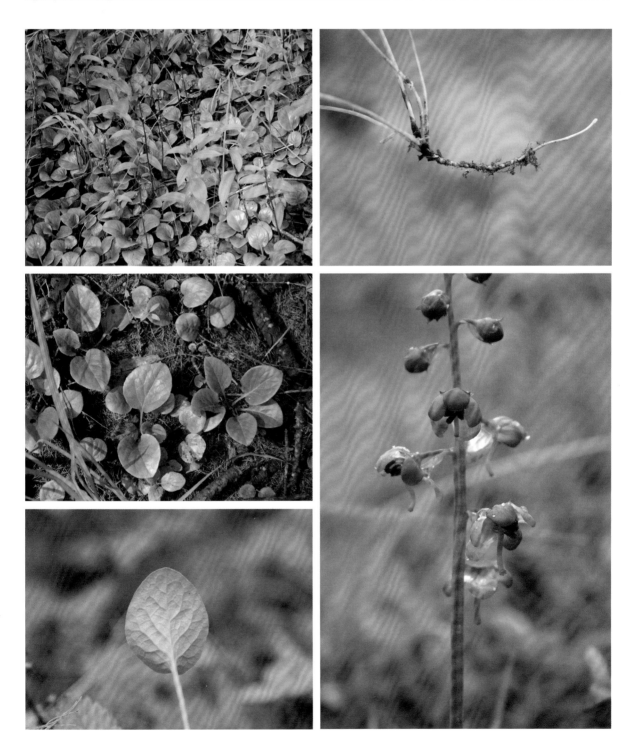

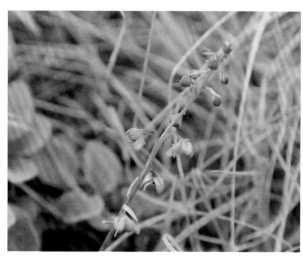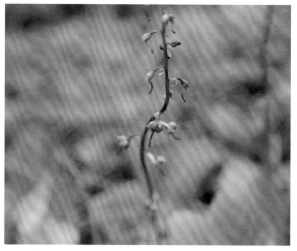

【形态特征】常绿草本状小半灌木，高 15~30cm，全株无毛。根状茎细长。基部簇生叶 1~5 枚，近
圆形或卵状椭圆形，先端和基部圆形。总状花序，花开展且俯垂；小苞片披针形，膜
质；花萼 5 深裂，萼裂片披针形至三角状宽披针形，粉红色至紫红色；花瓣 5 片，倒
卵形，粉红色至紫红色；雄蕊 10 枚，与花瓣近等长或稍短，椭圆形，花丝条状钻形，
下部略宽；花柱超出花冠，基部下倾，上部又向上弯，顶端环状加粗成柱头盘。蒴果
扁球形。花期 6~7 月，果期 8~9 月。

【适宜生境】中生植物。生于针阔叶混交林、阔叶林及灌丛下。

【资源状况】分布于包头市（土默特右旗）。少见。

【入药部位】■中药：全草。

　　　　　　■蒙药：全草（乌兰 - 宝根图来）。

【采收加工】栽后 3~4 年采收，在 9~10 月结合分株进行，采大留小，扯密留稀，每隔 6~10cm 留苗 1 株。
以后每隔 1 年，又可采收一次，除去杂草，晒至发软，堆积发汗，盖麻袋等物，使叶
片变紫红色或紫褐色后，晒干或炕干。

【功能主治】■中药：全草祛风除湿，强筋骨，止血，清热，消炎；用于风湿疼痛，肾虚腰痛，肺结核，
咯血，衄血，慢性细菌性痢疾，急性扁桃体炎，上呼吸道感染等；外用于外伤出血。

　　　　　　■蒙药：乌兰 - 宝根图来祛风除湿，强筋骨，补虚益肾，止血，解毒；用于风湿性关节炎，
肾虚腰痛，神经衰弱，虚痨咳嗽，肺虚痨咯血，衄血，崩漏，泄泻，痢疾；外用于外
伤出血，毒蛇咬伤，稻田性皮炎。

【用法用量】■中药：全草 15~30g，或研末服，6~9g；外用适量，捣敷，或研末撒，或煎汤洗。

　　　　　　■蒙药：乌兰 - 宝根图来多配方用。

圆叶鹿蹄草

鹿衔草、鹿含草、鹿蹄草、宝给音 – 突古日爱

Pyrola rotundifolia Linn.

【标本采集号】150221130622107LY

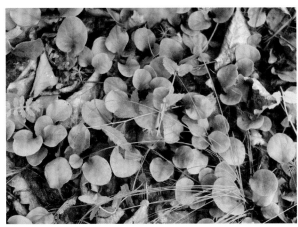
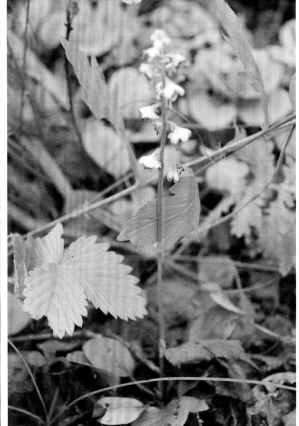
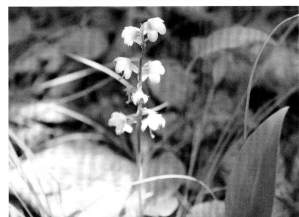

【形态特征】 常绿草本状小亚灌木，高 15~25（~30）cm。叶基生，革质，圆形或圆卵形，有不明显疏圆齿或近全缘；叶柄长约为叶片的 2 倍或近等长。总状花序，花倾斜，稍下垂；花冠广开，白色；花梗腋间有膜质披针形苞片；萼片窄披针形，长约为花瓣之半，先端渐尖，全缘；花瓣倒圆卵形；雄蕊 10 枚，花药黄色；花柱倾斜，上部向上弯曲，伸出花冠，顶端有环状突起，柱头 5 浅圆裂。蒴果扁球形。花期 6~7 月，果期 8~9 月。

【适宜生境】 中生植物。生于针阔混交林、阔叶林及灌丛下。

【资源状况】 分布于包头市（土默特右旗）、巴彦淖尔市（乌拉特前旗）。少见。

【入药部位】 ■中药：全草。

【采收加工】 夏季采收全草，晒干。

【功能主治】 ■中药：全草祛风除湿，强筋骨，止血，清热，消炎；用于风湿疼痛，肾虚腰痛，肺结核，咯血，衄血，慢性细菌性痢疾，急性扁桃体炎，上呼吸道感染等；外用于外伤出血。

【用法用量】 ■中药：全草 15~25g；外用适量，捣敷，或研末调敷，或煎汤洗。

报春花科

虎尾草 狼尾花、重穗珍珠菜、侵娃音－苏乐
Lysimachia barystachys Bunge

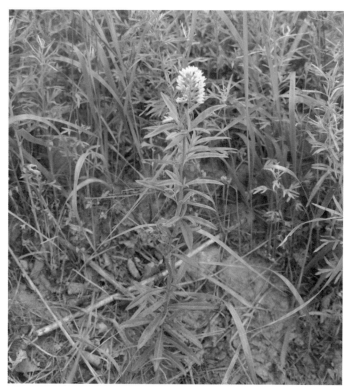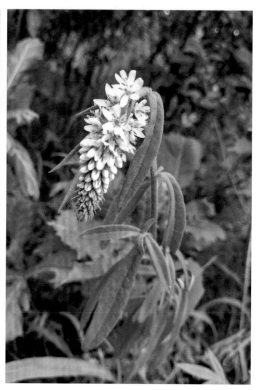

【形态特征】多年生草本。根状茎横走，红棕色，节上有红棕色鳞片；茎直立，上部被密长柔毛。叶互生，边缘多少向外卷折，两面及边缘疏被短柔毛。总状花序顶生，花密集，常向一侧弯曲，呈狼尾状；花轴及花梗均被长柔毛；花冠白色，裂片长卵形；雄蕊 5 枚，花丝等长，贴生于花冠上；子房近球形，花柱较短，柱头膨大。蒴果近球形。种子多数，红棕色。花期 6~7 月，果期 7~9 月。

【适宜生境】中生植物。生于草甸、沙地、山地灌丛及路旁。

【资源状况】分布于乌兰察布市（卓资县）。少见。

【入药部位】■中药：全草或根茎（狼尾巴花）。

【采收加工】花期采挖，阴干或鲜用。

【功能主治】■中药：狼尾巴花活血调经，散瘀消肿，利尿；用于月经不调，白带异常，小便不利，跌打损伤，疮痈肿毒。

【用法用量】■中药：狼尾巴花 15~30g，或泡酒服，或捣汁服；外用适量，捣敷，或研末敷。

海乳草

西尚、苏子 – 额布斯

Glaux maritima L.

【标本采集号】150222180610009LY

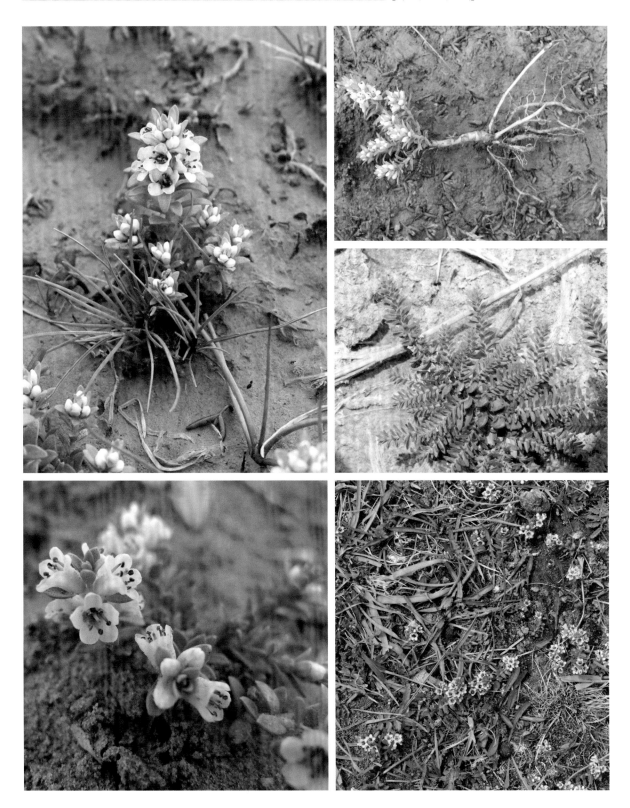

【形态特征】多年生草本，全株无毛。茎高3~25cm，直立或下部匍匐。叶对生或互生，近无柄；叶线形、线状长圆形或近匙形，全缘。花单生于叶腋，具短梗；无花冠；花萼白色或粉红色，花冠状，倒卵状长圆形，在花蕾中覆瓦状排列；雄蕊5枚，着生于花萼基部，与萼片互生；花丝钻形或丝状，花药背着，卵心形，顶端钝；子房卵球形，花柱丝状，柱头呈小头状。蒴果卵状球形，先端呈喙状。种子少数，椭圆形，背面扁平，腹面隆起，褐色。花期6月，果期7~8月。

【适宜生境】中生植物。生于低湿地矮草草甸、轻度盐化草甸，可成为草甸优势成分之一。

【资源状况】分布于包头市（白云鄂博矿区、东河区、固阳县、九原区、昆都仑区、青山区、土默特右旗）、巴彦淖尔市（磴口县、乌拉特后旗、乌拉特前旗、乌拉特中旗）、阿拉善盟（阿拉善左旗行政区）。常见。

【入药部位】■中药：根、叶。

【采收加工】春、秋二季采收，洗净泥土，晒干。

【功能主治】■中药：根散气止痛。叶祛风，明目，消肿，止痛。

【用法用量】■中药：根、叶多入丸、散服。

河北假报春
假报春、京报春、波京音－奥拉宝台－其其格

Cortusa matthioli L. subsp. *pekinensis* (Al. Richt.) Kitag.

【标本采集号】150221130719221LY

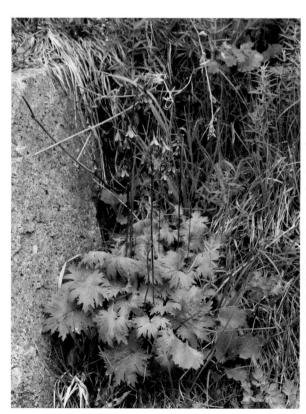
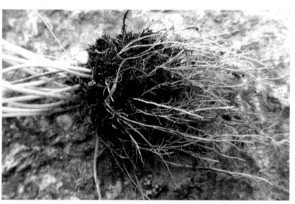
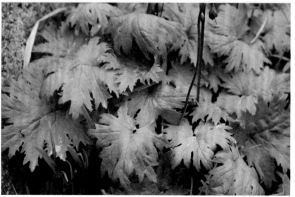

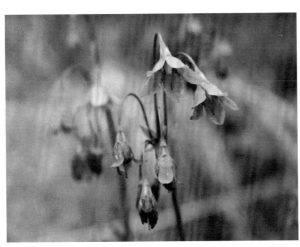
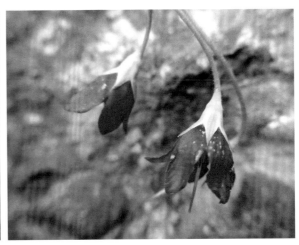

【形态特征】多年生草本，全株被淡棕色绵毛。叶片轮廓肾状圆形或近圆形，掌状 7~11 裂，裂深
　　　　　　达叶片的 1/3 或有时近达中部，裂片通常长圆形，边缘有不规整的粗牙齿，顶端 3 齿
　　　　　　较深，常呈 3 浅裂状。花葶直立于叶莲座丛，疏生短柔毛或后脱落；伞形花序单生，
　　　　　　具花 5~8（~10）朵；苞片狭楔形，先端锐裂具牙齿。花冠紫红色，漏斗形，深裂至中部。
　　　　　　近圆筒状的蒴果，长于花萼。花期 5~7 月，果期 7~8 月。

【适宜生境】中生植物。生于山地林下及阴湿生境中。

【资源状况】分布于包头市（土默特右旗）、巴彦淖尔市（乌拉特后旗、乌拉特前旗）。常见。

【入药部位】■中药：全草（假报春）。

【采收加工】6~7 月采收全草，晒干。

【功能主治】■中药：假报春解表镇静；用于高热，神昏抽搐。

【用法用量】■中药：假报春 20~50g。

点地梅 铜钱草、白花珍珠草
Androsace umbellata (Lour.) Merr.

【标本采集号】150203190715003LY

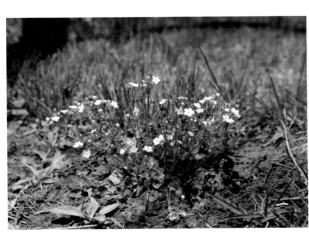
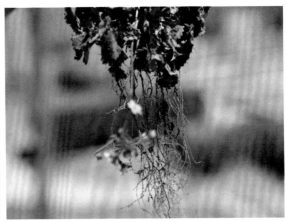

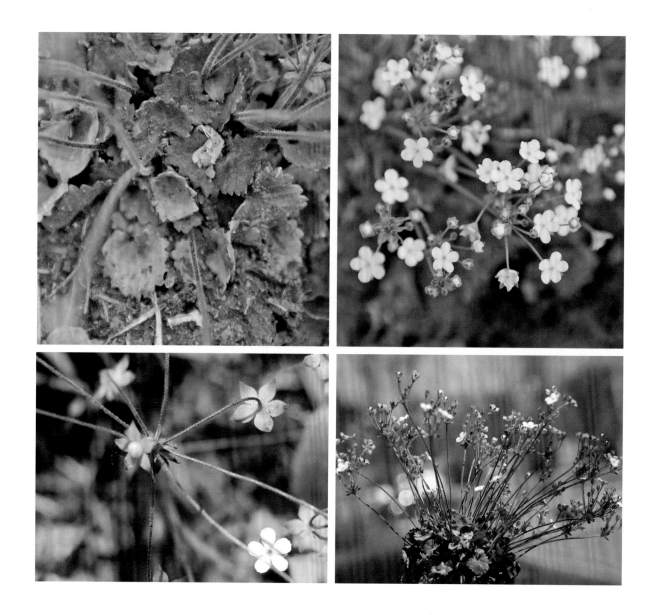

【形态特征】 一、二年生草本。叶全基生，叶柄被柔毛；叶近圆形或卵形，基部浅心形或近圆形，被贴伏柔毛。花葶被柔毛；伞形花序具花 4~15 朵；苞片卵形或披针形；花梗被柔毛和短柄腺体；花萼密被柔毛，分裂近达基部，裂片菱状卵形，果时增大至星状展开；花冠白色，裂片倒卵状长圆形。蒴果近球形，果皮白色，近膜质。花期 4~5 月，果期 6 月。

【适宜生境】 中生植物。生于林缘、草甸、灌丛、山地林下。

【资源状况】 分布于包头市（昆都仑区）。少见。

【入药部位】 ■中药：全草（喉咙草）。

【采收加工】 春、夏二季采收，洗净泥土，晒干。

【功能主治】 ■中药：喉咙草清热解毒，消肿止痛；用于咽喉肿痛，口舌生疮，目赤肿痛，偏正头痛，牙痛，跌打损伤，筋骨疼痛；外用于毒蛇咬伤，烫火伤，疔疮。

【用法用量】 ■中药：喉咙草 9~15g；外用适量，鲜品捣烂敷患处，或煎汤洗患处。

北点地梅
雪山点地梅、塔拉音 – 达邻 – 套布齐、达兰 – 陶布齐
Androsace septentrionalis L.

【标本采集号】150222180608065LY

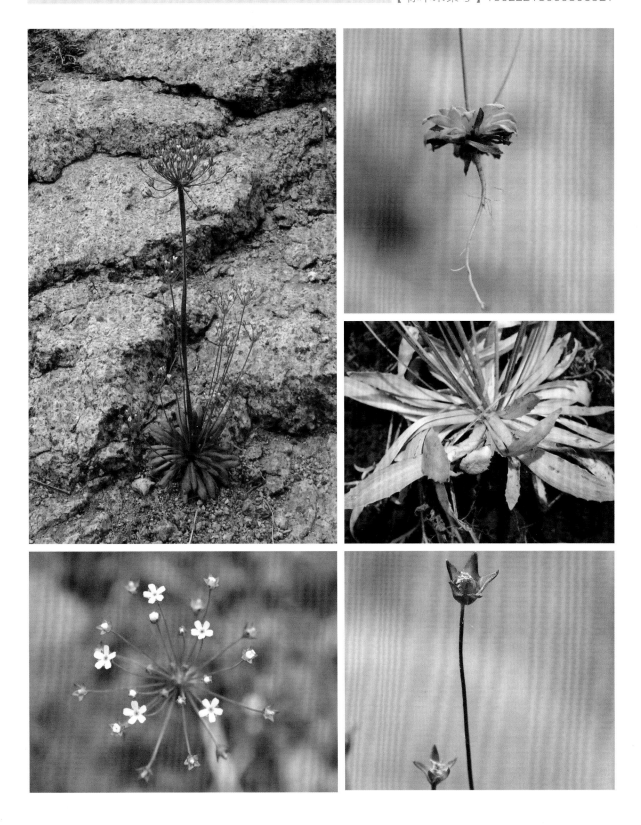

【形态特征】一年生草本。主根直而细长，具少数支根。莲座状叶丛单生，叶近无柄；叶片倒披针形或长圆状披针形，中部以上具稀疏牙齿，上面被极短的毛，下面近无毛。花葶高8~25（30）cm，具分叉短毛；伞形花序多花；苞片钻形；花梗长短不等，被短腺毛；花萼钟状或陀螺状，具5棱，分裂达全长1/3，裂片窄三角形，先端锐尖；花冠白色，裂片长圆形。蒴果近球形，稍长于花萼。花期6月，果期7月。

【适宜生境】中生植物。散生于草甸草原、砾石质草原、山地草甸、林缘及沟谷中。

【资源状况】分布于乌兰察布市（察哈尔右翼中旗、丰镇市、兴和县）、包头市（固阳县）、巴彦淖尔市（乌拉特前旗）、阿拉善盟（阿拉善左旗行政区）。常见。

【入药部位】■中药：全草（北点地梅）。
　　　　　　■蒙药：全草（达兰－陶布齐）。

【采收加工】夏、秋二季采收，洗净，晒干。

【功能主治】■中药：北点地梅清热解毒，消肿止痛；用于咽喉肿痛，口舌生疮，牙龈肿痛，偏正头痛，跌扑损伤。
　　　　　　■蒙药：达兰－陶布齐消肿，清热，燥协日乌素，治伤，生津；用于跌扑损伤，骨蒸劳热，关节疼痛，病后体虚。

【用法用量】■中药：北点地梅9~15g；外用鲜品适量，捣烂敷患处，或煎汤洗患处。
　　　　　　■蒙药：达兰－陶布齐多入丸、散服。

大苞点地梅 *Androsace maxima* L.

【标本采集号】150922190515013LY

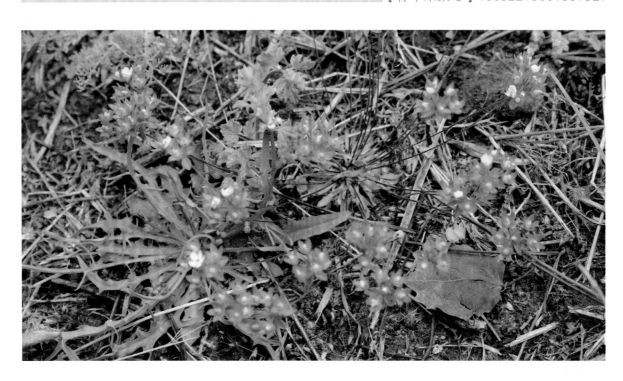

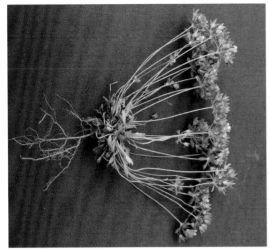
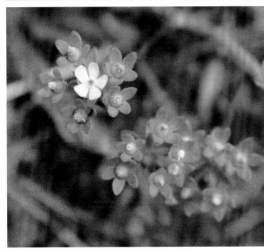
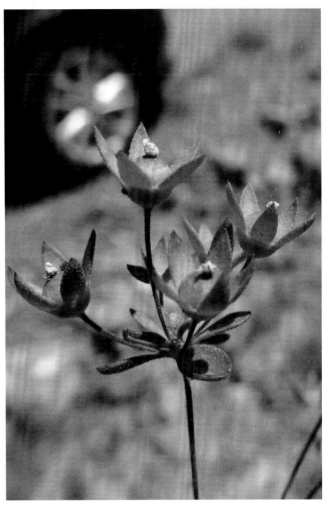

【形态特征】一年生草本。莲座状叶丛单生，叶无柄或柄极短；叶草质，窄倒卵形，先端锐尖或稍钝，基部渐窄，中上部有小牙齿，两面近无毛或疏被柔毛。花葶被白色卷曲柔毛和短腺毛；伞形花序多花，被小柔毛和腺毛；苞片椭圆形；花萼杯状，果时增大，分裂达全长的2/5，被稀疏柔毛和短腺毛，裂片三角状披针形，渐尖；花冠白色或淡红色，裂片长圆形，先端钝圆。蒴果近球形。花期5月，果期5~6月。

【适宜生境】旱中生植物。生于山地砾石质坡地、固定沙地、丘间低地、撂荒地。

【资源状况】分布于乌兰察布市（化德县）、包头市（达尔罕茂明安联合旗、固阳县、青山区、石拐区）、巴彦淖尔市（乌拉特中旗）。常见。

【入药部位】■中药：全草（点地梅）。

【采收加工】春、夏二季采收，洗净泥土，晒干。

【功能主治】■中药：点地梅清热解毒，消肿止痛；用于咽喉肿痛，口舌生疮，目赤肿痛，偏正头痛，牙痛，跌打损伤，筋骨疼痛；外用于毒蛇咬伤，烫火伤，疔疮。

【用法用量】■中药：点地梅9~15g；外用适量，鲜品捣烂敷患处，或煎汤洗患处。

白花点地梅
铜钱草、喉咙草、查干－达邻－套布其
Androsace incana Lam.

【标本采集号】150222180509015LY

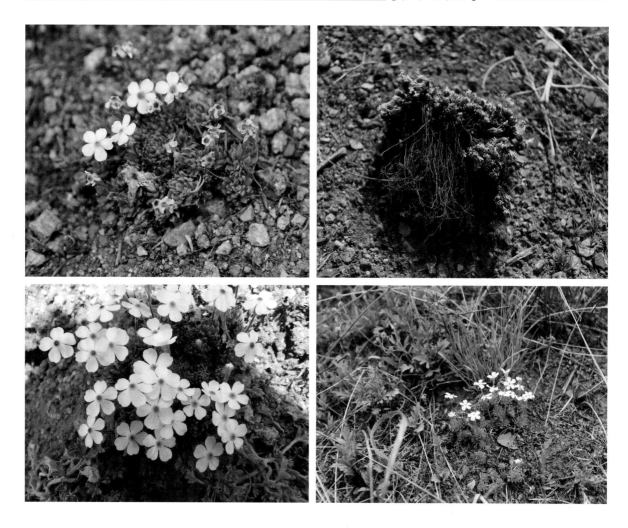

【形态特征】多年生草本，植株由着生于根出条上的莲座状叶丛形成密丛。根出条暗褐色，初被柔毛。莲座状叶丛，叶披针形、狭舌形或狭倒披针形，两面上半部均被白色长柔毛。花葶单一，被长柔毛；苞片披针形至阔线形，与花梗、花萼均被白色长柔毛；花萼钟状，分裂近达中部，裂片狭三角形；花冠白色或淡黄色，喉部紧缩，有环状突起，裂片阔倒卵形，先端近圆形或微具波状圆齿。蒴果长圆形，稍长于花萼。花期5~6月，果期6~7月。

【适宜生境】旱生植物。生于山地羊茅草原及其他矮草草原，成为伴生种，也常在石质丘陵顶部及石质山坡上聚生成丛。

【资源状况】分布于乌兰察布市（察哈尔右翼中旗、丰镇市、化德县、商都县）、包头市（白云鄂博矿区、达尔罕茂明安联合旗、固阳县）、巴彦淖尔市（乌拉特前旗）。常见。

【入药部位】 ■中药：全草（白花点地梅）。

【采收加工】 春、夏二季采收，洗净泥土，晒干。

【功能主治】 ■中药：白花点地梅除湿利尿；用于热性水肿。

【用法用量】 ■中药：白花点地梅9~15g；外用适量，取鲜品捣烂敷患处，或煎汤洗患处。

西藏点地梅
宝日－嘎迪格、唐古特－达邻－套布其
Androsace mariae Kanitz

【标本采集号】150222180608027LY

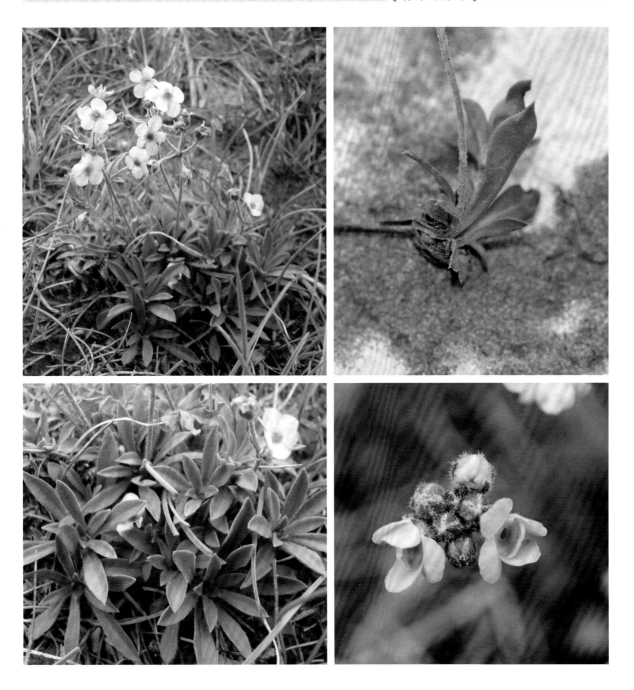

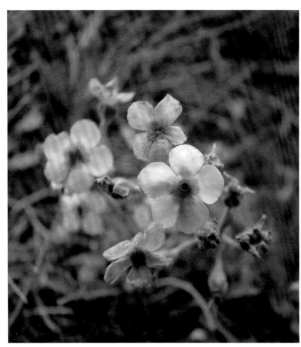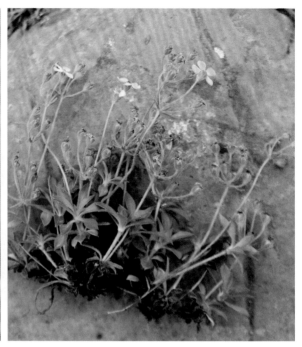

【形态特征】多年生草本。叶丛通常形成密丛；叶二型；外层叶无柄，舌状或匙形，两面无毛或疏被柔毛；内层叶近无柄，匙形或倒卵状椭圆形，先端尖或近圆形而具骤尖头，基部渐窄，两面被糙伏毛、长硬毛或无毛，边缘软骨质，具缘毛。花葶高 2~8cm，被硬毛或腺体；伞形花序 2~7（~10）朵花；苞片披针形或线形，与花梗、花萼均被白色毛；花萼分裂达中部，裂片三角形；花冠粉红色或白色，裂片楔状倒卵形，先端略呈波状。花期 5~6 月，果期 6~7 月。

【适宜生境】中生植物。生于海拔 1600~2900m 的山地草甸及亚高山草甸，适应砂砾质土壤。

【资源状况】分布于乌兰察布市（察哈尔右翼后旗、察哈尔右翼中旗）、包头市（固阳县）。少见。

【入药部位】■中药：全草（西藏点地梅）。

■蒙药：全草（唐古特 – 达邻 – 套布其）。

【采收加工】春、夏二季采收，洗净泥土，晒干。

【功能主治】■中药：西藏点地梅清热解毒，消肿止痛；用于咽喉肿痛，口舌生疮，目赤肿痛，牙痛。

■蒙药：唐古特 – 达邻 – 套布其杀黏，消肿，燥协日乌素；用于浮肿，水肿，肾热，骨蒸劳热，发症，关节疼痛。

【用法用量】■中药：西藏点地梅 9~15g。

■蒙药：唐古特 – 达邻 – 套布其多配方用。

胭脂花
段报春、胭脂报春、套日格-哈布日西乐-其其格
Primula maximowiczii Regel

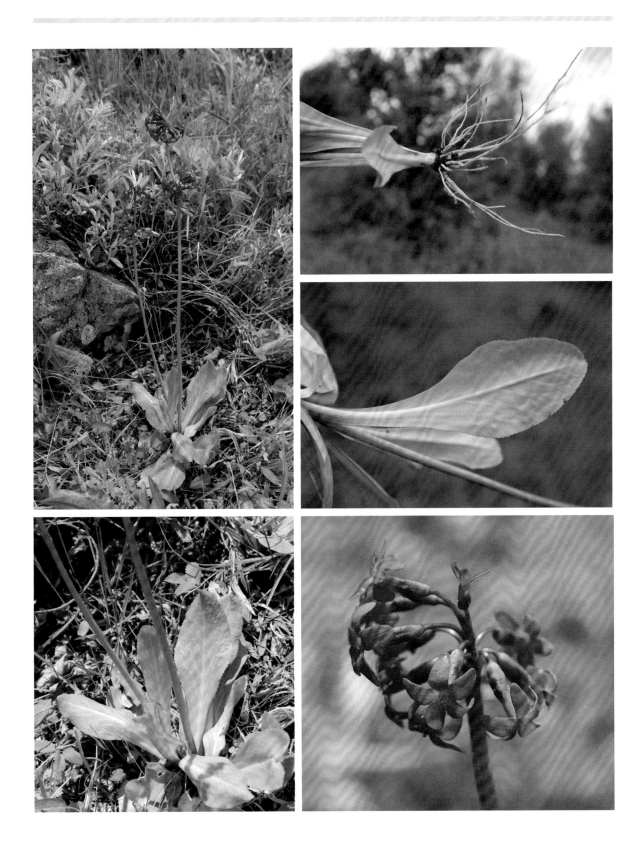

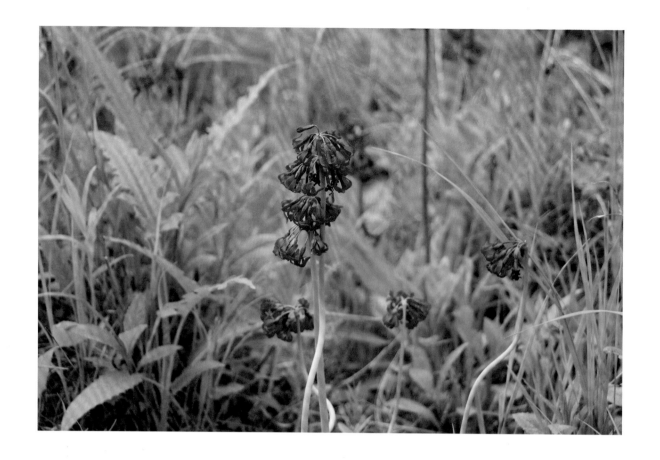

【形态特征】多年生草本，全株无粉。根状茎短，具多数长根。叶丛基部无鳞片。叶倒卵状椭圆形，叶柄具膜质宽翅。花葶稍粗壮；伞形花序 1~3 轮，每轮 6~10（20）朵花；苞片披针形，基部互相联合；花萼狭钟状，分裂达全长的 1/3，裂片三角形，边缘具腺状小缘毛；花冠暗朱红色，冠筒管状，裂片狭矩圆形，全缘，通常反折贴于冠筒上；长花柱雄蕊着生于冠筒中下部，短花柱雄蕊着生于冠筒上部。蒴果稍长于花萼。花期 6 月，果期 7~8 月。

【适宜生境】中生植物。生于森林带和森林草原带的山地林下、林缘、山地草甸等腐殖质较丰富的潮湿地。

【资源状况】分布于乌兰察布市（兴和县）。偶见。

【入药部位】■中药：全草（段报春）。

　　　　　　■蒙药：全草（套日格－哈布日希乐－其其格）。

【采收加工】夏季采收，洗净泥土，晒干。

【功能主治】■中药：段报春清热解毒，散瘀止痛；用于咽喉肿痛，疮痈肿毒，肝火头痛，关节疼痛。

　　　　　　■蒙药：套日格－哈布日希乐－其其格止痛，祛风；用于癫痫，头痛，中风。

【用法用量】■中药：段报春 9~15g。

　　　　　　■蒙药：套日格－哈布日希乐－其其格多入丸、散服。

粉报春

红粉叶报春、黄报春
Primula farinosa L.

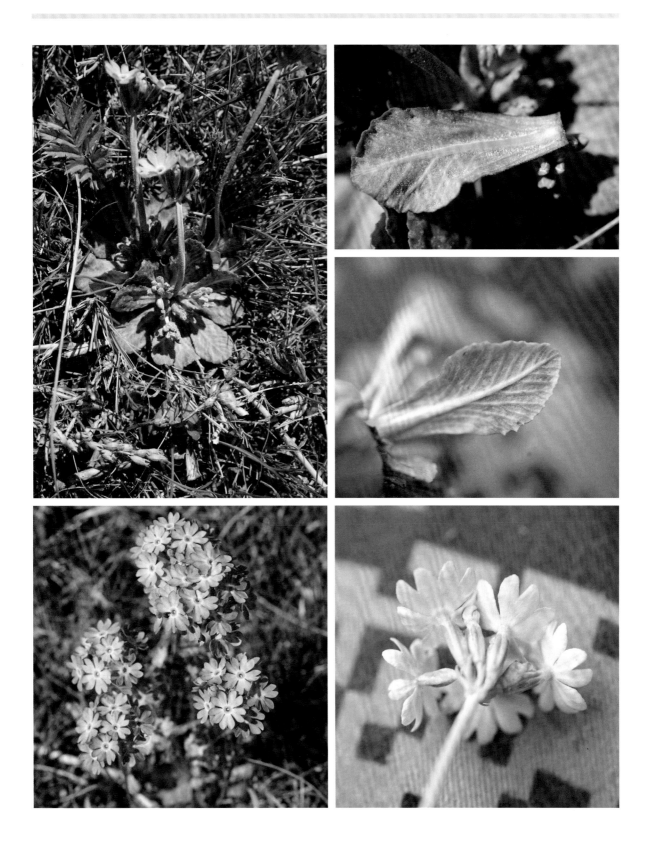

【形态特征】多年生草本。具极短的根状茎和多数须根。叶多数，形成较密的莲座丛；叶片矩圆状倒卵形，边缘具稀疏小牙齿或近全缘，下面被青白色或黄色粉状物；叶柄甚短或与叶片近等长。花葶稍纤细，无毛，近顶端通常被青白色粉状物；伞形花序顶生，通常多花；苞片多数，狭披针形，基部增宽并稍膨大成浅囊状；花梗长短不等，花后伸长；花萼钟状，具5棱，内面通常被粉状物，分裂达全长的1/3~1/2，裂片卵状矩圆形，有时带紫黑色，边缘具短腺毛；花冠淡紫红色，冠筒口周围黄色，裂片楔状倒卵形，先端2深裂；长花柱花雄蕊着生于冠筒中部，短花柱花雄蕊着生于冠筒中上部。蒴果筒状，长于花萼。花期5~6月。

【适宜生境】中生植物。生于低湿草地、沼泽化草甸和沟谷灌丛中。

【资源状况】分布于乌兰察布市（卓资县）。少见。

【入药部位】■中药：全草（粉报春）。

【采收加工】5~6月采收全草，晒干。

【功能主治】■中药：粉报春消肿愈创，解毒；用于疖痈创伤，热性黄水疮。

【用法用量】■中药：粉报春6~9g；外用适量，研末敷撒患处，或煎汤洗患处。

天山报春 伞报春
Primula nutans Georgi

【标本采集号】150927180527009LY

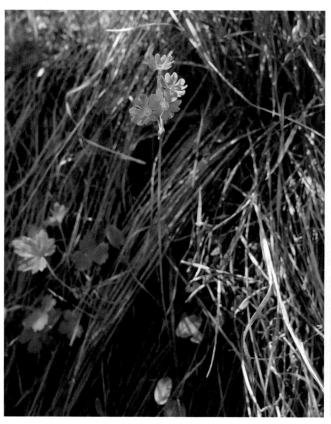
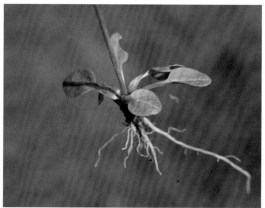
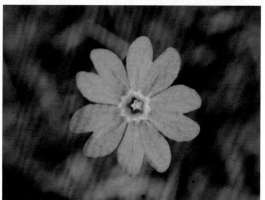

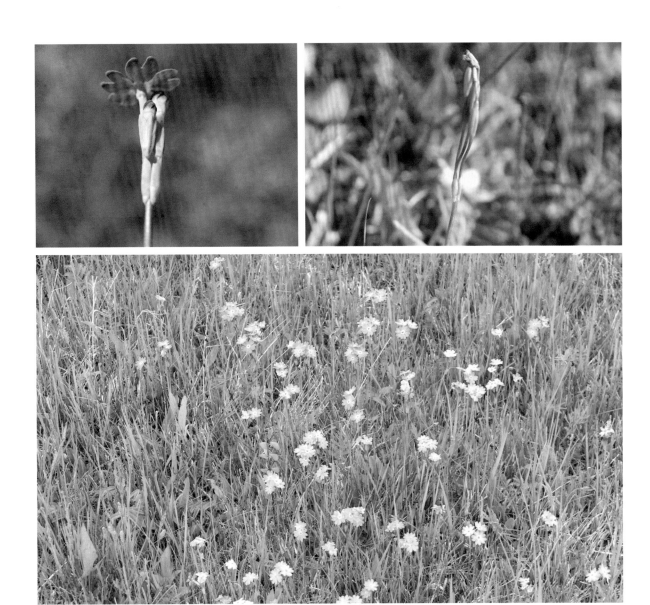

【形态特征】多年生草本，全株无粉状物。根状茎短小，具多数须根。叶丛基部通常无芽鳞及残存枯叶；叶片卵形，侧脉通常不明显；叶柄稍纤细，通常与叶片近等长。花葶高10~25cm，无毛；伞形花序具2~6（10）朵花；苞片矩圆形，先端钝或具骤尖头，边缘具小腺毛，基部下延成垂耳状；花梗长0.5~2.2cm；花萼狭钟状，具5棱，外面通常有褐色小腺点，基部稍收缩，下延成囊状，分裂深达全长的1/3，裂片矩圆形至三角形，先端锐尖或钝，边缘密被小腺毛；花冠淡紫红色，冠筒口周围黄色，喉部具环状附属物。花期5~6月，果期7~8月。

【适宜生境】中生植物。生于湿草地、草甸中。

【资源状况】分布于乌兰察布市（察哈尔右翼中旗）。少见。

【入药部位】■中药：全草（天山报春）。

【采收加工】5~6月采收全草，晒干。

【功能主治】■中药：天山报春清热解毒，止血止痛，敛疮。

白花丹科

二色补血草

苍蝇架、匙叶草、伊拉干－花日、义拉干－其其格
Limonium bicolor (Bunge) Kuntze

【标本采集号】150125150810054LY

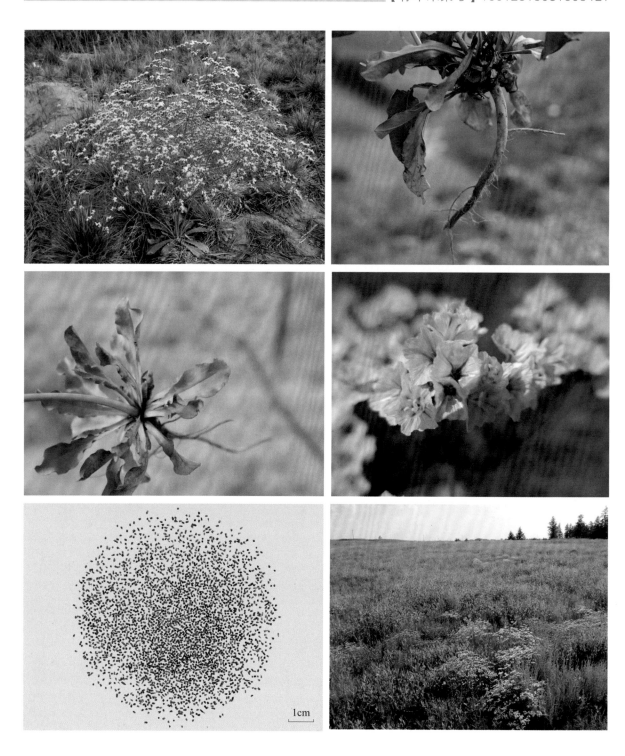

1cm

【形态特征】多年生草本，高达 50cm。根皮不裂。叶基生，稀花序轴下部具 1~3 枚叶，花期不落；叶柄宽；叶匙形或长圆状匙形。花葶单生，或 2~5 条，花序轴及分枝具 3~4 个棱角，有时具沟槽，稀近基部圆；花序圆锥状，不育枝少，位于花序下部或分叉处；穗状花序，穗轴二棱形，小穗具花 2~3（~5）朵；萼漏斗状，萼檐淡紫红色或白色，裂片先端圆；花冠黄色。花期 5 月下旬至 7 月，果期 6~8 月。

【适宜生境】旱生植物。散生于草原、草甸草原及山地，能适应于沙质土、沙砾质土及轻度盐化土壤，也偶见于旱化的草甸群落中。

【资源状况】分布于乌兰察布市、呼和浩特市（土默特左旗、武川县）、包头市（白云鄂博矿区、东河区、固阳县、九原区、昆都仑区、青山区、石拐区）、巴彦淖尔市（磴口县、乌拉特后旗、乌拉特前旗、乌拉特中旗）、阿拉善盟（阿拉善左旗行政区）。常见。

【入药部位】■中药：全草（二色补血草）。

　　　　　　■蒙药：全草（伊拉干 - 花日）。

【采收加工】夏、秋二季采挖全草，洗净泥土，晒干。

【功能主治】■中药：二色补血草活血，止血，温中健脾，滋补强壮；用于月经不调，功能失调性子宫出血，痔疮出血，胃溃疡，诸虚体弱。

　　　　　　■蒙药：伊拉干 - 花日补血，止血，活血，调经，温中健脾，滋补强壮；用于月经不调，崩漏出血，淋病，尿血，身体虚弱，食欲不振，胃脘痛。

【用法用量】■中药：二色补血草 15~30g。

　　　　　　■蒙药：伊拉干 - 花日多配方用。

细枝补血草
纤叶匙叶草、纤叶矶松、那林 - 义拉干 - 其其格
Limonium tenellum (Turcz.) Kuntze

【标本采集号】15022113071 9279LY

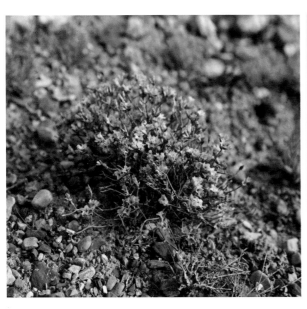
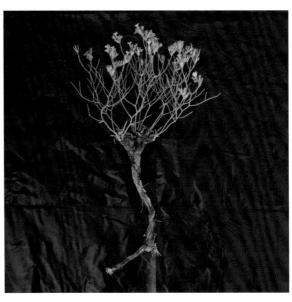

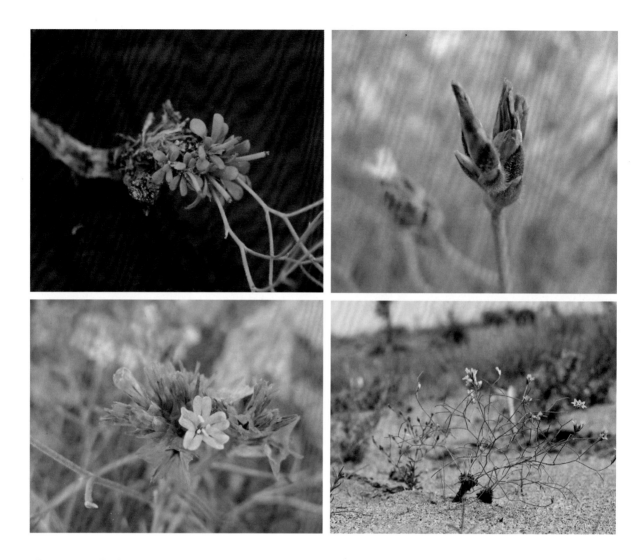

【形态特征】多年生草本，高 9~30cm，全株除萼及第一内苞片外均无毛。根皮开裂脱落，内层纤维红褐色。茎基部具白色膜质鳞片。叶小，质厚，矩圆状匙形或条状倒披针形；嫩叶先端具白色膜质长软尖，后脱落。花序伞房状，花序轴直立，多数，自下部作数回分枝，呈"之"字形曲折，具多数不育枝；穗状花序位于小枝顶端，外苞片宽卵形；花萼漏斗状，沿脉密被细硬毛，萼檐淡紫色；花冠淡紫红色；子房倒卵圆形，具棱，顶端缢缩。花期 5~7 月，果期 7~8（9）月。

【适宜生境】旱生植物。生于荒漠草原带及荒漠带的干燥石质山坡、石质丘陵坡地及丘顶。

【资源状况】分布于包头市（土默特右旗）、巴彦淖尔市（乌拉特后旗）、阿拉善盟（阿拉善左旗行政区）。少见。

【入药部位】■中药：全草（细枝补血草）。

　　　　　　■蒙药：全草（那林－义拉干－其其格）。

【采收加工】全年均可采，洗净，鲜用。

【功能主治】■中药：细枝补血草清热，利湿，止血，解毒；用于湿热便血，脱肛，血淋，月经过多，白带异常，痈肿疮毒。

　　■蒙药：那林 – 义拉干 – 其其格清热，利湿，止血，解毒；用于湿热便血，脱肛，血淋，月经过多，白带异常，痈肿疮毒。

【用法用量】■中药：细枝补血草 15~30g，鲜品可用至 60g；外用适量，捣烂敷，或煎汤坐浴。

　　　　　　■蒙药：那林 – 义拉干 – 其其格多配方用。

黄花补血草
黄花苍蝇架、金匙叶草、金色补血草、希日 – 义拉干 – 其其格
Limonium aureum (Linn.) Hill

【标本采集号】150121180508008LY

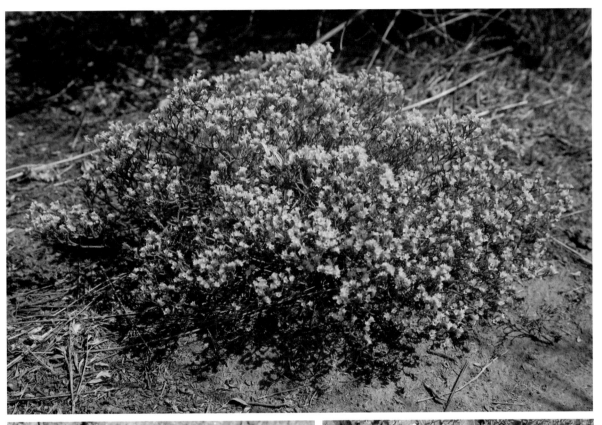

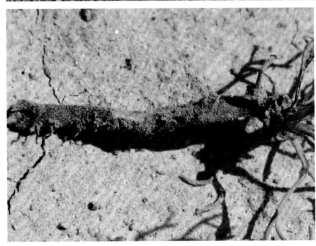

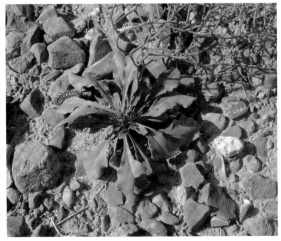

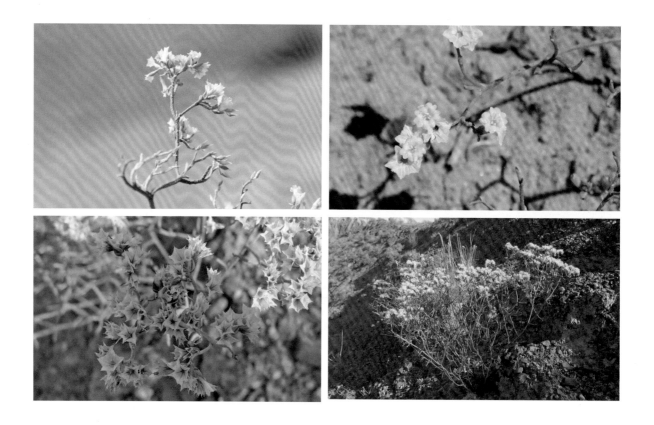

【形态特征】多年生草本，高达 40cm。根皮不裂。茎基肥大，被红褐色鳞片及残存叶柄。叶基生，有时花序轴下部具叶 1~2 枚，花期凋落；叶柄窄；叶长圆状披针形或倒披针形。花序圆锥状；花茎 2 条至多数，生于不同叶丛，常四至七回叉状分枝，花序轴下部多数分枝具不育枝，或不育枝生于褐色草质鳞片腋部，常密被疣突，无毛；穗状花序位于上部分枝顶端，由 3~5（7）个小穗组成，小穗含花 2~3 朵；花萼漏斗状，萼檐金黄色或橙黄色；花冠橙黄色。花期 6~8 月，果期 7~8 月。

【适宜生境】旱生植物。散生于荒漠草原带和草原带的盐化低地上，适应于轻度盐化的土壤，及砂砾质、沙质土壤，常见于芨芨草草甸群落、芨芨草加白刺群落。

【资源状况】分布于呼和浩特市（土默特左旗、托克托县）、包头市（达尔罕茂明安联合旗）、巴彦淖尔市（磴口县、乌拉特后旗、乌拉特前旗）。常见。

【入药部位】■中药：花（金匙叶草）。
　　　　　　■蒙药：花（希日 – 依兰 – 其其格）。

【采收加工】夏、秋二季采收，晒干。

【功能主治】■中药：金匙叶草止痛，消炎，补血；用于各种炎症，神经痛，月经少，耳鸣，乳汁少，牙痛，感冒发热；外用于疮疖痈肿，齿槽脓肿。
　　　　　　■蒙药：希日 – 依兰 – 其其格散风热，解毒，止痛；用于感冒发热，头痛，牙痛，齿槽脓肿，痈肿疮疖。

【用法用量】■中药：金匙叶草 3~5g；外用适量，煎汤含漱或洗。
　　　　　　■蒙药：希日 – 依兰 – 其其格多配方用。

柿 科

柿 柿子、朱果
Diospyros kaki Thunb.

【标本采集号】150222180829040LY

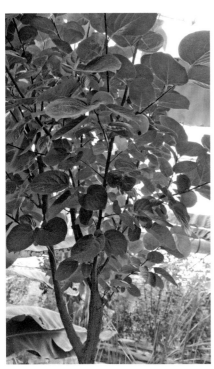
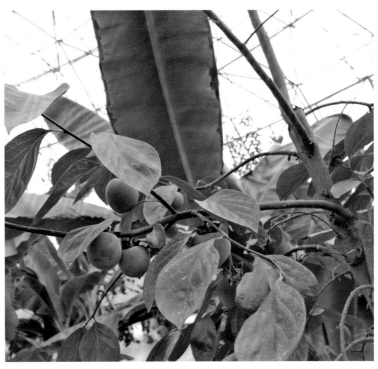

【形态特征】落叶乔木，高达14（~27）m。冬芽卵圆形，先端钝。叶纸质，卵状椭圆形至倒卵形或近圆形。花雌雄异株，花序腋生，为聚伞花序。雄花序小，被柔毛或绒毛，花萼钟状，深4裂，裂片卵形，有睫毛；花冠钟状，外面或两面有毛。雌花单生于叶腋，萼管近球状钟形；花冠淡黄白色或黄白色而带紫红色，壶形或近钟形，较花萼短小，冠管近四棱形，退化雄蕊8枚，花柱4深裂。果实球形、扁球形，有种子数枚。种子褐色，椭圆状。花期5~6月，果期9~10月。

【适宜生境】中生植物。喜温暖气候，充足阳光和深厚、肥沃、湿润、排水良好的土壤，适生于中性土壤，较能耐寒、耐瘠薄，抗旱性强，不耐盐碱土。

【资源状况】作为园林绿化植物，阴山地区有少量栽培。

【入药部位】■中药：宿萼（柿蒂）。

【采收加工】冬季果实成熟时采摘，食用时收集，洗净，晒干。

【功能主治】■中药：柿蒂降逆止呃；用于呃逆。

【用法用量】■中药：柿蒂5~10g。

木犀科

美国红梣
洋白蜡、毛白蜡、那林－那布其特－摸和特
Fraxinus pennsylvanica Marsh.

【标本采集号】150222180702052LY

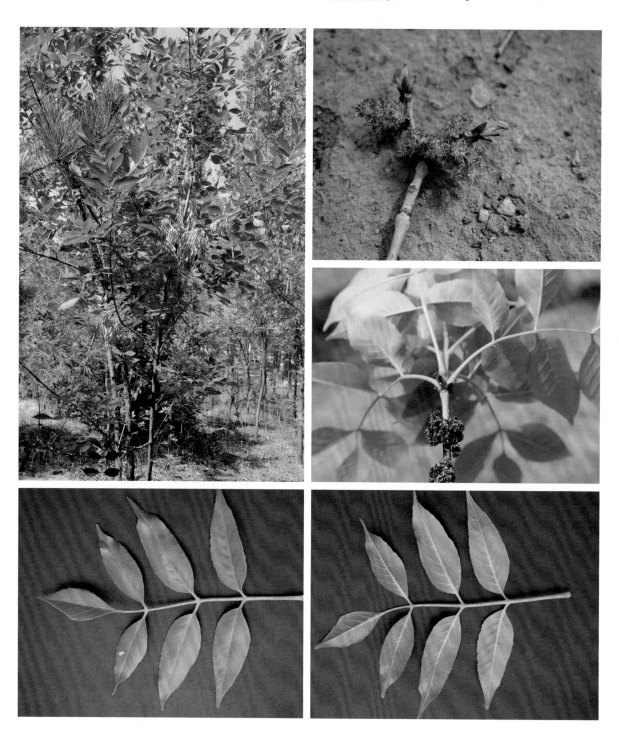

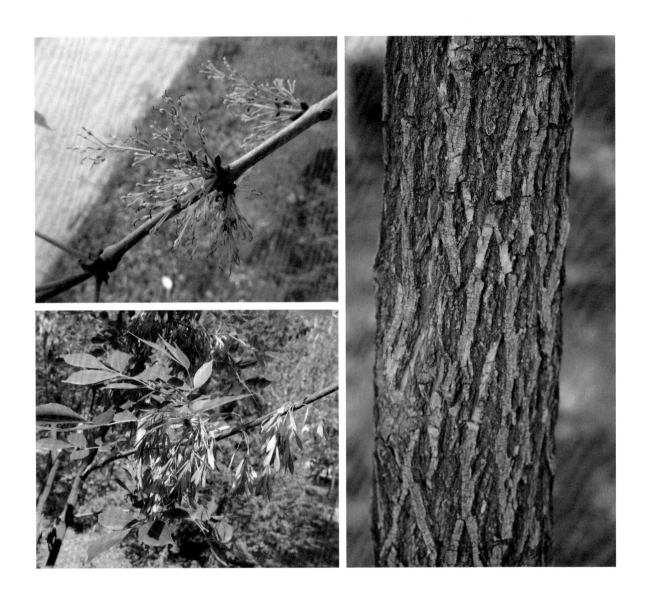

【形态特征】落叶乔木，高 10~20m。树皮灰色，粗糙，皱裂；小枝红棕色，圆柱形，老枝红褐色，
　　　　　光滑无毛。羽状复叶，基部几不膨大；叶缘具不明显钝锯齿或近全缘，上面黄绿色，
　　　　　无毛，下面淡绿色，疏被绢毛。圆锥花序生于去年生枝上；花密集，与叶同时开放；
　　　　　花梗纤细，被短柔毛；雄花花药大，长圆形，花丝短；两性花花柱细，柱头 2 裂。翅
　　　　　果狭倒披针形。花期 5 月，果期 6~7 月。

【适宜生境】中生植物。喜光，适生于温暖湿润的气候条件。

【资源状况】作为园林绿化植物，阴山地区有栽培。

【入药部位】■中药：枝皮或干皮（秦皮）。

【采收加工】春、秋二季剥取，晒干。

【功能主治】■中药：秦皮清热燥湿，收涩止痢，止带，明目；用于湿热泻痢，赤白带下，目赤肿痛，
　　　　　目生翳膜。

【用法用量】■中药：秦皮 6~12g，或入丸、散服；外用适量，煎汤洗眼或洗患处。

红丁香

百结、情客、乌兰－高力得－宝日

Syringa villosa Vahl

【标本采集号】150204190516010LY

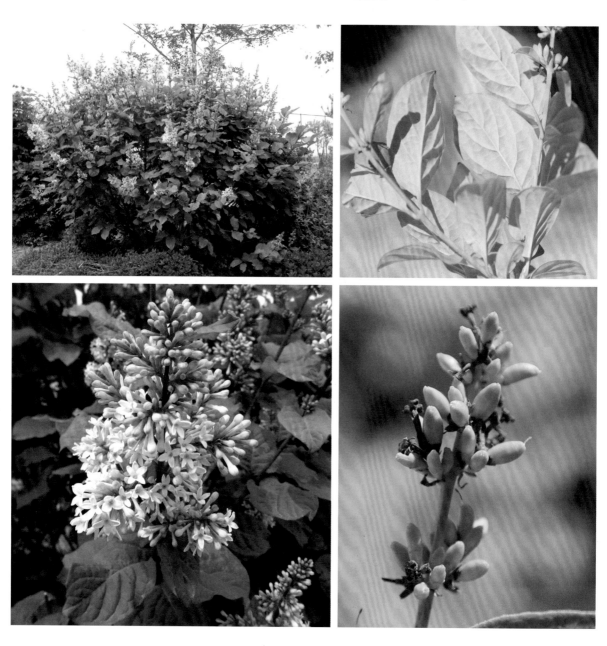

【形态特征】灌木。小枝淡灰色，无毛或被微柔毛。叶卵形或椭圆形，上面无毛，下面粉绿色，贴生疏柔毛或沿叶脉被柔毛；叶柄无毛或被柔毛。圆锥花序直立，由顶芽抽生；花序轴、花梗及花萼无毛，或被柔毛。花萼萼齿锐尖或钝；花冠淡紫红色或白色，花冠筒细，近圆柱形，裂片直角外展；花药黄色，位于花冠筒喉部。果长圆形，顶端凸尖，皮孔不明显。花期5~6月，果期9月。

【适宜生境】中生植物。生于海拔 1200~2200m 的山坡灌丛或沟边、河旁。

【资源状况】作为园林绿化植物，阴山地区有少量栽培。

【入药部位】■中药：花蕾。

【采收加工】5 月花未开放时采收，阴干。

【功能主治】■中药：花蕾温中散寒，降逆止呕。

巧玲花 小叶丁香、雀舌花、关东丁香
Syringa pubescens Turcz.

【标本采集号】150202190511009LY

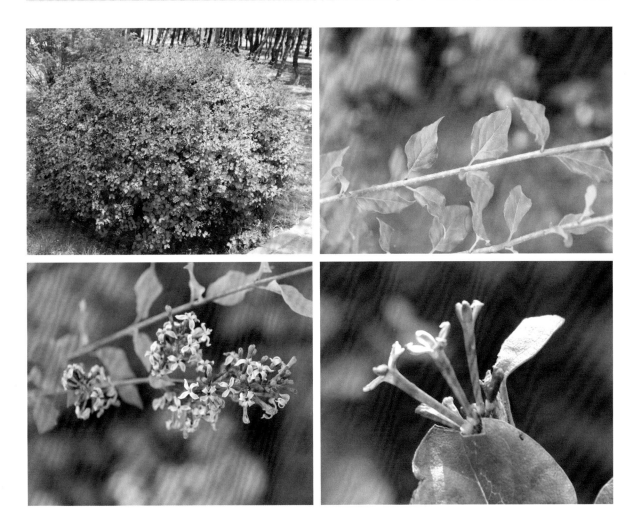

【形态特征】灌木，高 1~4m。树皮灰褐色；小枝带四棱形，无毛，疏生皮孔。叶片卵形，叶缘具睫毛，常沿叶脉或叶脉基部密被或疏被柔毛，或为须状柔毛；叶柄细弱。圆锥花序直立，花序轴与花梗略带紫红色；花序轴明显四棱形；花萼光滑；花冠紫色，盛开时呈淡紫色，后渐近白色，花冠管细弱，裂片展开或反折，先端略呈兜状而具喙；花药紫色，位于花冠管中部略上，距喉部 1~3mm 处。果长椭圆形，皮孔明显。花期 5~6 月，果期 6~8 月。

【适宜生境】中生植物。生于山坡、山谷灌丛中或河边沟旁。

【资源状况】作为园林绿化植物，阴山地区有少量栽培。

【入药部位】■中药：叶（关东丁香）。

【采收加工】夏、秋二季采收，晒干或鲜用。

【功能主治】■中药：关东丁香清热解毒，利湿退黄；用于急性黄疸性肝炎。

【用法用量】■中药：关东丁香 2~6g。

小叶巧玲花 四季丁香、小叶丁香、菘萝茶

Syringa pubescens Turcz. subsp. *microphylla* (Diels) M. C. Chang et X. L. Chen

【标本采集号】150204190518021LY

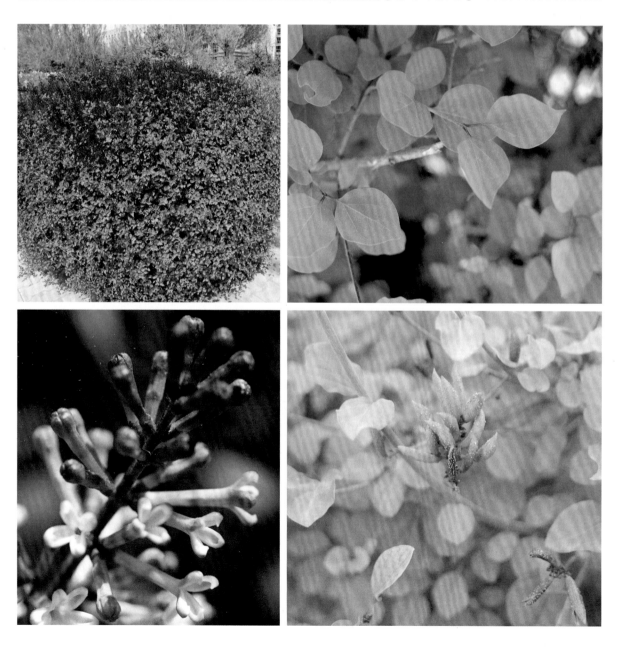

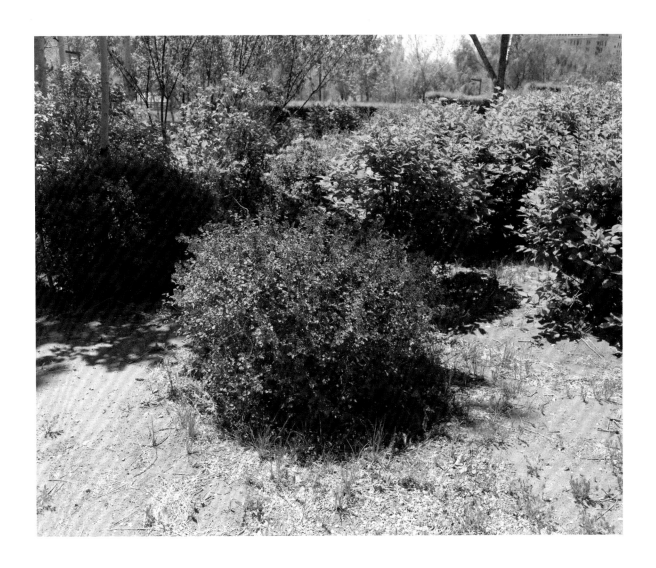

【形态特征】灌木，高 1~4m。树皮灰褐色；小枝花序轴近圆柱形，连同花梗、花萼呈紫色，被微
　　　　　柔毛或短柔毛，稀密被短柔毛或近无毛。叶片卵形、椭圆状卵形、菱状卵形或卵圆形，
　　　　　叶缘具睫毛，上面深绿色，无毛，稀有疏被短柔毛，下面淡绿色，被短柔毛、柔毛至
　　　　　无毛。花序轴与花梗、花萼略带紫红色，有短柔毛；花冠紫色，盛开时呈淡紫色，后
　　　　　渐近白色，花冠管近圆柱形；花药紫色，位于花冠管中部略上。果通常为长椭圆形，
　　　　　先端锐尖或具小尖头，或渐尖，皮孔明显。花期 5~6 月，果期 6~8 月。

【适宜生境】中生植物。生于肥沃、排水良好的土壤上。

【资源状况】作为园林绿化植物，阴山地区有较广泛栽培。

【入药部位】■中药：叶（四季丁香）。

【采收加工】春、夏二季采收，晒干。

【功能主治】■中药：四季丁香清热燥湿；用于急性黄疸性肝炎。

【用法用量】■中药：四季丁香多入丸、散服。

紫丁香
丁香、华北紫丁香、高勒图－宝日
Syringa oblata Lindl.

【标本采集号】150222180508006LY

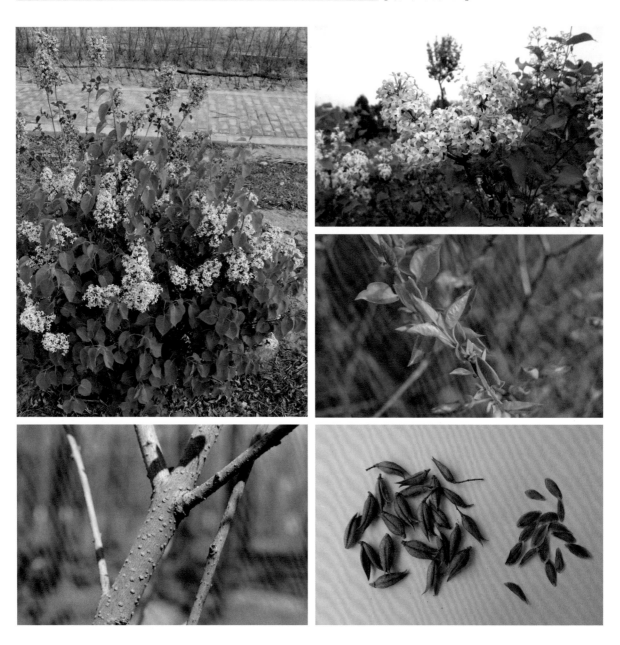

【形态特征】灌木或小乔木。小枝、花序轴、花梗、苞片、花萼、幼叶两面及叶柄均密被腺毛。叶革质或厚纸质，卵圆形或肾形，先端短凸尖或长渐尖，基部心形、平截或宽楔形。圆锥花序直立，由侧芽抽生；花冠紫色，花冠筒圆柱形，裂片直角开展；花药黄色，位于花冠筒喉部。果卵圆形或长椭圆形，几无皮孔。花期 4~5 月。

【适宜生境】中生植物。生于海拔 300~2400m 的山坡丛林、山沟溪边、山谷路旁及滩地水边。

【资源状况】作为园林绿化植物，阴山地区广泛栽培。

【入药部位】■中药：叶及树皮（紫丁香）。

　　　　　　■蒙药：根（高勒图－宝日）。

【采收加工】夏、秋二季采收叶及树皮，晒干或鲜用；春、秋二季采挖根，除去茎叶、须根，洗净泥土，晒干。

【功能主治】■中药：紫丁香清热，解毒，利湿，退黄；用于急性泻痢，黄疸性肝炎，风火眼，疮疡。

　　　　　　■蒙药：高勒图－宝日镇赫依，止痛，平喘，清热；用于心热，心刺痛，头晕，失眠，心悸，气喘，赫依病。

【用法用量】■中药：紫丁香 2~6g。

　　　　　　■蒙药：高勒图－宝日多入丸、散服。

白丁香 *Syringa oblata* Lindl. var. *alba* Hort. ex Rehd.

【标本采集号】150902190513009LY

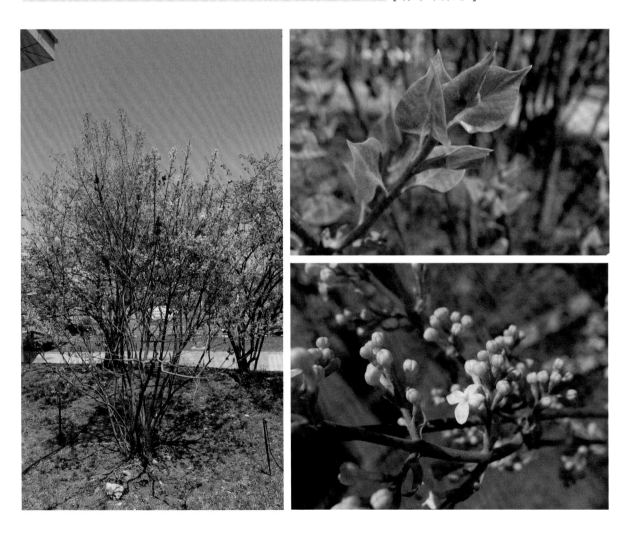

【形态特征】灌木或小乔木，高可达 5m；小枝、花序轴、花梗、苞片、花萼、幼叶两面以及叶柄均无毛而密被腺毛。树皮灰褐色或灰色；小枝较粗，疏生皮孔。叶片较小，基部通常为截形、圆楔形至近圆形，或近心形，下面常被短柔毛。圆锥花序直立，花冠白色。果倒卵状椭圆形、卵形至长椭圆形，光滑。花期 4~5 月，果期 6~10 月。

【适宜生境】中生植物。生于海拔 300~2400m 的山坡丛林、山沟溪边、山谷路旁及滩地水边。

【资源状况】作为园林绿化植物，阴山地区有少量栽培。

【入药部位】■中药：叶及树皮（紫丁香）。

■蒙药：根及心材（阿拉善 – 查干 – 阿嘎如）。

【采收加工】夏、秋二季采收叶及树皮，晒干或鲜用；春、夏二季采收根及心材，除去栓皮，截段或劈成小块，晒干。

【功能主治】■中药：紫丁香清热，解毒，止咳，止痢；用于急性泻痢，黄疸性肝炎，风火眼，疮疡。

■蒙药：阿拉善 – 查干 – 阿嘎如镇赫依，止痛，平喘，清热；用于心热，心刺痛，头晕，失眠，心悸，气喘，赫依病。

【用法用量】■中药：紫丁香 2~6g。

■蒙药：阿拉善 – 查干 – 阿嘎如多入丸、散服。

羽叶丁香
贺兰山丁香、山沉香
Syringa pinnatifolia Hemsl.

【标本采集号】150125150811088LY

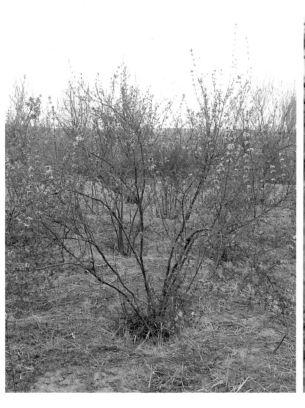
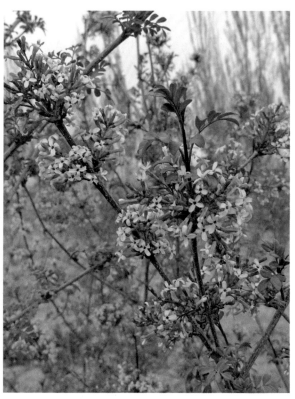

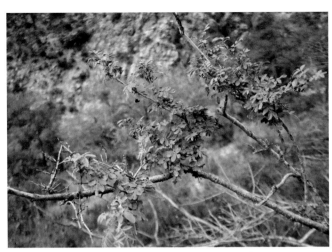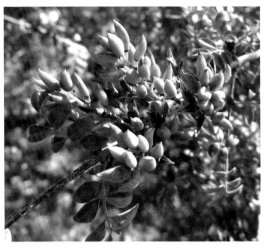

【形态特征】灌木，高 1~4m。枝灰棕褐色，与小枝常呈四棱形，无毛，疏生皮孔。叶为羽状复叶；叶轴有时具狭翅，无毛；小叶片对生或近对生，卵状披针形、卵状长椭圆形至卵形，叶缘具纤细睫毛，上面深绿色，下面淡绿色，无小叶柄。圆锥花序由侧芽抽生，稍下垂；花序轴、花梗和花萼均无毛；花萼萼齿三角形；花冠白色、淡红色，略带淡紫色，花冠管略呈漏斗状，裂片卵形、长圆形或近圆形，不呈或略呈兜状；花药黄色。果长圆形，先端凸尖或渐尖，光滑。花期 5~6 月，果期 8~9 月。

【适宜生境】中生植物。生于山地杂木林及灌丛中。

【资源状况】呼和浩特市（武川县）、阿拉善盟（阿拉善左旗行政区）有少量引种栽培。

【入药部位】■中药：根或枝干（羽叶丁香）。

　　　　　　■蒙药：根（山沉香）。

【采收加工】根全年均可采挖，以秋末为好；夏、秋二季采枝干，洗净，切段，晒干。

【功能主治】■中药：羽叶丁香降气，温中，暖肾；用于脘腹胀痛，寒喘；外用于皮肤擦伤，子宫脱垂，脱肛。

　　　　　　■蒙药：山沉香清热，镇静；用于心热，心刺痛，头晕，失眠，心悸，气喘，赫依病。

【用法用量】■中药：羽叶丁香 3~5g，或研末服；外用适量，烧灰调涂，或烧烟熏。

　　　　　　■蒙药：山沉香单用 1.5~3g，研末冲服或入丸、散服。

评 述

1. 化学成分：羽叶丁香所含的化学成分以木脂素为主，并有少许的苯丙素、香豆素、倍半萜等。另外，作为芳香性药用植物，其含有丰富的挥发油，主要由萜类和芳香小分子组成。

2. 资源利用与可持续发展：野生羽叶丁香主产区位于内蒙古与宁夏交界的贺兰山，目前资源逐年锐减。阴山地区呼和浩特市武川县和阿拉善盟阿拉善左旗行政区有少量引种栽培试验，但栽培技术还不十分成熟。

暴马丁香

白丁香、暴马子、哲日力格－高力得－宝日

Syringa reticulata (Blume) Hara var. *amurensis* (Rupr.) Pringle

【标本采集号】150222180610007LY

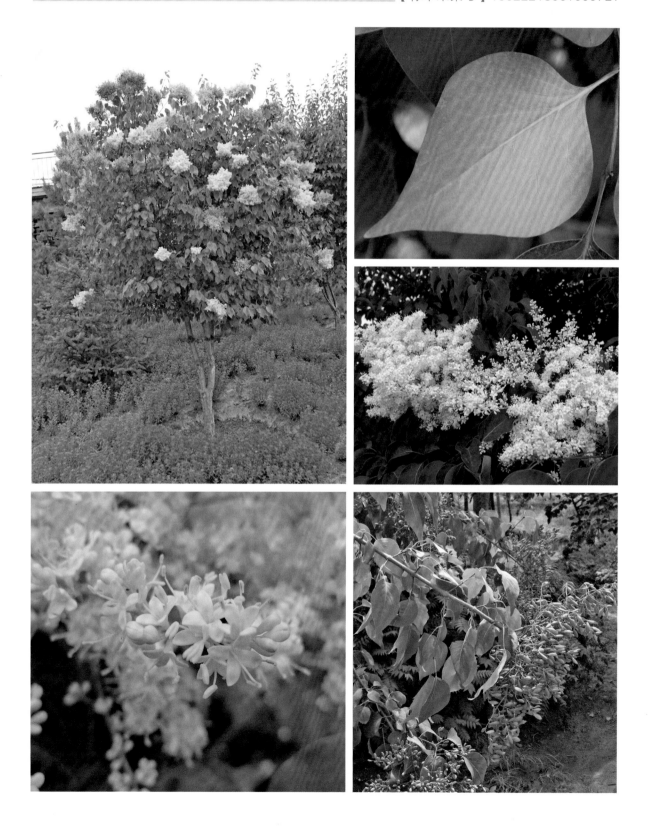

【形态特征】落叶小乔木或大乔木，高 4~10m，可达 15m。树皮紫灰褐色，具细裂纹；枝灰褐色，无毛，疏生皮孔；二年生枝棕褐色，光亮，无毛，具较密皮孔。叶片厚纸质，宽卵形、卵形至椭圆状卵形，或为长圆状披针形，无毛。圆锥花序；花序轴、花梗和花萼均无毛；花序轴具皮孔；花萼萼齿钝、凸尖或截平；花冠白色，呈辐射对称，花冠裂片卵形；花丝与花冠裂片近等长或长于裂片，花药黄色。果长椭圆形，光滑或具细小皮孔。花期 6 月，果期 7 月。

【适宜生境】中生植物。生于山地河岸及河谷灌丛中。

【资源状况】作为园林绿化植物，阴山地区有较广泛栽培。

【入药部位】■中药：树皮或茎枝（暴马子）。

【采收加工】全年均可采，鲜用或晒干。

【功能主治】■中药：暴马子清热化痰，止咳平喘，利尿；用于咳嗽痰多，气喘，心源性水肿。

【用法用量】■中药：暴马子 15~30g，或入丸、散服。

连 翘
黄绶丹、黄花瓣、扫龙－吉木斯、希日－苏日－苏灵嘎－其其格
Forsythia suspensa (Thunb.) Vahl

【标本采集号】150204190420010LY

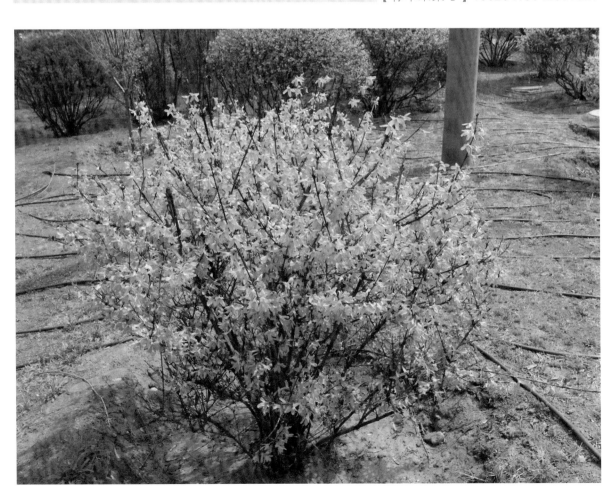

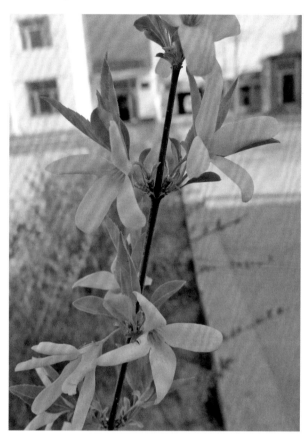
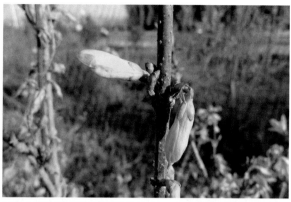
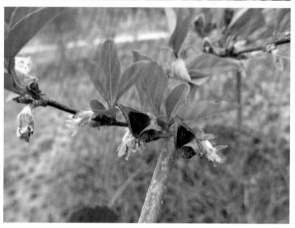

【形态特征】落叶灌木。枝开展或下垂，棕色、棕褐色或淡黄褐色，略呈四棱形，疏生皮孔，节间中空，节部具实心髓。叶为单叶，或 3 裂至三出复叶，叶片卵形、宽卵形或椭圆状卵形至椭圆形，叶缘除基部外具锐锯齿或粗锯齿，两面无毛。花通常单生或 2 至数朵着生于叶腋，先于叶开放；花萼绿色；花冠黄色，花冠筒先端 4 深裂，裂片倒卵状长圆形或长圆形。蒴果卵球形、卵状椭圆形或长椭圆形，先端喙状渐尖，表面疏生皮孔。花期 5 月，秋季果熟。

【适宜生境】中生植物。生于山坡灌丛、林下或草丛中，或山谷、山沟疏林中。

【资源状况】作为园林绿化植物，阴山地区有较广泛栽培。

【入药部位】■中药：果实（连翘）。

　　　　　　■蒙药：果实（扫龙–吉木斯）。

【采收加工】连翘定植 3~4 年后开花结实，药用分"青翘""老翘"两种；青翘在 9 月上旬，果皮呈青色尚未成熟时采下，置沸水中稍煮片刻或放蒸笼内蒸约 0.5 小时，取出晒干；老翘在 10 月上旬果实熟透变黄，果壳裂开时采取，晒干，筛去种子及杂质。

【功能主治】■中药：连翘清热解毒，消肿散结，疏散风热；用于痈疽，瘰疬，乳痈，丹毒，风热感冒，温病初起，温热入营，高热烦渴，神昏发斑，热淋涩痛。

　　　　　　■蒙药：扫龙–吉木斯清协日，退黄，止泻；用于热性腹泻，痢疾，发热。

【用法用量】■中药：连翘 6~15g，或入丸、散服。

　　　　　　■蒙药：扫龙–吉木斯多配方用。

小叶女贞

小叶水蜡树、吉吉格－哈日宝日
Ligustrum quihoui Carr.

【标本采集号】150824180505033LY

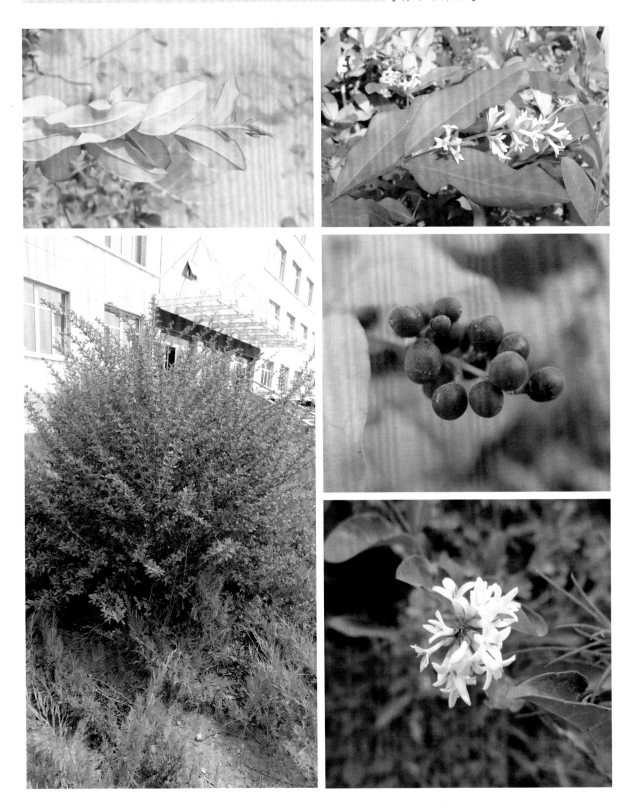

【**形态特征**】半常绿灌木，高达 3m。小枝圆，密被微柔毛，后脱落。叶薄革质，披针形、椭圆形、倒卵状长圆形或倒卵状披针形，叶缘反卷，两面无毛，下面常具腺点。圆锥花序顶生，紧缩，近圆柱形；小苞片卵形，具睫毛；花萼先端 4 裂；花冠高脚碟状，先端 4 枚开展的裂片，白色，花冠筒与裂片近等长；雄蕊 2 枚，伸出花冠裂片外。果倒卵圆形、椭圆形或近球形，成熟时黑紫色。花期 8~9 月，果熟期 10 月。

【**适宜生境**】中生植物。生于海拔 100~2500m 的沟边、路旁或河边灌丛中或山坡。

【**资源状况**】作为园林绿化植物，阴山地区有较广泛栽培。

【**入药部位**】■中药：根皮（小白蜡条）。

【**采收加工**】全年或夏、秋二季采收，鲜用或晒干。

【**功能主治**】■中药：小白蜡条清热解毒；用于烫伤，外伤。

【**用法用量**】■中药：小白蜡条 9~15g，或代茶饮；外用适量，捣敷，或绞汁涂，或煎汤洗，或研末撒。

马钱科

互叶醉鱼草
白箕稍、朝宝嘎－吉嘎存－好日－其其格
Buddleja alternifolia Maxim.

【标本采集号】150204190616015LY

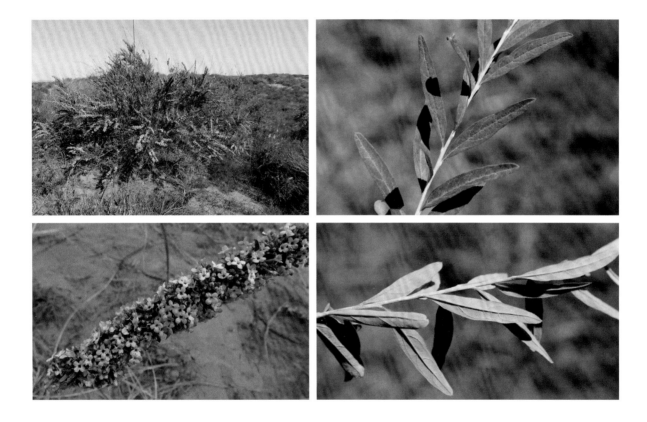

【形态特征】灌木，高达 4m。叶在长枝互生，在短枝簇生，长枝叶披针形或线状披针形，全缘或具波状齿，两面密被灰白色星状短绒毛，上面老时近无毛；短枝或花枝叶椭圆形或倒卵形，全缘兼具波状齿。花多朵组成簇生状或圆锥状聚伞花序；花芳香；花萼钟状，4 裂，密被灰白色星状绒毛杂有腺毛；花冠紫蓝色，先端 4 裂；雄蕊 4 枚，着生于花冠筒内壁中；柱头卵形。蒴果椭圆形。种子多枚，边缘具短翅。花期 5~6 月。

【适宜生境】旱中生植物。生于干旱山坡。

【资源状况】作为园林绿化植物，阴山地区有少量栽培。

【入药部位】■中药：根。

【采收加工】春、秋二季采挖根，除去茎叶、须根，洗净泥土，晒干。

【功能主治】■中药：根祛风除湿，止咳化痰，散瘀；用于咯血吐血，外伤出血，疮疡肿毒，皮肤皲裂，肺结核咯血，溃疡病出血。

【用法用量】■中药：根 6~15g，或研末吞服 3~6g；外用适量。不宜与乌头类药材同用。

龙胆科

百金花 麦氏埃蕾、地格达、森达日阿－其其格
Centaurium pulchellum (Swartz) Druce var. *altaicum* (Griseb.) Kitag. et Hara

【标本采集号】150122150802013LY

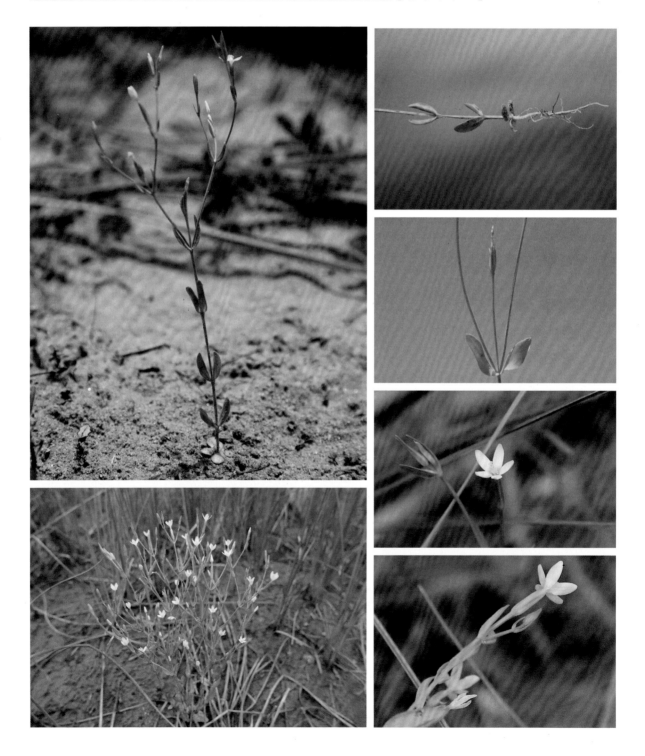

【形态特征】一年生草本，高 4~10（15）cm，全株无毛。茎直立，浅绿色。叶无柄，基部分离，叶脉 1~3 条，在下面明显，中下部叶椭圆形或卵状椭圆形，上部叶椭圆状披针形。花具明显花梗；花萼裂片钻形，中脉在背面高高突起，呈脊状；花冠白色或粉红色，漏斗形，冠筒狭长，圆柱形，顶端 5 裂，裂片短；雄蕊 5 枚，稍外露，着生于冠筒喉部，整齐，花丝短，线形，花药矩圆形。蒴果无柄，椭圆形。种子黑褐色，球形，表面具浅蜂窝状网隙。花、果期 7~8 月。

【适宜生境】湿中生植物。生于低湿草甸、水边。

【资源状况】分布于呼和浩特市（托克托县）。常见。

【入药部位】■中药：带花全草（东北埃蕾）。

■蒙药：带花全草（地格达）。

【采收加工】夏季开花时采收，洗净泥土，晒干。

【功能主治】■中药：东北埃蕾清热解毒；用于肝炎，胆囊炎，头痛，发热，牙痛，咽喉肿痛。

■蒙药：地格达清热，消炎，退黄；用于肝炎，胆囊炎，头痛，发热，牙痛，扁桃体炎。

【用法用量】■中药：东北埃蕾 6~9g，或研末冲服。

■蒙药：地格达单用 1.5~3g，或入丸、散服。

达乌里秦艽 小秦艽、达乌里龙胆、胡和 – 朱利根 – 其木格
Gentiana dahurica Fisch.

【标本采集号】150221130715181LY

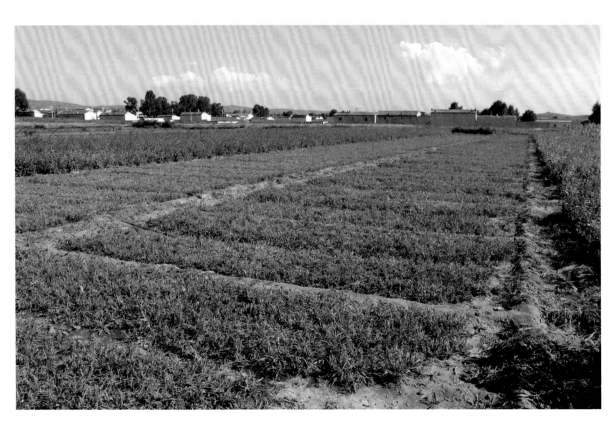

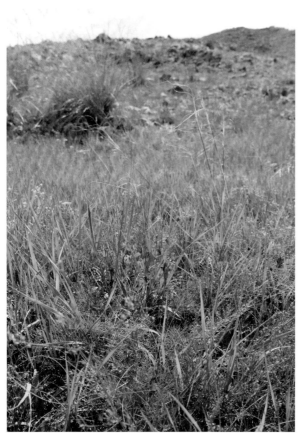
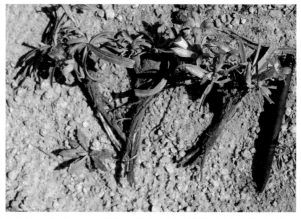
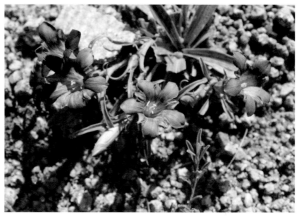

【形态特征】多年生草本，高 10~25cm，全株光滑无毛，基部被枯存的纤维状叶鞘包裹。须根多条。枝多数丛生，黄绿色或紫红色，近圆形。莲座丛叶披针形或线状椭圆形。聚伞花序顶生及腋生；花萼筒膜质；花冠深蓝色，有时喉部具多数黄色斑点，筒形或漏斗形，裂片卵形或卵状椭圆形；雄蕊着生于冠筒中下部，花药矩圆形；子房披针形或线形，花柱线形，柱头 2 裂。蒴果内藏，无柄，狭椭圆形。种子淡褐色，矩圆形。花、果期 7~9 月。

【适宜生境】中旱生植物。生于草原、草甸草原、山地草甸、灌丛。草甸草原的常见伴生种。

【资源状况】分布于阴山地区各地。常见。阴山地区有少量栽培。

【入药部位】■中药：根（秦艽）。

　　　　　　■蒙药：花（胡和－朱利根－其木格）。

【采收加工】春、秋二季采挖，除去泥沙，趁鲜时搓去黑皮，晒干；夏、秋二季采花，除去花萼及杂质，阴干。

【功能主治】■中药：秦艽祛风湿，清湿热，止痹痛，退虚热；用于风湿痹痛，中风半身不遂，筋脉拘挛，骨节酸痛，湿热黄疸，骨蒸潮热，小儿疳积发热。

　　　　　　■蒙药：胡和－朱利根－其木格清热，消肿，燥协日乌素；用于丹毒，发症，痈，疖，黄水疮，扁桃体炎，关节疼痛，巴木病，肝胆热。

【用法用量】■中药：秦艽 3~10g。

　　　　　　■蒙药：胡和－朱利根－其木格多入丸、散服。

评 述

1. 化学成分：小秦艽根中的化学成分种类相对较多，有环烯醚萜苷类、三萜类、生物碱类等；而小秦艽花中则主要为三萜类和黄酮类成分。

2. 资源利用与可持续发展：内蒙古地区的小秦艽资源多为野生状态，根据内蒙古自治区资源普查旗县调查发现，沿阴山山脉均有小秦艽的分布，其中乌兰察布市各地和土默特右旗、武川县资源较为丰富。在武川县小秦艽的人工栽培已取得了可喜的进展。

秦 艽　大叶龙胆、萝卜艽、西秦艽、呼和基力吉
Gentiana macrophylla Pall.

【标本采集号】150222180830036LY

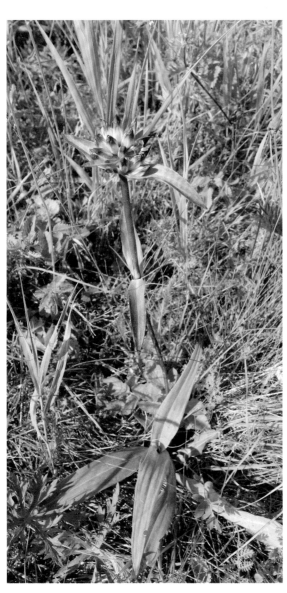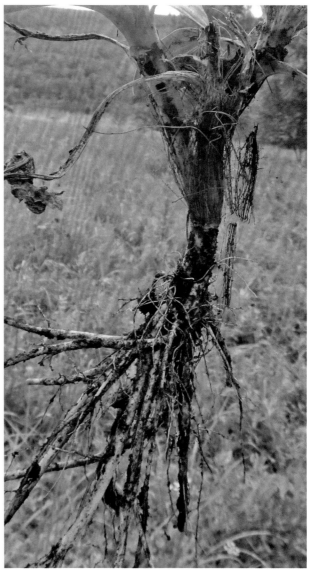

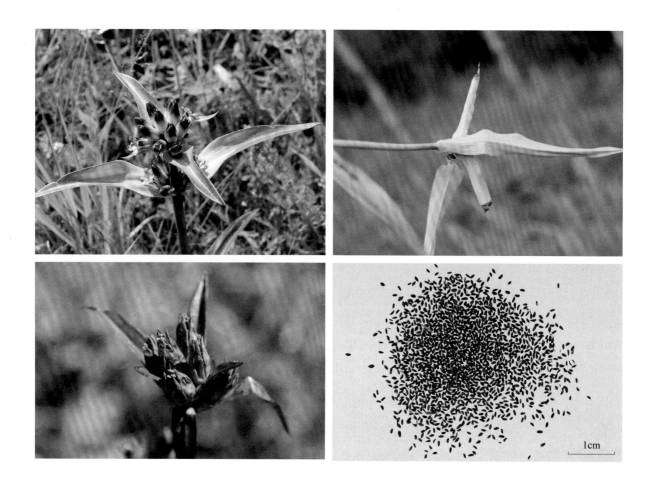

【形态特征】多年生草本，高达 60cm。枝少数丛生。莲座丛叶卵状椭圆形或窄椭圆形；茎生叶椭
圆状披针形或窄椭圆形。花簇生于枝顶或轮状腋生；花萼筒黄绿色或带紫色，一侧开
裂，先端平截或圆，萼齿锥形；花冠筒黄绿色，冠檐蓝色或蓝紫色，壶形，裂片卵形
或卵圆形。蒴果内藏或顶端外露，卵状椭圆形。种子表面具细网纹。花、果期 7~10 月。

【适宜生境】中生植物。生于山地草甸、林缘、灌丛与沟谷。

【资源状况】分布于乌兰察布市（察哈尔右翼前旗、察哈尔右翼中旗、丰镇市、化德县、集宁区、
兴和县、卓资县）、呼和浩特市（和林格尔县、武川县）、包头市（固阳县、土默特
右旗）。常见。

【入药部位】■中药：根（秦艽）。

■蒙药：花（呼和基力吉）。

【采收加工】春、秋二季采挖，除去泥沙，晒软，堆置"发汗"至表面呈红黄色或灰黄色时，摊开
晒干，或不经"发汗"直接晒干；夏、秋二季采花，除去花萼及杂质，阴干。

【功能主治】■中药：秦艽祛风湿，清湿热，止痹痛，退虚热；用于风湿痹痛，中风半身不遂，筋
脉拘挛，骨节酸痛，湿热黄疸，骨蒸潮热，小儿疳积发热。

■蒙药：呼和基力吉清热，消炎；用于热性协日乌素病，炭疽，扁桃体炎。

【用法用量】■中药：秦艽 3~10g。

■蒙药：呼和基力吉多配方用。

鳞叶龙胆

小龙胆、石龙胆、希日根 – 主力根 – 其木格
Gentiana squarrosa Ledeb.

【标本采集号】 150125150811016LY

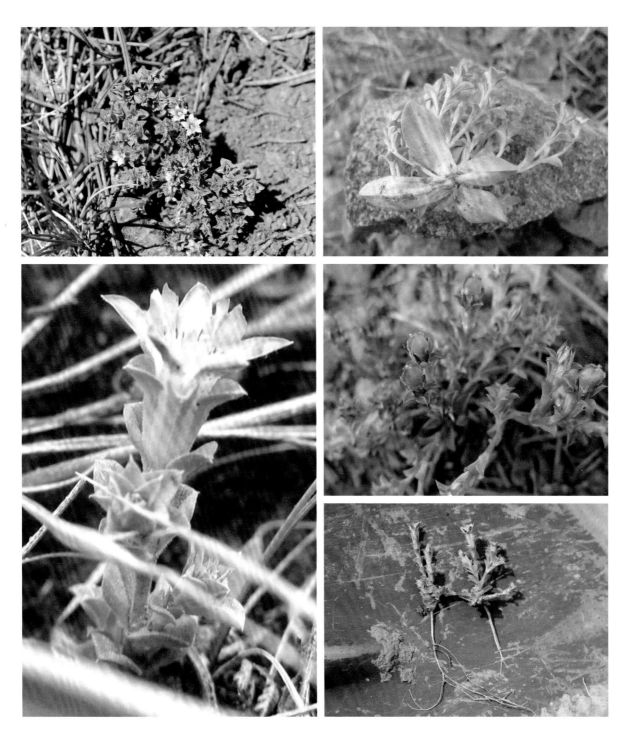

【形态特征】一年生矮小草本，高达8cm。茎密被黄绿色或杂有紫色乳突，基部多分枝，枝铺散，斜升。叶缘厚软骨质，密被乳突，叶柄白色膜质，边缘具短睫毛，基生叶卵形、宽卵

形或卵状椭圆形，茎生叶倒卵状匙形或匙形。花单生于枝顶；花萼倒锥状筒形，被细乳突，裂片外反；花冠蓝色，筒状漏斗形，裂片卵状三角形，全缘或边缘具细齿。蒴果倒卵状长圆形，顶端具宽翅，两侧具窄翅。种子具亮白色细网纹。花、果期 6~8 月。

【适宜生境】中生植物。散生于山地草甸、旱化草甸及草甸草原。

【资源状况】分布于乌兰察布市（察哈尔右翼前旗、集宁区、凉城县、卓资县）、呼和浩特市（清水河县、武川县）、包头市（土默特右旗）、巴彦淖尔市（乌拉特后旗、乌拉特前旗）、阿拉善盟（阿拉善左旗行政区）。常见。

【入药部位】■中药：全草（石龙胆）。

【采收加工】6~7 月采收全草，晒干或鲜用。

【功能主治】■中药：石龙胆清热解毒，消肿；用于咽喉肿痛，阑尾炎，白带异常，尿血；外用于疮疡肿毒，淋巴结结核。

【用法用量】■中药：石龙胆 10~15g，鲜品 15~30g；外用适量，鲜品捣烂敷，或研末调敷患处。

假水生龙胆　闹格音 – 主力格 – 其木格

Gentiana pseudo-aquatica Kusnez.

【标本采集号】150823150826057LY

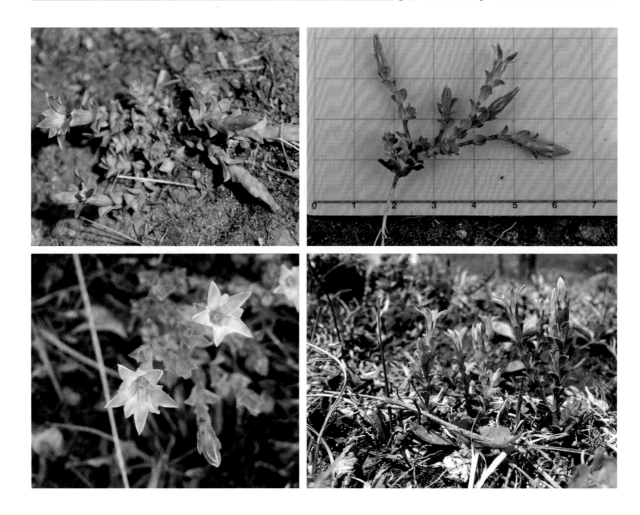

【形态特征】一年生矮小草本。茎密被乳突，基部多分枝，枝铺散或斜升。叶先端外反，边缘软骨质，被乳突，基生叶卵圆形或圆形，茎生叶倒卵形或匙形。花单生于枝顶；花萼筒状漏斗形，裂片三角形，先端尖，边缘膜质；花冠深蓝色，具黄绿色宽条纹，漏斗形，褶卵形，全缘或边缘啮蚀状。蒴果倒卵状长圆形，顶端具宽翅，两侧边缘具窄翅。种子表面具细网纹。花、果期 6~9 月。

【适宜生境】中生植物。生于山地灌丛、草甸、沟谷。

【资源状况】分布于巴彦淖尔市（乌拉特前旗）。少见。

【入药部位】■中药：全草（石龙胆）。

■蒙药：全草（希日棍 – 主力根 – 其木格）。

【采收加工】秋季采收，洗净泥土，晒干。

【功能主治】■中药：石龙胆清热解毒，消肿；用于咽喉肿痛，目赤肿痛，恶疮肿毒，肠痈，瘰疬。

■蒙药：希日棍 – 主力根 – 其木格利胆，退黄，清热，治伤，排脓；用于发热，头痛，口干，黄疸，肝胆热，伤热。

【用法用量】■中药：石龙胆 6~15g；外用适量，鲜品捣烂敷，或研末调敷患处。

■蒙药：希日棍 – 主力根 – 其木格单用 1.5~3g，水煎服，或入丸、散服。

花 锚 西伯利亚花锚、章古图 – 其其格

Halenia corniculata (L.) Cornaz

【标本采集号】150121180830003LY

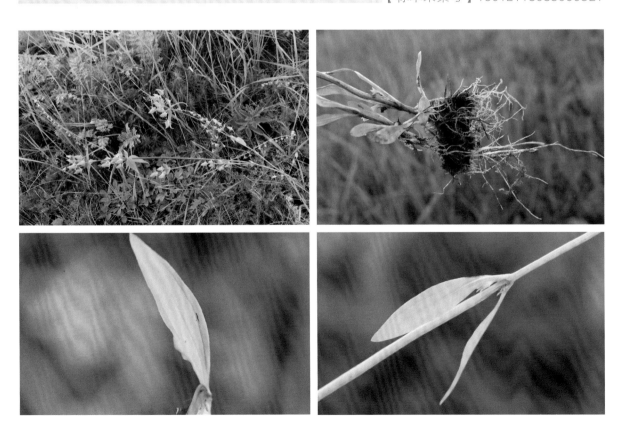

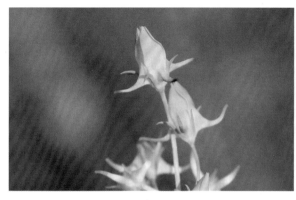
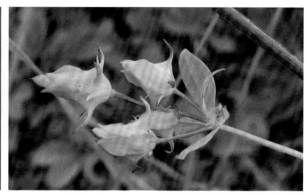

【形态特征】一年生草本，直立，高 20~70cm。根具分枝，黄色或褐色。茎近四棱形。基生叶倒卵形或椭圆形；茎生叶椭圆状披针形或卵形，有时粗糙密生乳突，叶脉 3 条，在下面沿脉疏生短硬毛，两边疏被短硬毛。聚伞花序顶生和腋生；花 4 数；花萼 4 深裂，裂片狭三角状披针形；花冠黄色，钟形，裂片卵形或椭圆形；雄蕊 4 枚，内藏；子房纺锤形，无花柱，柱头 2 裂。蒴果卵圆形，淡褐色，顶端 2 瓣开裂。种子褐色，椭圆形或近圆形。花、果期 7~8 月。

【适宜生境】中生植物。生于山地林缘、低湿草甸。

【资源状况】分布于乌兰察布市（丰镇市、凉城县、卓资县）、呼和浩特市（和林格尔县、土默特左旗、武川县）、包头市（固阳县、土默特右旗）。少见。

【入药部位】■中药：全草（花锚）。

【采收加工】夏、秋二季采收，晾干。

【功能主治】■中药：花锚清热解毒，凉血止血；用于胁痛，胃痛，肝炎，胆囊炎，头痛头晕，脉管炎，外伤出血。

【用法用量】■中药：花锚 5~10g，或入丸、散服；外用适量，捣敷。

椭圆叶花锚
椭叶花锚、黑及草、卵萼花锚、着布给日－章古图－其其格
Halenia elliptica D. Don

【标本采集号】150925150817066LY

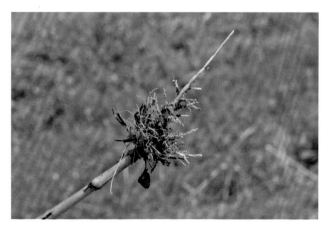
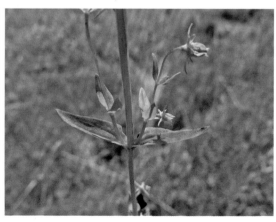

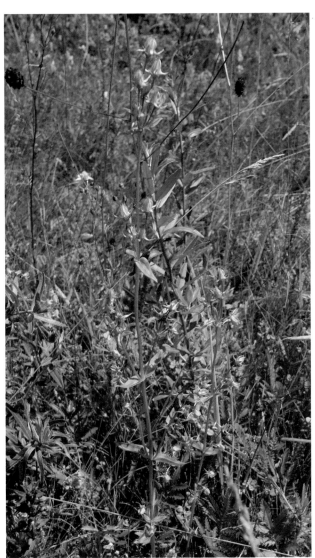
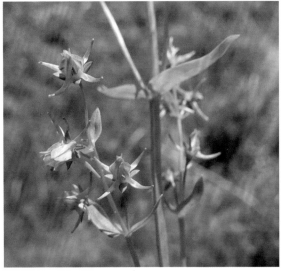
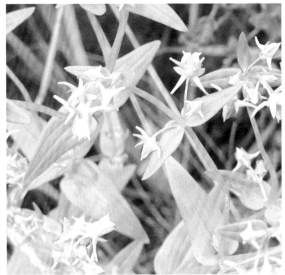

【形态特征】一年生草本。茎直立，上部分枝。基生叶椭圆形，先端圆或钝尖；茎生叶卵形至卵状
　　　　　　披针形，先端钝圆或尖。聚伞花序顶生及腋生；花萼裂片椭圆形或卵形，先端渐尖；
　　　　　　花冠蓝色或紫色，冠筒裂片卵圆形，距约为冠筒长度的 3 倍，向外水平开展；子房卵
　　　　　　圆形。蒴果宽卵圆形。种子椭圆形或近圆形。花、果期 7~9 月。

【适宜生境】中生植物。生于山地阔叶林下、灌丛中。

【资源状况】分布于乌兰察布市（凉城县）、呼和浩特市（土默特左旗）。少见。

【入药部位】■中药：全草（黑及草）。

【采收加工】6~8 月采收，除去杂质，晒干或鲜用。

【功能主治】■中药：黑及草清热解毒，凉血止血；用于胁痛，胃痛，肝炎，胆囊炎，头痛头晕，脉管炎，
　　　　　　外伤出血。

【用法用量】■中药：黑及草 10~15g，或炖肉食；外用适量，捣敷。

扁 蕾

剪割龙胆、乌苏图－特木日－地格达

Gentianopsis barbata (Fröel.) Ma

【标本采集号】150222180830035LY

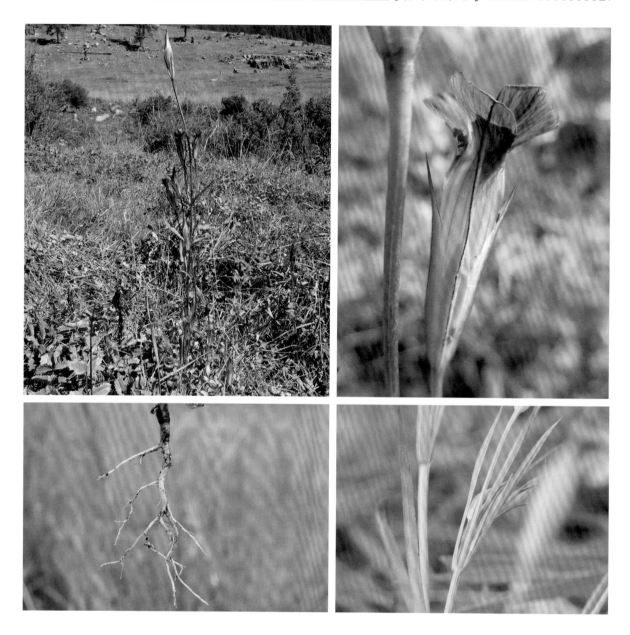

【形态特征】一、二年生草本，高达40cm。茎单生，上部分枝，具棱。基生叶匙形或线状倒披针形，先端圆，边缘被乳突；茎生叶窄披针形或线形，边缘被乳突。花单生于茎枝顶端；花萼筒状，稍短于花冠，裂片边缘具白色膜质，外对线状披针形，内对卵状披针形；花冠筒状漏斗形，冠筒黄白色，冠檐蓝色或淡蓝色，裂片椭圆形，边缘具小齿，下部两侧具短细条裂齿；子房具柄，窄椭圆形，花柱短。蒴果具短柄，与花冠等长。种子长圆形。花、果期7~9月。

【适宜生境】中生植物。生于山坡林缘、灌丛、低湿草甸、沟谷及河滩砾石层中。

【资源状况】分布于乌兰察布市（集宁区、兴和县、卓资县）、呼和浩特市（武川县）、包头市（固阳县）。少见。

【入药部位】■中药：全草（扁蕾）。

■蒙药：全草（哈日-特木日-地格达）。

【采收加工】春、夏二季采收，洗净，晾干。

【功能主治】■中药：扁蕾清热解毒，利胆，消肿；用于热病，黄疸，胸痛，肝炎，胆囊炎，头痛，外伤肿痛。

■蒙药：哈日-特木日-地格达清热，利胆，消肿；用于黄疸，肝胆热，头痛，肺热，胃热，发热。

【用法用量】■中药：扁蕾 6~10g，或入丸、散服；外用适量，捣敷。

■蒙药：哈日-特木日-地格达单用 1.5~3g，水煎服，或入丸、散服。

宽叶扁蕾 糙边扁蕾、卵叶扁蕾、乌日根-特木日-地格达

Gentianopsis barbata (Fröel.) Ma var. *ovatodeltoidea* (Burk.) Y. Z. Zhao

【标本采集号】150925150818044LY

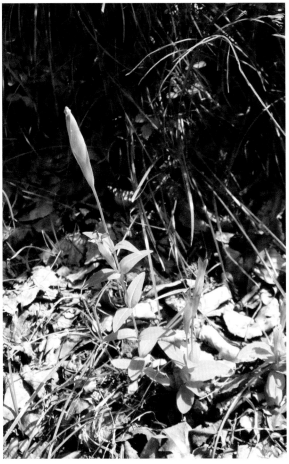
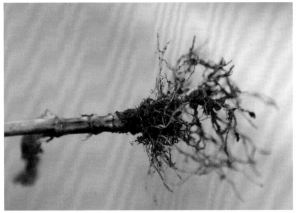
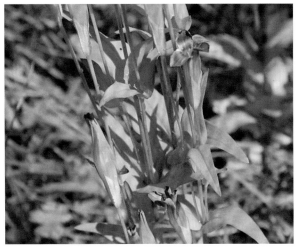

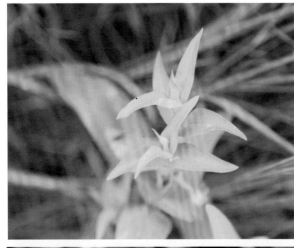
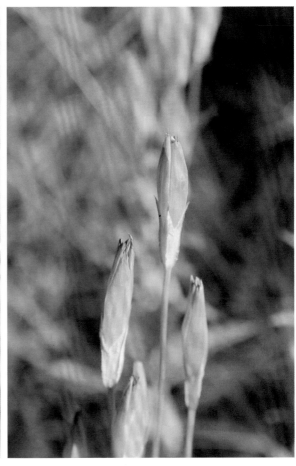
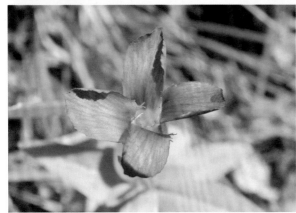

【形态特征】一、二年生草本，高达 40cm。茎单生，上部分枝，具棱。叶卵状三角形。花单生于茎枝顶端；花萼筒状，稍短于花冠，裂片边缘具白色膜质，外对线状披针形，先端尾尖，内对卵状披针形，先端渐尖；花冠筒状漏斗形，冠筒黄白色，冠檐蓝色或淡蓝色，裂片椭圆形，先端圆，具小尖头，边缘具小齿，下部两侧具短细条裂齿；子房具柄，窄椭圆形，花柱短。蒴果具短柄，与花冠等长。种子长圆形。花、果期 4~7 月。

【适宜生境】中生植物。生于山坡林缘、灌丛、低湿草甸、沟谷及河滩砾石层中。

【资源状况】分布于乌兰察布市（凉城县、兴和县）、巴彦淖尔市（乌拉特前旗）。少见。

【入药部位】■中药：全草（扁蕾）。

　　　　　　■蒙药：全草（乌日根 – 特木日 – 地格达）。

【采收加工】春、夏二季采收，洗净，晾干。

【功能主治】■中药：扁蕾清热解毒，利胆，消肿；用于热病，黄疸，胸痛，肝炎，胆囊炎，头痛，外伤肿痛。

　　　　　　■蒙药：乌日根 – 特木日 – 地格达清热，利胆，消肿；用于黄疸，肝胆热，头痛，肺热，胃热，发热。

【用法用量】■中药：扁蕾 6~10g，或入丸、散服；外用适量，捣敷。

　　　　　　■蒙药：乌日根 – 特木日 – 地格达单用 1.5~3g，或入丸、散服。

翼萼蔓
翼萼蔓龙胆、达拉布其古－额布斯
Pterygocalyx volubilis Maxim.

【标本采集号】150121180904035LY

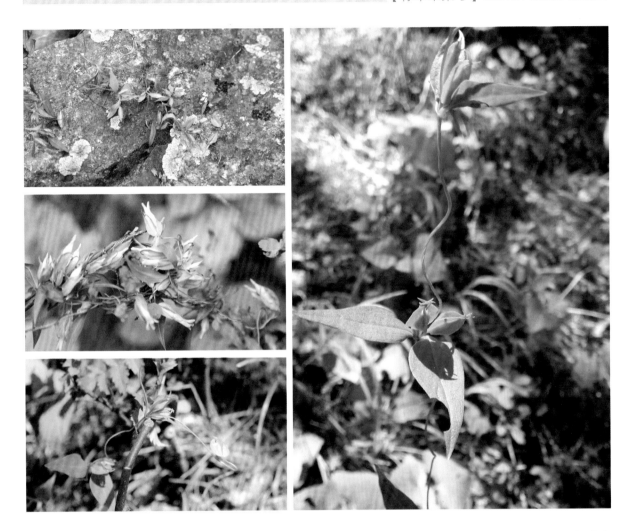

【形态特征】一年生草本。茎缠绕，纤细，具细条棱，无毛，上部分枝。叶膜质，披针形，先端渐尖或尾尖，基部渐狭，全缘，三出脉；具短叶柄。花序顶生或腋生，单生或数朵簇生；花具短梗；花萼钟状管状，膜质，具 4 条翼状突起，向前引伸为 4 枚裂片，裂片披针形；花冠蓝色，具 4 枚裂片；雄蕊 4 枚，着生于花冠管的中部，内藏；子房狭椭圆形，压扁，具柄，花柱柱头 2 裂。蒴果椭圆形，压扁，包藏于宿存花冠内。种子扁椭圆形，棕色，边缘具宽翅。花、果期 8~9 月。

【适宜生境】中生植物。生于白桦、山杨林下。

【资源状况】分布于呼和浩特市（土默特左旗、武川县）、包头市（土默特右旗）。少见。

【入药部位】■中药：全草（翼萼蔓）。

【采收加工】夏、秋二季采收，晒干。

【功能主治】■中药：翼萼蔓润肺止咳；用于虚痨咳嗽。

【用法用量】■中药：翼萼蔓 6~9g。

尖叶假龙胆
苦龙胆、尖叶喉毛花、阿古特 – 其其格
Gentianella acuta (Michx.) Hulten

【标本采集号】150221130719214LY

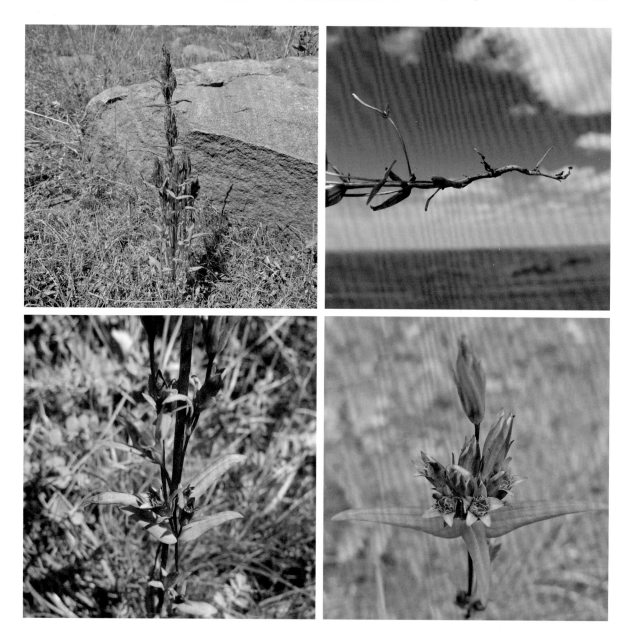

【形态特征】一年生草本，高达35cm。茎直立，单一，上部具短分枝。基生叶早落；茎生叶披针形或卵状披针形，先端尖，基部稍宽，无柄。聚伞花序顶生及腋生，组成窄总状圆锥花序；花5数，稀4数；花萼筒浅钟形，裂片窄披针形，先端渐尖，边缘稍厚，背部具脊；花冠蓝色，窄圆筒形，喉部直径约3mm，裂片长圆状披针形，基部具6~7条不整齐柔毛状流苏。蒴果圆柱形，无柄。种子球形，褐色，具小点状突起。花、果期7~9月。

【适宜生境】中生植物。生于山地林下、灌丛及低湿草甸。

【资源状况】分布于包头市（固阳县、土默特右旗）、巴彦淖尔市（乌拉特前旗）。少见。

【入药部位】■蒙药：全草（阿古特 – 其其格）。

【采收加工】秋季采收全草，洗净，晒干。

【功能主治】■蒙药：阿古特 – 其其格清热，利胆，退黄；用于黄疸，头痛，发热，口干，未成熟热，胆热。

【用法用量】■蒙药：阿古特 – 其其格单用 1.5~3g，或入丸、散服。

肋柱花 加地侧蕊、加地肋柱花、哈比日干 – 其其格

Lomatogonium carinthiacum (Wulf.) Reichb.

【标本采集号】150221130716158LY

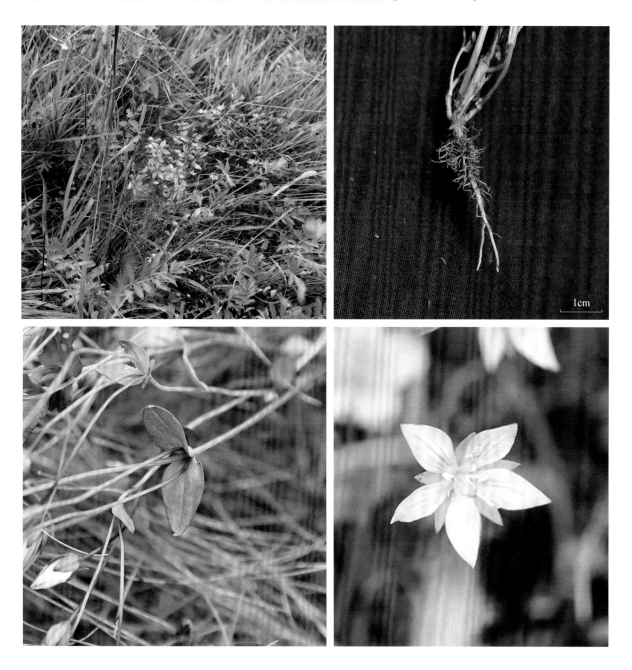

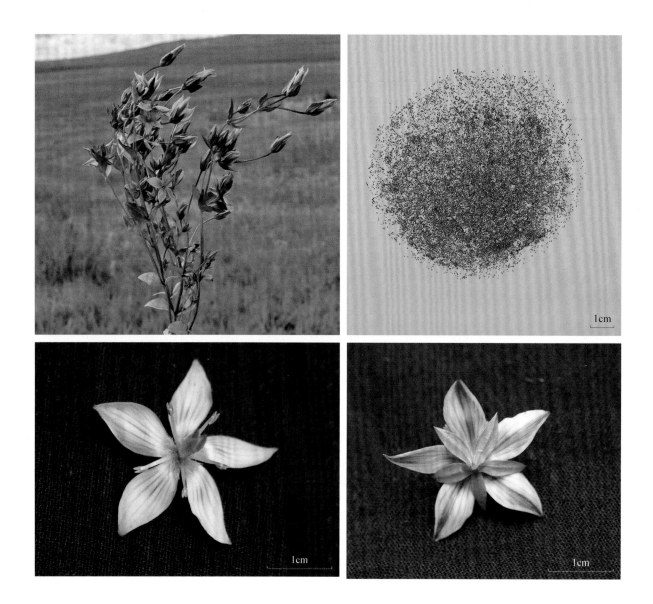

【形态特征】一年生草本，高达30cm。茎下部多分枝。基生叶早落，莲座状，叶匙形，基部窄缩成短柄；茎生叶披针形、椭圆形或卵状椭圆形，无柄。聚伞花序或花生于枝顶；花5数；萼筒长不及1mm，裂片卵状披针形或椭圆形，边缘微粗糙；花冠蓝色，裂片椭圆形或卵状椭圆形，先端尖，基部两侧各具1个管形腺窝，下部浅囊状，上部具裂片状流苏；花药蓝色，长圆形。蒴果圆柱形，与花冠等长或稍长，无柄。种子近圆形，褐色。花、果期8~10月。

【适宜生境】中生植物。生于高山草甸。

【资源状况】分布于呼和浩特市（武川县）、包头市（土默特右旗）。少见。

【入药部位】■蒙药：全草（哈比日干－地格达）。

【采收加工】夏、秋二季采收，晒干。

【功能主治】■蒙药：哈比日干－地格达清热，利胆，退黄，治伤，健胃；用于黄疸，肝胆热，头痛，口干，发热，肺热，胃热，伤热，瘟疫，流行性感冒。

【用法用量】■蒙药：哈比日干－地格达1.5~3g，或入丸、散服。

辐状肋柱花 *Lomatogonium rotatum* (L.) Fries ex Nym.

【标本采集号】150125150803102LY

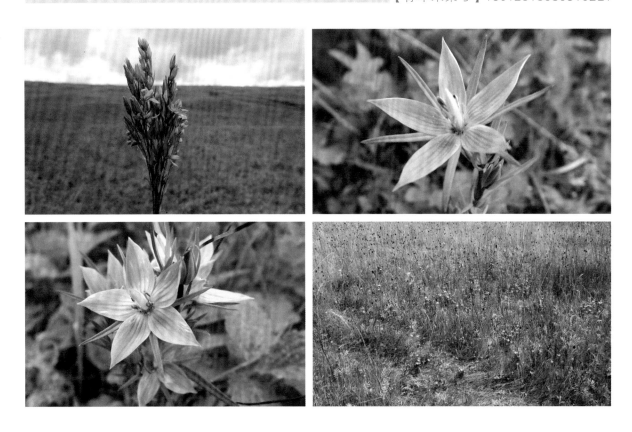

【形态特征】一年生草本，高 15~40cm。茎不分枝或自基部有少数分枝，近四棱形，直立，绿色或常带紫色。叶无柄，半抱茎，中脉在两面明显。花 5 数，顶生和腋生，花梗直立或斜伸，四棱形，不等长；花萼较花冠稍短或等长，裂片线形，稍不整齐；花冠淡蓝色，具深色脉纹，裂片椭圆状披针形，基部两侧各具 1 个腺窝，腺窝管形，边缘具不整齐的裂片状流苏；花丝线形，花药蓝色；子房无柄。蒴果狭椭圆形，与花冠等长或稍长。种子淡褐色，光滑。花、果期 8~9 月。

【适宜生境】中生植物。生于水沟边、山坡草地。

【资源状况】分布于呼和浩特市（武川县）。少见。

【入药部位】■中药：全草（肋柱花）。

　　　　　　■蒙药：全草（哈比日干－地格达）。

【采收加工】夏、秋二季采收，晒干。

【功能主治】■中药：肋柱花清热利湿，解毒；用于黄疸性肝炎，外感头痛发热。

　　　　　　■蒙药：哈比日干－地格达清热，利胆，退黄，治伤，健胃；用于黄疸，肝胆热，头痛，口干，发热，肺热，胃热，伤热，瘟疫，流行性感冒。

【用法用量】■中药：肋柱花 10~15g。

　　　　　　■蒙药：哈比日干－地格达 1.5~3g，或入丸、散服。

红直獐牙菜 红直当药、乌兰 – 地格达
Swertia erythrosticta Maxim.

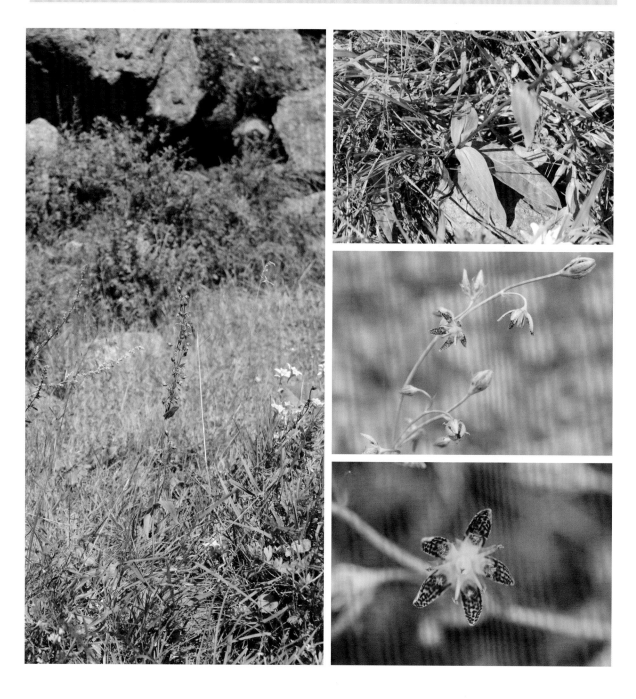

【形态特征】多年生草本,高达50cm。茎直伸,不分枝。基生叶花期枯萎;茎生叶对生,多对,长圆形、卵状椭圆形或卵形,叶柄扁平,下部联合成筒状抱茎。圆锥状复聚伞花序,具多数花;花梗常弯垂,花5数,花萼裂片窄披针形;花冠绿色或黄绿色,具红褐色斑点,裂片长圆形或卵状长圆形,基部具1个褐色圆形腺窝,边缘被柔毛状流苏;花丝扁平,线

状锥形，基部背面被流苏状柔毛；花柱圆柱状。蒴果卵状椭圆形。种子周缘具宽翅。花期 8 月，果期 9 月。

【适宜生境】湿中生植物。生于山溪边、草甸。

【资源状况】分布于呼和浩特市（和林格尔县、回民区、土默特左旗、武川县、新城区）。罕见。

【入药部位】■中药：全草（红直当药）。

【采收加工】8~9 月采收全草，洗净，切段，晒干或鲜用。

【功能主治】■中药：红直当药清热解毒，健胃杀虫；用于肺炎黄疸，咽喉肿痛；外用于疥癣。

【用法用量】■中药：红直当药 15~30g，或研末冲服；外用适量，捣敷。

北方獐牙菜

当药、淡味獐牙菜、塔拉音 – 地格达

Swertia diluta (Turcz.) Benth. et Hook. f.

【标本采集号】150124190829001LY

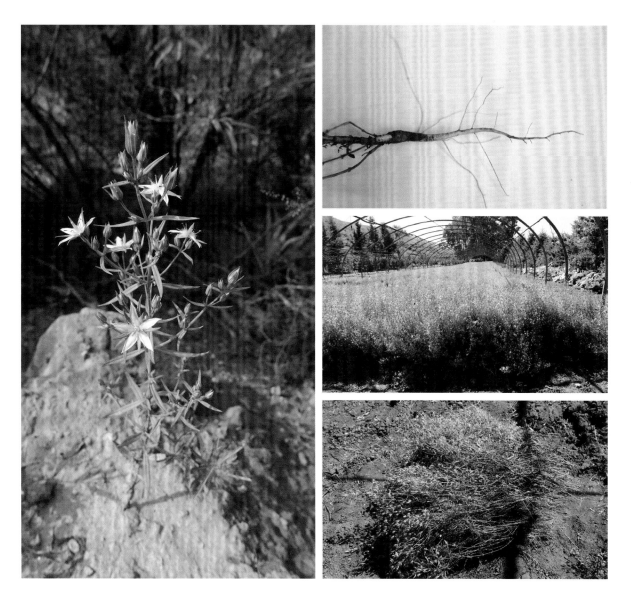

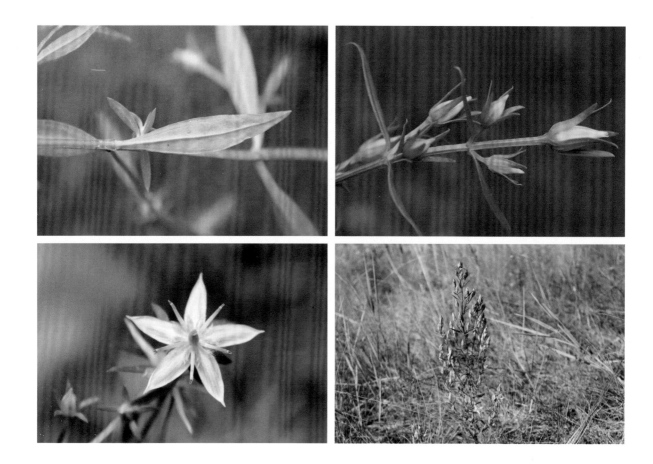

【形态特征】一年生草本，高 20~70cm。根黄色。茎直立，四棱形，棱上具窄翅，多分枝。叶无柄，线状披针形至线形。圆锥状复聚伞花序具多数花；花梗直立，四棱形；花 5 数；花萼绿色，长于或等于花冠，裂片线形；花冠浅蓝色，裂片椭圆状披针形，基部有 2 个腺窝，腺窝窄矩圆形，沟状，周缘具长柔毛状流苏；花丝线形，花药狭矩圆形；子房椭圆状卵形至卵状披针形，花柱粗短，柱头 2 裂，裂片半圆形。蒴果卵形。种子深褐色，矩圆形。花、果期 8~9 月。

【适宜生境】中生植物。生于山地沟谷草甸、低湿草甸。

【资源状况】分布于呼和浩特市（清水河县、武川县）、包头市（土默特右旗）。少见。呼和浩特市（武川县）亦有少量栽培。

【入药部位】■中药：全草（淡花当药）。

　　　　　■蒙药：全草（塔拉音–地格达）。

【采收加工】7~10 月采收全草，洗净，晒干或鲜用。

【功能主治】■中药：淡花当药清热解毒，利湿健胃；用于骨髓炎，咽喉炎，扁桃体炎，结膜炎，肝炎，消化不良，痢疾，疮痈肿毒，疥癣，毒蛇咬伤。

　　　　　■蒙药：塔拉音–地格达平息协热，清热健胃，利湿；用于发热，瘟疫，流行性感冒，胆结石，中暑，头痛，肝胆热，黄疸，伤热，食积胃热。

【用法用量】■中药：淡花当药 5~15g，或研末冲服；外用适量，捣敷，或捣汁外搽。

　　　　　■蒙药：塔拉音–地格达多配方用。

歧伞獐牙菜 腺鳞草、歧伞当药、萨拉图－地格达
Swertia dichotoma L.

【标本采集号】150222180609039LY

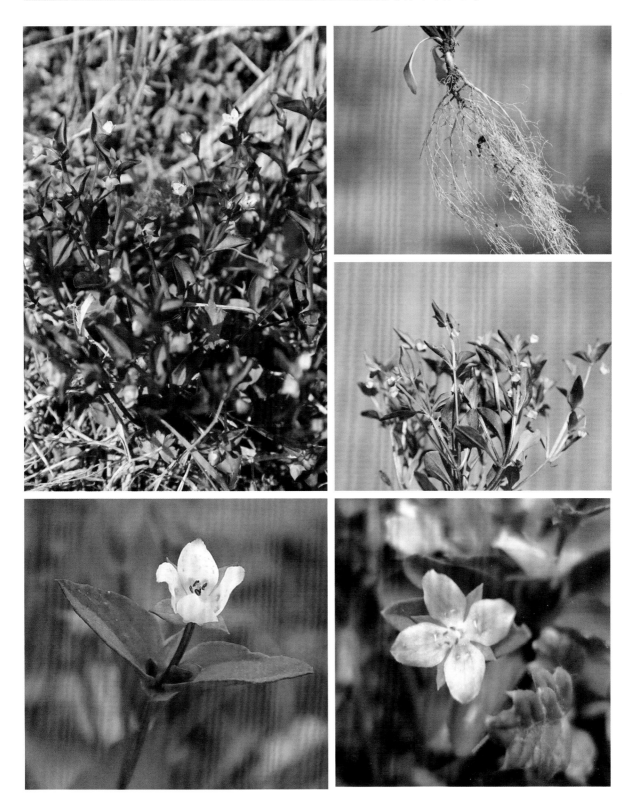

【形态特征】一年生草本，高 5~12cm。直根较粗，侧根少。茎细弱，四棱形，棱上有狭翅。叶质薄，下部叶具柄，叶片匙形，叶脉 3~5 条；中上部叶无柄或有短柄，叶片卵状披针形。聚伞花序顶生或腋生；花梗细弱，四棱形，有狭翅；花萼绿色，裂片宽卵形，背面具不明显的脉 1~3 条；花冠白色，带紫红色，裂片卵形，背部中央具角状突起；花丝线形，基部背面两侧具流苏状长柔毛，有时可延伸至腺窝上，花药蓝色。蒴果椭圆状卵形。种子淡黄色，矩圆形。花、果期 7~9 月。

【适宜生境】中生植物。生于河谷草甸。

【资源状况】分布于乌兰察布市（察哈尔右翼中旗）、呼和浩特市（清水河县）、包头市（固阳县）、巴彦淖尔市（乌拉特前旗）、阿拉善盟（阿拉善左旗行政区）。少见。

【入药部位】■中药：全草（歧伞獐牙菜）。

【采收加工】夏、秋二季采收，洗净泥土，晒干或阴干。

【功能主治】■中药：歧伞獐牙菜清热解毒，利湿，健胃；用于消化不良，牙痛，目赤，口疮；外用于疮肿。

【用法用量】■中药：歧伞獐牙菜 3~10g，或研末冲服；外用适量，捣烂外敷，或取汁外涂。

荇 菜
莲叶荇菜、水葵、荇菜、扎木勒－额布斯
Nymphoides peltatum (Gmel.) O. Kuntze

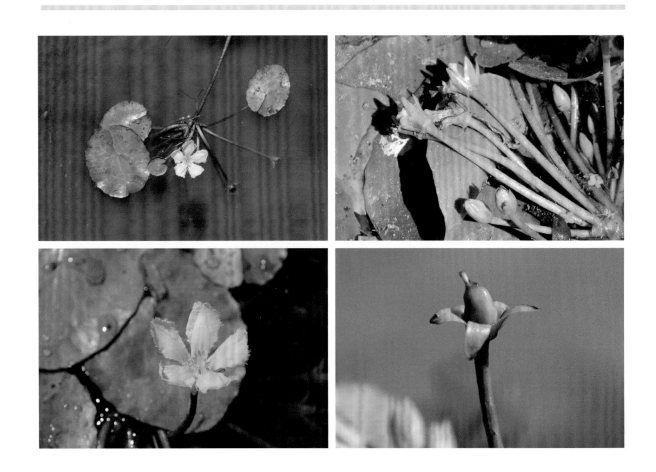

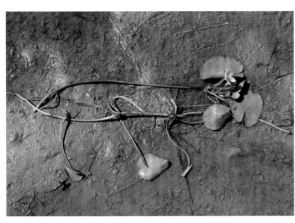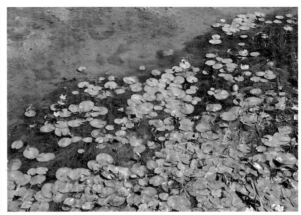

【形态特征】多年生水生草本。茎圆柱形，多分枝，节下生根。上部叶对生，下部叶互生，圆形或卵圆形，全缘，下面紫褐色，密生腺体，上面光滑；叶柄圆柱形，呈鞘状。花常多数，簇生于节上，5数；花萼5深裂，裂片椭圆形或椭圆状披针形；花冠金黄色，5深裂，喉部具5束长柔毛，裂片宽倒卵形，中部质厚的部分卵状长圆形；雄蕊5枚，花丝基部疏被长毛；腺体5个。蒴果无柄，椭圆形，成熟时不开裂。种子大，褐色，椭圆形。花、果期7~9月。

【适宜生境】水生植物。生于池塘或湖泊中。

【资源状况】分布于阴山地区各地。少见。

【入药部位】■中药：全草（荇菜）。

【采收加工】夏、秋二季采收，鲜用或晒干。

【功能主治】■中药：荇菜清热解毒，发汗，透疹，利尿，消肿；用于感冒发热，无汗，麻疹透发不畅，荨麻疹，疮痈肿毒，水肿，小便不利；外用于毒蛇咬伤。

【用法用量】■中药：荇菜10~15g；外用鲜品适量，捣敷。

夹竹桃科

长春花 雁来红、日日草、日日新、三万花
Catharanthus roseus (L.) G. Don

【标本采集号】150204190814088LY

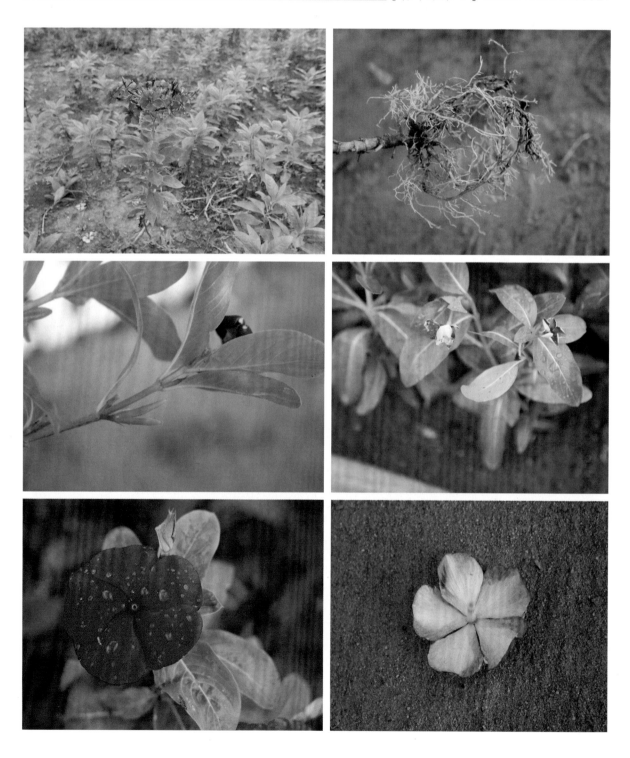

【形态特征】半灌木。茎近方形。叶膜质，倒卵状长圆形，先端浑圆，有短尖头，基部广楔形至楔形，渐狭成叶柄；叶脉在上面扁平，在下面略隆起，侧脉约 8 对。聚伞花序腋生或顶生；花萼 5 深裂，内面无腺体或腺体不明显，萼片披针形或钻状渐尖；花冠红色，高脚碟状，花冠筒圆筒状，内面具疏柔毛，喉部紧缩，具刚毛；花冠裂片宽倒卵形；雄蕊着生于花冠筒的上半部。蓇葖双生，外果皮厚纸质，有条纹，被柔毛。种子黑色，长圆状圆筒形，两端截形，具有颗粒状小瘤。花、果期几乎全年。

【适宜生境】中生植物。性喜高温、高湿，最适宜温度为 20~33℃，喜阳光，忌湿怕涝，以排水良好、通风透气的沙质或富含腐殖质的土壤为好。

【资源状况】作为园林绿化植物，阴山地区有少量栽培。

【入药部位】■中药：全草（长春花）。

【采收加工】当年 9 月下旬至 10 月上旬采收，选晴天收割地上部分，先切除植株茎部木质化硬茎，再切成长 6cm 的小段，晒干。

【功能主治】■中药：长春花解毒抗癌，清热平肝；用于多种癌肿，高血压，疮痈肿毒，烫伤。

【用法用量】■中药：长春花 5~10g；外用适量，捣敷，或研末调敷。

罗布麻 茶叶花、野麻、红麻、老布－奥鲁苏
Apocynum venetum L.

【标本采集号】150822190612077LY

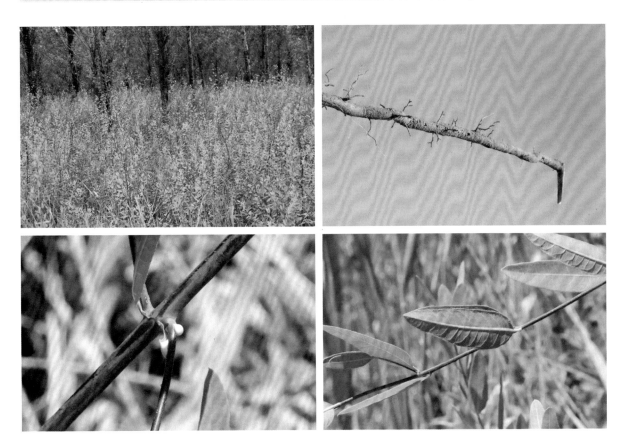

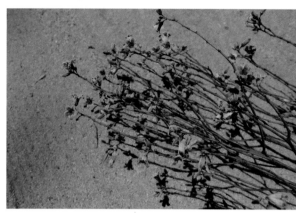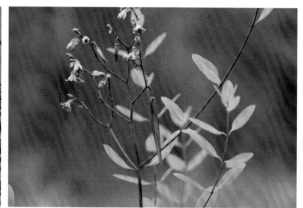

【形态特征】亚灌木,高达4m,除花序外全株无毛。叶常对生,窄椭圆形或窄卵形,基部圆或宽楔形,具细齿。花萼裂片窄椭圆形或窄卵形;花冠紫红色或粉红色,花冠筒钟状,被颗粒状突起,5裂,花冠裂片卵圆状矩圆形,基部与子房合生。蓇葖果2个,叉生。种子卵球形或椭圆形,顶端有1簇白色绢质的种毛。花期6~7月,果期8月。

【适宜生境】中生植物。生于沙漠边缘、河漫滩、湖泊周围、盐碱地、沟谷及河岸沙地等。

【资源状况】作为药材,阴山地区有少量栽培。

【入药部位】■中药:叶(罗布麻叶)。

【采收加工】夏、秋二季采收,除去杂质,晒干。

【功能主治】■中药:罗布麻叶平肝安神,清热利水;用于肝阳眩晕,心悸失眠,浮肿尿少。

【用法用量】■中药:罗布麻叶6~12g,或代茶饮。

萝藦科

杠 柳 北五加皮、羊奶子、羊奶条、义马干－额布日
Periploca sepium Bunge

【标本采集号】150822190903010LY

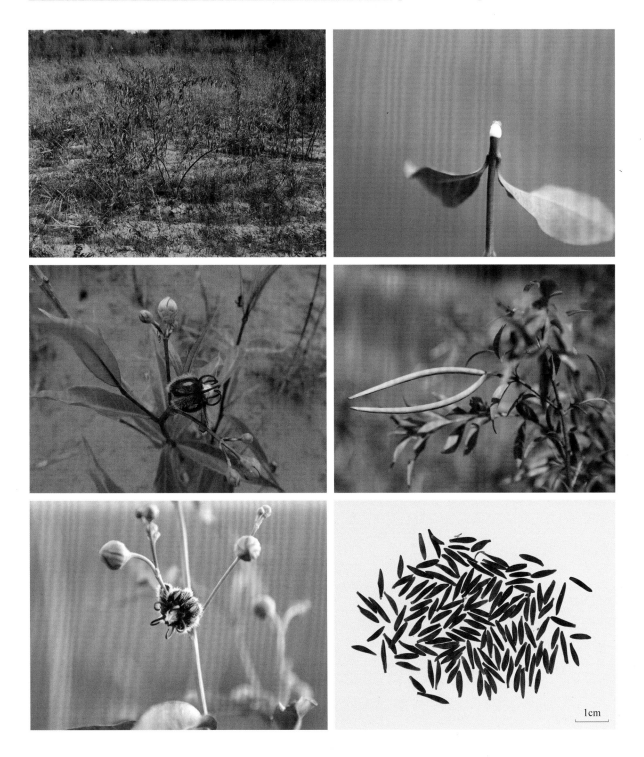

【形态特征】灌木，长达 1m，除花外全株无毛。主根外皮灰棕色，片状剥裂。树皮灰褐色；小枝对生，黄褐色。叶革质，全缘。二歧聚伞花序腋生或顶生，着花数朵；花萼裂片边缘膜质，花萼里面基部具 5~10 个小腺体；花冠辐状，紫红色，5 裂，反折，里面被长柔毛，外面无毛；副花冠环状，10 裂，其中 5 裂延伸成丝状，顶端弯钩状，被柔毛；雄蕊着生于副花冠里面。蓇葖果 2 个，弯曲而顶端相连，具纵纹，稍具光泽。种子顶端具种缨。花期 6~7 月，果期 8~9 月。

【适宜生境】中生植物。生于黄土丘陵、固定或半固定沙丘及其他沙质地。

【资源状况】分布于巴彦淖尔市（磴口县）。少见。

【入药部位】■中药：根皮（香加皮）。

【采收加工】春、秋二季采挖，剥取根皮，晒干。

【功能主治】■中药：香加皮利水消肿，祛风湿，强筋骨；用于下肢浮肿，心悸气短，风寒湿痹，腰膝酸软。

【用法用量】■中药：香加皮 3~6g。

鹅绒藤 祖子花、羊奶角角、牛皮消、哲乐特－特木根－呼和
Cynanchum chinense R. Br.

【标本采集号】150222180712002LY

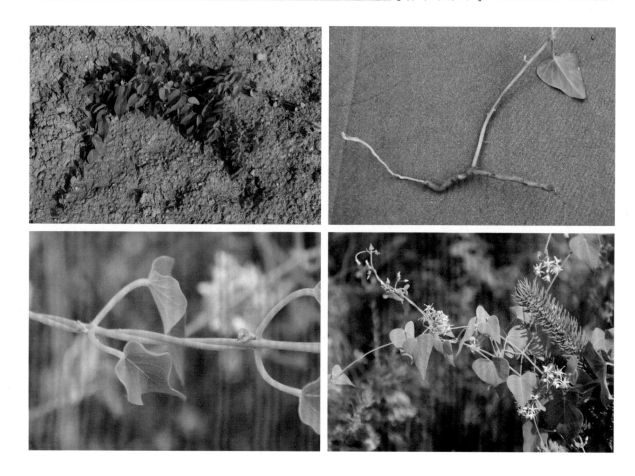

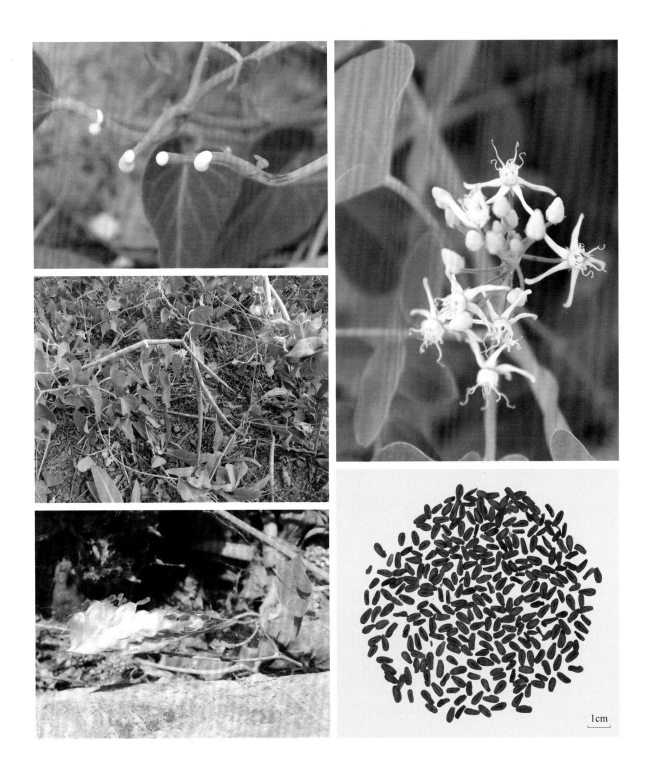

【形态特征】缠绕草质藤本，长达4m，全株被短柔毛。叶对生，宽三角状心形。聚伞花序腋生，
　　　　　二歧分枝；花萼裂片长圆状三角形，被柔毛及缘毛；花冠白色，辐状或反折，裂片5
　　　　　枚，长圆状披针形；副花冠杯状，顶端具10个丝状体，两轮，外轮与花冠裂片等长，
　　　　　内轮稍短；花粉块每室1个，下垂；花柱头略为突起，顶端2裂。蓇葖双生或仅有1
　　　　　个发育，细圆柱状，向端部渐尖。种子长圆形，顶端具毛。花期6~7月，果期8~9月。

【适宜生境】中生植物。生于沙地、河滩地、田埂。

【资源状况】分布于阴山地区各地。常见。

【入药部位】■中药：根（鹅绒藤）、乳汁。

　　　　　　■蒙药：全草（哲乐特－特木根－呼和）。

【采收加工】秋季采根，除去残茎，洗净泥土，晒干；夏、秋间乳汁随采随用；夏、秋二季采收全草，除去杂质，洗净泥土，晒干。

【功能主治】■中药：鹅绒藤祛风解毒，健胃止痛；用于小儿食积。乳汁蚀赘疣；用于赘疣。

　　　　　　■蒙药：哲乐特－特木根－呼和清协日，止泻；用于脏腑协日病，热泻，肠刺痛。

【用法用量】■中药：鹅绒藤 3~15g。乳汁外用适量，涂患处。

　　　　　　■蒙药：哲乐特－特木根－呼和多配方用。

白首乌

何首乌、柏氏白前、野山药、查干－特木根－呼和
Cynanchum bungei Decne.

【标本采集号】150125150811030LY

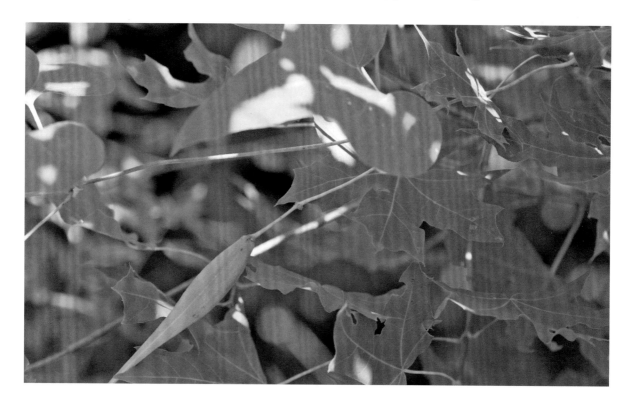

【形态特征】多年生草本。块根肉质肥厚，圆柱形或近球形，褐色。茎缠绕，纤细而韧，无毛。叶对生，薄纸质，戟形或矩圆状戟形，基部心形；叶柄被短硬毛，其顶端具数枚腺体。聚伞花序腋生；花萼裂片卵形或披针形，外面被疏短硬毛，先端尖；花冠白色或淡绿色，裂片披针形；副花冠淡黄色，5 深裂，裂片披针形。蓇葖单生或双生，狭披针形，顶部长渐尖，表面具纵细纹。种子倒卵形，扁平，暗褐色，顶端种缨白色，绢状。花期 6~7 月，果期 7~10 月。

【适宜生境】中生植物。生于山地灌丛、林缘草甸、沟谷，也见于田间及撂荒地。

【资源状况】分布于呼和浩特市（武川县）。常见。

【入药部位】■中药：块根（白首乌）。

【采收加工】春初或秋季采挖块根，洗净泥土，除去残茎和须根，晒干或趁鲜切片晒干；鲜品随采随用。

【功能主治】■中药：白首乌补肝肾，强筋骨，益精血，健脾消食，解毒疗疮；用于腰膝酸痛，阳痿遗精，头晕耳鸣，心悸失眠，食欲不振，小儿疳积，产后乳汁稀少，疮痈肿痛，毒蛇咬伤。

【用法用量】■中药：白首乌6~15g，鲜品加倍，或研末服，每次1~3g，或浸酒服；外用适量，鲜品捣敷。

华北白前 好同和日
Cynanchum hancockianum (Maxim.) Iljinski

【标本采集号】150221140517016LY

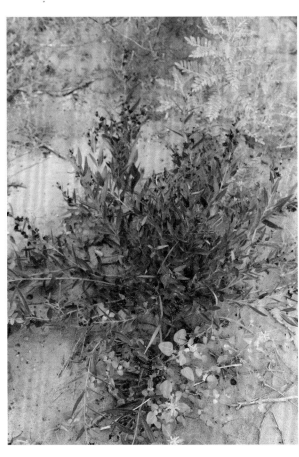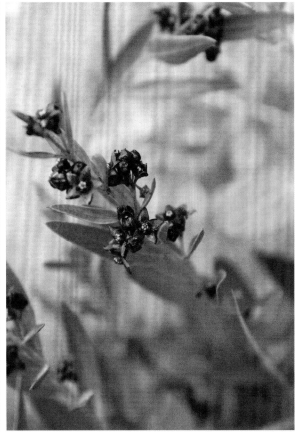

【形态特征】多年生草本，高30~50cm。根须状。茎直立，自基部丛生，不分枝。叶对生，薄纸质，卵状披针形，侧脉约4对，在边缘网结，幼茎与叶常被短柔毛。伞形聚伞花序腋生，着花3~7朵；花萼5深裂；花冠紫色，辐状，5深裂，裂片卵形；副花冠肉质，5深裂，与合蕊柱等长。蓇葖果单生或双生，条状披针形，外果皮有细直纹。种子黄棕色，扁平，长圆形；种毛白色，绢质。花期6月，果期7~8月。

【适宜生境】旱中生植物。生于山地草甸、山地沟谷。

【资源状况】分布于包头市（土默特右旗）。少见。

【入药部位】■中药：全草（华北白前）。

【采收加工】夏、秋二季采收，晒干。

【功能主治】■中药：华北白前活血，止痛，消炎；外用于各种关节疼痛，牙痛，秃疮。

【用法用量】■中药：华北白前外用适量，煎汤熏洗或热敷患处，或含漱。

地梢瓜 老瓜瓢、沙奶奶、地瓜瓢、脱莫根 – 呼呼 – 都格木宁
Cynanchum thesioides (Freyn) K. Schum.

【标本采集号】150222180609011LY

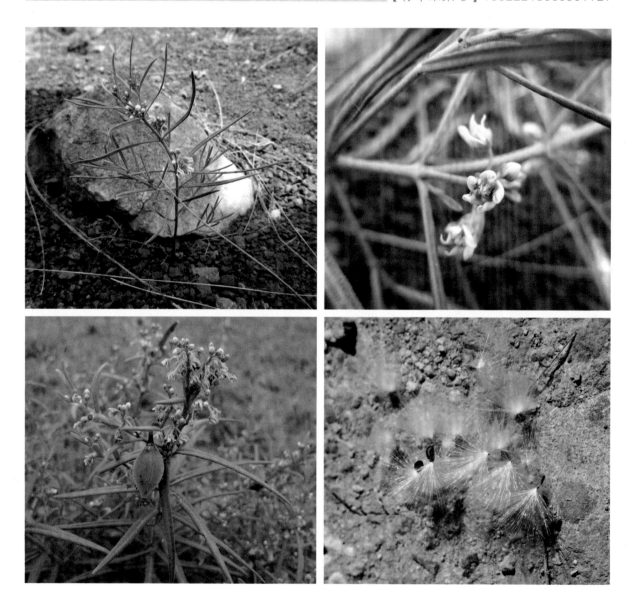

【形态特征】多年生草本，高 15~30cm。根细长，褐色，具横行绳状的支根。茎自基部多分枝，直立，圆柱形，具纵细棱，密被短硬毛。叶对生，条形。伞状聚伞花序腋生；花萼 5 深裂，裂片披针形，外面被短硬毛；花冠白色，辐状，5 深裂，裂片矩圆状披针形；副花冠杯状，5 深裂，裂片三角形，与合蕊柱近等长；花粉块每药室 1 个，矩圆形。蓇葖果单生，纺锤形，表面具纵细纹。种子近矩圆形，扁平，棕色，顶端具白色绢质种毛。花期 6~7 月，果期 7~8 月。

【适宜生境】旱生植物。生于干草原、丘陵坡地、沙丘、撂荒地、田埂。

【资源状况】分布于阴山地区各地。常见。

【入药部位】■中药：种子（地梢瓜）。
　　　　　　■蒙药：种子（脱莫根 – 呼呼 – 都格木宁）。

【采收加工】夏、秋二季采收，洗净，晒干。

【功能主治】■中药：地梢瓜清虚火，益气，生津，下乳；用于虚火上炎，咽喉疼痛，气阴不足，神疲健忘，虚烦口渴，头昏失眠，产后体虚，乳汁不足。
　　　　　　■蒙药：脱莫根 – 呼呼 – 都格木宁清热解毒，消肿散结，疏散风热；用于疮痈肿毒，瘰疬痰核，外感风热，温病初起，热淋涩痛。

【用法用量】■中药：地梢瓜 15~30g。
　　　　　　■蒙药：脱莫根 – 呼呼 – 都格木宁 6~15g。

雀 瓢 奥日义羊图 – 特木根 – 呼和
Cynanchum thesioides (Freyn) K. Schum. var. *australe* (Maxim.) Tsiang et P. T. Li

【标本采集号】150121180909004LY

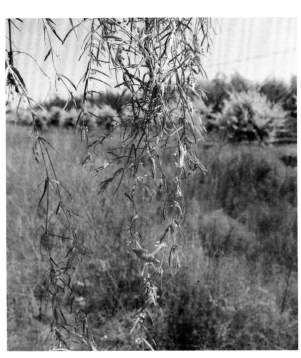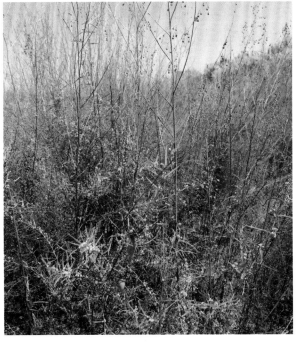

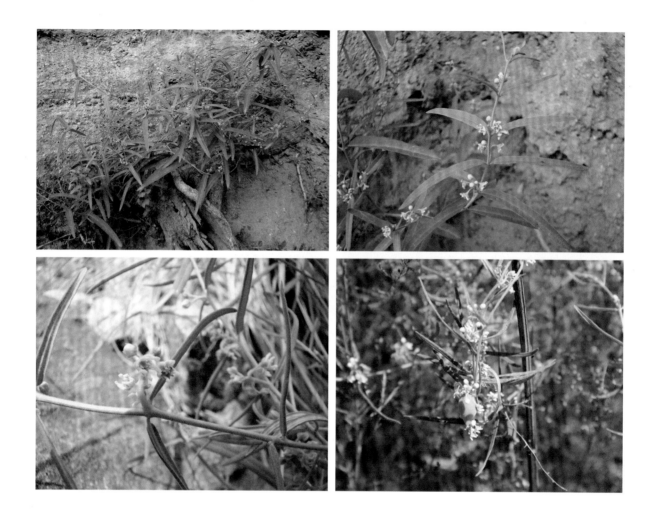

【形态特征】半灌木。地下茎单轴横生；茎柔弱，分枝较少，茎端通常伸长而缠绕。叶对生或近对生，叶线形或线状长圆形。伞形聚伞花序腋生；花较小、较多；花萼外面被柔毛；花冠绿白色；副花冠杯状，裂片三角状披针形，渐尖，高过药隔的膜片。蓇葖纺锤形，先端渐尖，中部膨大；种子扁平，暗褐色；种毛白色绢质。花期3~8月，果期8~10月。

【适宜生境】旱生植物。生于干草原、丘陵坡地、沙丘、撂荒地、田埂。

【资源状况】分布于乌兰察布市（丰镇市）、呼和浩特市（土默特左旗）、巴彦淖尔市（磴口县、乌拉特前旗、乌拉特中旗）。少见。

【入药部位】■中药：种子（地梢瓜）。

■蒙药：种子（脱莫根–呼呼–都格木宁）。

【采收加工】夏、秋二季采收，洗净，晒干。

【功能主治】■中药：地梢瓜清虚火，益气，生津，下乳；用于虚火上炎，咽喉疼痛，气阴不足，神疲健忘，虚烦口渴，头昏失眠，产后体虚，乳汁不足。

■蒙药：脱莫根–呼呼–都格木宁清热解毒，消肿散结，疏散风热；用于疮痈肿毒，瘰疬痰核，外感风热，温病初起，热淋涩痛。

【用法用量】■中药：地梢瓜15~30g。

■蒙药：脱莫根–呼呼–都格木宁6~15g。

紫花杯冠藤
紫花白前、紫花牛皮消、布日 - 特木根 - 呼和
Cynanchum purpureum (Pall.) K. Schum.

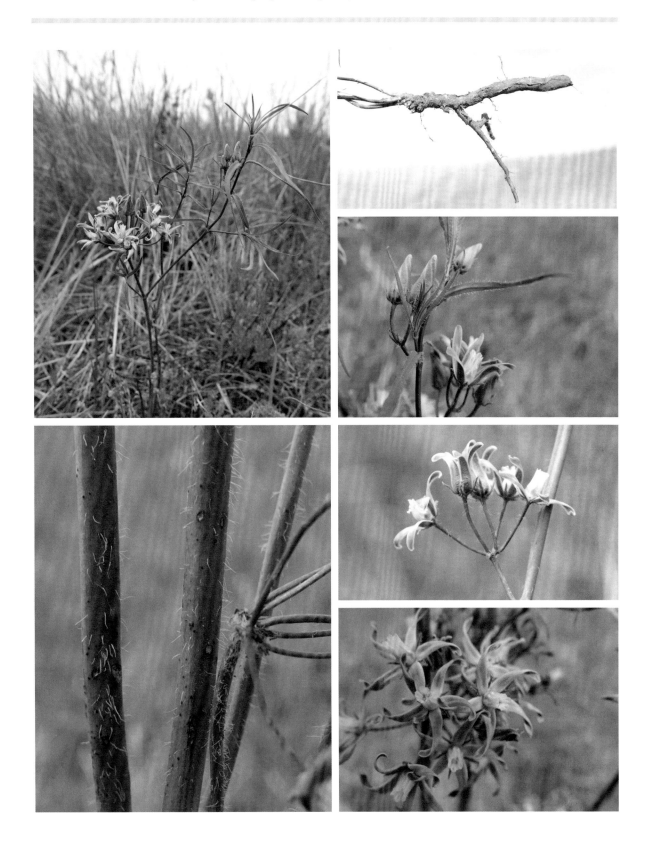

【形态特征】多年生草本，高 20~40cm。根木质，暗棕褐色；根颈部粗大。茎直立，自基部抽出数条，上部分枝，被疏长柔毛，干时中空。叶对生，纸质，集生于分枝的上部，条形，全缘，中脉明显隆起，两面被柔毛。聚伞花序伞状，腋生或顶生，花梗纤细，总花梗、花梗、苞片、花萼均被长柔毛；萼裂片狭长三角形；花冠紫色，裂片条状矩圆形；副花冠黄色，圆筒形，具 10 条纵皱褶，顶端具 5 枚裂片，裂片高为合蕊柱的 2 倍。蓇葖果纺锤形，顶端长渐尖。花期 5~6 月，果期 6 月。

【适宜生境】中生植物。生于石质山地及丘陵阳坡、山地灌丛、林缘草甸、草甸草原中。

【资源状况】分布于呼和浩特市（回民区、土默特左旗、武川县、新城区）。少见。

【入药部位】■中药：根（紫花白前）。

【采收加工】秋季采挖，除去残茎，洗净泥土，晒干。

【功能主治】■中药：紫花白前清热利尿；用于肺热咳嗽，热淋，肾炎水肿，小便不利。

【用法用量】■中药：紫花白前 3~9g。

羊角子草
羊角桃、蛇舌草、目目箭、陌上番椒、少布给日－特木根－呼和
Cynanchum cathayense Tsiang et Zhang

【标本采集号】152921130617099LY

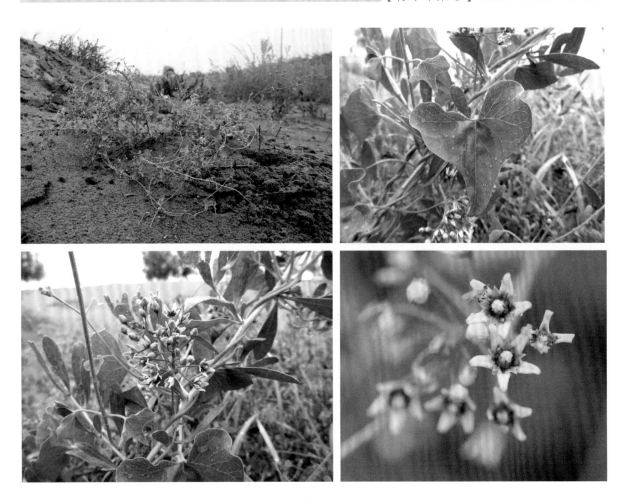

【形态特征】草质藤本。根木质，灰黄色。茎缠绕，下部多分枝，疏被短柔毛，节部较密。叶对生，纸质，矩圆状戟形或三角状戟形，基部心状戟形，两耳近圆形，两面被短柔毛。聚伞花序伞状或伞房状，腋生；苞片条状披针形；花萼裂片卵形；花冠淡红色，裂片矩圆形或狭卵形；副花冠杯状，具纵皱褶，顶部5浅裂，每裂片3裂，中央小裂片锐尖或尾尖。蓇葖果披针形或条形，表面被柔毛。种子矩圆状卵形，种缨白色，绢状。花期5~8月，果期8~12月。

【适宜生境】中生植物。生于荒漠地带的绿洲芦苇草甸中、干湖盆、沙丘、低湿沙地。

【资源状况】分布于阿拉善盟（阿拉善左旗行政区）。少见。

【入药部位】■中药：全草。

【采收加工】夏、秋二季采收，除去杂质，洗净泥土，晒干。

【功能主治】■中药：全草清热利湿，解毒消肿；用于湿热黄疸，泄泻，痢疾，咽喉肿痛，跌打损伤。

【用法用量】■中药：全草外用适量，煎汤熏洗，或热敷患处。

萝 藦
赖瓜瓢、婆婆针线包、阿古乐朱日－吉米斯
Metaplexis japonica (Thunb.) Makino

【标本采集号】150207190610050LY

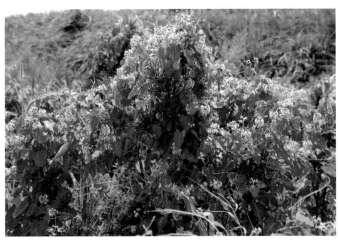

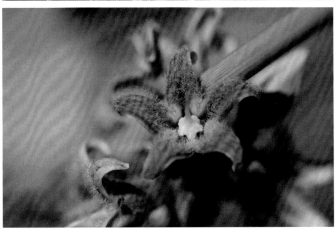

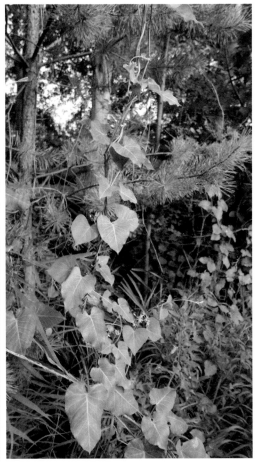

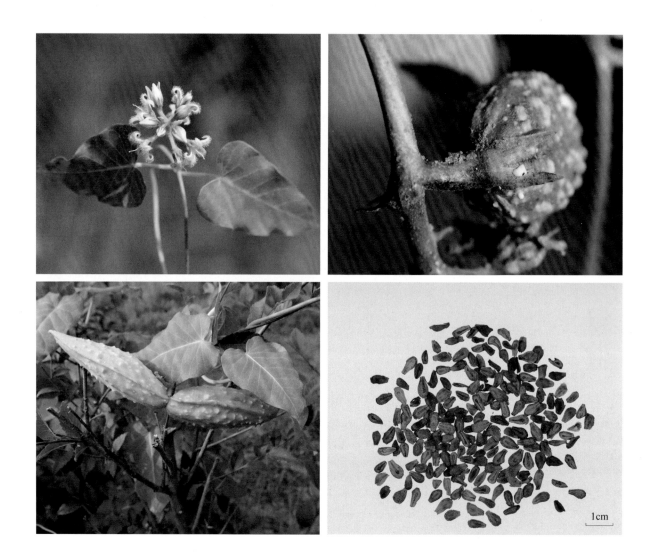

【形态特征】多年生草质藤本，具乳汁。茎缠绕，圆柱形，具纵棱，被短柔毛。叶卵状心形，少披针状心形，全缘，两面被短柔毛，老时毛常脱落；叶柄顶端具丛生腺体。聚伞花序腋生；花蕾圆锥形，顶端锐尖；萼裂片条状披针形，被短柔毛；花冠白色，近辐状，条状披针形，张开，里面被柔毛。蓇葖果叉生，纺锤形，表面具瘤状突起。种子扁卵圆形，顶端具1簇白色绢质长种毛。花期7~8月，果期9~12月。

【适宜生境】中生植物。生于林边荒地、河边、路旁灌木丛中。

【资源状况】分布于呼和浩特市（回民区、赛罕区、新城区、玉泉区）、包头市（东河区、九原区、昆都仑区、青山区）。少见。

【入药部位】■中药：果实（萝藦子）、全草（萝藦）。

【采收加工】秋季采收成熟果实，晒干；7~9月采收全草，鲜用或晒干。

【功能主治】■中药：萝藦子补益精气，生肌止血；用于虚劳，阳痿，遗精，金疮出血。萝藦补精益气，通乳，解毒；用于虚损劳伤，阳痿，遗精白带，乳汁不足，丹毒，瘰疬，疔疮，蛇虫咬伤。

【用法用量】■中药：萝藦子9~18g，或研末服；外用适量，捣敷。萝藦15~60g；外用鲜品适量，捣敷。

旋花科

打碗花
面根藤、秧子根、小旋花、阿牙根 - 其其格
Calystegia hederacea Wall. ex Roxb.

【标本采集号】150121180508005LY

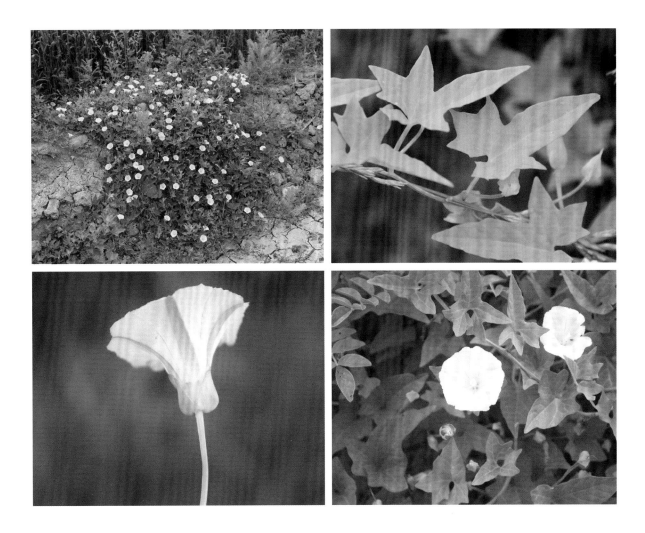

【形态特征】一年生草本，高达 30（~40）cm，全株无毛。茎平卧，具细棱。茎基部叶长圆形，茎上部叶三角状戟形，侧裂片常 2 裂，中裂片披针状或卵状三角形。花单生于叶腋，苞片 2 枚，卵圆形，包被花萼，宿存；萼片 5 枚，长圆形；花冠漏斗状，粉红色。蒴果卵圆形。种子黑褐色，被小疣。花期 7~9 月，果期 8~10 月。

【适宜生境】中生植物。生于耕地、撂荒地和路旁，在溪边或潮湿生境中生长最好，并可聚生成丛。

【资源状况】分布于乌兰察布市（察哈尔右翼前旗、商都县、四子王旗）、呼和浩特市（清水河县、土默特左旗）、包头市（东河区、九原区、昆都仑区、青山区、石拐区）、巴彦淖尔市（磴口县、乌拉特前旗、乌拉特中旗）。常见。

【入药部位】■中药：根茎（打碗花）。

【采收加工】夏、秋二季采收，洗净，鲜用或晒干。

【功能主治】■中药：打碗花健脾益气，利尿，调经活血；用于脾虚消化不良，月经不调，白带异常，乳汁稀少。

【用法用量】■中药：打碗花 30~60g。

旋　花 篱天剑、宽叶打碗花、乌日根－阿牙根－其其格
Calystegia sepium (Linn.) R. Br.

【标本采集号】150822190612009LY

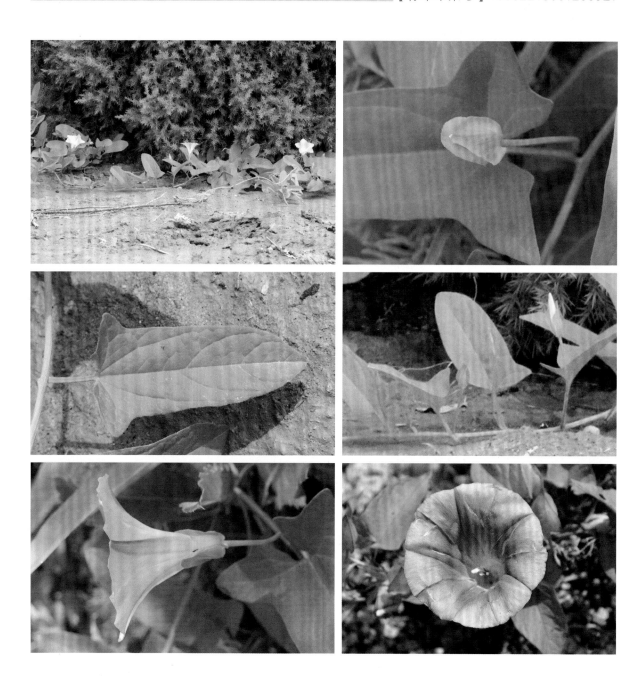

【形态特征】多年生草本，全株不被毛。茎缠绕或平卧，伸长，有细棱，具分枝。叶三角状卵形或宽卵形，长 5~9cm，基部（最宽处）宽 3.5~5.5cm 或更宽，先端急尖，基部心形、箭形或戟形，两侧具浅裂或全缘；叶柄长 2.5~5cm。花单生于叶腋；花梗通常长于叶柄，长 6~7（10）cm，具细棱或有时具狭翼；苞片卵状心形，长 1.7~2.7cm，先端钝尖或尖；萼片卵圆状披针形，先端尖；花冠白色或有时粉红色，长 4~5cm；雄蕊花丝基部有细鳞毛；子房无毛，2 室，柱头 2 裂，裂片卵形，扁平。蒴果球形。花期 5~7 月，果期 7~8 月。

【适宜生境】中生植物。生于摞荒地、农田、路旁、溪边草丛或山地林缘草甸中。

【资源状况】分布于巴彦淖尔市（磴口县）。少见。

【入药部位】■中药：花（旋花）、根茎（打碗花）。

【采收加工】6~7 月开花时采收，晾干；夏、秋二季采挖根茎，除去杂质，洗净泥土，晒干。

【功能主治】■中药：旋花益气，养颜，涩精；用于面皯，遗精，遗尿。打碗花调经活血，清热利湿，续筋骨，健胃，止痛；用于月经不调，白带异常，咽喉肿痛，跌扑损伤，消化不良，小儿吐乳。

【用法用量】■中药：旋花 6~10g，或入丸剂服。打碗花 30~60g。

刺旋花　木旋花、乌日格斯图－色得日根讷
Convolvulus tragacanthoides Turcz.

【标本采集号】150221140517008LY

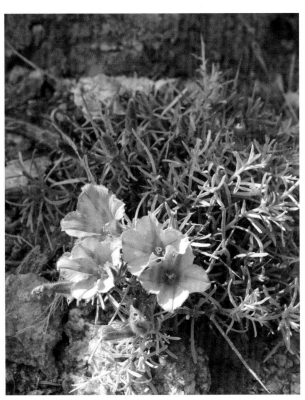
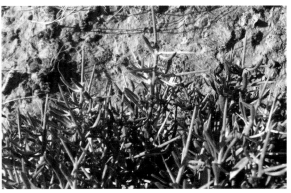
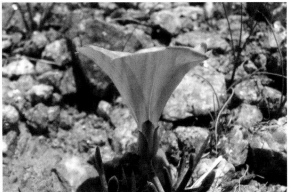

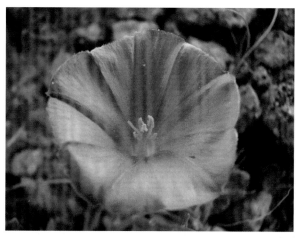
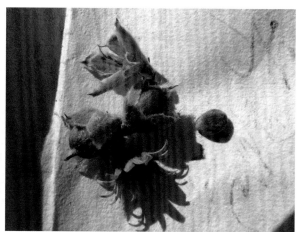

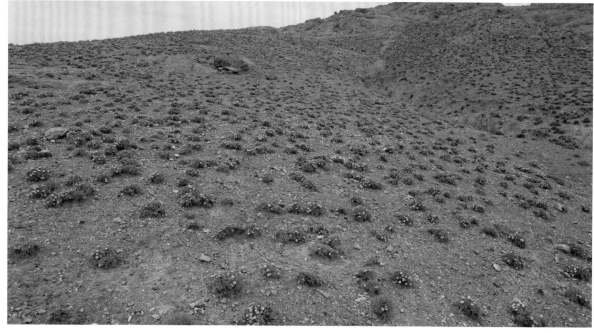

【形态特征】匍匐有刺亚灌木，全体被银灰色绢毛，高 4~10（~15）cm。茎密集分枝，形成披散垫状。小枝坚硬，具刺。叶狭线形，无柄，均密被银灰色绢毛。花 2~5（~6）朵密集于枝端，稀单花；花枝有时伸长，无刺；花柄密被半贴生绢毛；萼片椭圆形，外面被棕黄色毛；花冠漏斗形，粉红色，具 5 条密生毛的瓣中带，5 浅裂；雄蕊 5 枚，不等长，花丝丝状，无毛，基部扩大，较花冠短一半；雌蕊较雄蕊长。蒴果球形，有毛。种子卵圆形，无毛。花期 5~7 月。

【适宜生境】旱生植物。生于石缝中及戈壁滩。

【资源状况】分布于包头市（土默特右旗）、巴彦淖尔市（磴口县、乌拉特前旗、乌拉特中旗）、阿拉善盟（阿拉善左旗行政区）。常见。

【入药部位】■中药：全草（刺旋花）。

【采收加工】5~7 月花期采收，晒干。

【功能主治】■中药：刺旋花祛风除湿；用于风湿性关节炎。

银灰旋花

阿氏旋花、沙地小旋花、宝日－额力根讷
Convolvulus ammannii Desr.

【标本采集号】150223140530187LY

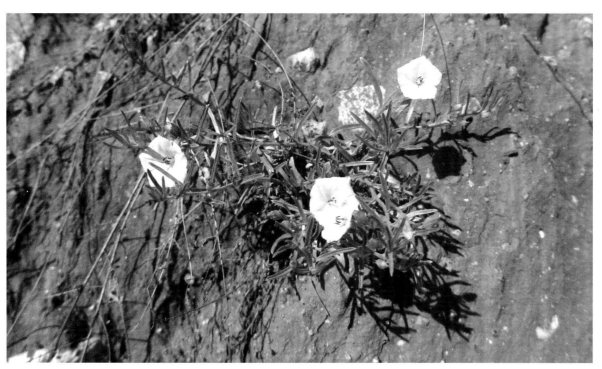

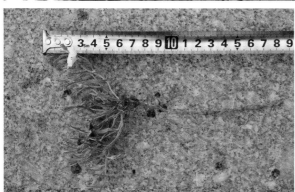

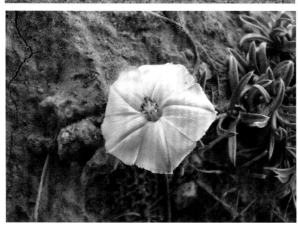

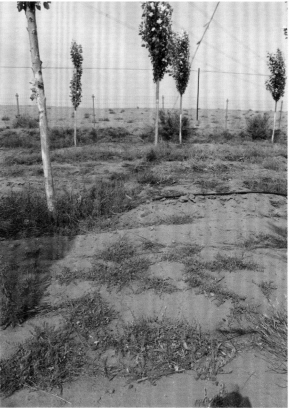

【形态特征】多年生草本。根状茎短，木质化；茎少数或多数，平卧或上升，枝和叶密被贴生稀半贴生的银灰色绢毛。叶互生，线形或狭披针形。花单生于枝端；萼片5枚，外萼片长圆形或长圆状椭圆形，近锐尖或稍渐尖，内萼片较宽，椭圆形；花冠小，漏斗状，淡玫瑰色或白色带紫色条纹，5浅裂；雄蕊5枚，较花冠短一半，基部稍扩大；雌蕊无毛，较雄蕊稍长，花柱2裂，柱头2个，线形。蒴果球形，2裂。种子2~3枚，卵圆形，光滑，具喙，淡褐红色。花期7~9月，果期9~10月。

【适宜生境】旱生植物。散生于山地阳坡及石质丘陵等干旱生境。

【资源状况】分布于乌兰察布市（察哈尔右翼前旗、商都县、四子王旗）、呼和浩特市（和林格尔县、清水河县、土默特左旗）、包头市（白云鄂博矿区、达尔罕茂明安联合旗、东河区、固阳县、九原区、昆都仑区、青山区、土默特右旗）、巴彦淖尔市（乌拉特后旗、乌拉特中旗）。常见。

【入药部位】■中药：全草（小旋花）。

【采收加工】夏季开花期采收全草，除去泥土，晒干。

【功能主治】■中药：小旋花解表，止咳；用于感冒，咳嗽。

【用法用量】■中药：小旋花6~10g。

田旋花 中国旋花、箭叶旋花、野牵牛、宝尔、塔拉音－色得日根讷

Convolvulus arvensis L.

【标本采集号】150223140530038LY

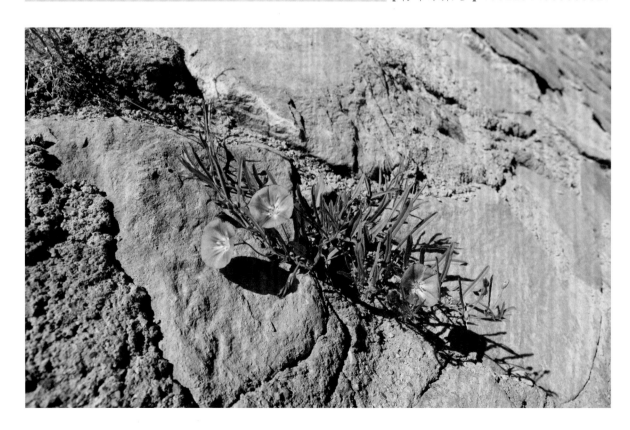

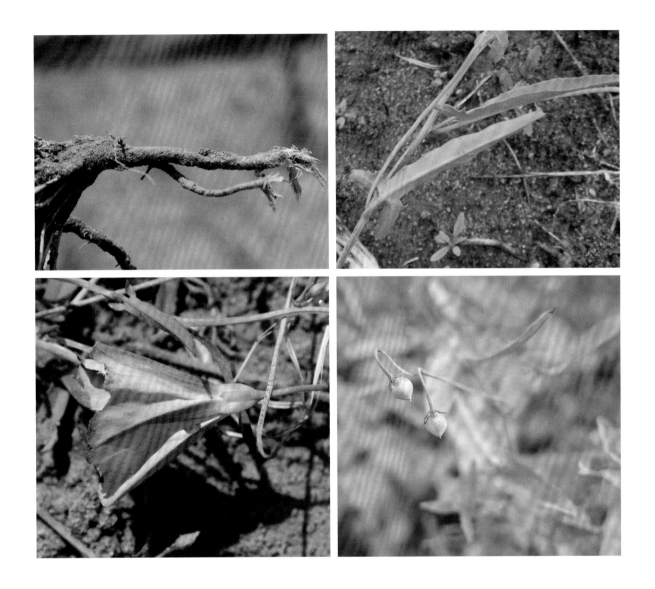

【形态特征】多年生草本，长达 1m。具木质根状茎；茎平卧或缠绕，无毛或疏被柔毛。叶卵形、卵状长圆形或披针形，先端钝，基部戟形、箭形或心形，全缘或 3 裂，两面被毛或无毛。聚伞花序腋生，具 1~3 朵花；苞片 2 枚，线形，与花萼远离；花冠白色或淡红色，宽漏斗形，冠檐 5 浅裂；雄蕊稍不等长，长约为花冠的一半，花丝被小鳞毛；柱头线形。蒴果无毛。花期 6~8 月，果期 7~9 月。

【适宜生境】中生植物。生于田间、撂荒地、村舍与路旁，并可见于轻度盐化的草甸中。

【资源状况】分布于阴山地区各地。常见。

【入药部位】■中药：全草或花（田旋花）。

【采收加工】夏、秋二季采收全草，洗净，鲜用或晒干；6~8 月开花时摘取花，鲜用或晾干。

【功能主治】■中药：田旋花祛风，止痒，止痛；用于神经性皮炎，牙痛，风湿性关节炎。

【用法用量】■中药：田旋花 6~10g；外用适量，浸酒涂患处。

番 薯

红薯、白薯、地瓜、阿木塔图 – 图木苏
Ipomoea batatas (L.) Lam.

【标本采集号】150822190717015LY

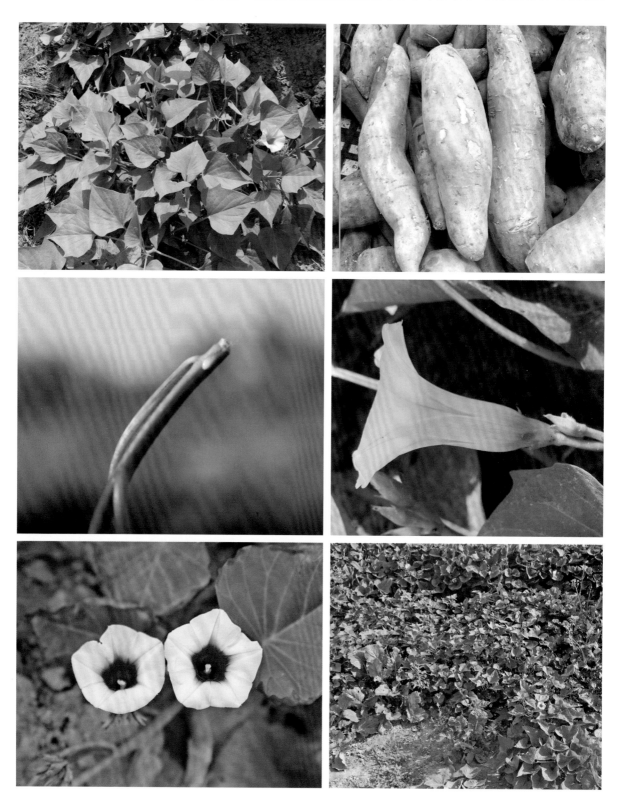

【形态特征】一年生草本。地下部分具纺锤形的块根。茎平卧或上升，偶有缠绕，多分枝，被疏柔毛或无毛。叶色有浓绿色、黄绿色、紫绿色等，顶叶的颜色为品种的特征之一。聚伞花序腋生，有 1~3（~7）朵花聚集成伞形，花序梗稍粗壮；苞片小，披针形，顶端芒尖或骤尖，早落；萼片不等长，顶端骤然成芒尖状；花冠粉红色、白色、淡紫色或紫色，钟状或漏斗状，外面无毛；雄蕊及花柱内藏，花丝基部被毛。蒴果由假隔膜分为4室。种子 2 枚，无毛。花期 9~12 月。

【适宜生境】中生植物。土壤环境适应性强，耐酸碱性好。易生于土层深厚、土壤疏松、土质良好的土地。

【资源状况】作为蔬菜，阴山地区有栽培。

【入药部位】■中药：块根（番薯）。

【采收加工】秋、冬二季采挖，洗净，切片，晒干，亦可窖藏。

【功能主治】■中药：番薯补中和血，益气生津，宽肠胃，通便秘；用于脾虚水肿，便秘，疮疡肿毒，大便秘结。

【用法用量】■中药：番薯适量，生食或煮食；外用适量，捣敷。

蕹 菜 空心菜、通菜蓊、蕹菜、藤藤菜、通菜
Ipomoea aquatica Forsk.

【标本采集号】150822190717065LY

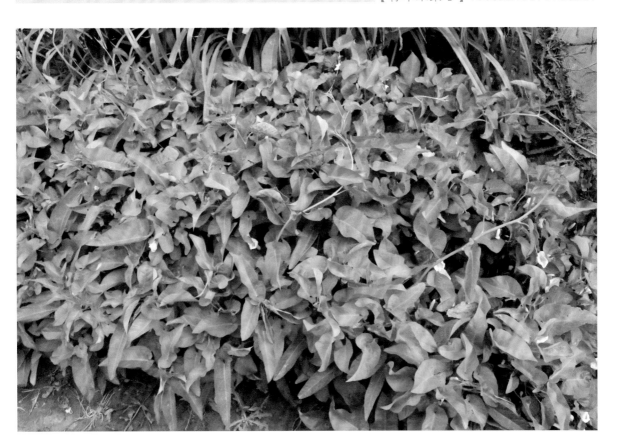

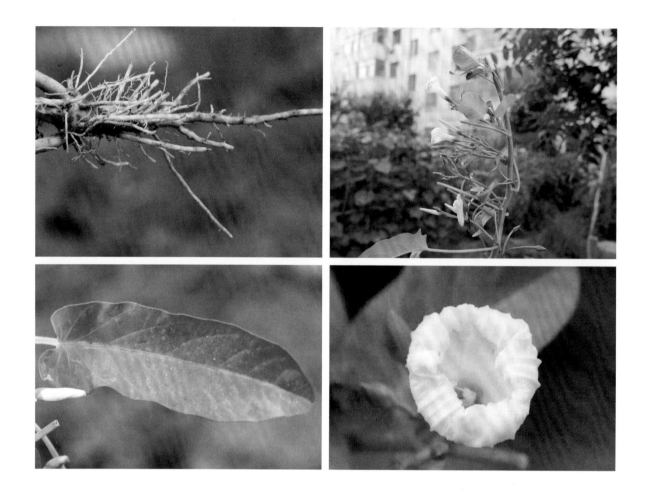

【形态特征】一年生草本。茎圆柱形，有节，节间中空，节上生根，无毛。叶片长卵形，顶端锐尖，
　　　　　　具小短尖头，基部心形、戟形或箭形，全缘或波状，两面近无毛或偶有稀疏柔毛；叶
　　　　　　柄无毛。聚伞花序腋生，基部被柔毛，向上无毛，具花1~3（~5）朵；苞片小鳞片状；
　　　　　　花梗无毛；萼片近等长，卵形，外面无毛；花冠白色、淡红色或紫红色，漏斗状；雄
　　　　　　蕊不等长，花丝基部被毛；子房圆锥状，无毛。蒴果球形，无毛。种子密被短柔毛或
　　　　　　有时无毛。

【适宜生境】中生植物。生于气候温暖、土壤肥沃多湿的地方。

【资源状况】作为蔬菜，阴山地区有少量栽培。

【入药部位】■中药：茎叶（蕹菜）。

【采收加工】秋季采收，洗净，鲜用或晒干。

【功能主治】■中药：蕹菜凉血止血，清热利湿；用于鼻衄，便秘，淋浊，便血，尿血，痔疮，痈肿，
　　　　　　蛇虫咬伤。

【用法用量】■中药：蕹菜60~120g，或捣汁服；外用适量，煎汤洗，或捣敷。

牵 牛

喇叭花、黑白丑、裂叶牵牛、浑达干 – 其其格

Ipomoea nil (L.) Roth

【标本采集号】150124190914022LY

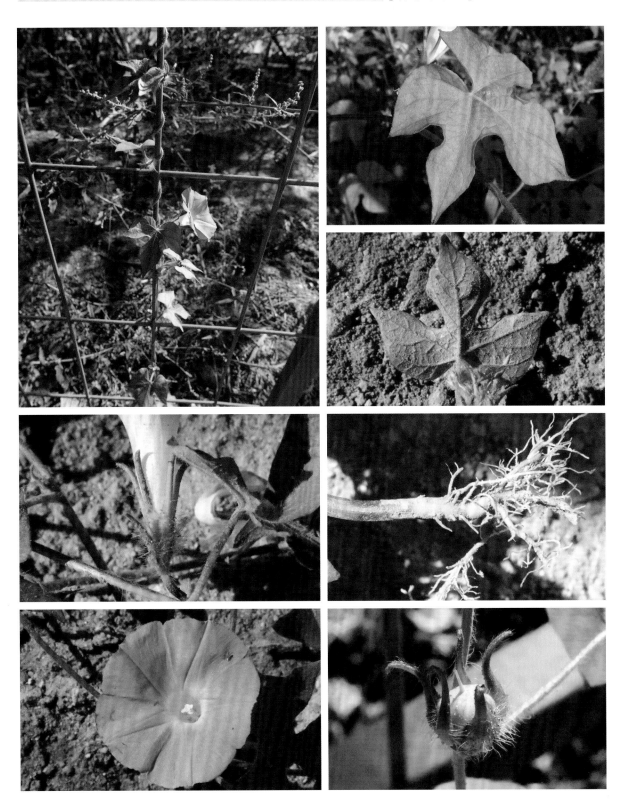

【形态特征】一年生缠绕草本，全株被粗硬毛。叶宽卵形或近圆形，深或浅的3裂，偶5裂，基部圆，心形，中裂片长圆形或卵圆形，渐尖或骤尖，侧裂片较短。花腋生，单一或通常2朵着生于花序梗顶端；苞片线形或叶状；小苞片线形；萼片5枚，披针状线形，基部有粗硬毛；花冠漏斗状，蓝紫色或紫红色，花冠管色淡；雄蕊不等长，与花柱均内藏，花丝基部被柔毛；子房无毛，柱头头状。蒴果近球形，3瓣裂。种子卵状三棱形，黑褐色，被褐色短绒毛。

【适宜生境】中生植物。生于海拔100~200（~1600）m的山坡灌丛、干燥河谷路边、园边宅旁、山地路边，或为栽培。

【资源状况】作为园林绿化植物，阴山地区有少量栽培，或逸生。

【入药部位】■中药：种子（牵牛子）。

【采收加工】秋末果实成熟、果壳未开裂时采割植株，晒干，打下种子，除去杂质。

【功能主治】■中药：牵牛子泻水通便，消痰涤饮，杀虫攻积；用于水肿胀满，二便不通，痰饮积聚，气逆喘咳，虫积腹痛。

【用法用量】■中药：牵牛子3~6g，入丸、散服，每次1.5~3g。

圆叶牵牛

紫牵牛、喇叭花、毛牵牛、宝日－混达干－其其格

Pharbitis purpurea (L.) Voisgt

【标本采集号】150222180829062LY

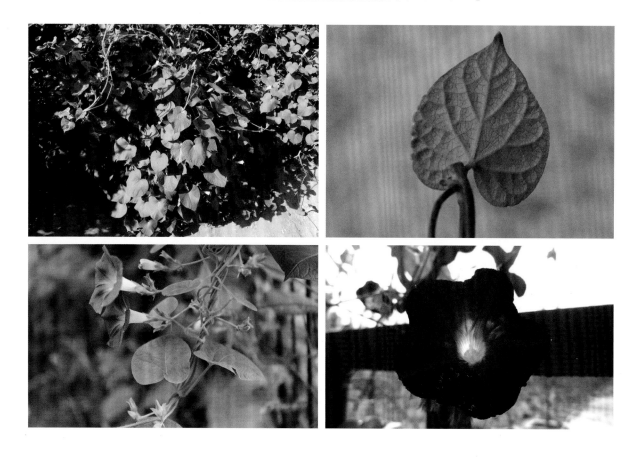

【形态特征】一年生缠绕草本，全株被粗硬毛。叶圆心形或宽卵状心形，通常全缘，偶有3裂，两面疏或密被刚伏毛。花腋生，排成伞形聚伞花序；苞片线形，被开展的长硬毛；萼片近等长，外面3枚长椭圆形，渐尖，内面2枚线状披针形；花冠漏斗状，紫红色、红色或白色，花冠管通常白色，瓣中带于内面色深；雄蕊不等长，与花柱均内藏，花丝基部被柔毛。蒴果近球形，3瓣裂。种子卵状三棱形，黑褐色或米黄色，被极短的糠秕状毛。花期7~9月，果期8~10月。

【适宜生境】中生植物。生于平地以至海拔2800m的田边、路边、宅旁或山谷林内，栽培或沦为野生。

【资源状况】分布于乌兰察布市（察哈尔右翼后旗、察哈尔右翼前旗）、呼和浩特市（清水河县）、包头市（白云鄂博矿区、东河区、固阳县、九原区、昆都仑区、青山区）、巴彦淖尔市（磴口县、乌拉特后旗）。少见。作为园林绿化植物，阴山地区亦有少量栽培。

【入药部位】■中药：种子（牵牛子）。

【采收加工】秋季果实成熟时，采收种子，除去杂质，洗净，晒干。

【功能主治】■中药：牵牛子泻水通便，消痰涤饮，杀虫攻积；用于水肿胀满，二便不通，痰饮积聚，气逆喘咳，虫积腹痛。

【用法用量】■中药：牵牛子3~6g，入丸、散服，每次1.5~3g。

南方菟丝子 女萝、金线藤、菟丝子
Cuscuta australis R. Br.

【标本采集号】150823150813001LY

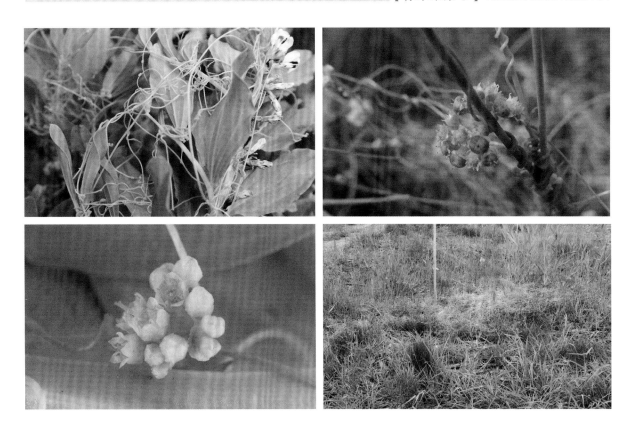

【形态特征】一年生寄生草本。茎缠绕，金黄色，纤细，无叶。花序侧生，少花或多花簇生成小伞形花序；苞片及小苞片均小，鳞片状；花梗稍粗壮；花萼杯状，基部联合，裂片3~4（~5）枚，通常不等大；花冠乳白色或淡黄色，杯状，裂片卵形，顶端圆，与花冠管近等长，直立，宿存；雄蕊着生于花冠裂片弯缺处，比花冠裂片稍短；鳞片小，边缘短流苏状；子房扁球形，花柱2个。蒴果扁球形，成熟时不规则开裂。种子4枚，淡褐色。花期7~8月，果期8~9月。

【适宜生境】中生植物。寄生于田边、路旁的豆科、菊科蒿属、马鞭草科牡荆属等草本或小灌木上。

【资源状况】分布于巴彦淖尔市（乌拉特前旗）。少见。

【入药部位】■中药：种子（菟丝子）。

【采收加工】秋季果实成熟时采收种子，洗净，除去杂质，筛去沙土，生用，或盐水炒用，或蒸煮捣烂制成菟丝子饼用。

【功能主治】■中药：菟丝子补益肝肾，固精缩尿，安胎，明目，止泻，外用消风祛斑；用于肝肾不足，腰膝酸软，阳痿遗精，遗尿尿频，肾虚胎漏，胎动不安，目昏耳鸣，脾肾虚泻；外用于白癜风。

【用法用量】■中药：菟丝子 6~12g；外用适量。

菟丝子
豆寄生、无根草、金丝藤、希日－奥日义羊古
Cuscuta chinensis Lam.

【标本采集号】150121180508010LY

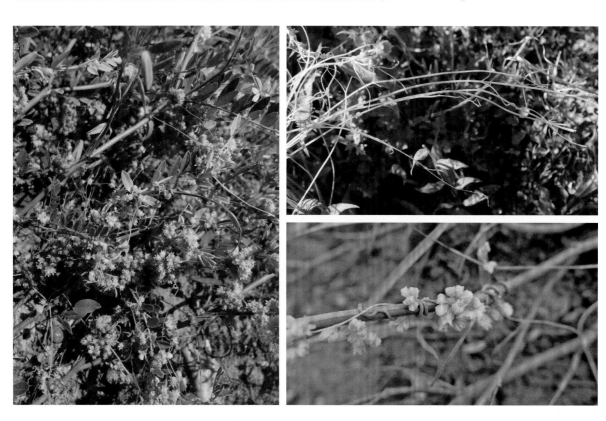

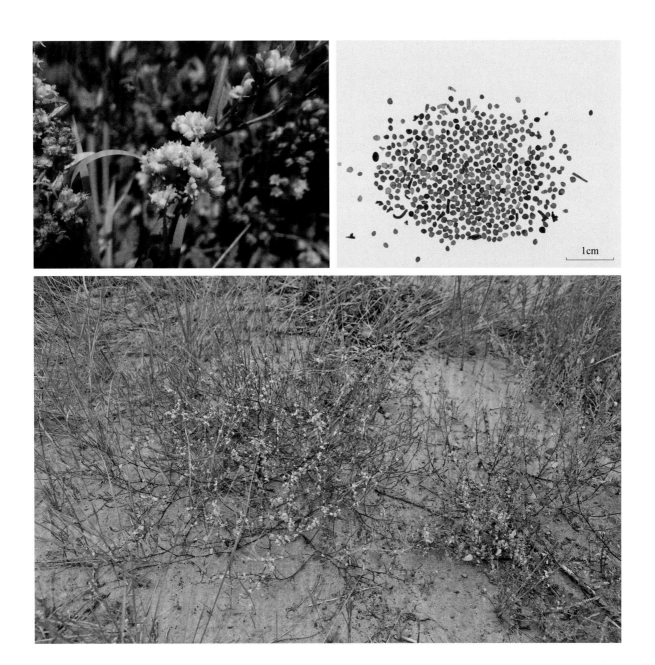

【形态特征】一年生寄生草本。茎黄色，纤细，直径约 1mm。花序侧生，少花至多花密集成聚伞状团伞花序，花序无梗；苞片及小苞片鳞片状；花萼杯状，中部以上分裂，裂片三角状；花冠白色，壶形，长约 3mm，裂片三角状卵形，先端反折；雄蕊生于花冠喉部；鳞片长圆形，伸至雄蕊基部，边缘流苏状；花柱 2 个，等长或不等长，柱头球形。蒴果球形，为宿存花冠全包，周裂。种子 2~4 枚，卵圆形，淡褐色，粗糙。花期 7~8 月，果期 8~10 月。

【适宜生境】中生植物。寄生于草本植物上，多寄生在豆科植物上，故有"豆寄生"之名。

【资源状况】分布于阴山地区各地。常见。

【入药部位】■中药：种子（菟丝子）。

【采收加工】9~10 月收获，采收成熟果实，晒干，打出种子，簸去果壳、杂质。

【功能主治】■中药：菟丝子补益肝肾，固精缩尿，安胎，明目，止泻，外用消风祛斑；用于肝肾不足，腰膝酸软，阳痿遗精，遗尿尿频，肾虚胎漏，胎动不安，目昏耳鸣，脾肾虚泻；外用于白癜风。

【用法用量】■中药：菟丝子6~12g；外用适量。

金灯藤

金丝草、金灯笼、日本菟丝子、比拉出特－希日－奥日义羊吉
Cuscuta japonica Choisy

【标本采集号】150924180724076LY

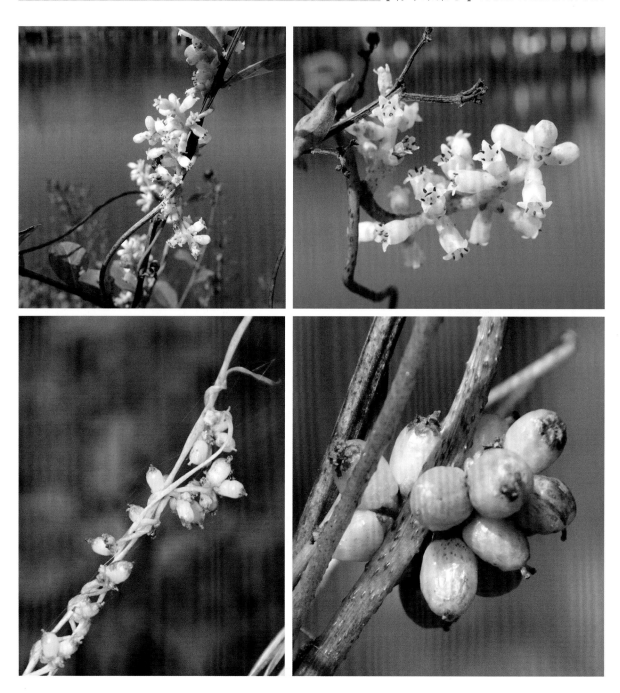

【形态特征】一年生寄生缠绕草本。茎肉质，黄色，常被紫红色瘤点，无毛，多分枝，无叶。穗状花序，基部常分枝；花无梗或近无梗；苞片及小苞片鳞片状，卵圆形；花萼碗状，肉质，5裂几达基部，裂片卵圆形，常被紫红色瘤点；花冠钟状，淡红色或绿白色，5浅裂；鳞片5枚，长圆形，边缘流苏状，伸长至冠筒中部；花柱细长，与子房近等长，柱头2裂，裂片舌状。蒴果卵圆形，近基部周裂。种子1~2枚，光滑，褐色。花期7~8月，果期8~9月。

【适宜生境】中生植物。寄生于草本植物上，常见寄生于草原植物及草甸植物。

【资源状况】分布于乌兰察布市（兴和县）。少见。

【入药部位】■中药：种子（大菟丝子）。

【采收加工】秋季采收全草，晒干，打下种子，除去杂质，筛净或簸净。

【功能主治】■中药：大菟丝子滋补肝肾，固精缩尿，安胎，明目，止泻；用于肾虚腰痛，阳痿遗精，尿频，宫冷不孕，目暗便溏之肾阴阳两虚证。

【用法用量】■中药：大菟丝子6~15g，或入丸、散服。

欧洲菟丝子
苜蓿菟丝子、大菟丝子、套木－希日－奥日义羊古
Cuscuta europaea L.

【标本采集号】150927170803021LY

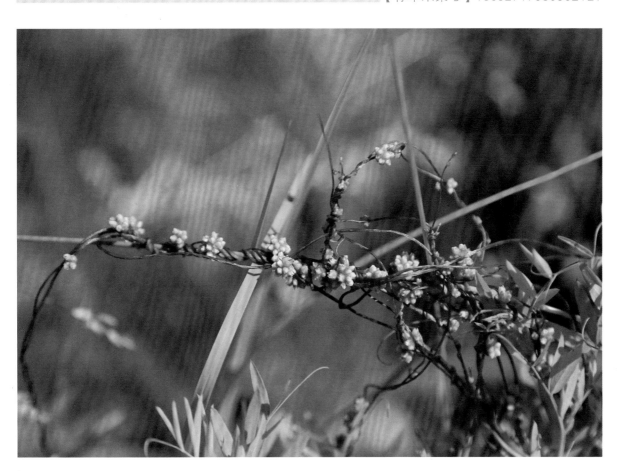

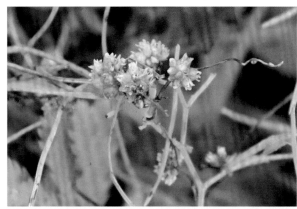
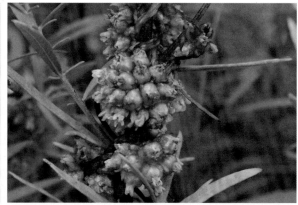
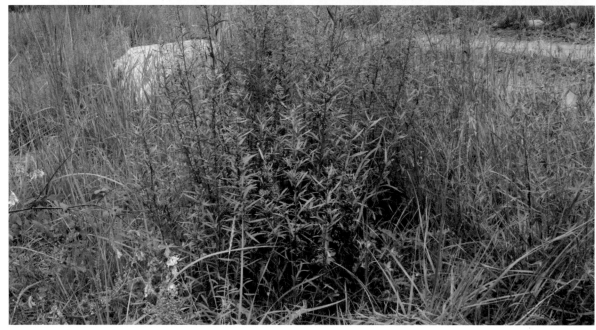

【形态特征】一年生寄生草本。茎缠绕，带黄色或带红色，纤细，毛发状，直径不超过 1mm，无叶。花序侧生，少花或多花密集成团伞花序；花萼杯状，中部以下联合，裂片三角状卵形；花冠淡红色，壶形，裂片 4~5 枚，三角状卵形，宿存；雄蕊着生于花冠凹缺微下处，花药卵圆形；鳞片薄，倒卵形，顶端 2 裂或不分裂，边缘流苏较少；子房近球形，花柱 2 个，柱头棒状。蒴果近球形，上部覆以凋存的花冠。种子通常 4 枚，淡褐色，椭圆形，表面粗糙。花期 7~8 月，果期 8~9 月。

【适宜生境】中生植物。寄生于多种草本植物上，尤以豆科、菊科、藜科为甚。

【资源状况】分布于乌兰察布市（察哈尔右翼中旗）、阿拉善盟（阿拉善左旗行政区）。少见。

【入药部位】■中药：种子（大菟丝子）。

【采收加工】秋季采收全草，晒干，打下种子，除去杂质，筛净或簸净。

【功能主治】■中药：大菟丝子滋补肝肾，固精缩尿，安胎，明目，止泻；用于肾虚腰痛，阳痿遗精，尿频，宫冷不孕，目暗便溏之肾阴阳两虚证。

【用法用量】■中药：大菟丝子 6~15g，或入丸、散服。

花葱科

中华花葱

花葱、山波菜、囊给得－伊音吉－布古日乐

Polemonium coeruleum Linn. var. *chinense* Brand

【标本采集号】1509251508180081LY

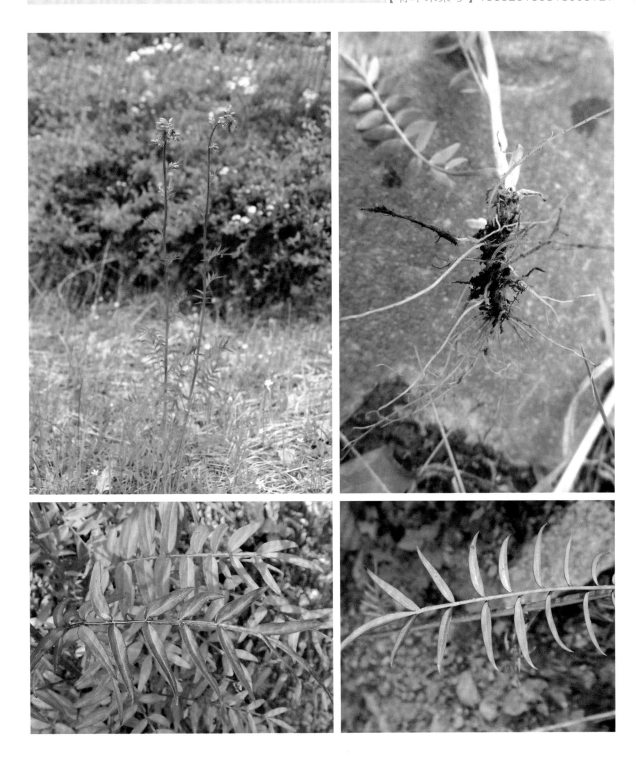

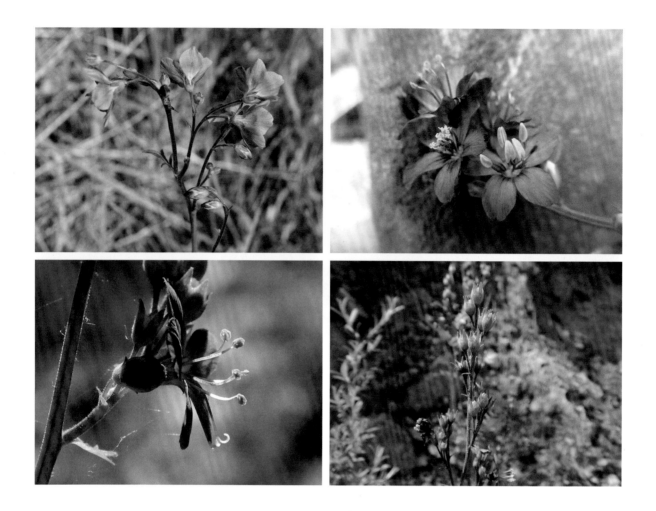

【形态特征】多年生草本。根匍匐，圆柱状，多纤维状须根。茎直立，无毛或被疏柔毛。羽状复叶
互生，小叶长卵形至披针形，全缘，两面有疏柔毛或近无毛，无小叶柄。圆锥花序疏散；
花通常较小，花冠长约 1cm，有时长达 1.5cm；花柱和雄蕊均伸出花冠外。蒴果卵形。
种子褐色，纺锤形，种皮具有膨胀性的黏液细胞，干后膜质似种子有翅。花期 6~7 月，
果期 7~8 月。

【适宜生境】中生植物。生于山地林下、林缘、草甸及沟谷。

【资源状况】分布于乌兰察布市（丰镇市、凉城县）、呼和浩特市（和林格尔县、土默特左旗）、
包头市（固阳县）、巴彦淖尔市（乌拉特前旗）。少见。

【入药部位】■中药：根或根茎（花葱）。

【采收加工】夏季花尚未开放时采收，洗净，切段，晒干。

【功能主治】■中药：花葱化痰，安神，止血；用于咳嗽痰多，癫痫，失眠，咯血，衄血，吐血，便血，
月经过多。

【用法用量】■中药：花葱 3~10g。

紫草科

细叶砂引草 砂引草、紫丹草

Tournefortia sibirica L. var. *angustior* (DC.) W. T. Wang

【标本采集号】150121180505004LY

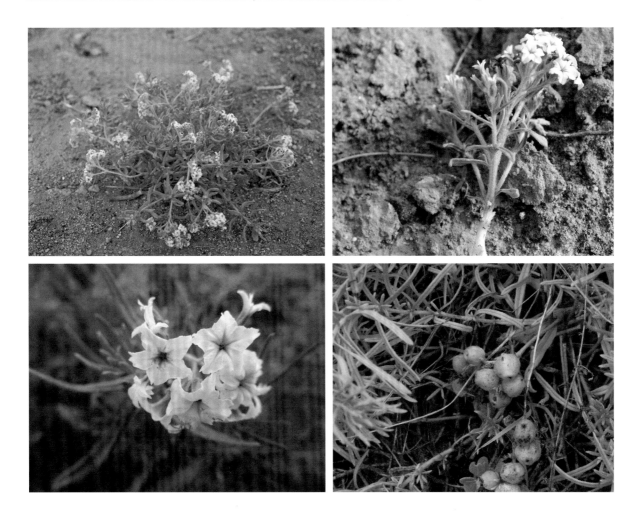

【形态特征】多年生草本。具细长的根状茎；茎密被长柔毛，常自基部分枝。叶狭细呈线形或线状披针形，两面被密伏生的长柔毛，无柄或几无柄。伞房状聚伞花序顶生，花密集，被密柔毛；花萼裂片披针形，密被白柔毛；花冠白色，漏斗状，花冠筒裂片卵圆形，外被密柔毛；雄蕊5枚，内藏，花药箭形，基部2裂，花丝短，子房不裂，4室，每室具1枚胚珠，柱头下具膨大环状物，花柱较粗。果矩圆状球形，先端平截，具纵棱，被密短柔毛。花期5~6月，果期7月。

【适宜生境】中旱生植物。生于沙地、沙漠边缘、盐生草甸、干河沟边。

【资源状况】分布于乌兰察布市（丰镇市、化德县、凉城县、商都县、四子王旗、卓资县）、呼和浩特市（回民区、赛罕区、土默特左旗、托克托县、武川县、新城区、玉泉区）、包头市（达尔罕茂明安联合旗、东河区、九原区、昆都仑区、青山区、石拐区、土默特右旗）、巴彦淖尔市（磴口县、乌拉特前旗、乌拉特中旗）。常见。

【入药部位】■中药：全草（砂引草）。

【采收加工】夏、秋二季采收，洗净泥土，晒干。

【功能主治】■中药：砂引草清热解毒，排脓敛疮；用于疮疡溃破，久不收口，皮肤湿疹。

【用法用量】■中药：砂引草 3~9g；外用适量，煎汤洗患处，或熬膏敷患处。

琉璃苣 *Borago officinalis* L.

【标本采集号】150824180604010LY

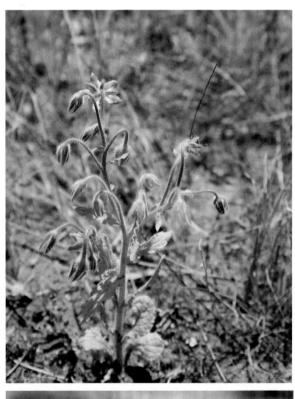
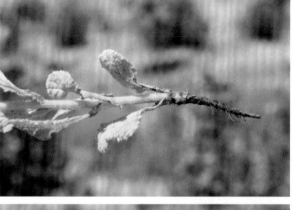
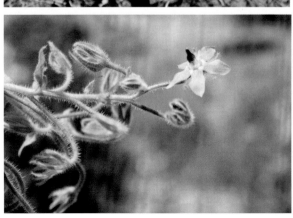
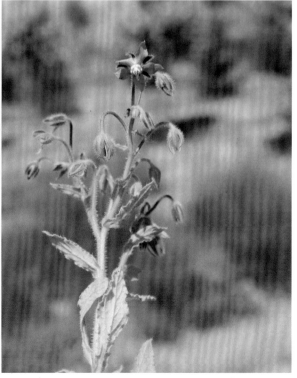

【形态特征】一年生草本，稍具黄瓜香味，株高60cm。茎被粗毛。叶大，粗糙，长圆形，有柄。花蓝色，排成疏散、有叶的聚伞花序，下垂；花梗通常淡红色；花星状，鲜蓝色，有时白色或玫瑰色；雄蕊鲜黄色，5枚，在花中心排成圆锥形。小坚果，平滑或有乳头状突起。花期7月。

【适宜生境】中生植物。耐高温多雨，不耐寒，生活在热带地区。

【资源状况】作为园林绿化植物，阴山地区有少量栽培。

【入药部位】■中药：全草（琉璃苣）。

【采收加工】秋季采收全草。

【功能主治】■中药：琉璃苣利尿，解毒，退烧；用于月经前小腹胀痛，更年期症状，动脉粥样硬化，心脏病，糖尿病，湿疹，关节发炎疼痛，呼吸道感染。

【用法用量】■中药：琉璃苣多入丸剂服；外用适量。

紫 草 紫丹、地血、伯日漠格
Lithospermum erythrorhizon Sieb. et Zucc.

【标本采集号】150125140726023LY

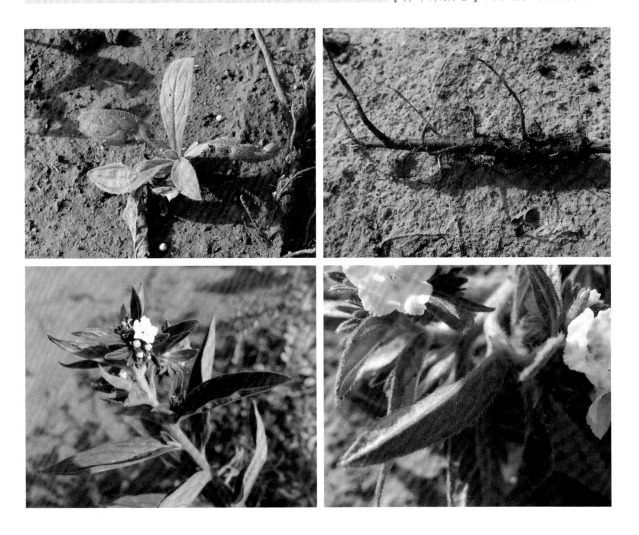

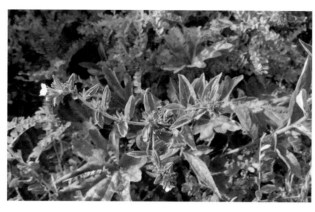 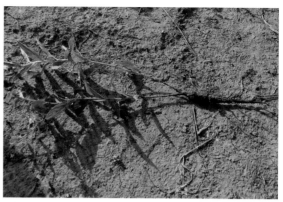

【形态特征】多年生草本，高达90cm。根富含紫色物质。茎直立，被短糙伏毛，上部分枝。叶卵
状披针形或宽披针形，两面被毛，无柄。花序生于茎枝上部；花萼裂片线形，被短糙
伏毛；花冠白色，稍被毛，冠檐与冠筒近等长，裂片宽卵形，开展，全缘或微波状，
喉部附属物半球形，无毛；雄蕊生于花冠筒中部。小坚果卵球形，乳白色或带淡黄褐
色，平滑，有光泽，腹面具纵沟。花、果期6~9月。

【适宜生境】中生植物。生于山地林缘、灌丛中，也见于路边散生。

【资源状况】呼和浩特市（武川县）有少量引种栽培。

【入药部位】■中药：根（紫草）。

【采收加工】春、秋二季采挖，除去泥沙，晒干。

【功能主治】■中药：紫草清热凉血，活血解毒，透疹消斑；用于血热毒盛，斑疹紫黑，麻疹不透，
疮疡，湿疹，水火烫伤。

【用法用量】■中药：紫草5~10g；外用适量，熬膏，或制油涂。

疏花软紫草
疏花假紫草、塔日漠格 – 希日 – 伯日漠格
Arnebia szechenyi Kanitz

【标本采集号】150825140813077LY

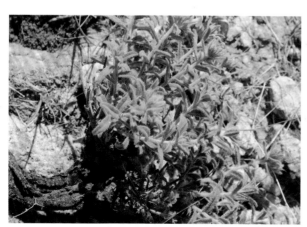 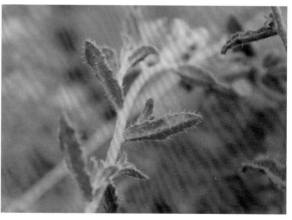

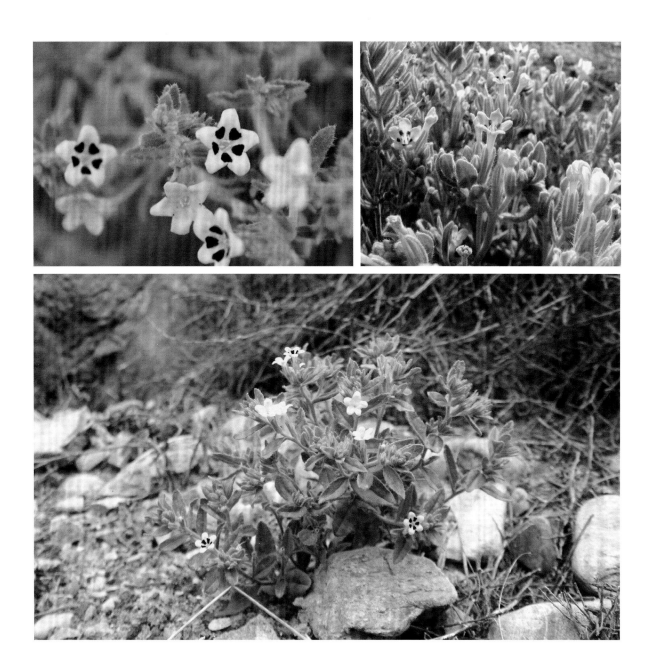

【形态特征】多年生草本。根含紫色物质。茎高 20~30cm，有疏分枝，密生灰白色短柔毛。叶无叶柄，狭卵形至线状长圆形，两面都有短伏毛和具基盘的短硬毛，边缘具钝锯齿，齿端有硬毛。镰状聚伞花序有数朵花，排列较疏；苞片与叶同型；花萼裂片线形，两面密生长硬毛和短硬毛；花冠黄色，筒状钟形，外面有短毛，檐部常有紫色斑点；雄蕊着生于花冠筒中部（长柱花）或喉部（短柱花）；子房 4 裂，花柱丝状。小坚果有疣状突起和短伏毛。花期 6~9 月，果期 8~9 月。

【适宜生境】砾石生旱生植物。生于阳山坡。

【资源状况】分布于巴彦淖尔市（乌拉特后旗、乌拉特中旗）、阿拉善盟（阿拉善左旗行政区）。常见。

【入药部位】■中药：根（紫草）。

■蒙药：根（希日 – 毕日漠格）。

【采收加工】春、秋二季采挖，除去泥沙，干燥；蒙药春、秋二季采挖，除去泥沙，用鲜牛奶浸泡4~6 小时后晾干。

【功能主治】■中药：紫草清热凉血，活血解毒，透疹消斑；用于血热毒盛，斑疹紫黑，麻疹不透，疮疡，湿疹，水火烫伤。

■蒙药：希日 – 毕日漠格清热，止血；用于肾热，肺热咳嗽，肺脓肿，膀胱热，淋病，尿血，腰痛，鼻出血，月经过多，创伤出血，预防麻疹。

【用法用量】■中药：紫草 5~10g；外用适量，熬膏，或用植物油浸泡涂擦。

■蒙药：希日 – 毕日漠格多入丸、散服。

黄花软紫草
假紫草、内蒙古紫草、巴力木格、希日 – 毕日漠格
Arnebia guttata Bge.

【标本采集号】150822190613016LY

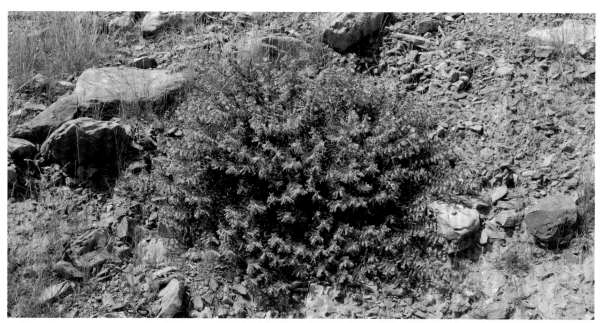

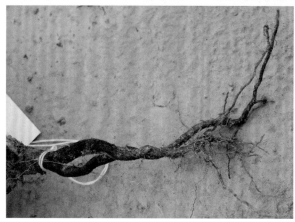

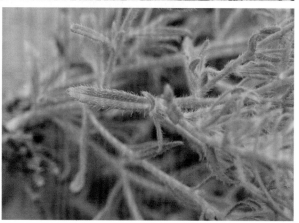

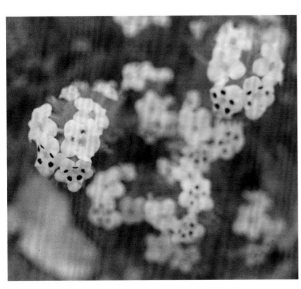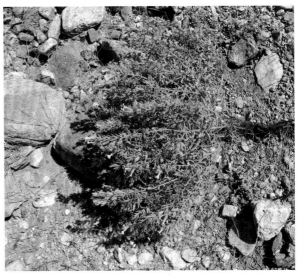

【形态特征】多年生草本，高达 25cm。根含紫色物质。茎直立，多分枝。叶匙状线形或线形，两面密被具基盘白色长硬毛，无柄。镰状聚伞花序；苞片线状披针形；花萼裂片线形，被长伏毛；花冠黄色，筒状钟形，被短柔毛，裂片宽卵形或半圆形，常具紫色斑点；雄蕊生于花冠筒中部（长柱花）或喉部（短柱花）；花柱丝状，稍伸出喉部（长柱花）或仅达花冠筒中部（短柱花），顶端 2 浅裂，柱头肾形。小坚果三角状卵圆形，淡黄褐色。花期 6~7 月，果期 8~9 月。

【适宜生境】旱生植物。生于荒漠化小针茅草原及猪毛菜类荒漠中。喜生于沙砾质及砾石质土壤中。

【资源状况】分布于巴彦淖尔市（磴口县、乌拉特后旗、乌拉特前旗、乌拉特中旗）、阿拉善盟（阿拉善左旗行政区）。常见。

【入药部位】■中药：根（紫草）。

■蒙药：根（巴力木格）。

【采收加工】春、秋二季采挖，除去泥沙，干燥。

【功能主治】■中药：紫草清热凉血，活血解毒，透疹消斑；用于血热毒盛，斑疹紫黑，麻疹不透，疮疡，湿疹，水火烫伤。

■蒙药：巴力木格清热，止血；用于肾热，肺热咳嗽，肺脓肿，膀胱热，淋病，尿血，腰痛，鼻出血，月经过多，创伤出血，预防麻疹。

【用法用量】■中药：紫草 5~10g；外用适量，熬膏，或用植物油浸泡涂擦。

■蒙药：巴力木格多配方用。

评 述

1. 化学成分：主要含萘醌类和有机酸类成分。

2. 资源利用：本品野生药材产量较少，尚无人工栽培。

灰毛软紫草

灰毛假紫草

Arnebia fimbriata Maxim.

【标本采集号】150824180719001LY

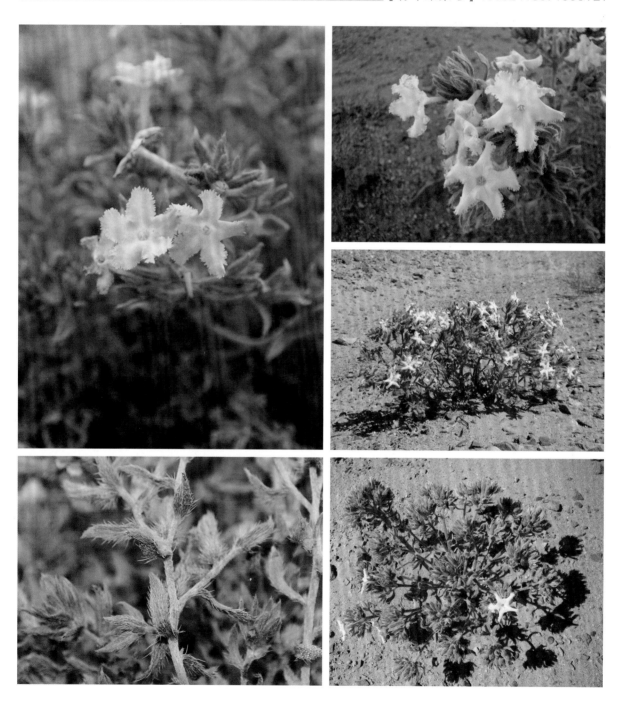

【形态特征】多年生草本，全株密生灰白色长硬毛。茎通常多条，多分枝。叶无柄，线状长圆形至线状披针形。镰状聚伞花序，具排列较密的花；苞片线形；花萼裂片钻形，两面密生长硬毛；花冠淡蓝紫色或粉红色，有时为白色，外面稍有毛，筒部直或稍弯曲，裂片宽卵形，边缘具不整齐牙齿；雄蕊着生于花冠筒中部或喉部；子房4裂，花柱丝状，稍伸出喉部（长柱花）或仅达花冠筒中部，先端微2裂。小坚果三角状卵形，密生疣状突起，无毛。花、果期6~9月。

【适宜生境】旱生植物。散生于荒漠带及荒漠草原带的沙地、砾石质坡地及干河谷中。

【资源状况】分布于巴彦淖尔市（乌拉特中旗）、阿拉善盟（阿拉善左旗行政区）。少见。

【入药部位】■中药：根（假紫草）。

【采收加工】春、秋二季采挖，洗净，晒干。

【功能主治】■中药：假紫草清热凉血，活血，解毒透疹，滑肠；用于斑疹热毒，痈肿，紫癜，烫火伤，湿疹，大便燥结。

【用法用量】■中药：假紫草3~9g。

紫筒草 紫根根、白毛草、敏吉音－扫日
Stenosolenium saxatile (Pall.) Turcz.

【标本采集号】150222180508003LY

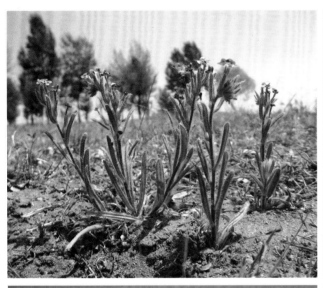
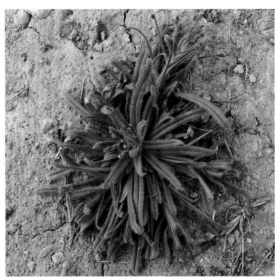
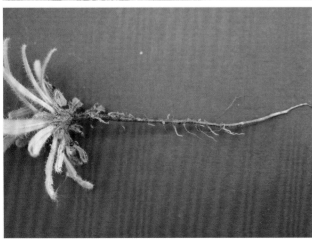
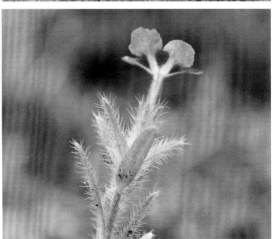

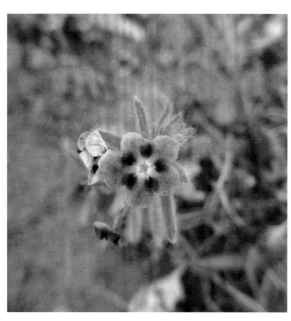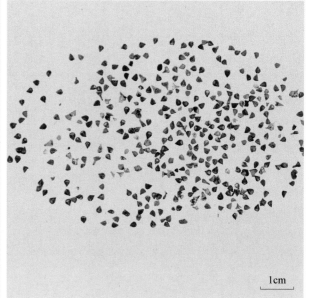

【形态特征】多年生草本。根细锥形，根皮紫褐色，稍含紫红色物质。茎通常数条，高 10~25cm，密生开展的长硬毛和短伏毛。基生叶和下部叶匙状线形或倒披针状线形，近花序的叶披针状线形。花序顶生，逐渐延长，密生硬毛；苞片叶状；花萼密生长硬毛，裂片钻形；花冠蓝紫色、紫色或白色，外面有稀疏短伏毛，花冠筒细；雄蕊螺旋状着生于花冠筒中部之上，内藏；花柱长约为花冠筒的 1/2，先端 2 裂，柱头球形。小坚果斜卵形。花期 5~6 月，果期 6~8 月。

【适宜生境】旱生植物。生于干草原、沙地、低山丘陵的石质坡地和路旁。

【资源状况】分布于乌兰察布市（察哈尔右翼后旗、察哈尔右翼前旗、化德县、集宁区、凉城县、商都县、卓资县）、呼和浩特市（和林格尔县、清水河县、托克托县、武川县）、包头市（东河区、固阳县、九原区、昆都仑区、青山区、石拐区、土默特右旗）、巴彦淖尔市（乌拉特后旗、乌拉特前旗、乌拉特中旗）。常见。

【入药部位】■中药：全草（紫筒草）。

■蒙药：根（敏吉尔 – 草日）。

【采收加工】夏季采收全草，晒干；春、秋二季采挖根，除去泥沙，晒干。

【功能主治】■中药：紫筒草祛风除湿；用于风湿关节痛。

■蒙药：敏吉尔 – 草日清热，凉血，透疹，化斑，解毒；用于发斑发疹，肝炎，痈肿，烫火伤，湿疹，冻疮，大便燥结。

【用法用量】■中药：紫筒草 6~9g。

■蒙药：敏吉尔 – 草日多配方用。

勿忘草

林勿忘草、道日斯哈拉－额布斯

Myosotis silvatica Ehrh. ex Hoffm.

【标本采集号】150927180523002LY

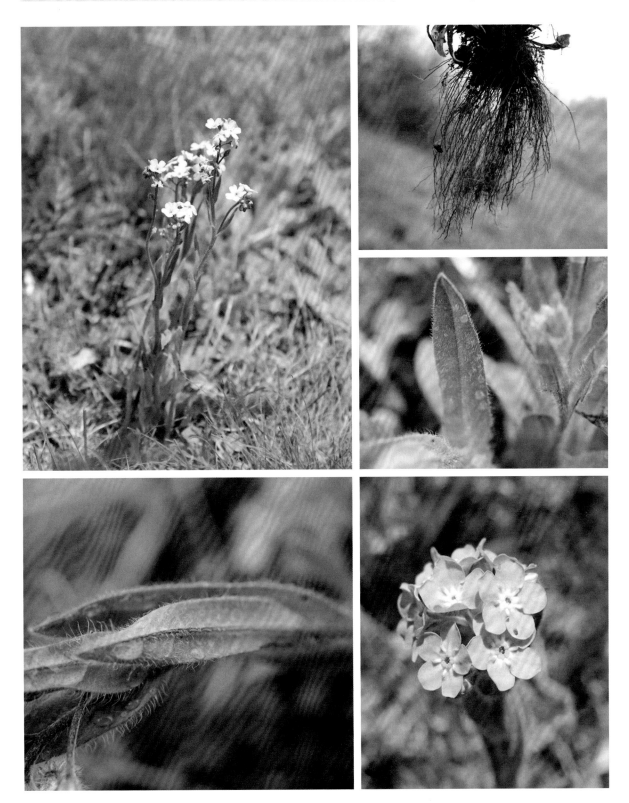

【形态特征】多年生草本。茎直立，单一或数条簇生，高 20~45cm，具分枝，疏生开展的糙毛，有时被卷毛。基生叶和茎下部叶有柄，叶基部渐狭，下延成翅，两面被糙伏毛，毛基部具小形的基盘；茎中部以上叶无柄。花序在花期短，花后伸长，无苞片；花梗较粗，果期直立，密生短伏毛；花萼果期增大，深裂为花萼长度的 2/3 至 3/4，裂片密被伸展或具钩的毛；花冠蓝色，裂片 5 枚，喉部附属物 5 个；花药先端具圆形的附属物。小坚果暗褐色，平滑，有光泽。花期 5~6 月，果期 8 月。

【适宜生境】中生植物。生于山地林缘或林下、山坡或山谷草地等处。

【资源状况】分布于乌兰察布市（察哈尔右翼后旗、察哈尔右翼中旗）。少见。

【入药部位】■中药：花（勿忘草）。

【采收加工】5~6 月开花期采收，晒干。

【功能主治】■中药：勿忘草清热解毒，护肤养颜，美白肌肤，清肝明目，并有促进肌体新陈代谢、延缓衰老、提高免疫力的作用；用于大便秘结，皮肤粉刺，调节女性生理。

【用法用量】■中药：勿忘草开水泡服，代茶饮。

附地菜　地胡椒、黄瓜香、特木根－好古来
Trigonotis peduncularis (Trev.) Benth. ex Baker et Moore

【标本采集号】150121180521001LY

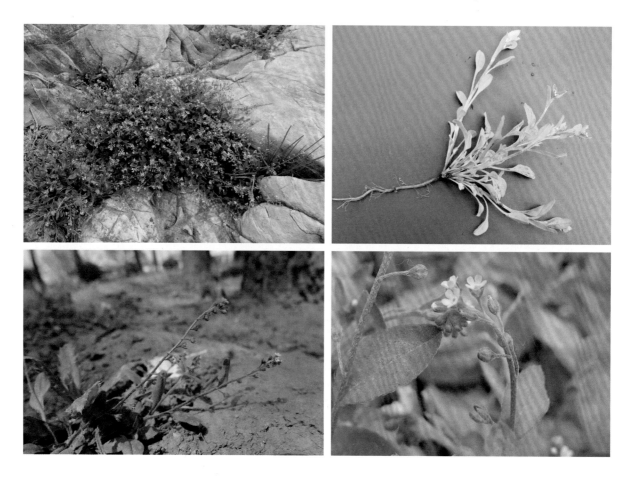

【形态特征】二年生草本，高达30cm。茎常多条，直立或斜升，下部分枝，密被短糙伏毛。基生叶卵状椭圆形或匙形，两面被糙伏毛，具柄；茎生叶长圆形或椭圆形，具短柄或无柄。花序顶生；无苞片或花序基部具苞片2~3枚；花萼裂至中下部，裂片卵形，先端渐尖或尖；花冠淡蓝色或淡紫红色，冠筒极短，冠檐裂片倒卵形，开展，喉部附属物白色或带黄色。小坚果斜三棱锥状四面体形，被毛或无毛，背面三角状卵形，具锐棱。花期5月，果期8月。

【适宜生境】旱中生植物。生于山地林缘、草甸及沙地。

【资源状况】分布于乌兰察布市（四子王旗）、呼和浩特市（土默特左旗）、包头市（达尔罕茂明安联合旗、东河区、固阳县、九原区、昆都仑区、青山区、土默特右旗）、巴彦淖尔市（乌拉特中旗）。常见。

【入药部位】■中药：全草（附地菜）。

【采收加工】初夏采收，鲜用或晒干。

【功能主治】■中药：附地菜清热，消炎，止痛，止痢；用于热毒疮疡，赤白痢疾，跌打损伤。

【用法用量】■中药：附地菜15~30g，或研末服；外用适量，捣敷，或研末擦。

石生齿缘草 蓝梅、哈旦－巴塔哈
Eritrichium rupestre (Pall.) Bge.

【标本采集号】150121180506017LY

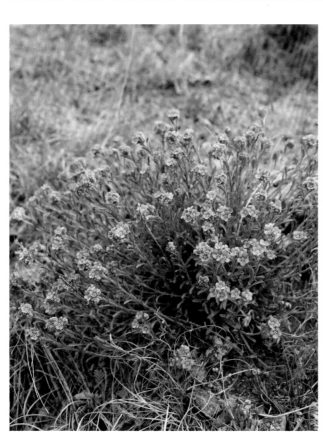
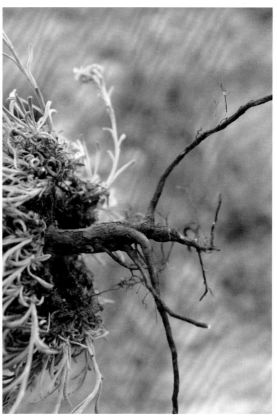

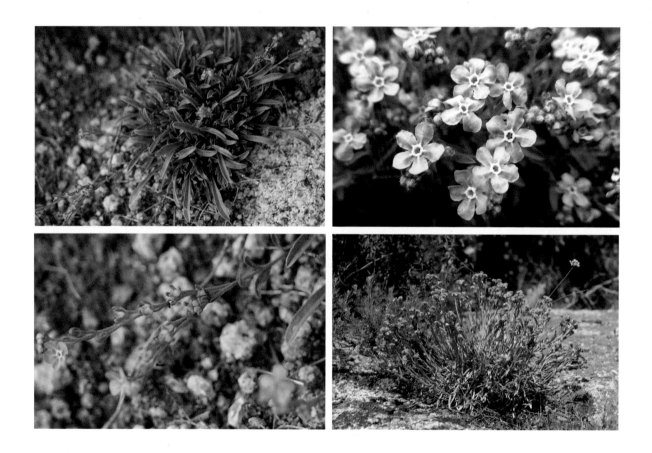

【形态特征】多年生草本，高 10~18（25）cm，全株（茎、叶、苞片、花梗、花萼）密被绢状细刚毛，呈灰白色。茎数条丛生，基部常簇生。基生叶狭匙形或狭匙状倒披针形，具长柄；茎生叶狭倒披针形至条形，无柄。花序顶生，苞片条状披针形；花梗直立或稍开展；花萼裂片 5 枚，披针状条形；花冠蓝色，辐状，裂片 5 枚，矩圆形或近圆形，喉部具 5 个附属物。小坚果陀螺形，背面平或微凸，具瘤状突起和毛，着生面宽卵形，棱缘有三角形小齿。花、果期 7~8 月。

【适宜生境】中旱生植物。生于山地草原、羊茅草原、砾石质草原、山地砾石质坡地，也可进入亚高山带。

【资源状况】分布于乌兰察布市、呼和浩特市（和林格尔县、土默特左旗、武川县）、包头市（达尔罕茂明安联合旗、固阳县、石拐区、土默特右旗）、巴彦淖尔市（乌拉特前旗）。常见。

【入药部位】■中药：全草（齿缘草）。
　　　　　　■蒙药：全草（额布森 – 得瓦）。

【采收加工】夏、秋二季采收，除去杂质，洗净泥土，阴干或晒干。

【功能主治】■中药：齿缘草清热解毒；用于感冒，发热，温热病，脉管炎。
　　　　　　■蒙药：额布森 – 得瓦杀黏，清热，解毒；用于瘟热，流行性感冒，协日症，协日热。

【用法用量】■中药：齿缘草 3~6g，或研末冲服。
　　　　　　■蒙药：额布森 – 得瓦单用 3~5g，或入丸、散服。

卵盘鹤虱

蒙古鹤虱、中间鹤虱、塔巴格特 – 闹朝日嘎那

Lappula redowskii (Hornem.) Greene

【标本采集号】150824180823008LY

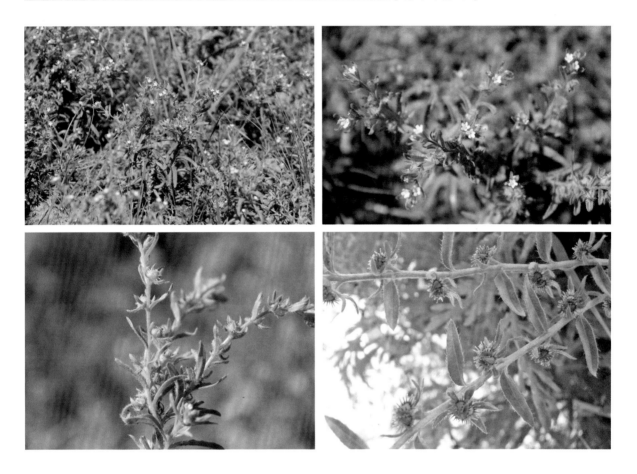

【形态特征】一年生草本。主根单一，粗壮，圆锥形。茎直立，通常单生，中部以上多分枝。茎生叶较密，线形或狭披针形，两面有具基盘的长硬毛。花序生于茎或小枝顶端，果期伸长；花梗直立，花后稍伸长；花萼5深裂，裂片线形，果期增大；花冠蓝紫色至淡蓝色，钟状，喉部缢缩，附属物生于花冠筒中部以上。果实宽卵形或近球状，具颗粒状突起，边缘具1行锚状刺。花、果期5~8月。

【适宜生境】中旱生植物。生于山麓砾石质坡地、河岸及湖边砂地，也常生于村旁路边。

【资源状况】分布于乌兰察布市（察哈尔右翼后旗）、巴彦淖尔市（乌拉特后旗、乌拉特前旗、乌拉特中旗）。少见。

【入药部位】中药：果实（鹤虱）。

【采收加工】秋季果实成熟时采摘，晒干，除去皮屑、杂质。

【功能主治】中药：鹤虱驱虫，消积，止痒；用于蛔虫病，蛲虫病，虫积腹痛。

【用法用量】中药：鹤虱10~15g，或入丸、散服；外用适量，煎汤洗。

鹤虱

小粘染子、闹朝日嘎那

Lappula myosotis V. Wolt

【标本采集号】150902190618011LY

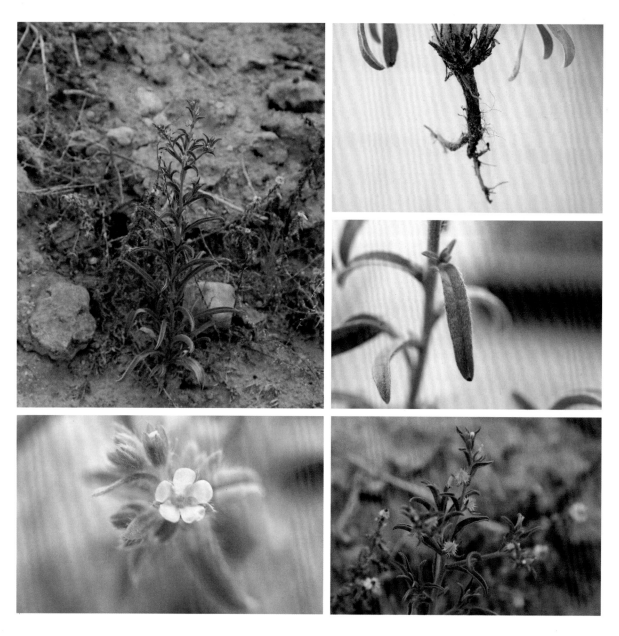

【形态特征】一、二年生草本。茎直立，高 30~60cm，密被白色短糙毛。基生叶长圆状匙形，全缘，两面密被有白色基盘的长糙毛；茎生叶较短而狭，披针形或线形。花序在花期短，果期伸长；苞片线形；花萼 5 深裂，裂片线形，急尖，有毛；花冠淡蓝色，漏斗状至钟状，喉部附属物梯形。小坚果卵状，通常有颗粒状疣突，稀平滑或沿中线龙骨状突起上有小棘突，边缘有 2 行近等长的锚状刺。花、果期 6~8 月。

【适宜生境】旱中生植物。喜生于河谷草甸、山地草甸及路旁等处。

【资源状况】分布于乌兰察布市（集宁区、凉城县、四子王旗、卓资县）、呼和浩特市（回民区、赛罕区、土默特左旗、武川县、新城区、玉泉区）、包头市（达尔罕茂明安联合旗、东河区、固阳县、九原区、昆都仑区、青山区、石拐区、土默特右旗）、阿拉善盟（阿拉善左旗行政区）。常见。

【入药部位】■中药：果实（鹤虱）。

■蒙药：果实（囊给－章古）

【采收加工】秋季果实成熟时采收，除去杂质，晒干。

【功能主治】■中药：鹤虱消积杀虫；用于蛔虫病，蛲虫病，绦虫病，虫积腹痛。

■蒙药：囊给－章古杀虫，止痒，消肿，治伤；用于蛔虫病，蛲虫病，疮疡，关节伤，鼠疮。

【用法用量】■中药：鹤虱 5~10g，或入丸、散服。

■蒙药：囊给－章古 5~10g，包煎，或与其他药配伍，入丸、散服；外用适量，研末酒调敷患处。

异刺鹤虱 小粘染子、乌日格斯图－闹朝日嘎那
Lappula heteracantha (Ledeb.) Gürke

【标本采集号】150823150826126LY

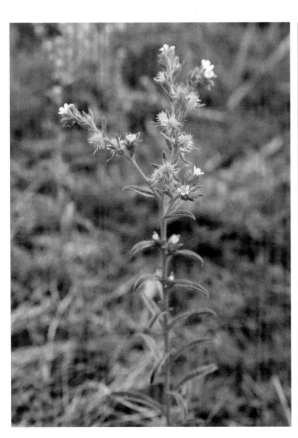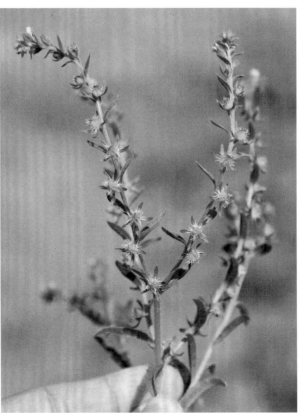

【形态特征】一年生草本，高达50cm。茎直立，多分枝，密被糙伏毛。茎生叶线状长圆形或披针形，两面被开展具基盘糙硬毛。花序疏散；苞片与叶对生；花萼裂片窄卵形，果期开展；花冠钟状，淡蓝色，附属物生于喉部，梯形；雌蕊基较短，花柱不高出小坚果。小坚果卵圆形，被疣点，背面披针形，边缘被2行锚状刺，刺基部扩展相互联合成窄翅，外行短刺在果下部。花、果期5~8月。

【适宜生境】旱中生植物。生于山地及沟谷草甸与田野，也见于村旁及路边，为常见的农田杂草。

【资源状况】分布于包头市（固阳县）、巴彦淖尔市（乌拉特前旗）。少见。

【入药部位】■中药：果实（鹤虱）。

【采收加工】秋季果实成熟时采摘，晒干，除去杂质。

【功能主治】■中药：鹤虱消积杀虫；用于蛔虫病，蛲虫病，绦虫病，虫积腹痛。

【用法用量】■中药：鹤虱5~10g，或入丸、散服。

蓝刺鹤虱　小粘染子、呼和－闹朝日嘎那
Lappula consanguinea (Fisch. et Mey.) Gürke

【标本采集号】150927180905074LY

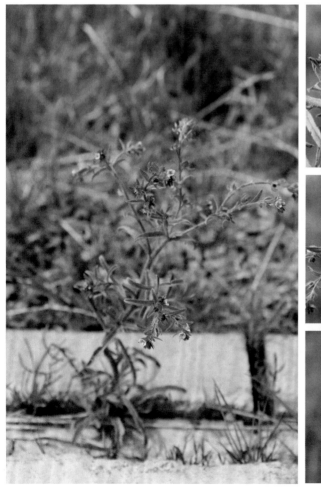
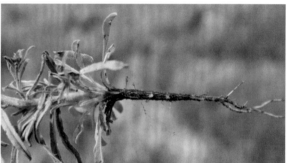
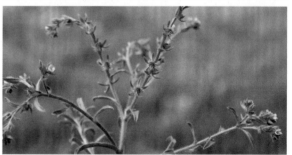
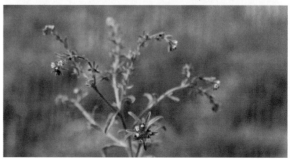

【形态特征】一、二年生草本。茎通常单生，稀 2~3 条簇生，上部具分枝，被糙伏毛或开展的硬毛。基生叶长圆状披针形；茎生叶披针形或线形。花序生于茎及小枝顶端，果期伸长；苞片小，线形；果梗极短，被糙伏毛，直立；花萼深裂至基部，裂片线形，果期增大，呈星状开展；花冠淡蓝紫色，钟状。小坚果尖卵状，下半部宽，上部尖，小坚果腹面散生小疣状突起而其空档处平滑且有光泽。花期 6~7 月，果期 7~9 月。

【适宜生境】旱中生植物。生于荒地、畜圈旁、石质山坡或山前干旱坡地。

【资源状况】分布于乌兰察布市（察哈尔右翼中旗）、包头市（固阳县）。少见。

【入药部位】■中药：果实（蓝刺鹤虱）。

【采收加工】秋季果实成熟时采收，晒干，除去杂质。

【功能主治】■中药：蓝刺鹤虱驱虫，消积；用于蛔虫病，蛲虫病，虫积腹痛。

【用法用量】■中药：蓝刺鹤虱 3~9g，或入丸、散服。

狭苞斑种草
细叠子草、那林－朝和日－乌日图－额布斯
Bothriospermum kusnezowii Bge.

【标本采集号】150902190527030LY

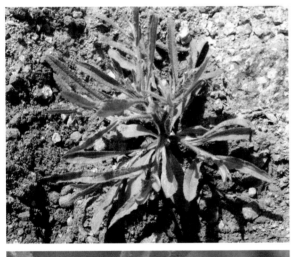
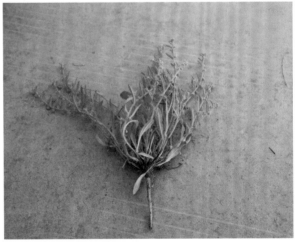
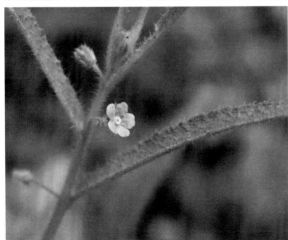
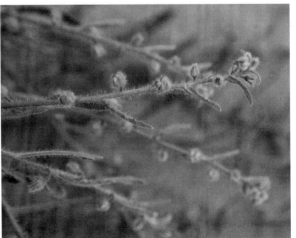

【形态特征】一年生草本，高15~40cm。茎数条丛生，被开展的硬毛及短伏毛，由下部多分枝。基生叶莲座状，倒披针形，边缘有波状小齿，两面疏生硬毛及伏毛，茎生叶无柄；苞片线形，花梗果期增长；花萼外面密生开展的硬毛及短硬毛，内面中部以上被向上的伏毛，裂片线状披针形；花冠淡蓝色、蓝色或紫色，钟状；花药卵圆形，花丝极短；花柱短，长约为花萼的1/2，柱头头状。小坚果椭圆形，密生疣状突起，腹面的环状凹陷圆形，增厚的边缘全缘。花、果期5~7月。

【适宜生境】旱中生植物。生于山地草甸、河谷、草甸及路边。

【资源状况】分布于乌兰察布市、呼和浩特市（回民区、赛罕区、新城区、玉泉区）、包头市（东河区、固阳县、九原区、昆都仑区、青山区、土默特右旗）、巴彦淖尔市（乌拉特前旗）。常见。

【入药部位】■中药：全草（狭苞斑种草）。

【采收加工】夏、秋二季采收全草，洗净，鲜用或晒干。

【功能主治】■中药：狭苞斑种草解毒消肿，利湿止痒；用于湿疮，湿疹，瘙痒难忍。

【用法用量】■中药：狭苞斑种草 9~15g。

大果琉璃草
沾染子、展枝倒提壶、大赖鸡毛子、趋给－章古
Cynoglossum divaricatum Stapf

【标本采集号】150222180711079LY

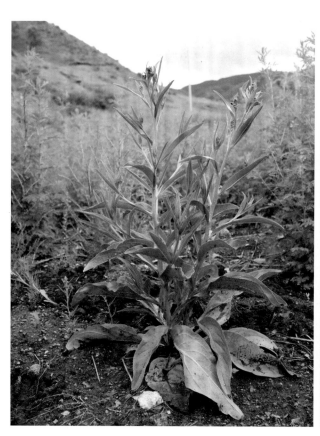
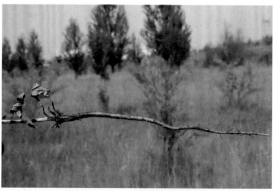
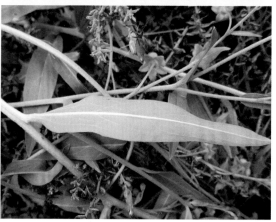

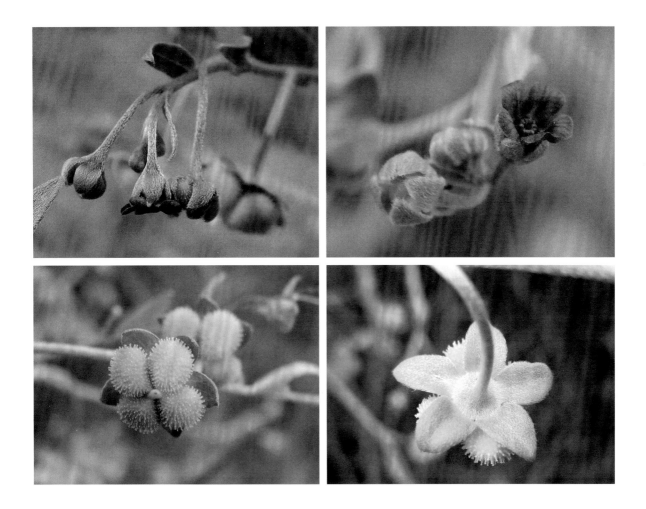

【形态特征】多年生草本，高达 70cm。茎直立，稍具棱，上部分枝，分枝开展，被糙伏毛。基生叶长圆状披针形或披针形，两面密被短糙伏毛；茎生叶线状披针形，无柄或具短柄。聚伞圆锥花序疏散；花萼被毛，裂片卵形或卵状披针形；花冠蓝紫色，冠檐裂至 1/3 处，裂片宽卵形，喉部附属物短梯形；雄蕊生于花冠筒中部以上。小坚果宽卵圆形，密被锚状刺。花期 6~7 月，果期 9 月。

【适宜生境】旱中生植物。生于沙地、干河谷的沙砾质冲积物上以及田边、路边及村旁，为常见的农田杂草。

【资源状况】分布于乌兰察布市（察哈尔右翼前旗、丰镇市、集宁区、凉城县、卓资县）、呼和浩特市（清水河县、托克托县、武川县）、包头市（固阳县、土默特右旗）、巴彦淖尔市（乌拉特前旗、乌拉特中旗）。常见。

【入药部位】■中药：根（大果琉璃草）。

【采收加工】秋季采挖根，除去泥土，洗净，晒干。

【功能主治】■中药：大果琉璃草清热解毒；用于扁桃体炎，疮疖痈肿。

【用法用量】■中药：大果琉璃草 9~15g。

马鞭草科

美女樱
对叶梅、赛哈拉－其其格
Verbena hybrida Voss

【标本采集号】150203190616024LY

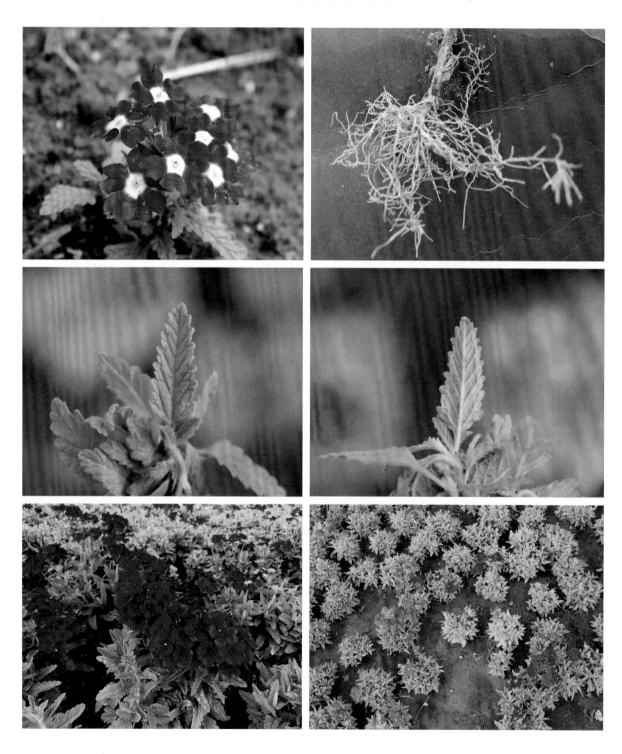

【形态特征】多年生草本，高 30cm 左右，全株被柔毛。茎稍呈四棱形。单叶对生，矩圆形或矩圆状披针形，先端尖或稍钝，基部楔形，边缘有粗锯齿；具短柄。穗状花序顶生；苞片条状披针形；花萼管状，被腺毛；花冠白色、粉红色、深红色及紫红色，花冠管细，长于花萼，先端 5 裂，裂片顶端凹入。花期 5~9 月。

【适宜生境】中生植物。多生于疏松肥沃、较湿润的中性土壤中。

【资源状况】作为园林绿化植物，阴山地区有少量栽培。

【入药部位】■中药：全草（美女樱）。

【采收加工】6~8 月花开时采割，除去杂质，晒干。

【功能主治】■中药：美女樱清热凉血；用于温毒发斑，吐血衄血，经闭痛经，癥瘕腹痛。

【用法用量】■中药：美女樱水煎服，或入丸、散服；外用适量，捣敷，或煎汤洗。

荆 条

荆棵、黄荆条

Vitex negundo Linn. var. *heterophylla* (Franch.) Rehd.

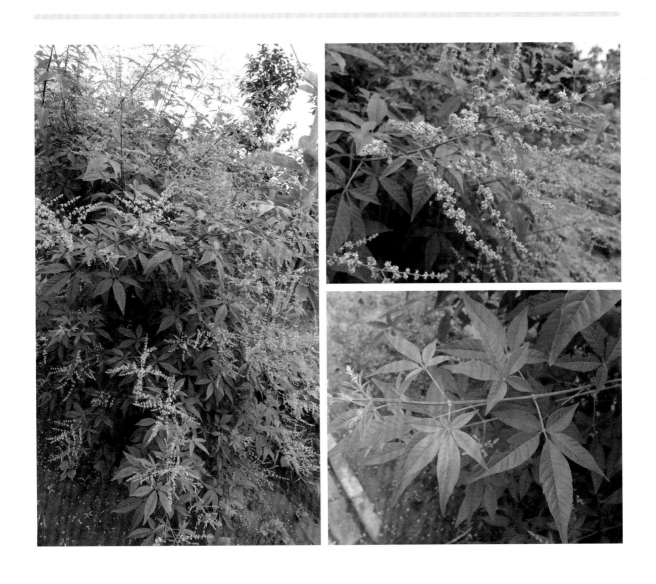

【形态特征】小乔木或灌木状。小枝密被灰白色绒毛。掌状复叶，小叶长圆状披针形或披针形，先端渐尖，基部楔形，边缘有缺刻状锯齿，浅裂以至深裂，背面密被灰白色绒毛。聚伞圆锥花序，花序梗密被灰色绒毛；花萼钟状，具齿 5 枚；花冠淡紫色，被绒毛，5 裂，二唇形；雄蕊伸出花冠。核果近球形。花期 4~5 月，果期 6~10 月。

【适宜生境】中生植物。为华北山地中生灌丛的建群种或优势种，多生于山地阳坡及林缘。

【资源状况】分布于乌兰察布市（兴和县、卓资县）。少见。

【入药部位】■中药：全草（荆条）。

【采收加工】夏、秋二季采收，除去杂质，洗净泥土，晒干。

【功能主治】■中药：荆条清热化痰，止咳平喘，理气止痛；用于肺热咳嗽，痰多，喘满，胃痛，消化不良，泄泻，痢疾。

【用法用量】■中药：荆条 3~15g，或提取挥发油制成胶丸服用。

蒙古莸 白蒿、道嘎日嘎那
Caryopteris mongholica Bunge

【标本采集号】150121180903006LY

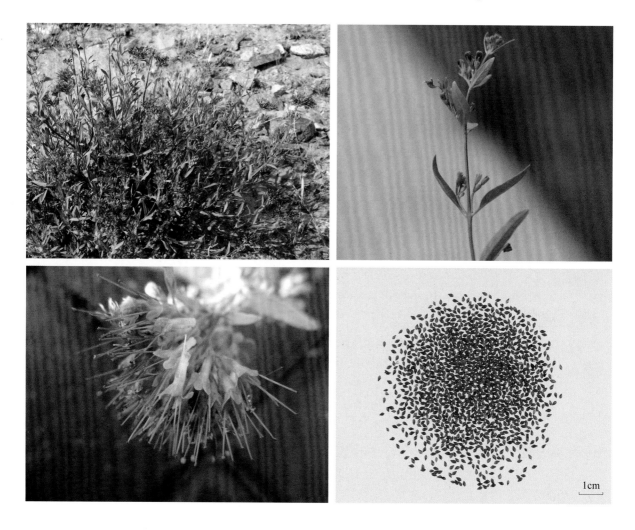

1cm

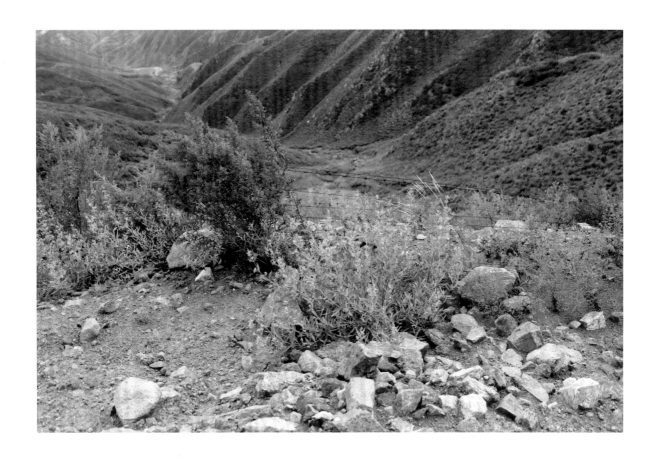

【形态特征】落叶小灌木，常自基部分枝，高 0.3~1.5m。嫩枝紫褐色，圆柱形，有毛。叶片厚纸质，线状披针形或线状长圆形，全缘，表面深绿色，稍被细毛，背面密生灰白色绒毛。聚伞花序腋生，无苞片和小苞片；花萼钟状，外面密生灰白色绒毛；花冠蓝紫色，外面被短毛，5 裂，下唇中裂片较长、大，花冠管内喉部有细长柔毛；雄蕊 4 枚，与花柱均伸出花冠管外；子房长圆形，无毛，柱头 2 裂。蒴果椭圆状球形，无毛，果瓣具翅。花期 7~8 月，果熟期 8~9 月。

【适宜生境】旱生植物。生于草原带的石质山坡、沙地、干河床及沟谷等地。

【资源状况】分布于阴山地区各地。常见。作为园林绿化植物，阴山地区亦有少量栽培。

【入药部位】■中药：地上部分（蒙古莸）。

■蒙药：枝（依曼额布热）。

【采收加工】夏、秋二季采收，除去杂质，晒干。

【功能主治】■中药：蒙古莸温中理气，祛风除湿，止痛，利水；用于脘腹胀痛，消化不良，风湿痹痛，小便不利，浮肿。

■蒙药：依曼额布热祛寒，健胃，壮身，止咳；用于巴达干病，消化不良，肺寒咳嗽及浮肿等。

【用法用量】■中药：蒙古莸 3~9g，或单用水煎代茶饮；外用适量，煎汤外洗。

■蒙药：依曼额布热多入丸、散服。

唇形科

水棘针 巴西戈、土荆芥、细叶山紫苏
Amethystea caerulea Linn.

【标本采集号】150121180829003LY

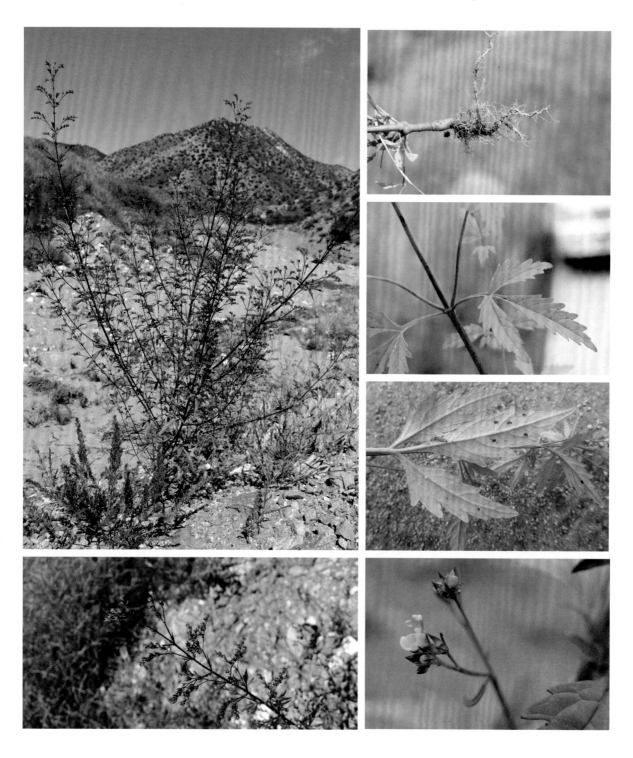

【形态特征】一年生草本，高达 1m。叶三角形或近卵形，3 深裂，裂片窄卵形或披针形，具锯齿，上面被微柔毛或近无毛，下面无毛；叶柄具窄翅，疏被长硬毛。聚伞花序具长梗，组成圆锥花序；苞片与茎叶同形，小苞片线形；花萼钟形，具 10 脉；花冠蓝色或紫蓝色，冠筒内藏或稍伸出，冠檐二唇形，上唇 2 裂，下唇 3 裂；雄蕊 4 枚，前对能育，芽时内卷，花时向后伸长。小坚果倒卵球状三棱形，背面具网状皱纹，腹面具棱，两侧平滑。花期 8~9 月，果期 9~10 月。

【适宜生境】中生植物。生于河滩沙地、田边路旁、溪旁、居民点附近，散生或形成小群聚。

【资源状况】分布于乌兰察布市（察哈尔右翼后旗、察哈尔右翼前旗、丰镇市、卓资县）、呼和浩特市（清水河县、土默特左旗、武川县）、包头市（固阳县、土默特右旗）。少见。

【入药部位】■中药：全草（水棘针）。

【采收加工】夏、秋二季采收，切段，晒干。

【功能主治】■中药：水棘针疏风解表，宣肺平喘；用于感冒，咳嗽气喘。

【用法用量】■中药：水棘针 3~9g。

黄 芩 混芩、黄芩茶
Scutellaria baicalensis Georgi

【标本采集号】150121180910008LY

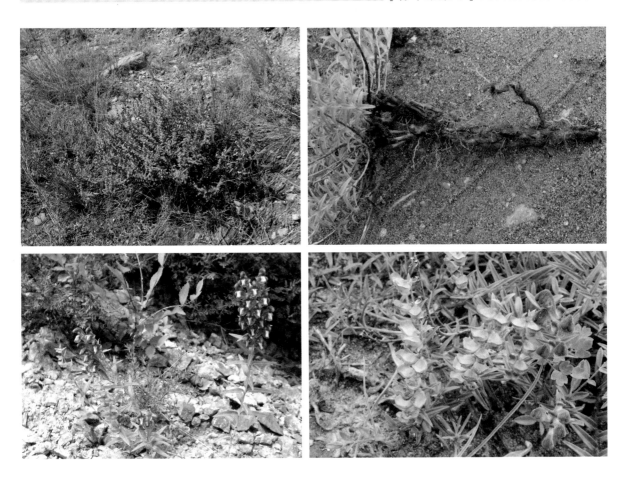

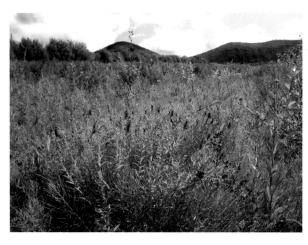
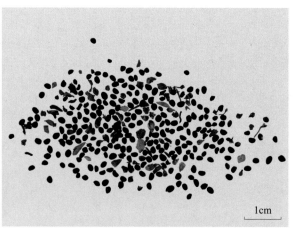

【形态特征】多年生草本，高达 1.2m。根状茎肉质，分枝；茎分枝，近无毛，或被向上至开展微柔毛。叶披针形或线状披针形，先端钝，基部圆，全缘，两面无毛或疏被微柔毛，下面密被凹腺点。总状花序；下部苞叶叶状，上部卵状披针形或披针形；花梗、花萼均密被微柔毛；花冠紫红色或蓝色，密被腺柔毛，冠筒近基部膝曲，下唇中裂片三角状卵圆形。小坚果黑褐色，卵球形，被瘤点，腹面近基部具脐状突起。花期 7~8 月，果期 8~9 月。

【适宜生境】中旱生植物。多生于山地、丘陵的砾石坡地及沙质土上，为草甸草原及山地草原的常见种。

【资源状况】分布于乌兰察布市、呼和浩特市、包头市（东河区、九原区、昆都仑区、青山区、土默特右旗）、巴彦淖尔市（乌拉特前旗）。常见。阴山地区有少量栽培。

【入药部位】■中药：根（黄芩）。
　　　　　　■蒙药：根（混芩）。

【采收加工】春、秋二季采挖，除去须根和泥沙，晒后撞去粗皮，晒干。

【功能主治】■中药：黄芩清热燥湿，泻火解毒，止血，安胎；用于湿温、暑湿，胸闷呕恶，湿热痞满，泻痢，黄疸，肺热咳嗽，高热烦渴，血热吐衄，痈肿疮毒，胎动不安。
　　　　　　■蒙药：混芩清热解毒；用于毒热，黏热，肺热咳嗽，口渴。

【用法用量】■中药：黄芩 3~10g。
　　　　　　■蒙药：混芩多配方用。

评　述

1. 化学成分：主要有黄酮类、挥发油类、苯乙醇苷、微量元素等。

2. 资源利用与可持续发展：黄芩应用历史悠久，需求量很大，除了作为镇痛消炎、泻火清热的中医配方外，还作为中成药工业的原料而被广泛应用，其提取物黄芩苷、黄芩素作为制药原料。阴山地区野生资源分布较广，但产量不大，有小规模人工栽培，品质佳。

粘毛黄芩
黄花黄芩、腺毛黄芩、尼力车盖 – 混芩
Scutellaria viscidula Bge.

【标本采集号】150929180726003LY

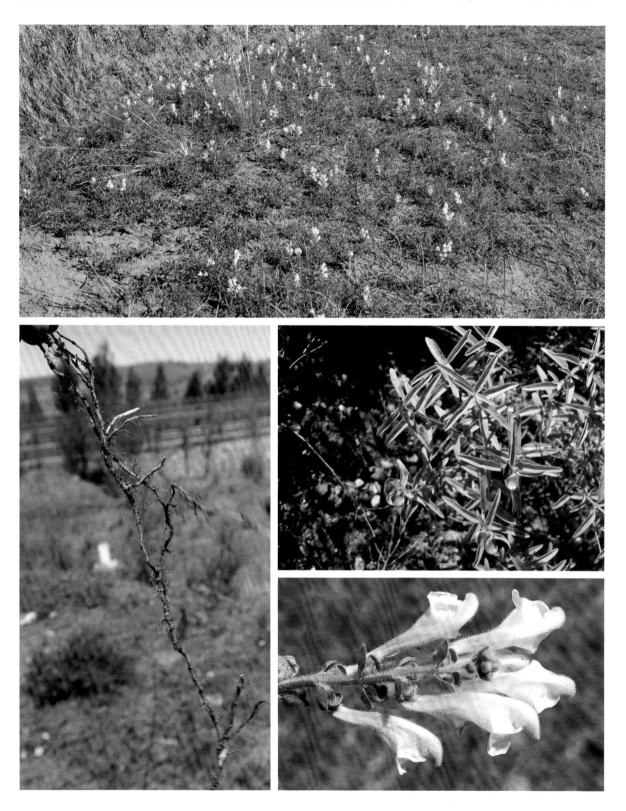

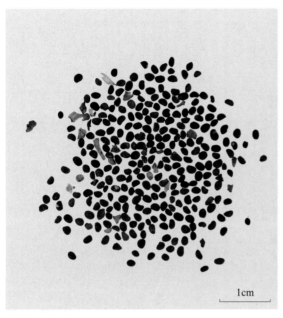 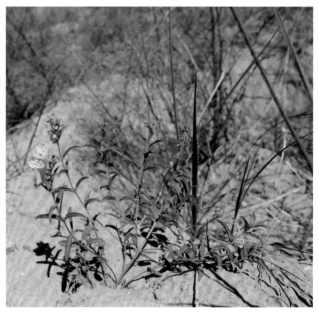

1cm

【形态特征】多年生草本,高达24cm。茎被倒向短柔毛,多分枝。叶披针形或线形,全缘,密被短睫毛,上面疏被平伏柔毛或近无毛,下面被柔毛,两面被黄色腺点。总状花序密被平展腺柔毛;上部苞片椭圆形或椭圆状卵形;花冠黄白色或白色,被腺柔毛,近基部膝曲;冠檐下唇中裂片近圆形,侧裂片卵形。小坚果黑色,卵球形,被瘤点,腹面近基部具脐状突起。花期6~8月,果期8~9月。

【适宜生境】中旱生植物。生于干旱草原的伴生植物,也见于荒漠草原带的沙质土上,在农田、撂荒地及路旁可聚生成丛。

【资源状况】分布于乌兰察布市(察哈尔右翼后旗、察哈尔右翼前旗、察哈尔右翼中旗、集宁区、商都县、四子王旗、兴和县)、呼和浩特市(和林格尔县、清水河县)、包头市(达尔罕茂明安联合旗、东河区、固阳县、九原区、昆都仑区、青山区)。常见。

【入药部位】■中药:根(黄花黄芩)。
　　　　　　■蒙药:根(混芩)。

【采收加工】春、秋二季采挖,除去须根和泥沙,晒后撞去粗皮,晒干。

【功能主治】■中药:黄花黄芩清热燥湿,解毒;用于肺热咳嗽,目赤肿痛,湿热黄疸,泄泻,痢疾,疮痈肿毒。
　　　　　　■蒙药:混芩清热解毒;用于毒热,黏热,肺热咳嗽,口渴。

【用法用量】■中药:黄花黄芩3~9g,或入丸、散服;外用适量,煎汤洗,或研末调敷。
　　　　　　■蒙药:混芩多配方用。

甘肃黄芩

黄芩、空肠、阿拉善黄芩
Scutellaria rehderiana Diels

【标本采集号】152921130617121LY

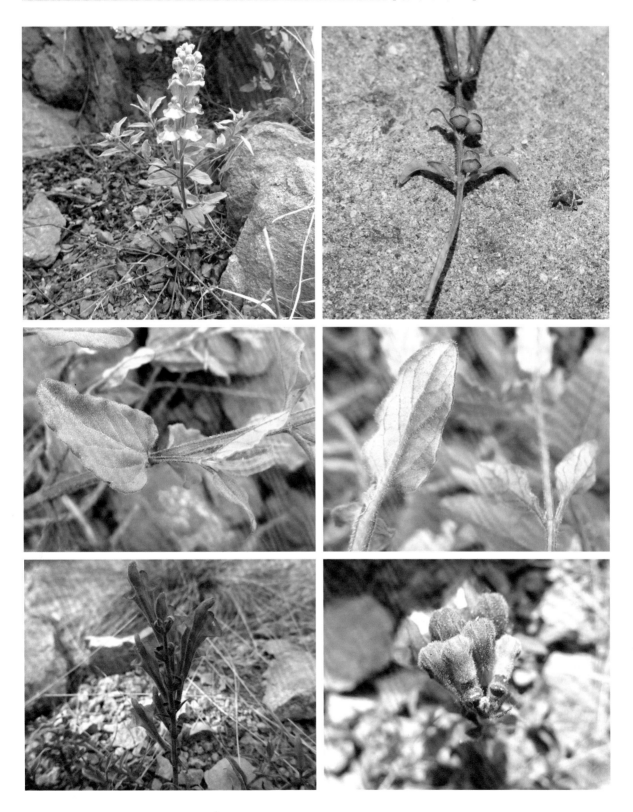

【形态特征】多年生草本。根状茎斜行，直径 1.5~13mm；茎弧曲，直立，四棱形，沿棱角被下曲的短柔毛，不分枝，稀具短分枝。叶片草质，卵圆状披针形、三角状狭卵圆形至卵圆形，全缘。花序总状，顶生；苞片卵圆形或椭圆形，有时倒卵圆形；小苞片针状，具缘毛；花冠粉红色、淡紫色至紫蓝色；冠筒近基部膝曲，向上渐增大；冠檐二唇形，上唇盔状；雄蕊 4 枚，药室具髯毛，花丝丝状，下半部具小疏柔毛；花柱细长，先端锐尖，花盘环状，前方稍隆起，子房无毛。花期 5~8 月。

【适宜生境】旱中生植物。生于海拔 1300~3150m 的山地向阳草坡。

【资源状况】分布于包头市（土默特右旗）、巴彦淖尔市（磴口县、乌拉特前旗）、阿拉善盟（阿拉善左旗行政区）。常见。

【入药部位】■中药：根。

【采收加工】秋后茎叶枯黄时，选晴天挖取，将根部附着的茎叶去掉，抖落泥土，晒至半干，撞去外皮，晒干或烘干。

【功能主治】■中药：根清热解毒；用于感冒，咽喉肿痛。

【用法用量】■中药：根 3~9g，或入丸、散服；外用适量，煎汤洗，或研末调敷。

狭叶黄芩

香水水草、扫如乐斤 – 混芩
Scutellaria regeliana Nakai

【标本采集号】150928180606132LY

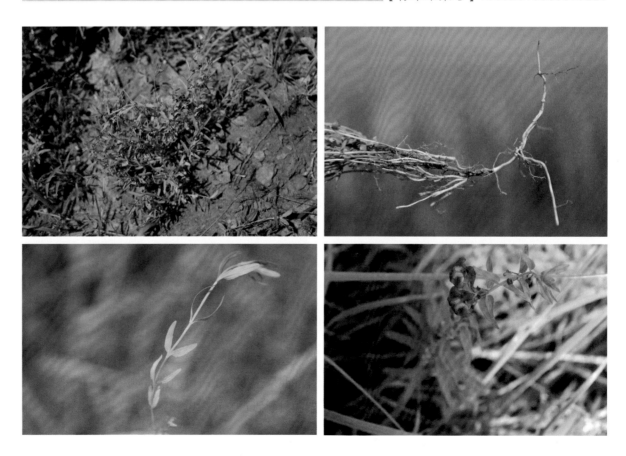

【形态特征】多年生草本。根状茎直伸或斜行；茎直，被有上曲短小柔毛。叶具极短的柄；叶片披针形或三角状披针形。花单生于茎中部以上的叶腋内；花萼开花时外面密被短柔毛；花冠紫色；雄蕊4枚，具能育半药，药室裂口具髯毛；花丝扁平，前对内侧、后对两侧中部被疏柔毛；花柱细长，扁平，先端锐尖，微裂；花盘环状，前方微膨大，子房与花盘间有白色泡状体；子房4裂，裂片等大。小坚果黄褐色，卵球形，具瘤状突起，腹面基部具果脐。花期6~7月，果期7~9月。

【适宜生境】中生植物。生于海拔480~1000m的河岸或沼泽地。

【资源状况】分布于乌兰察布市（察哈尔右翼后旗、察哈尔右翼中旗）、包头市（石拐区）。常见。

【入药部位】■中药：根（黄芩）。

　　　　　　■蒙药：根（混芩）。

【采收加工】春、秋二季采挖，除去须根及泥沙，晒后撞去粗皮，晒干。

【功能主治】■中药：黄芩清热燥湿，泻火解毒，止血，安胎；用于温病发热，肺热咳嗽，肺炎，咯血，湿热痢疾，黄疸，肝炎，目赤肿痛，胎动不安，疮痈肿毒。

　　　　　　■蒙药：混芩清热解毒；用于毒热，黏热，肺热咳嗽，口渴。

【用法用量】■中药：黄芩3~10g，或入丸、散服；外用适量，研末敷，或煎汤洗患处。脾肺虚热者忌服。

　　　　　　■蒙药：混芩多配方用。

并头黄芩
山麻子、头巾草、好斯－其其格特－混芩、奥古陶那－其其格
Scutellaria scordifolia Fisch. ex Schrank

【标本采集号】150121180904003LY

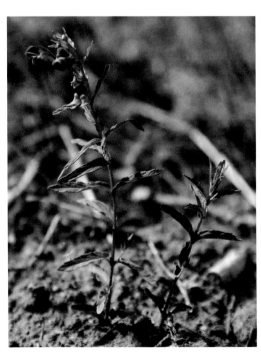 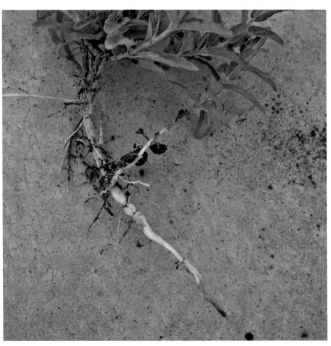

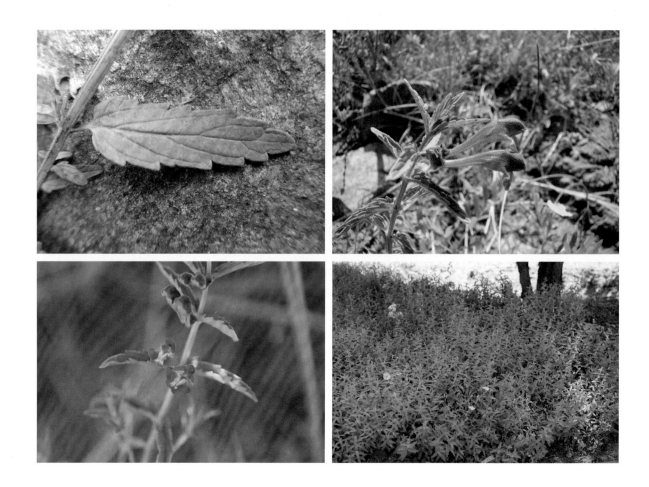

【形态特征】多年生草本，高达 36cm。茎带淡紫色，近无毛或棱上疏被上曲柔毛。叶三角状卵形或披针形，边缘具浅锐牙齿，稀具少数微波状齿或全缘，上面无毛，下面沿脉疏被柔毛或近无毛，被腺点或无腺点。总状花序不分明，顶生，偏向一侧；小苞片针状；花萼被短柔毛及缘毛；花冠蓝紫色，被短柔毛，冠筒浅囊状膝曲，下唇中裂片圆卵形，侧裂片卵形，先端微缺。小坚果黑色，椭圆形，被瘤点，腹面近基部具脐状突起。花期 6~8 月，果期 8~9 月。

【适宜生境】中生略耐旱的植物。生于河滩草甸、山地草甸、山地林缘、林下以及撂荒地、路旁、村舍附近，其生境较为广泛。

【资源状况】分布于阴山地区各地。常见。

【入药部位】■中药：全草（并头黄芩）。
　　　　　　■蒙药：全草（奥古陶那 – 其其格）。

【采收加工】7~8 月采收全草，洗净，晒干。

【功能主治】■中药：并头黄芩清热解毒，利尿；用于肝炎，疮疡肿毒，肠痈，跌打损伤，蛇虫咬伤。
　　　　　　■蒙药：奥古陶那 – 其其格清热，解毒，清协日；用于黄疸，肝热，蛇咬伤，协日病。

【用法用量】■中药：并头黄芩 9~15g；外用适量，捣汁合酒敷患处。
　　　　　　■蒙药：奥古陶那 – 其其格多配方用。

薰衣草 香水植物
Lavandula angustifolia Mill.

【标本采集号】150204190516024LY

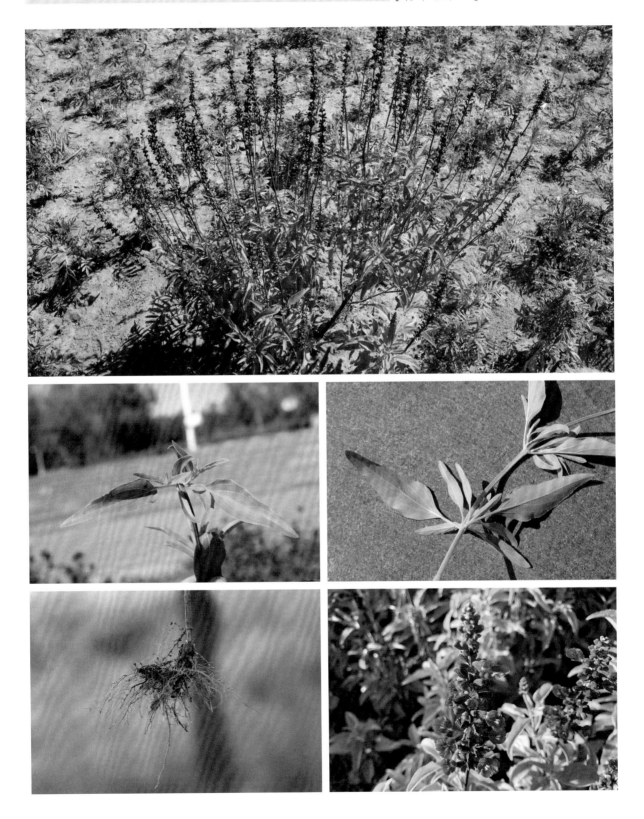

【形态特征】半灌木或矮灌木。分枝，被星状绒毛，在幼嫩部分较密。叶线形，被密或疏的灰色星状绒毛，干时灰白色或橄榄绿色，在更新枝上的叶小，簇生。轮伞花序通常具花6~10朵，多数，在枝顶聚集成间断或近连续的穗状花序，花序梗长约为花序本身3倍，密被星状绒毛；苞片菱状卵圆形；花具短梗，蓝色，密被灰色绒毛；花萼卵状管形；花冠具脉纹13条；雄蕊4枚，着生于毛环上方，不外伸，前对较长，花丝扁平，无毛，花药被毛。小坚果4个，光滑。花期6月。

【适宜生境】沙土植物。适宜于微碱性或中性的沙质土，对于温度、湿度有很强的适应性。

【资源状况】作为园林绿化植物，阴山地区有少量栽培。

【入药部位】■中药：全草（薰衣草）。

【采收加工】全年均可采收，干燥或趁鲜切片干燥。

【功能主治】■中药：薰衣草清热解毒，散风止痒；用于头痛，头晕，口舌生疮，咽喉红肿，水火烫伤，风疹，疥癣等。

【用法用量】■中药：薰衣草3~9g；外用适量，捣敷。

夏至草
小益母草、白花夏枯草、宝日－吉如格
Lagopsis supina (Steph.) Ik.-Gal. ex Knorr.

【标本采集号】150121180505005LY

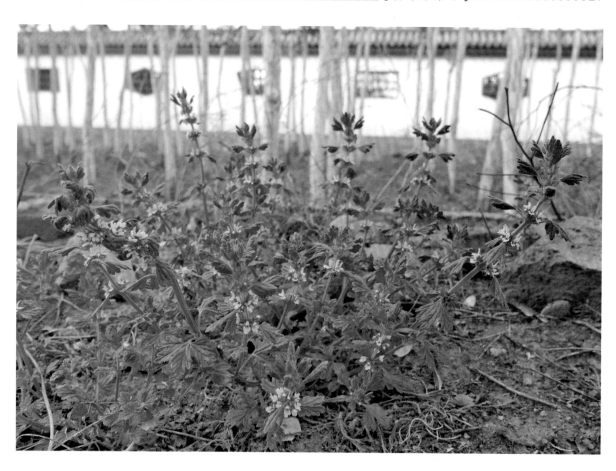

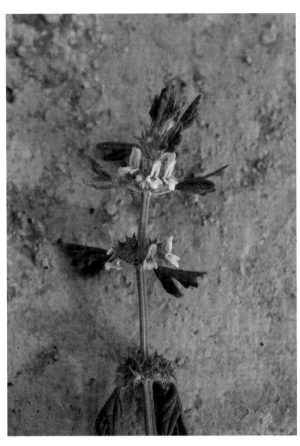
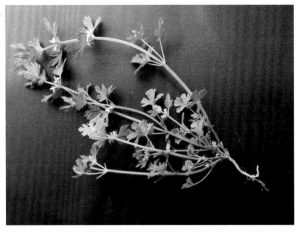
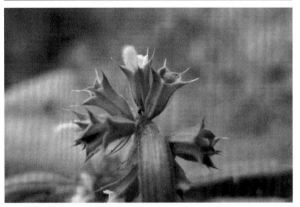

【形态特征】 多年生草本，高达 35cm。茎带淡紫色，密被微柔毛。叶圆形，3 浅裂或深裂，裂片具
圆齿或长圆状牙齿，基生裂片较大，上面疏被微柔毛，下面被腺点，沿脉被长柔毛，
具缘毛。轮伞花序疏花，小苞片弯刺状，密被微柔毛；花萼外密被微柔毛，萼齿三角
形；花冠白色，稀粉红色，稍伸出，被绵状长柔毛，上唇长圆形，全缘，下唇中裂片
扁圆形，侧裂片椭圆形。小坚果褐色，被鳞片。花期 3~4 月，果期 5~6 月。

【适宜生境】 旱中生植物。多生于田野、撂荒地及路旁，为农田杂草，常在撂荒地上形成小群聚。

【资源状况】 分布于乌兰察布市（集宁区、凉城县、商都县、兴和县、卓资县）、呼和浩特市（清
水河县、土默特左旗、托克托县、武川县）、包头市（白云鄂博矿区、东河区、固阳
县、九原区、昆都仑区、青山区、石拐区、土默特右旗）、巴彦淖尔市（磴口县、乌
拉特后旗、乌拉特前旗、乌拉特中旗）、阿拉善盟（阿拉善左旗行政区）。常见。

【入药部位】 ■中药：全草（夏至草）。
 ■蒙药：全草（宝日 – 吉如格）。

【采收加工】 夏至前盛花期采收，晒干或鲜用。

【功能主治】 ■中药：夏至草养血，调经；用于血虚头痛，半身不遂，月经不调。
 ■蒙药：宝日 – 吉如格利尿，退翳；用于沙眼，结膜炎，遗尿。

【用法用量】 ■中药：夏至草 9~12g，或熬膏服。
 ■蒙药：宝日 – 吉如格多配方用。

藿 香

合香、苍告、山茴香、乌努日根讷、阿斯图－其其格

Agastache rugosa (Fisch. et Mey.) O. Ktze.

【标本采集号】150203190917076LY

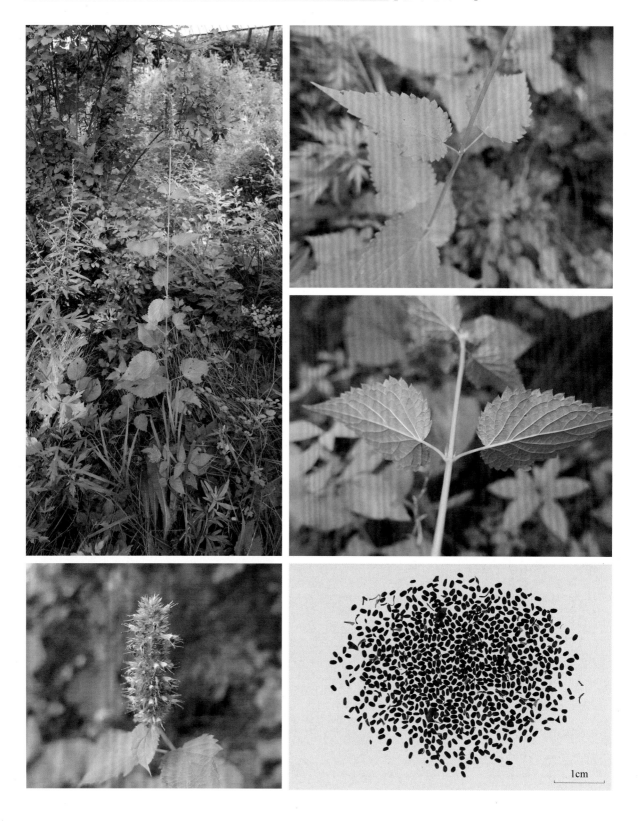

【形态特征】多年生草本，高达 1.5m。茎上部被细柔毛，分枝，下部无毛。叶心状卵形或长圆状披针形，具粗齿，上面近无毛，下面被微柔毛及腺点。穗状花序密集；苞叶披针状线形；花萼稍带淡紫色或紫红色，管状倒锥形，被腺微柔毛及黄色腺点，喉部微斜，萼齿三角状披针形；花冠淡紫蓝色，被微柔毛，上唇先端微缺，下唇中裂片边缘波状，侧裂片半圆形。小坚果褐色，卵球状长圆形，腹面具棱，顶端被微硬毛。花期 6~9 月，果期 9~11 月。

【适宜生境】中生植物。生于山沟、山坡。

【资源状况】分布于乌兰察布市（卓资县）。少见。阴山地区有少量栽培。

【入药部位】■中药：地上部分（藿香）。
　　　　　　■蒙药：地上部分（阿斯图 – 其其格）。

【采收加工】枝叶茂盛时采割，日晒夜闷，反复至干。

【功能主治】■中药：藿香祛暑解表，化湿和胃；用于暑湿感冒，寒热头痛，胸闷恶心，食欲不振，腹痛吐泻；外用于手足癣。
　　　　　　■蒙药：阿斯图 – 其其格解表，祛暑；用于感冒，发热，中暑，血热头痛，头昏眼花。

【用法用量】■中药：藿香 6~10g，或入丸、散服；外用适量，煎汤洗，或研末搽。
　　　　　　■蒙药：阿斯图 – 其其格 3~5g，或入丸、散服。

多裂叶荆芥 假苏、东北裂叶荆芥、哈嘎日海 – 吉如格巴
Schizonepeta multifida (L.) Briq.

【标本采集号】150222180831016LY

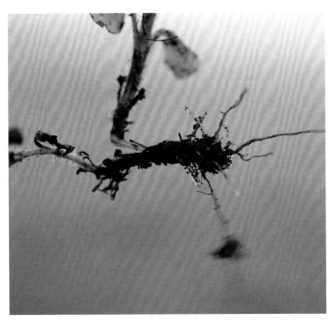
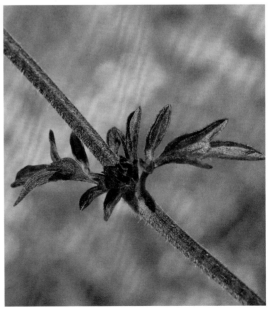

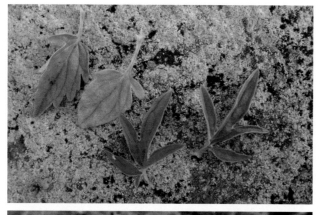
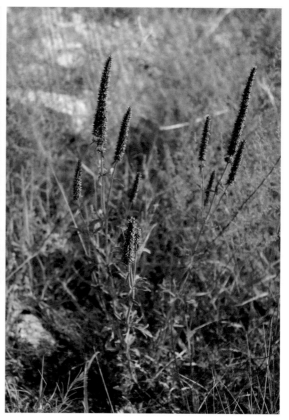
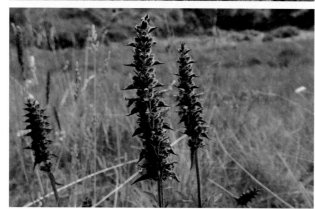

【形态特征】多年生草本。根状茎木质; 茎高可达 40cm, 上部四棱形, 基部带圆柱形, 被白色长柔毛。叶卵形, 羽状深裂, 有时浅裂至近全缘, 全缘或具疏齿, 坚纸质, 上面橄榄绿色, 被微柔毛, 下面白黄色, 被白色短硬毛, 脉上及边缘被睫毛, 有腺点。花为顶生穗状花序, 苞片叶状, 紫色, 小苞片带紫色, 与花等长或略长; 花萼紫色, 基部带黄色, 具脉 15 条, 外被稀疏的短柔毛, 内面无毛, 萼齿 5 枚; 花冠蓝紫色, 外被交错的柔毛, 冠檐二唇形, 上唇 2 裂, 下唇 3 裂; 雄蕊 4 枚, 花药浅紫色; 花柱柱头带紫色。小坚果扁长圆形。花期 7~9 月, 果期 9 月以后。

【适宜生境】中生植物。生于海拔 1300~2000m 的松林林缘、山坡草丛中或湿润的草原上。

【资源状况】分布于乌兰察布市 (察哈尔右翼前旗、察哈尔右翼中旗、化德县、兴和县)、包头市 (固阳县、土默特右旗)、巴彦淖尔市 (乌拉特前旗)。常见。

【入药部位】■中药: 地上部分 (荆芥)。
　　　　　　■蒙药: 地上部分 (哈嘎日海 – 吉如格巴)。

【采收加工】夏、秋二季花开到顶、穗绿时采割地上部分, 除去杂质, 晒干。

【功能主治】■中药: 荆芥解表散风, 透疹, 消疮; 用于感冒, 头痛, 麻疹, 风疹, 疮疡初起。
　　　　　　■蒙药: 哈嘎日海 – 吉如格巴健胃, 止痒, 愈创, 祛巴达干; 用于皮肤瘙痒, 滴虫阴道炎, 外伤, 巴达干病。

【用法用量】■中药: 荆芥 3~10g, 或入丸、散服; 外用适量, 煎汤洗, 或捣烂敷, 或研末调撒。
　　　　　　■蒙药: 哈嘎日海 – 吉如格巴多配方用。

裂叶荆芥

假苏、吉如格巴

Nepeta tenuifolia (Benth.) Briq.

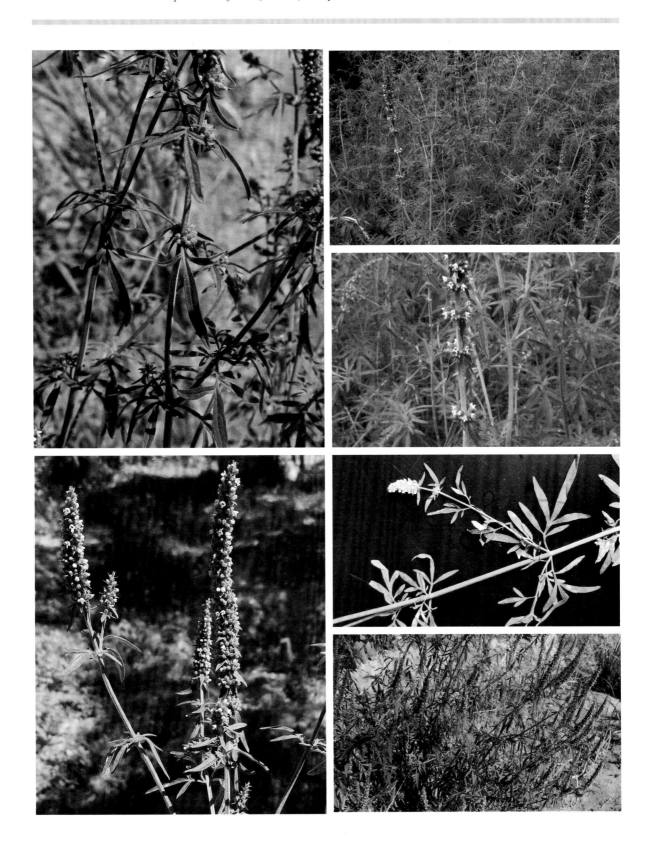

【形态特征】一年生草本，高30~100cm。茎多分枝，密被白色短柔毛，带紫红色。叶通常指状3全裂，小裂片披针状条形，中间的较大，全缘，上面被柔毛，下面被短柔毛。多数轮伞花序组成顶生穗状花序，较细弱；小苞片条形，极小；花萼管状钟形，被灰色短柔毛，萼齿为三角状披针形；花冠淡红色，稍伸出花萼，外面被短柔毛，上唇全缘或先端微凹，雄蕊后对较长，均内藏，花药蓝色；花柱先端近等2裂。小坚果卵状三棱形，光滑，褐色。花期7~9月，果期9月以后。

【适宜生境】中生植物。生于山坡路旁或山谷。

【资源状况】阴山地区有少量栽培。

【入药部位】■中药：地上部分（荆芥）。
　　　　　　■蒙药：地上部分（吉如格巴）。

【采收加工】夏、秋二季花开到顶、穗绿时采割地上部分，除去杂质，晒干。

【功能主治】■中药：荆芥解表散风，透疹，消疮；用于感冒，头痛，麻疹，风疹，疮疡初起。
　　　　　　■蒙药：吉如格巴健胃，止痒，愈创，祛巴达干；用于皮肤瘙痒，滴虫阴道炎，外伤，巴达干病。

【用法用量】■中药：荆芥3~10g，或入丸、散服；外用适量，煎汤洗，或捣烂敷，或研末调撒。
　　　　　　■蒙药：吉如格巴入丸、散服。

小裂叶荆芥　吉吉格－吉如格巴
Schizonepeta annua (Pall.) Schischk.

【标本采集号】150823151031214LY

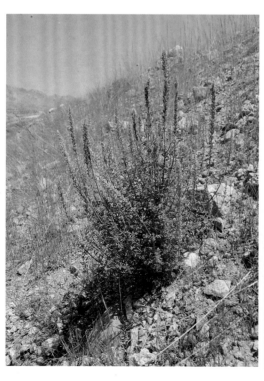
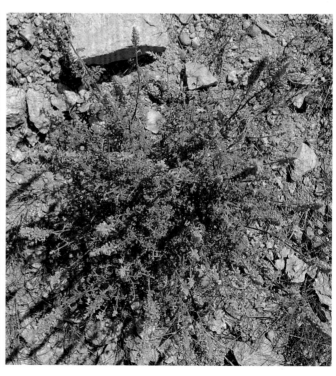

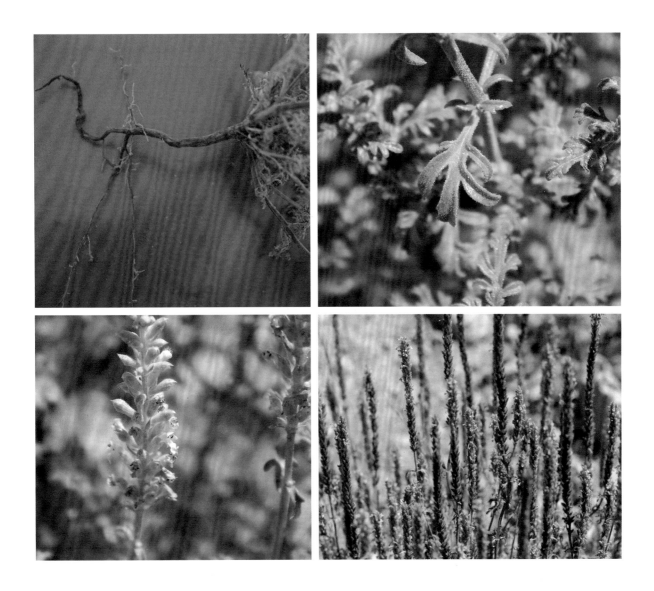

【形态特征】一年生草本，高约 30cm。根较粗壮，圆锥形。由基部分出具花序分枝的主茎数条，木质化，深褐色、绿褐色至暗紫色。叶片轮廓卵形或宽卵形，一至二回羽状深裂。花序为多数轮伞花序组成的顶生穗状花序，被白色疏短柔毛；苞片叶状，深裂或全缘；小苞片条状钻形；花萼管状钟形，萼齿 5 枚，三角状披针形；花冠蓝紫色，冠筒向喉部渐宽；雄蕊 4 枚，花药蓝色；花柱先端近相等 2 裂。小坚果倒长卵状三棱形，顶端圆形，基部楔形。花期 7 月。

【适宜生境】中旱生植物。生于丘陵坡地。

【资源状况】分布于巴彦淖尔市（磴口县、乌拉特后旗、乌拉特前旗）。少见。

【入药部位】■中药：全草。

【采收加工】秋季花开穗绿时割取全草，晒干。

【功能主治】■中药：全草发汗，散风，透疹，炒炭止血；用于感冒，头痛，咽痛，皮肤瘙痒；炒炭用于便血。

【用法用量】■中药：全草 3~10g，或入丸、散服；外用适量，煎汤洗，或捣烂敷，或研末调撒。

大花荆芥

西伯日 - 毛如音 - 好木苏

Nepeta sibirica Linn.

【标本采集号】150823150826066LY

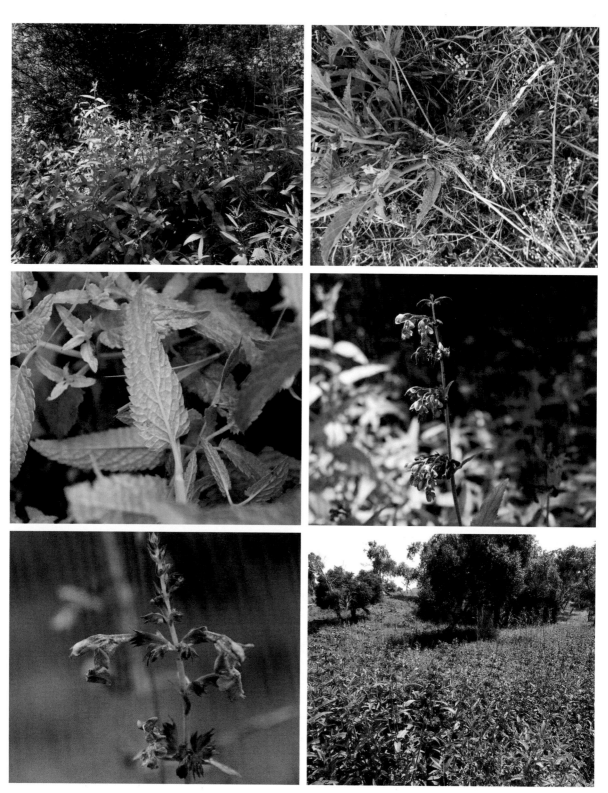

【形态特征】多年生植物。茎多数，常在下部具分枝，四棱形，下部常带紫红色。叶三角状长圆形，坚纸质；茎下部叶具较长的柄。轮伞花序稀疏排列于茎顶部；苞叶叶状，向上变小，具极短的柄，上部的呈苞片状，披针形；苞片线形，被短柔毛及睫毛；花梗密被腺点；花萼外密被腺短柔毛及黄色腺点，喉部极斜，上唇 3 裂；花冠蓝色或淡紫色，外疏被短柔毛。成熟小坚果未见。花期 8~9 月。

【适宜生境】中生植物。生于山地林缘、沟谷草甸中。

【资源状况】分布于包头市（土默特右旗）、巴彦淖尔市（乌拉特后旗、乌拉特前旗）。常见。

【入药部位】■中药：全草（大花荆芥）。

【采收加工】夏、秋二季采挖，洗净泥土，晒干。

【功能主治】■中药：大花荆芥散瘀消肿，止血止痛。

白花枝子花 异叶青兰、白花甜蜜蜜、查干－毕日阳古

Dracocephalum heterophyllum Benth.

【标本采集号】150929180803009LY

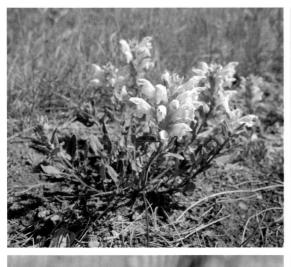
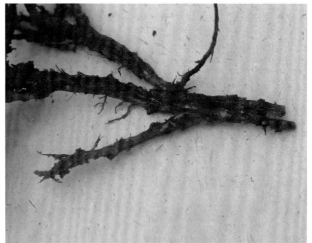
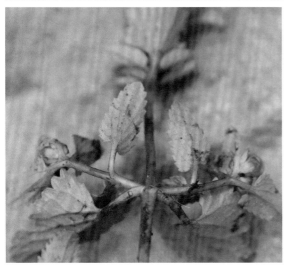
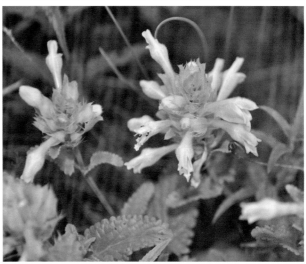

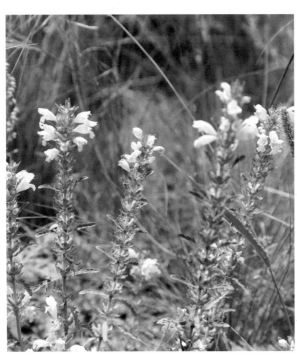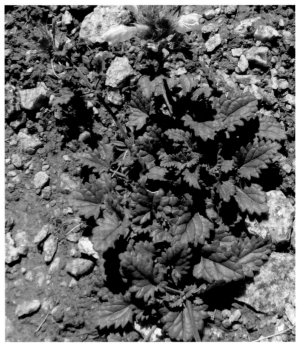

【形态特征】多年生草本，高 10~15（~30）cm。茎密被倒向微柔毛。叶宽卵形或长卵形，基部心形，具浅圆齿或锯齿及缘毛，茎上部叶锯齿常具刺。轮伞花序具花 4~8 朵，生于茎上部；苞片倒卵状匙形或倒披针形，具长刺细齿 3~8 对；花萼淡绿色，疏被短柔毛，具缘毛，上唇 3 浅裂，萼齿三角状卵形，先端具刺，下唇 2 深裂，萼齿披针形，先端具刺；花冠白色，密被白色或淡黄色短柔毛。花期 7~8 月。

【适宜生境】中旱生植物。生于石质山坡及草原地带的石质丘陵坡地上，常为砾石质草原群落的伴生成分。

【资源状况】分布于乌兰察布市（察哈尔右翼中旗、四子王旗）、呼和浩特市（武川县）、包头市（达尔罕茂明安联合旗、土默特右旗）。常见。

【入药部位】■中药：全草（异叶青兰）。
　　　　　　■蒙药：全草（查干-毕日阳古）。

【采收加工】6、7 月开花时采收，除去残枝败叶，晾干。

【功能主治】■中药：异叶青兰清肺止咳，清肝泻火，散郁结；用于肺热咳嗽，肝火头晕，目赤肿痛，高血压，瘿瘤，瘰疬，颈下核肿。
　　　　　　■蒙药：查干-毕日阳古清肺止咳，清肝泻火；用于肝热症，口腔病，牙痛。

【用法用量】■中药：异叶青兰 6~12g，或入散剂服；外用适量，煎汤漱口。
　　　　　　■蒙药：查干-毕日阳古多配方用。

香青兰

枝子花、山薄荷、乌努日图 - 毕日阳古

Dracocephalum moldavica L.

【标本采集号】150121180826003LY

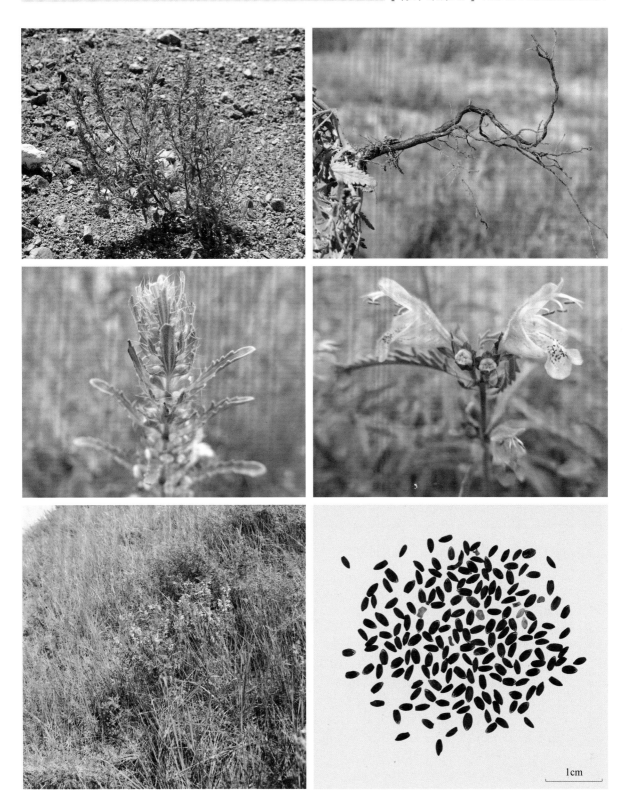

【形态特征】一年生草本，高达 40cm。茎数个，被倒向柔毛，带紫色。基生叶草质，卵状三角形，疏生圆齿；上部叶披针形或线状披针形，先端圆钝。轮伞花序具花 4 朵，疏散，生于茎或分枝上部；苞片长圆形，疏被平伏柔毛，具 2~3 对细齿；花萼被黄色腺点及短柔毛，脉带紫色，上唇 3 浅裂，3 齿近等大，三角状卵形，下唇 2 深裂近基部，裂片披针形；花冠淡蓝紫色，被白色短柔毛；上唇舟状，下唇 3 裂，中裂片具深紫色斑点。小坚果长圆形。花期 7~9 月，果期 9~10 月。

【适宜生境】中生植物。生于山坡、沟谷、河谷砾石滩地。

【资源状况】分布于阴山地区各地。十分常见。

【入药部位】■中药：地上部分（香青兰）。

　　　　　　■蒙药：地上部分（乌努日图 – 毕日阳古）。

【采收加工】夏、秋二季采收，鲜用或晒干。

【功能主治】■中药：香青兰解表止痛，清热凉肝；用于感冒头痛，咽喉疼痛，咳嗽，黄疸，肝炎，痢疾。

　　　　　　■蒙药：乌努日图 – 毕日阳古泻肝炎，清胃热，止血，愈伤，燥协日乌素；用于黄疸，肝热，胃扩散热，食物中毒，胃痉挛，胃烧口苦，吐酸水，胃出血，巴木病。

【用法用量】■中药：香青兰 6~15g；外用适量，鲜品捣敷，或涂擦，或煎汤洗。

　　　　　　■蒙药：乌努日图 – 毕日阳古 3~5g。

评　述

1. 化学成分：香青兰主要含有黄酮类、挥发油、萜类、氨基酸、微量元素等。

2. 道地沿革：比日羊古系蒙医常用药材之一，始载于《无误蒙药鉴》，并在现代蒙医药书籍中均有收载。历史文献及蒙医临床应用沿革普遍认为：藏医所用"比日羊古"为唐古特 – 毕日羊古（甘青青兰 *Dracocephalum tanguticum* Maxim.），蒙医所用"比日羊古"为乌努日图 – 毕日羊古（香青兰 *Dracocephalum moldovica* L.）；《内蒙古蒙药材标准》（1987 年）收载的"比日羊古"原植物为唇形科植物香青兰一种。近几年，我们调查全区蒙药材品种时发现内蒙古阿拉善盟阿拉善左旗行政区西部民间所用的蒙药材"比日羊古"为鄂尔多斯 – 毕日羊古，并已沿用了几百年。

3. 资源利用与可持续发展：到目前为止，以蒙药材香青兰为主要组成的蒙成药有清肝红花七胃散、五灵脂九味散、松石七味丸、汤十味剂、巴木音嘎日迪二十七味散等。随着香青兰的化学成分和药理作用研究的深入以及国家"中药现代化与产业化开发"行动，阴山地区具备香青兰引种驯化和优质高效栽培技术的推广应用的条件。

毛建草 毛尖茶、岩青兰、哈丹－比日羊古
Dracocephalum rupestre Hance

【标本采集号】150221150730248LY

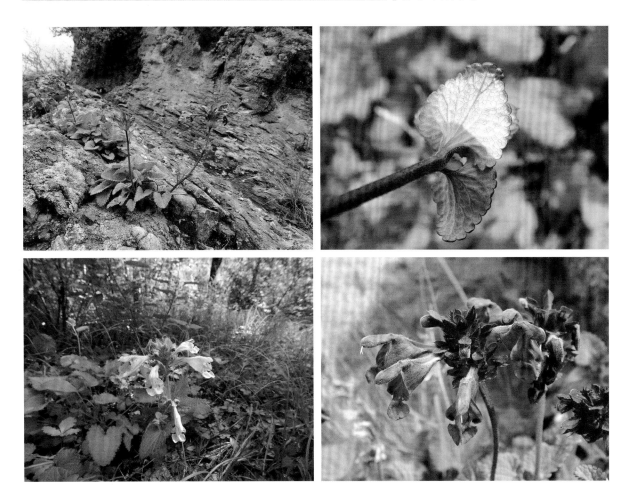

【形态特征】多年生草本。根状茎直径达 1cm；茎带紫色，多数，长达 42cm，疏被倒向短柔毛。基生叶多数，叶三角状卵形，两面疏被柔毛。轮伞花序密集排成头状，稀穗状；苞叶无柄或具鞘状短柄；苞片披针形或倒卵形，疏被短柔毛，具 2~6 对刺齿；花萼带紫色，被短柔毛，上唇 3 深裂至基部，中齿倒卵状椭圆形，侧齿披针形，下唇 2 齿窄披针形；花冠紫蓝色，被短柔毛。花期 7~9 月。

【适宜生境】中生植物。生于森林区、森林草原带及草原带山地的草甸、疏林或山地草原中。

【资源状况】分布于包头市（土默特右旗）、巴彦淖尔市（乌拉特后旗、乌拉特前旗）。常见。

【入药部位】■中药：全草（岩青兰）。

　　　　　　■蒙药：全草（哈丹－比日羊古）。

【采收加工】夏、秋二季采收，切段，晒干。

【功能主治】■中药：岩青兰解表，清热，止痛；用于感冒头痛，咽痛，咳嗽，胸胁胀满。

■蒙药: 哈丹 – 比日羊古清热燥湿, 凉肝止血; 用于黄疸, 肝热, 胃扩散热, 食物中毒, 胃痉挛, 胃烧口苦, 吐酸水, 胃出血, 巴木病。

【用法用量】■中药: 岩青兰 9~15g。

■蒙药: 哈丹 – 比日羊古多配方用。

块根糙苏 野山药、鲁各木日、奥古乐今 – 土古日爱
Phlomis tuberosa Linn.

【标本采集号】150121180905010LY

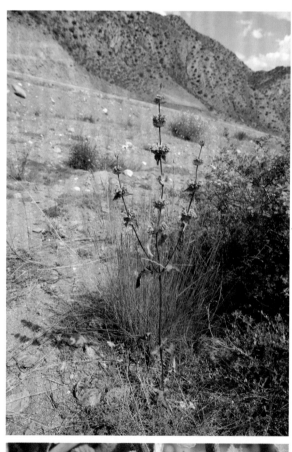
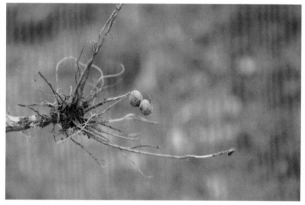
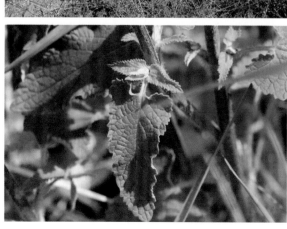
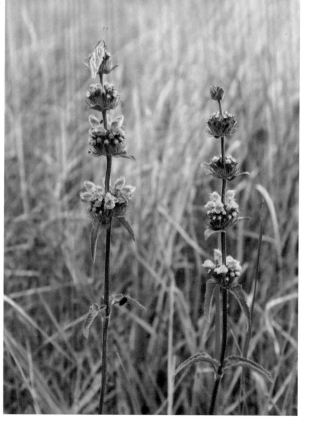

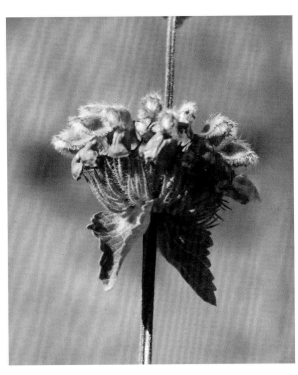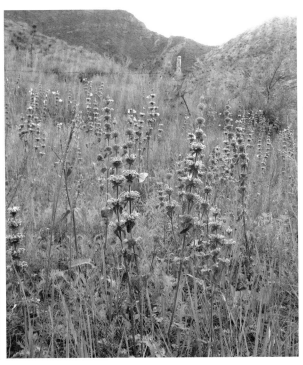

【形态特征】多年生草本，高 40~150cm。根块根状增粗。茎具分枝。基生叶或下部的茎生叶三角形，边缘粗圆齿状；中部的茎生叶三角状披针形；苞叶披针形，稀卵圆形；叶片均被具极短的刚毛或无毛。轮伞花序多数，密集；苞片线状钻形；花萼管状钟形；花冠紫红色，外面唇瓣上密被具长射线的星状绒毛；冠檐二唇形，上唇边缘为不整齐的牙齿状；后对雄蕊花丝基部在毛环上方具向上的短距状附属器。小坚果顶端被星状短毛。花期 7~8 月，果期 8~9 月。

【适宜生境】草甸旱中生植物。生于山地沟谷草甸、山地灌丛、林缘，也见于草甸化杂类草草原中。

【资源状况】分布于乌兰察布市（察哈尔右翼前旗、察哈尔右翼中旗、化德县、集宁区、凉城县、商都县、卓资县）、呼和浩特市（清水河县、土默特左旗、武川县）、包头市（白云鄂博矿区、固阳县、石拐区）。常见。

【入药部位】■中药：块根或全草（块茎糙苏）。
　　　　　　■蒙药：块根（奥古乐今 - 土古日爱）。

【采收加工】夏季采收块根或全草，除去杂质，洗净泥土，晒干。

【功能主治】■中药：块茎糙苏活血通经，解毒疗疮；用于月经不调，腹痛，疮痈肿毒，梅毒。
　　　　　　■蒙药：奥古乐今 - 土古日爱清热，止吐，消奇哈；用于感冒发热，鼻痒喷嚏，痰咳，咽热干燥，胸热，头痛，关节痛，骨奇哈病，脉奇哈病，肌奇哈病。

【用法用量】■中药：块茎糙苏 3~6g；外用适量，捣敷，或研末撒。
　　　　　　■蒙药：奥古乐今 - 土古日爱单用 1.5~3g，或入丸、散服。

串铃草

毛尖茶、野洋芋、蒙古乐－奥古乐今－土古日爱、乌嘎拉占－图古来

Phlomis mongolica Turcz.

【标本采集号】150121180909006LY

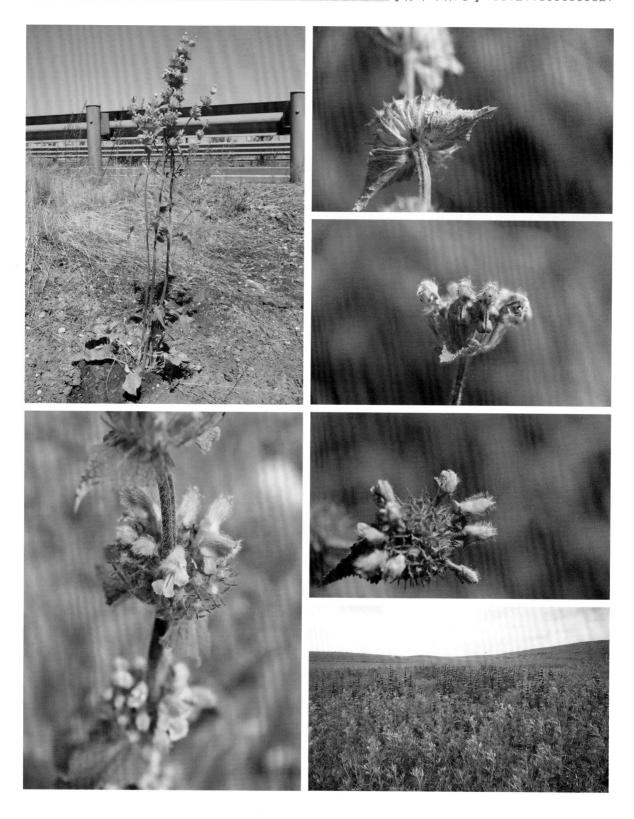

【形态特征】多年生草本。主根木质，侧根球形或纺锤形。茎高达70cm，分枝少，被柔毛或平展刚毛。基生叶三角形或长卵形，具圆齿；茎生叶与基生叶同形，常较小。轮伞花序具多花；苞叶三角形或卵状披针形；苞片线状钻形，先端具刺尖；花萼管形，萼齿圆形，具刺尖；花冠紫色，冠筒中部以上被星状短柔毛，下部无毛，内具毛环，上唇内被髯毛，下唇中裂片宽倒卵形；雄蕊内藏，花丝被毛，后对基部具反折短距状附属物。小坚果顶端被毛。花期6~8月，果期8~9月。

【适宜生境】旱中生植物。生于草原地带的草甸、草甸化草原、山地沟谷、撂荒地及路边，也见于荒漠区的山地。

【资源状况】分布于乌兰察布市（察哈尔右翼后旗、化德县、集宁区、四子王旗、卓资县）、呼和浩特市（土默特左旗、武川县）、包头市（达尔罕茂明安联合旗、土默特右旗）、巴彦淖尔市（乌拉特中旗）。常见。

【入药部位】■中药：全草（串铃草）。
　　　　　　■蒙药：块根（乌嘎拉占－图古来）。

【采收加工】夏、秋二季采收全草，洗净，切段，晒干；秋后花萎谢后挖根，洗净，切片，晒干。

【功能主治】■中药：串铃草活血通经，解毒疗疮；用于月经不调，腹痛，疮痈肿毒，梅毒。
　　　　　　■蒙药：乌嘎拉占－图古来清热，止吐，消奇哈；用于感冒发热，鼻痒喷嚏，痰咳，咽热干燥，胸热，头痛，关节痛，骨奇哈病，脉奇哈病，肌奇哈病。

【用法用量】■中药：串铃草3~10g。
　　　　　　■蒙药：乌嘎拉占－图古来1.5~3g。

尖齿糙苏
糙萼糙苏、粗齿糙苏、阿日阿特－奥古乐今－土古日爱
Phlomis dentosa Franch.

【标本采集号】150824180822018LY

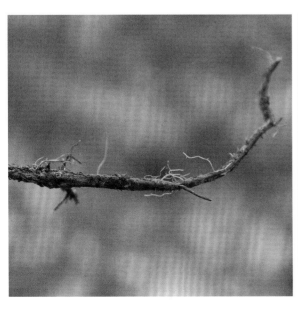
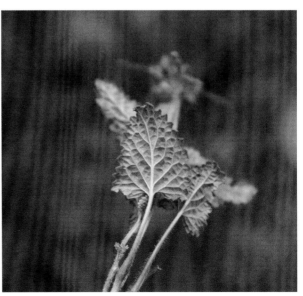

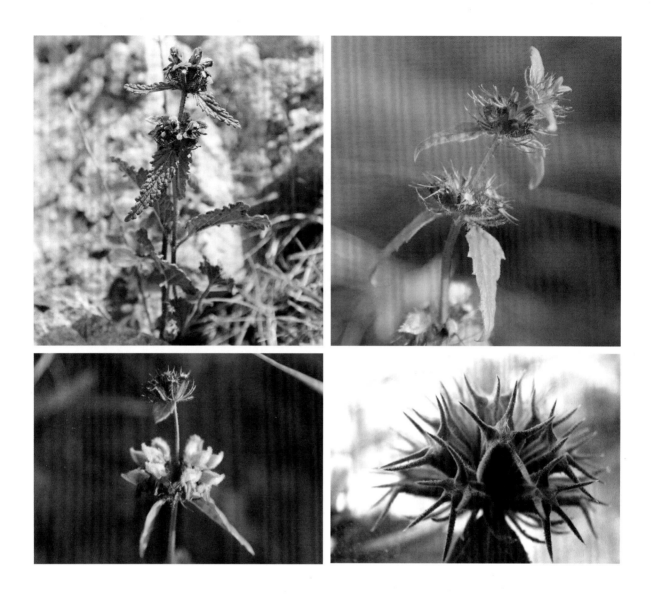

【形态特征】多年生草本，高达 80cm，植株被毛，有星状毛。茎多分枝，四棱形。基生叶三角形
　　　　　或三角状卵形，边缘为不整齐的圆齿状；苞叶卵三角形至披针形，边缘为疏牙齿状。
　　　　　轮伞花序多花，多数，生于主茎及侧枝上部；苞片针刺状，略坚硬；花萼管状钟形，
　　　　　先端具刺尖；花冠粉红色，冠檐二唇形，上唇边缘为不整齐的小齿状，下唇 3 圆裂，
　　　　　侧裂片卵形，较小；雄蕊后对基部在毛环上具反折的长距状附属器。小坚果无毛。花
　　　　　期 6~8 月，果期 8~9 月。

【适宜生境】旱中生杂类草。生于山地草甸、沟谷草甸中，也见于草甸化草原。

【资源状况】分布于包头市（石拐区）、巴彦淖尔市（乌拉特中旗）。少见。

【入药部位】■中药：全草。

【采收加工】秋季采收全草，洗净，切段，晒干。

【功能主治】■中药：全草祛风活络，强筋壮骨，清热消肿；用于感冒，咽干舌燥，肺病，风湿关节痛，
　　　　　腰痛，跌扑损伤，疮疖肿毒。

【用法用量】■中药：全草外用适量，捣敷，或研末撒。

糙 苏

大叶糙苏、山苏子、奥古乐今 - 土古日爱

Phlomis umbrosa Turcz.

【标本采集号】150222180831017LY

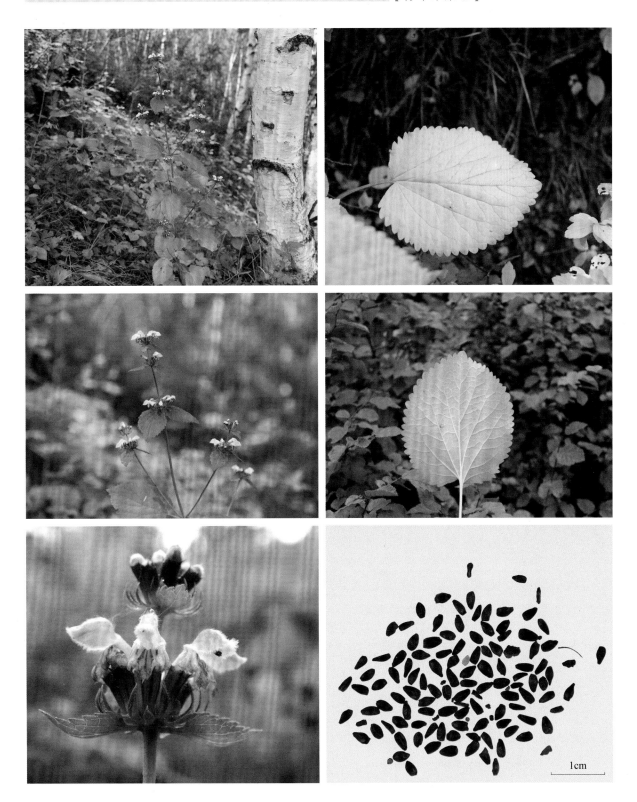

【形态特征】多年生草本,高达1.5m。根粗壮。茎疏被倒向短硬毛,有时上部被星状短柔毛,带紫红色,多分枝。叶圆卵形或卵状长圆形,边缘具锯齿状牙齿。轮伞花序多数,具花4~8朵;苞叶卵形,具粗锯齿状牙齿;苞片线状钻形;花萼管形,萼齿具刺尖;花冠粉红色或紫红色,稀白色,下唇具红斑,冠筒背部上方被短柔毛,上唇具不整齐细牙齿,下唇密被绢状柔毛,3裂,裂片卵形或近圆形;雄蕊内藏,花丝无毛,无附属物。花期6~9月,果期8~9月。

【适宜生境】中生植物。生于阔叶林下及山地草甸。

【资源状况】分布于乌兰察布市(兴和县)、呼和浩特市(和林格尔县、清水河县)、包头市(固阳县、土默特右旗)、巴彦淖尔市(乌拉特前旗)。常见。

【入药部位】■中药:根或全草(糙苏)。

【采收加工】夏、秋二季采收全草,洗净,晒干;秋后挖根,洗净,切片,晒干。

【功能主治】■中药:糙苏疏风解毒,止咳化痰,解毒消肿;用于感冒,咳嗽痰喘,风湿关节痛,腰痛,跌扑损伤,疮痈肿毒。

【用法用量】■中药:糙苏 3~10g。

鼬瓣花 野苏子、野芝麻、套心朝格
Galeopsis bifida Boenn.

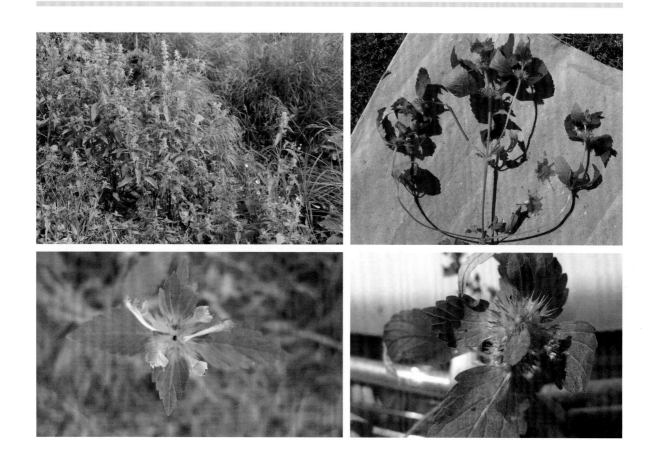

【形态特征】一年生草本。茎直立，密被具节刚毛及腺毛，上部分枝。叶披针形，边缘具整齐的圆齿状锯齿，上面贴生短柔毛。轮伞花序，腋生，多花密集；小苞片条形至披针形，先端具刺尖，密生长刚毛；花萼管状钟形，外面被刚毛，与萼筒近等长；花冠紫红色，外面密被刚毛，上唇卵圆形，下唇中裂片矩圆形，紫纹直达边缘，侧裂片短圆形；雄蕊花丝下部被柔毛，花药卵圆形；子房无毛，褐色。小坚果倒卵状三棱形，褐色。花期 7~9 月，果期 9 月。

【适宜生境】中生植物。散生于山地针叶林区和森林草原带的林缘、草甸、田边及路旁。

【资源状况】分布于乌兰察布市（察哈尔右翼后旗、察哈尔右翼前旗、察哈尔右翼中旗、卓资县）。少见。

【入药部位】■中药：全草（鼬瓣花）。

【采收加工】8~9 月采收全草，洗净，切段，晒干。

【功能主治】■中药：鼬瓣花清热解毒，明目退翳；用于目赤肿痛，翳障，梅毒，疮疡等。

【用法用量】■中药：鼬瓣花 3~9g；外用适量，捣敷，或研末敷。

益母草

坤草、茺蔚、益母蒿、都尔布勒吉－乌布斯

Leonurus artemisia (Lour.) S. Y. Hu

【标本采集号】150928180703002LY

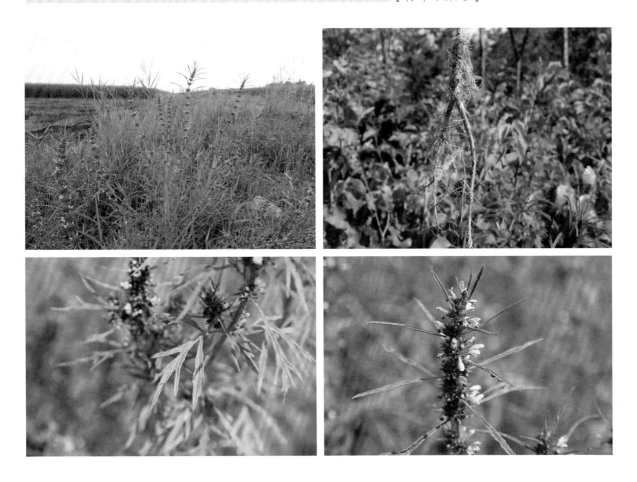

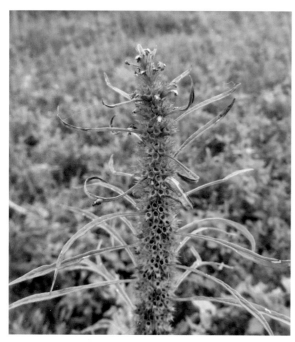
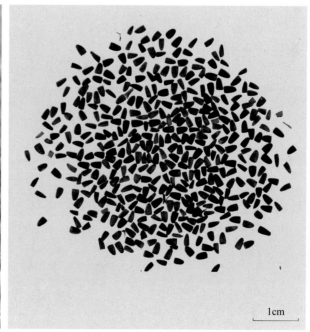

1cm

【形态特征】一、二年生草本。有密生须根的主根。茎直立，钝四棱形，微具槽。叶轮廓变化很大，茎下部叶轮廓为卵形，掌状3裂；茎中部叶轮廓为菱形。轮伞花序腋生，多数远离而组成长穗状花序；小苞片刺状，有贴生的微柔毛；花萼管状钟形，萼齿5枚，均宽三角形；花冠粉红色至淡紫红色，冠檐二唇形，上唇长圆形，全缘，下唇略短于上唇；雄蕊4枚，平行，前对较长。小坚果长圆状三棱形，淡褐色，光滑。花期6~9月，果期9~10月。

【适宜生境】中生植物。生于田野、沙地、灌丛、疏林、草甸草原及山地草甸。

【资源状况】分布于乌兰察布市（察哈尔右翼后旗、察哈尔右翼前旗、察哈尔右翼中旗、丰镇市、兴和县）、呼和浩特市（和林格尔县）、包头市（东河区、九原区、昆都仑区、青山区、土默特右旗）、巴彦淖尔市（乌拉特前旗）。常见。

【入药部位】■中药：地上部分（益母草）、果实（茺蔚子）。
　　　　　　■蒙药：地上部分（都尔布勒吉-乌布斯）。

【采收加工】鲜品春季幼苗期至初夏花前期采割；干品夏季茎叶茂盛、花未开或初开时采割，晒干或切段晒干。秋季果实成熟时采割地上部分，晒干，打下果实，除去杂质。

【功能主治】■中药：益母草活血调经，利尿消肿，清热解毒；用于月经不调，痛经经闭，恶露不净，水肿尿少，疮疡肿毒。茺蔚子活血调经，清肝明目；用于月经不调，经闭痛经，目赤翳障，头晕胀痛。
　　　　　　■蒙药：都尔布勒吉-乌布斯活血，调经，拨云退翳；用于产后腹痛，闭经，月经不调，瘀血症，血盛症，风火眼，目翳。

【用法用量】■中药：益母草9~30g，鲜品12~40g。茺蔚子5~10g。
　　　　　　■蒙药：都尔布勒吉-乌布斯3~5g，或入丸、散服。

细叶益母草

益母蒿、龙昌菜、那林－都日伯乐吉－额布斯

Leonurus sibiricus L.

【标本采集号】150121180904031LY

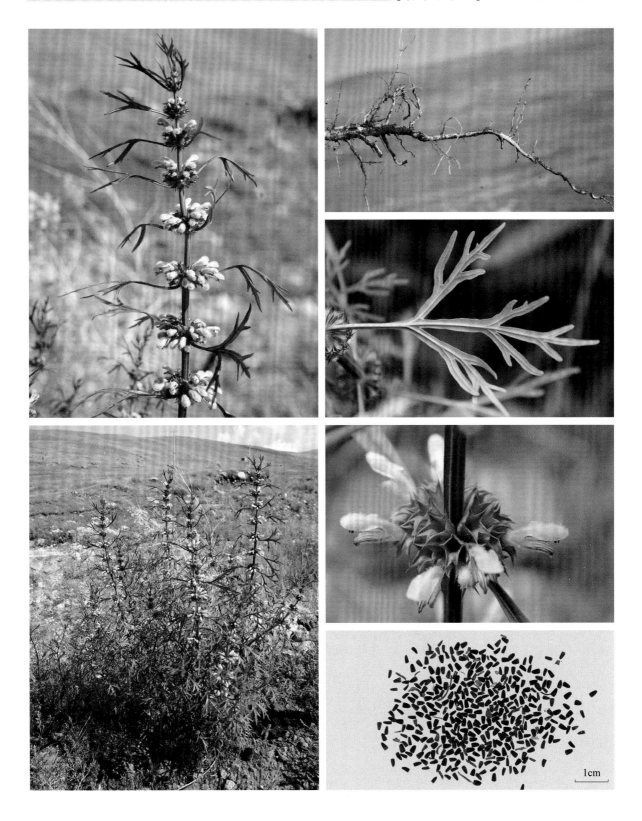

【形态特征】一、二年生草本。有圆锥形的主根。茎直立，高 20~80cm，钝四棱形。叶卵形，掌状 3 全裂，裂片再羽状分裂成 3 裂的线状小裂片，叶疏被糙伏毛，下面具腺点。轮伞花序腋生，多花；小苞片刺状，被短糙伏毛；花萼管状钟形，萼齿 5 枚，具刺尖；花冠粉红色至紫红色，冠檐二唇形，上唇长圆形，下唇比上唇短 1/4 左右，3 裂。雄蕊 4 枚，均延伸至上唇片之下，平行，前对较长。小坚果长圆状三棱形，褐色。花期 7~9 月，果期 9 月。

【适宜生境】旱中生植物。散生于石质丘陵、沙质草原、杂木林、灌丛、山地草甸，也见于农田及村旁、路边。

【资源状况】分布于阴山地区各地。常见。

【入药部位】■中药：地上部分（益母草）、果实（茺蔚子）。
■蒙药：地上部分（都尔布勒吉 - 乌布斯）。

【采收加工】鲜品春季幼苗期至初夏花前期采割；干品夏季茎叶茂盛、花未开或初开时采割，晒干或切段晒干。秋季果实成熟时采割地上部分，晒干，打下果实，除去杂质。

【功能主治】■中药：益母草活血调经，利尿消肿，清热解毒；用于月经不调，痛经经闭，恶露不净，水肿尿少，疮疡肿毒。茺蔚子活血调经，清肝明目；用于月经不调，经闭痛经，目赤翳障，头晕胀痛。
■蒙药：都尔布勒吉 - 乌布斯活血，调经，拨云退翳；用于产后腹痛，闭经，月经不调，瘀血症，血盛症，风火眼，目翳。

【用法用量】■中药：益母草 9~30g，鲜品 12~40g。茺蔚子 5~10g。
■蒙药：都尔布勒吉 - 乌布斯 3~5g，或入丸、散服。

脓疮草　白龙昌菜、阿拉善脓疮草、特木根 – 昂嘎拉扎古日
Panzeria alaschanica Kupr.

【标本采集号】150822190718025LY

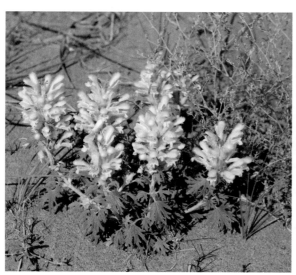
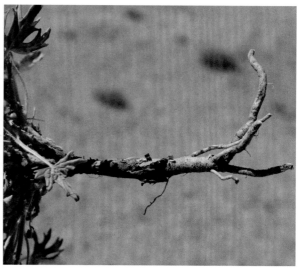

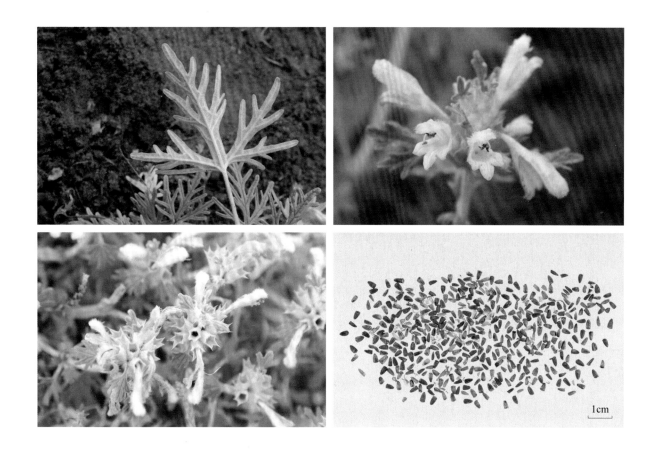

【形态特征】多年生草本，高 15~35cm。茎多分枝，从基部发出。叶片轮廓为宽卵形，茎生叶掌状
5 深裂，裂片分裂常达基部，小裂片卵形至披针形，呈灰白色；苞叶较小，3 深裂。
轮伞花序，具多数花，组成密集的穗状花序；小苞片钻形；花萼管状钟形，外面密被
绒毛，里面无毛；花冠淡黄色或白色，二唇形，上唇盔状，矩圆形，下唇 3 裂，中裂
片较大，倒心形，侧裂片卵形；雄蕊 4 枚，前对稍长。小坚果卵圆状三棱形，具疣点。
花期 6~7 月，果期 7~8 月。

【适宜生境】旱生植物。生于荒漠草原带的沙地、沙砾质平原或丘陵坡地，也见于荒漠区的山麓、
沟谷及干河床。

【资源状况】分布于巴彦淖尔市（磴口县、乌拉特后旗、乌拉特中旗）。少见。

【入药部位】■中药：全草（白益母草）。

　　　　　　■蒙药：全草（特木根 – 昂嘎拉扎古日）。

【采收加工】夏季花未开或初开时割取全草，晒干。

【功能主治】■中药：白益母草调经活血，清热利水；用于产后腹痛，月经不调，急性肾炎，崩漏，
乳痈，丹毒，疖肿。

　　　　　　■蒙药：特木根 – 昂嘎拉扎古日活血，调经，拨云退翳；用于产后腹痛，闭经，月经
不调，痛经，瘀血症，风火眼，云翳，白斑。

【用法用量】■中药：白益母草入丸、散服。

　　　　　　■蒙药：特木根 – 昂嘎拉扎古日多配方用。

毛水苏

华水苏、水苏、乌斯图-阿日归
Stachys baicalensis Fisch. ex Benth.

【标本采集号】150823150826013LY

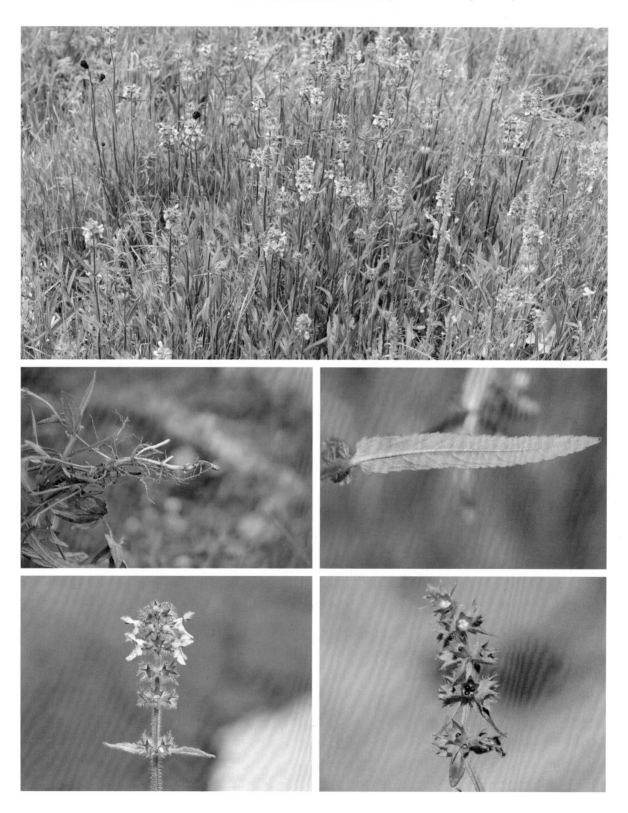

【形态特征】多年生草本，高达 1m。茎棱及节密被倒向及平展糙硬毛，余无毛。叶长圆状线形，边缘具圆齿状锯齿，上面疏被糙硬毛，下面沿脉被糙硬毛。轮伞花序具花 6 朵，组成上部密集下部疏散的穗状花序；苞叶披针形，小苞片线形；花萼钟形，沿脉及齿缘密被白色长柔毛状糙硬毛，萼齿披针状三角形；花冠淡紫色或紫色，冠檐被毛，冠筒直伸，上唇卵形，下唇卵形，3 裂，中裂片近圆形。小坚果褐色，卵球形。花期 7~8 月，果期 8~9 月。

【适宜生境】中生至湿中生植物。生于山地森林区、森林草原带的低湿草甸、河岸沼泽草甸及沟谷中。

【资源状况】分布于巴彦淖尔市（乌拉特前旗）。少见。

【入药部位】■中药：全草（毛水苏）。

【采收加工】夏、秋二季采收，晒干。

【功能主治】■中药：毛水苏止血，祛风解毒；用于吐血，衄血，血痢，崩中带下，感冒头痛，中暑，目昏，跌打损伤。

【用法用量】■中药：毛水苏 9~15g；外用适量，鲜品捣烂敷患处。

甘露子 宝塔菜、地蚕、螺丝菜、小地梨、阿木塔图－阿日归
Stachys sieboldii Miq.

【标本采集号】150121180822002LY

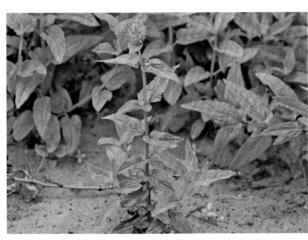

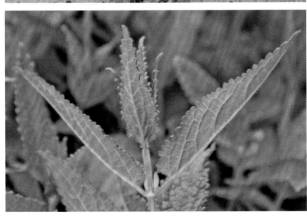

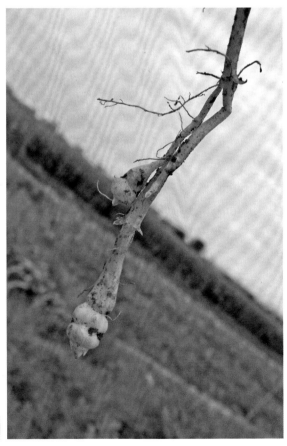

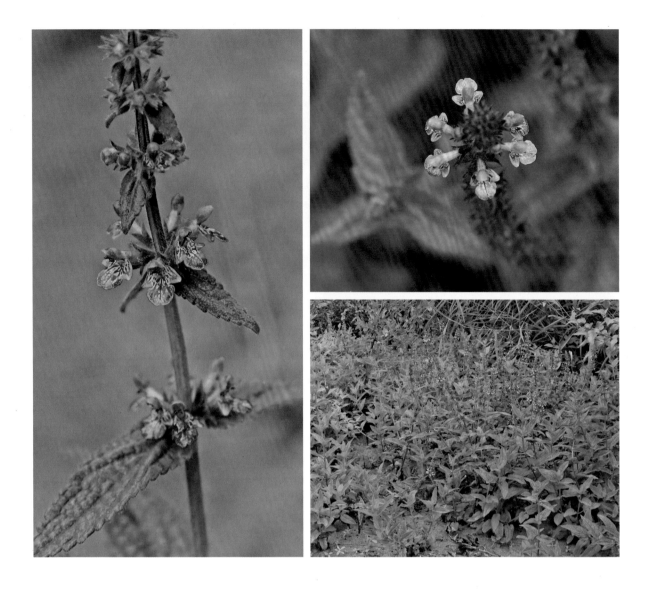

【形态特征】多年生草本，高达 1.2m。根状茎白色，节具鳞叶及须根，顶端具念珠状或螺蛳形肥
大块茎；茎棱及节被平展硬毛。叶卵形或椭圆状卵形；叶柄被硬毛。轮伞花序具花 6 朵；
下部苞叶卵状披针形，上部苞叶披针形，无柄，近全缘；小苞片线形；花萼窄钟形，
被腺柔毛，内面无毛，萼齿三角形或长三角形；花冠粉红色或紫红色，下唇具紫斑，
冠檐上唇长圆形，下唇 3 裂，中裂片近圆形，侧裂片卵形。小坚果黑褐色，卵球形，
被小瘤。花期 7~8 月，果期 8~9 月。

【适宜生境】中生植物。生于湿润地及积水处。

【资源状况】作为蔬菜，阴山地区有少量栽培。

【入药部位】■中药：全草或块茎（甘露子）。

【采收加工】秋季采收全草及块茎，洗净，鲜用或蒸熟晒干。

【功能主治】■中药：甘露子祛风热，利湿，活血散瘀；用于黄疸，尿路感染，风热感冒，肺结核；
外用于疮痈肿毒，蛇虫咬伤。

【用法用量】■中药：甘露子 9~15g；外用适量，捣烂敷患处。

丹 参

红根、赤参、阴行草

Salvia miltiorrhiza Bunge

【标本采集号】150222180829028LY

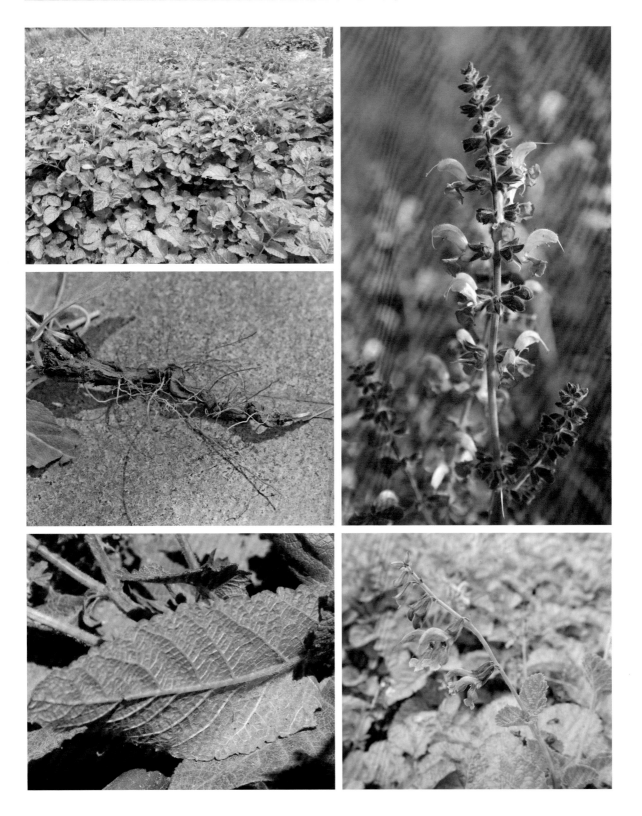

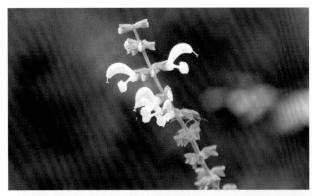
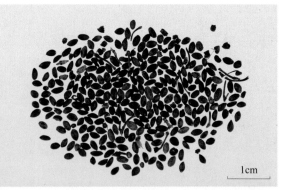
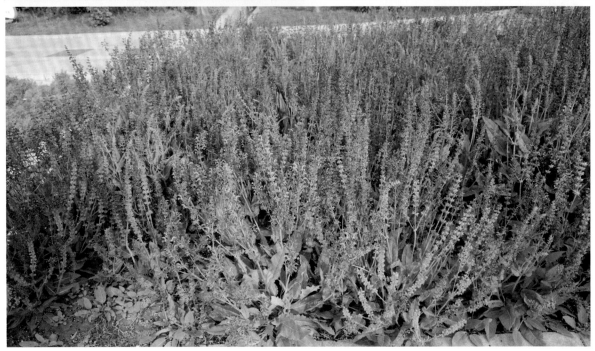

【形态特征】多年生草本，高达 80cm。主根肉质，深红色。茎多分枝，密被长柔毛。奇数羽状复叶，小叶卵形、椭圆状卵形或宽披针形，具圆齿，两面被柔毛。轮伞花序具 6 至多朵花，组成总状花序；花序轴密被长柔毛或腺长柔毛；苞片披针形；花萼钟形，带紫色，疏被长柔毛及腺长柔毛，内面中部密被白色长硬毛，上唇三角形，具短尖头 3 个，下唇具齿 2 枚；花冠紫蓝色，被腺短柔毛，冠筒内具不完全柔毛环，上唇镰形，下唇中裂片先端 2 裂。小坚果椭圆形。花期 4~8 月，果期 9~11 月。

【适宜生境】中生植物。生于海拔 120~1300m 的山坡、林下草丛或溪谷旁。

【资源状况】作为园林绿化植物，阴山地区有少量栽培。

【入药部位】■中药：根或根茎（丹参）。

【采收加工】春、秋二季采挖，除去泥沙，干燥。

【功能主治】■中药：丹参活血祛瘀，通经止痛，清心除烦，凉血消痈；用于胸痹心痛，脘腹胁痛，癥瘕积聚，热痹疼痛，心烦不眠，月经不调，痛经经闭，疮疡肿痛。

【用法用量】■中药：丹参 10~15g。

一串红

爆仗红、炮仗红、拉尔维亚、象牙红、西洋红
Salvia splendens Ker-Gawl.

【标本采集号】150824180822038LY

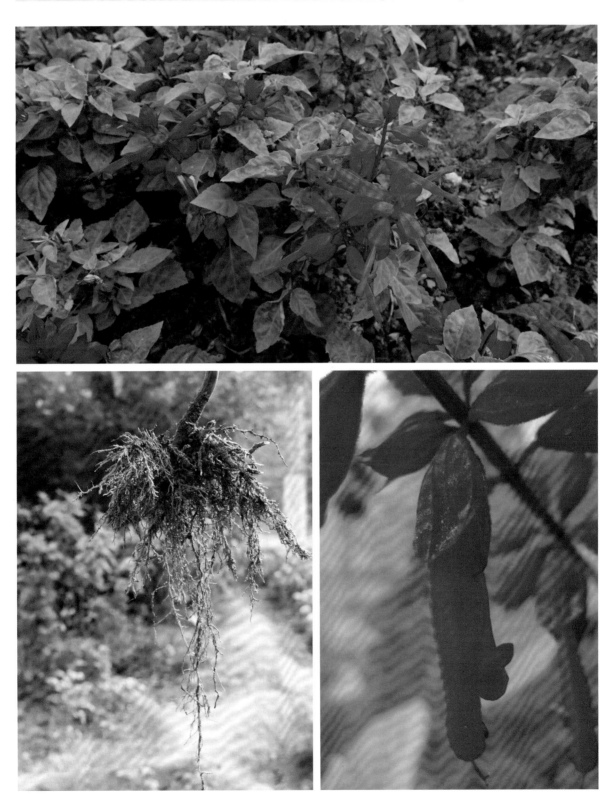

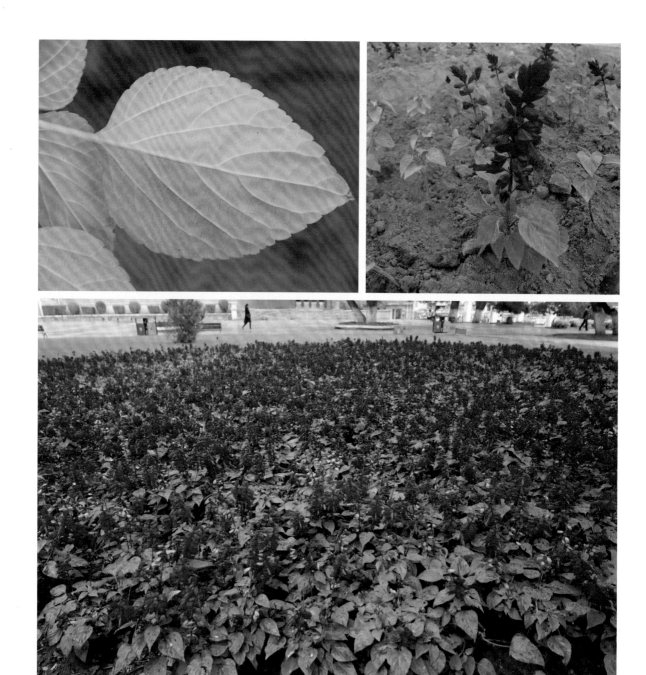

【形态特征】亚灌木状草本，高可达 90cm。茎钝四棱形，具浅槽，无毛。叶卵圆形，边缘具锯齿，
　　　　　两面无毛，下面具腺点。轮伞花序具花 2~6 朵，组成顶生总状花序；苞片卵圆形，红
　　　　　色；花梗密被染红的具腺柔毛；花萼钟形，红色；花冠红色，冠檐二唇形，3 裂，中
　　　　　裂片半圆形，侧裂片长卵圆形；能育雄蕊 2 枚，近外伸；花柱与花冠近相等，先端不
　　　　　相等 2 裂，前裂片较长；花盘等大。小坚果椭圆形，顶端具不规则极少数的皱褶突起，
　　　　　边缘或棱具狭翅，光滑。花期 3~10 月。

【适宜生境】中生植物。喜阳，也耐半阴，一串红要求疏松、肥沃和排水良好的沙质壤土。

【资源状况】作为园林绿化植物，阴山地区广泛栽培。

【入药部位】 ■中药：全草（一串红）。

【采收加工】 生长期采收全草，晒干或鲜用。

【功能主治】 ■中药：一串红凉血止血，清热利湿，散瘀止痛；用于咯血，吐血，便血，血崩，泄泻，
痢疾，胃痛，经期腹痛，产后血瘀腹痛，跌打损伤，风湿痹痛，痈肿。

【用法用量】 ■中药：一串红外用适量，捣烂敷患处。

麻叶风轮菜　风车草、风轮菜、道归－其其格
Clinopodium urticifolium (Hance) C. Y. Wu et Hsuan ex H. W. Li

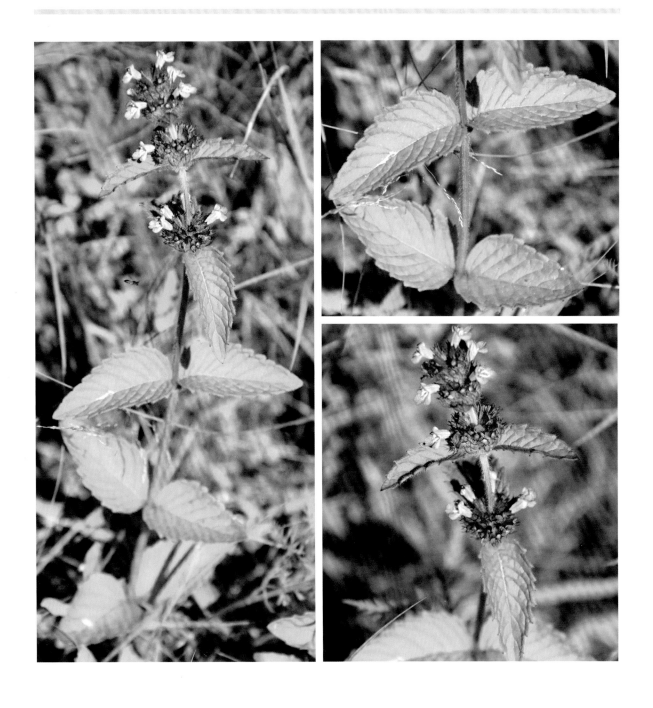

【形态特征】多年生草本。根状茎木质；茎直立，近四棱形，疏被短硬毛，基部稍木质化，常带紫红色。叶片卵圆形或卵状披针形，先端钝，基部圆形，边缘具锯齿，上面被极疏的短硬毛，下面沿脉疏被贴生具节柔毛；叶具柄，下部者较长，上部者较短。轮伞花序，多花密集，半球形，常偏于一侧；苞叶叶状，常超出轮伞花序；苞片条形或针状；总梗明显，多分枝；花萼狭管形，上唇齿近外反，长三角形，先端具短芒尖，下唇齿直伸，稍长，先端芒尖；花冠紫红色。小坚果倒卵球形，无毛。花期6~8月，果期8~10月。

【适宜生境】中生植物。生于山地森林及森林草原带的林下、林缘、灌丛，也见于沟谷草甸及路旁。

【资源状况】分布于乌兰察布市（卓资县）、呼和浩特市（回民区、土默特左旗、武川县、新城区）、包头市（固阳县、九原区、石拐区、土默特右旗）。少见。

【入药部位】■中药：全草（麻叶风轮菜）。

【采收加工】夏、秋二季采收全草，晒干。

【功能主治】■中药：麻叶风轮菜疏风清热，解毒止痢，活血止血；用于感冒，中暑，痢疾，肝炎，急性胆囊炎，疟腮，目赤红肿，疔疮肿毒，皮肤瘙痒，妇女各种出血证，尿血，外伤出血。

【用法用量】■中药：麻叶风轮菜10~15g，或捣汁服；外用适量，捣敷，或煎汤洗。

百里香

地角花、地椒、千里香、岗嘎 – 额布斯
Thymus mongolicus Ronn.

【标本采集号】150121180909005LY

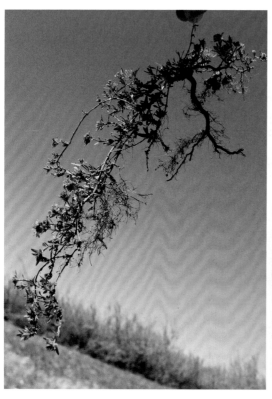
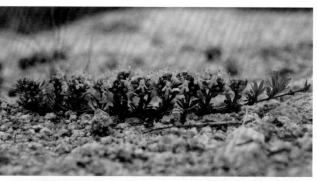
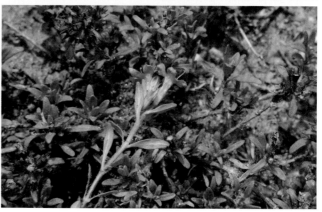

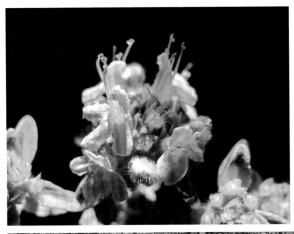
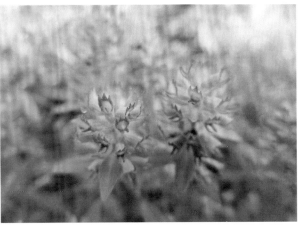
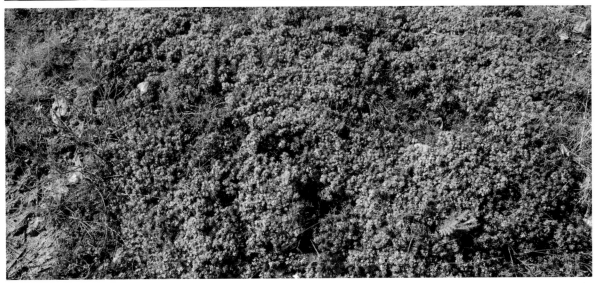

【形态特征】半灌木。茎多数，匍匐或上升，营养枝被短柔毛；花枝长达 10cm，上部密被倒向或稍平展柔毛，下部毛稀疏，具 2~4 对叶。叶卵形，全缘或疏生细齿，两面无毛，被腺点。花序头状；花萼管状钟形或窄钟形，下部被柔毛，上部近无毛，上唇齿长不及唇片的 1/3，三角形，下唇较上唇长或近等长；花冠紫红色、紫色或粉红色，疏被短柔毛，冠筒向上稍增大。小坚果近球形或卵球形，稍扁。花期 7~8 月，果期 9 月。

【适宜生境】草原中旱生植物。生于典型草原带、森林草原带的砂砾质平原、石质丘陵及山地田坡，也见于荒漠区的山地砾石质坡地。一般多散生于草原群落中，也常在石质丘顶与其他砾石生植物聚生成小片群落，成为其中的优势种。

【资源状况】分布于阴山地区各地。常见。

【入药部位】■中药：全草（地椒）。

【采收加工】7~8 月采收，洗净，晒干。

【功能主治】■中药：地椒祛风止咳，健脾行气，利湿通淋；用于感冒头痛，咳嗽，百日咳，脘腹疼痛，消化不良，呕吐腹泻，牙痛，小便涩痛，湿疹瘙痒，疮痈肿毒。

【用法用量】■中药：地椒 9~12g，或研末服，或浸酒服；外用适量，研末撒，或煎汤洗。

薄荷

野薄荷、东北薄荷、巴达拉希

Mentha haplocalyx Briq.

【标本采集号】150121180904002LY

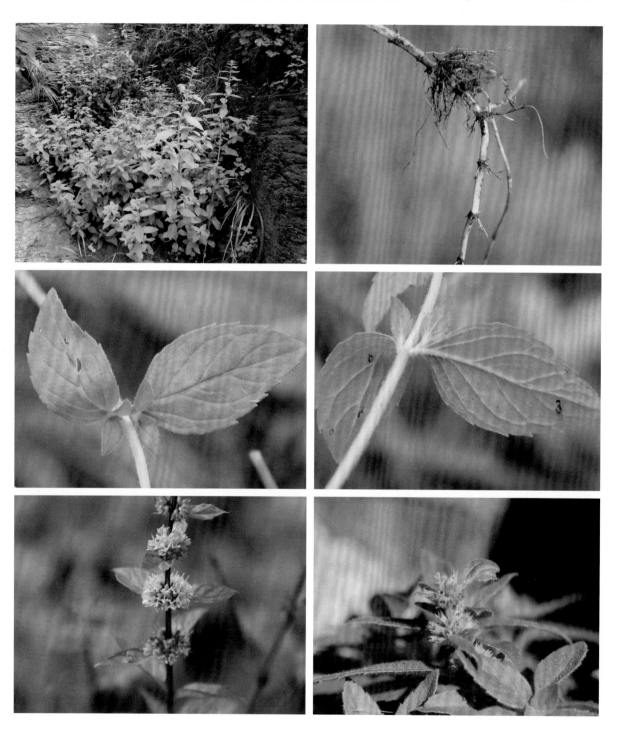

【形态特征】多年生草本，高 30~60cm。茎直立，具长根状茎，四棱形，被疏或密的柔毛。叶矩圆状披针形、椭圆形、椭圆状披针形或卵状披针形。轮伞花序腋生，轮廓球形；苞片条形；花萼管状钟形，萼齿狭三角状钻形；花冠淡紫色或淡红紫色，外面略被微柔毛或长疏柔毛，里面在喉部以下被微柔毛，冠檐 4 裂，上裂片先端微凹或 2 裂，矩圆形；雄蕊 4 枚，前对较长；花柱略超出雄蕊，先端近相等 2 浅裂。小坚果卵球形，黄褐色。花期 7~8 月，果期 9 月。

【适宜生境】湿中生植物。生于水旁低湿地，如湖滨草甸、河滩沼泽草甸。

【资源状况】分布于乌兰察布市（察哈尔右翼后旗、丰镇市、集宁区、凉城县、商都县、四子王旗、兴和县、卓资县）、呼和浩特市（和林格尔县、清水河县、土默特左旗、武川县）、包头市（东河区、九原区、昆都仑区、青山区、土默特右旗）、巴彦淖尔市（磴口县）。常见。阴山地区有少量栽培。

【入药部位】■中药：地上部分（薄荷）。

　　　　　　■蒙药：地上部分（巴达拉希）。

【采收加工】夏、秋二季茎叶茂盛或花开至三轮时，选晴天，分次采割，晒干或阴干。

【功能主治】■中药：薄荷疏散风热，清利头目，利咽，透疹，疏肝行气；用于风热感冒，风温初起，头痛，目赤，喉痹，口疮，风疹，麻疹，胸胁胀闷。

　　　　　　■蒙药：巴达拉希祛风热，清头目；用于风热感冒，头痛，目赤，咽喉肿痛，口舌生疮，牙痛，荨麻疹，风疹。

【用法用量】■中药：薄荷 3~6g，后下。

　　　　　　■蒙药：巴达拉希多配方用。

紫 苏

白苏、赤苏、红苏、黑苏、哈日－玛吉

Perilla frutescens (L.) Britt.

【标本采集号】150205190724090LY

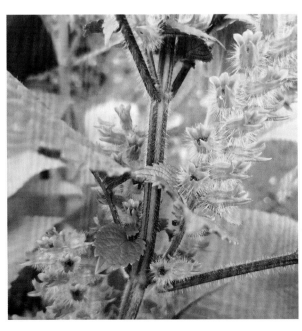 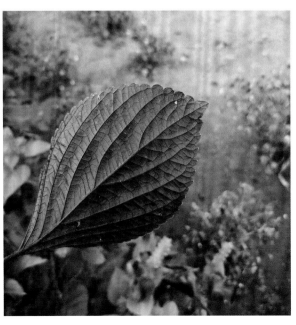

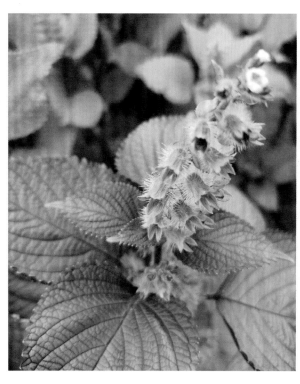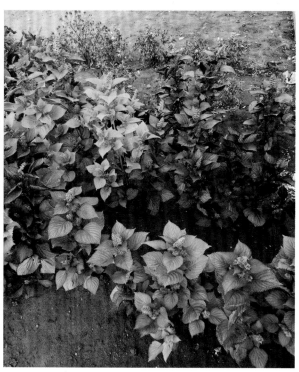

【形态特征】一年生直立草本，高达2m。茎绿色或紫色，密被长柔毛。叶宽卵形或圆形，具粗锯齿，上面被柔毛，下面被平伏长柔毛。轮伞总状花序密被长柔毛；苞片宽卵形或近圆形，具短尖，被红褐色腺点，无毛；花萼直伸，下部被长柔毛及黄色腺点，下唇较上唇稍长；花冠稍被微柔毛。小坚果灰褐色，近球形。花期8~11月，果期8~12月。

【适宜生境】中生植物。生于山地路旁、村边荒地，或栽培于屋舍旁。

【资源状况】作为蔬菜，阴山地区有少量栽培。

【入药部位】■中药：叶或带叶小软枝（紫苏叶）、茎（紫苏梗）、果实（紫苏子）。
■蒙药：地上部分（哈日-玛吉）。

【采收加工】夏季枝叶茂盛时采收叶或带叶小软枝，除去杂质，晒干；秋季果实成熟后采割茎，除去杂质，晒干或趁鲜切片晒干；秋季果实成熟时采收，除去杂质，晒干；夏、秋二季采收地上部分，除去残根及杂质，晒干，切段。

【功能主治】■中药：紫苏叶散寒解表，宣肺化痰，行气和中，安胎，解鱼蟹毒；用于风寒表证，咳嗽痰多，恶心呕吐，腹痛吐泻，胎气不和，妊娠恶阻，食鱼蟹中毒。紫苏梗理气宽中，止痛，安胎；用于胸脘胀闷，嗳气呕吐，胎动不安。紫苏子降气消痰，平喘，润肠；用于咳逆上气，咳嗽气喘，肠燥便秘。
■蒙药：哈日-玛吉用于产后腹痛，闭经，月经不调，痛经，瘀血症，风火眼，云翳，白斑。

【用法用量】■中药：紫苏叶5~10g；外用适量，捣敷，或研末，或煎汤洗。紫苏梗5~10g，或入散剂服。紫苏子3~10g，或入散剂服。
■蒙药：哈日-玛吉多配方用。

木香薷

柴荆芥、毛都力格 - 昂给鲁木 - 其其格

Elsholtzia stauntoni Benth.

【标本采集号】150925150821029LY

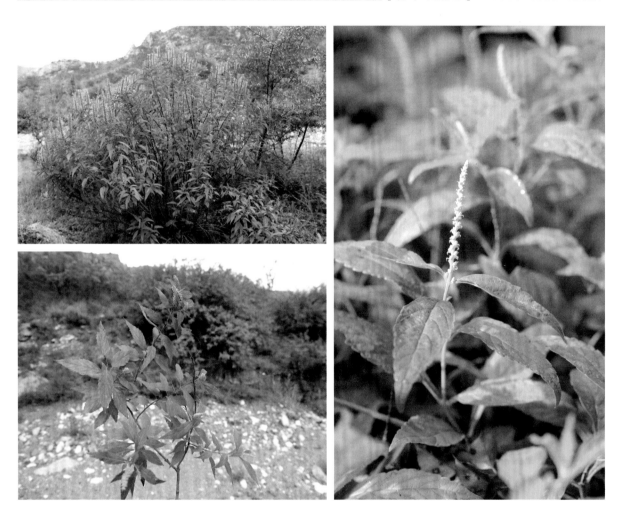

【形态特征】半灌木，高 20~50cm。茎直立，被微柔毛，上部多分枝。叶披针形至椭圆状披针形，边缘具粗锯齿，上面边缘及中脉被微柔毛，下面中脉及侧脉略被微柔毛，密布凹腺点。轮伞花序，具花 5~10 朵，组成顶生的穗状花序；苞片披针形或条状披针形；花萼管状钟形，被白色绒毛，萼齿 5 枚；花冠淡红紫色，二唇形，上唇先端微缺，下唇 3 裂，中裂片近圆形；雄蕊 4 枚，前对较长，明显伸出；花柱与雄蕊等长或略超出。小坚果椭圆形，光滑。花、果期 7~10 月。

【适宜生境】旱中生植物。生于草原区山地灌丛、沟谷及石质山坡。

【资源状况】分布于乌兰察布市（集宁区、凉城县）。少见。

【入药部位】■中药：全草。

【采收加工】夏、秋二季采收，晒干或鲜用。

【功能主治】■中药：全草发汗解表，祛暑化湿，利尿消肿；用于外感暑热，身热，头痛发热，伤暑霍乱吐泻，水肿等。

【用法用量】■中药：全草 9~15g；外用适量捣敷，或捣汁涂。

密花香薷 细穗香薷、野紫苏、萼果香薷
Elsholtzia densa Benth.

【标本采集号】150121180904023LY

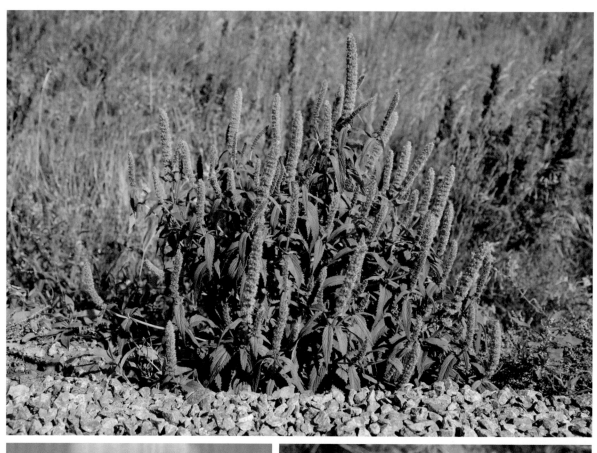

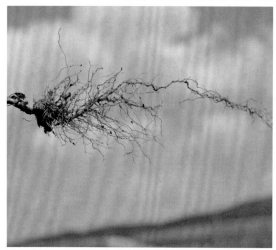
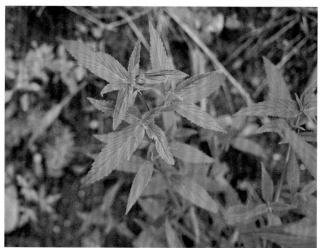

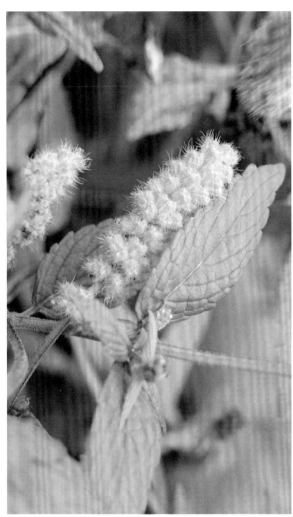
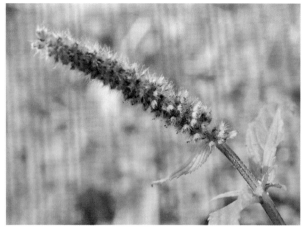
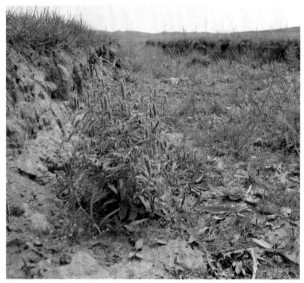

【形态特征】一年生草本，高达 60cm。茎基部多分枝，被短柔毛。叶披针形或长圆状披针形，基部以上具锯齿，两面被短柔毛。穗状花序密被紫色念珠状长柔毛；苞片卵圆形，被长柔毛；花萼钟形，密被念珠状长柔毛，萼齿近三角形，后 3 齿稍长，果时花萼近球形，齿反折；花冠淡紫色，密被紫色念珠状长柔毛，冠筒漏斗形，上唇先端微缺，下唇中裂片较侧裂片短。小坚果暗褐色，卵球形，被微柔毛，顶端被疣点。花期 7~9 月。

【适宜生境】中生植物。生于海拔 1800~4100m 的林缘、高山草甸、林下、河边及山坡荒地。

【资源状况】分布于乌兰察布市（察哈尔右翼后旗、察哈尔右翼前旗、察哈尔右翼中旗、丰镇市、商都县、四子王旗、兴和县、卓资县）、呼和浩特市（清水河县、土默特左旗、武川县）、包头市（土默特右旗、固阳县）、巴彦淖尔市（乌拉特前旗）。常见。

【入药部位】■中药：全草（咳嗽草）。

【采收加工】7~9 月采收，阴干，扎把，切碎，或鲜用。

【功能主治】■中药：咳嗽草发汗解暑，利水消肿；用于伤暑感冒，水肿；外用于脓疮，皮肤病。

【用法用量】■中药：咳嗽草 3~9g；外用适量，捣敷，或研末敷。

香薷

香茹草、香草、山苏子、昂给鲁木－其其格

Elsholtzia ciliata (Thunb.) Hyland.

【标本采集号】150121180826001LY

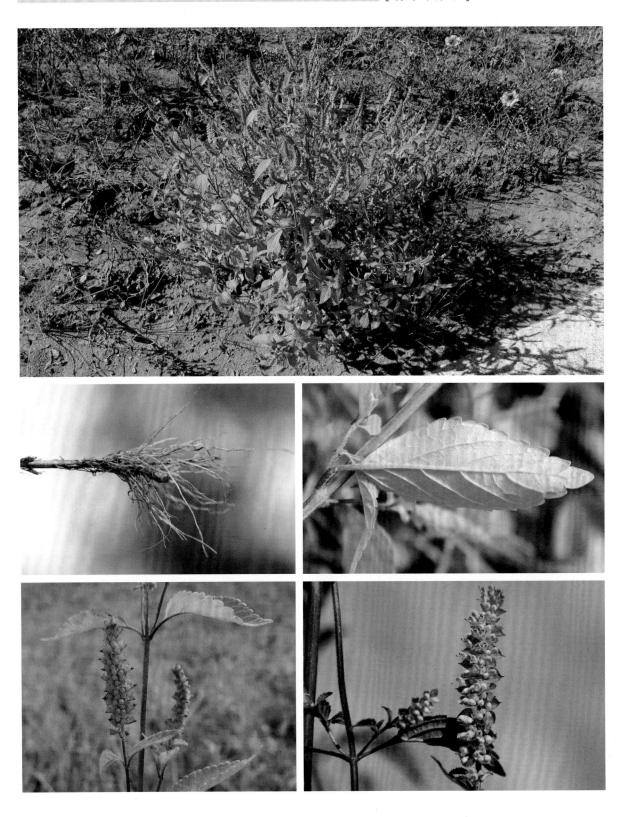

【形态特征】多年生草本，高达 50cm。茎无毛或被柔毛，老时紫褐色。叶卵形或椭圆状披针形，具锯齿，被细糙硬毛，下面疏被树脂状腺点；叶柄具窄翅。穗状花序，偏向一侧，花序轴密被白色短柔毛；苞片宽卵形或扁圆形，先端芒状突尖，疏被树脂状腺点，具缘毛；花萼被柔毛，萼齿三角形；花冠淡紫色，被柔毛，上部疏被腺点，喉部被柔毛，上唇先端微缺，下唇中裂片半圆形，侧裂片弧形；花药紫色；花柱内藏。小坚果黄褐色，长圆形。花、果期 7~10 月。

【适宜生境】中生植物。生于山地阔叶林林下、林缘、灌丛及山地草甸，也见于较湿润的田野及路边。

【资源状况】分布于乌兰察布市（集宁区、凉城县、商都县、四子王旗、卓资县）、呼和浩特市（和林格尔县、土默特左旗）、包头市（土默特右旗）。少见。

【入药部位】■中药：全草（土香薷）。

【采收加工】夏、秋二季采收，切段，晒干或鲜用。

【功能主治】■中药：土香薷发汗解暑，化湿，利水；用于夏季感冒，发热无汗，泄泻，小便不利。

【用法用量】■中药：土香薷 9~15g，鲜品加倍；外用适量，捣敷，或煎汤含漱或熏洗。

蓝萼香茶菜

山苏子、香茶菜、回菜花、倒根野苏

Rabdosia japonica (Burm. f.) Hara var. *glaucocalyx* (Maxim.) Hara

【标本采集号】150921150827034LY

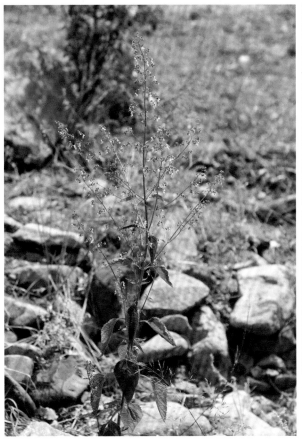
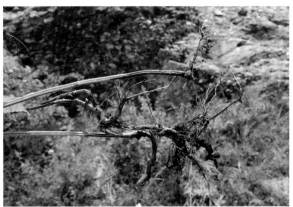
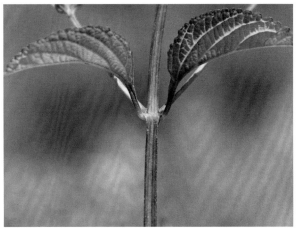

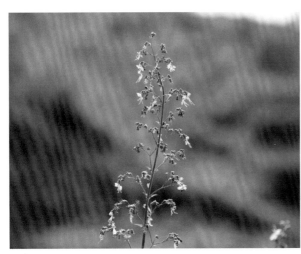 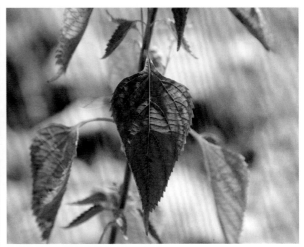

【形态特征】多年生草本，高50~150cm。侧根细长。根状茎木质；茎直立，四棱形。叶卵形或宽卵形，边缘有粗大的钝锯齿，上面疏被短柔毛，下面仅脉上被短柔毛；叶具柄。圆锥花序顶生，由多数具（3）5~7朵花的聚伞花序组成；小苞片条形；花萼钟状，外面密被贴生微柔毛，里面无毛，萼齿5枚，三角形；花冠淡紫色或紫蓝色，冠檐二唇形，上唇反折，下唇卵圆形；雄蕊4枚，花丝扁平；花柱伸出花冠之外，花盘环状。小坚果宽倒卵形，黄褐色。花期7~8月，果期9~10月。

【适宜生境】中生植物。生于山地阔叶林林下、林缘与灌丛中，也见于山地沟谷及较湿润的撂荒地。

【资源状况】分布于乌兰察布市（卓资县）、呼和浩特市（土默特左旗）、包头市（土默特右旗）。少见。

【入药部位】■中药：全草（香茶菜）。

【采收加工】夏、秋二季采挖，洗净，切片，晒干或鲜用。

【功能主治】■中药：香茶菜散风解毒，止咳，化痰，解毒消肿；用于感冒，咳嗽痰喘，风湿性关节炎，腰痛，跌扑损伤，疮痈肿毒。

【用法用量】■中药：香茶菜9~12g。

茄 科

假酸浆 蓝花天仙子、大千生
Nicandra physalodes (L.) Gaertn.

【标本采集号】150207190610049LY

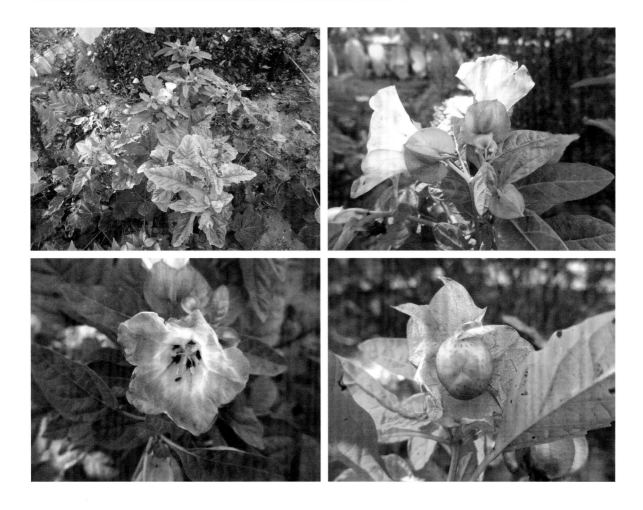

【形态特征】一年生直立草本。茎直立，有棱条，无毛，高 0.4~1.5m，上部交互不等的二歧分枝。叶卵形或椭圆形，草质，边缘有具圆缺的粗齿或浅裂，两面有稀疏毛。花单生于枝腋而与叶对生，通常具较叶柄长的花梗，俯垂；花萼 5 深裂，裂片顶端尖锐，基部心脏状箭形，有 2 枚尖锐的耳片，果时包围果实；花冠钟状，浅蓝色，檐部有折襞，5 浅裂。浆果球状，黄色。种子淡褐色。花、果期夏、秋二季。

【适宜生境】中生植物。生于田边、荒地或住宅区。

【资源状况】作为观赏植物，阴山地区有少量栽培。

【入药部位】■中药：花（假酸浆花）、种子或果实（假酸浆子）、全草（假酸浆）。

【采收加工】夏、秋二季采收花，晒干；秋季采收全草，分出果实，洗净，鲜用或晒干；秋季采收全草，晒干。

【功能主治】■中药：假酸浆花祛风，消炎；用于鼻渊。假酸浆子清热退火，利尿，祛风，消炎；用于疮痈肿毒，风湿性关节炎。假酸浆镇静，祛痰，清热，解毒；用于狂犬病，精神病，癫痫，风湿痛，疮疖，感冒。

【用法用量】■中药：假酸浆花 3~9g。假酸浆子 5~15g；外用适量，研末调敷。假酸浆 3~9g，鲜品 15~30g。

黑果枸杞 苏枸杞、黑枸杞、哈日－侵娃音－哈日漠格
Lycium ruthenicum Murr.

【标本采集号】150221150614463LY

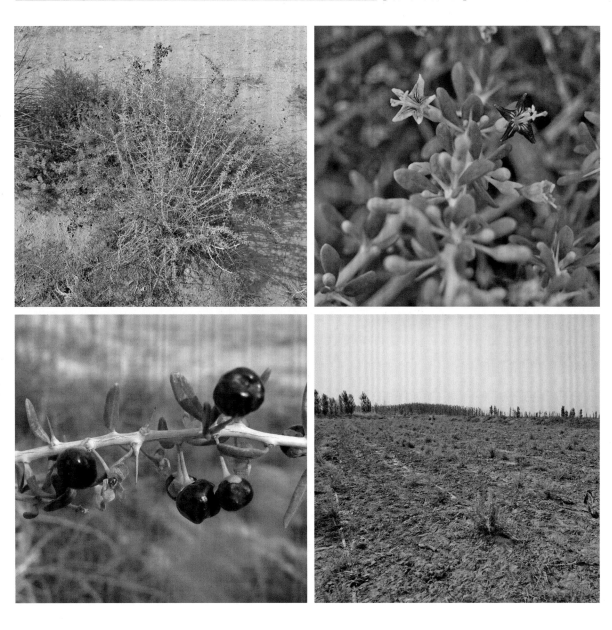

【形态特征】灌木，高达 1.5m。茎多分枝，分枝斜升或横卧地面；小枝顶端刺状，每节具长棘刺。叶在幼枝单生，在短枝 2~6 枚簇生，线形、线状披针形或线状倒披针形。花 1~2 朵生于短枝叶腋；花萼窄钟状，果时稍增大成半球状，包被果中下部，不规则 2~4 浅裂，裂片膜质，疏被缘毛；花冠漏斗状，淡紫色，5 浅裂，裂片长圆状卵形，无缘毛；雄蕊稍伸出，花丝近基部疏被绒毛；花柱与雄蕊近等长。浆果球状，紫黑色，有时顶端稍凹下。种子褐色，肾形。花期 6~7 月。

【适宜生境】中生植物。常生于盐化低地、沙地或路旁、村舍。

【资源状况】作为经济作物，阴山地区有少量栽培。

【入药部位】■中药：根、果实。

【采收加工】春、秋二季采挖根，洗净泥土，切段，晒干；秋季果实成熟时采摘，晒干。

【功能主治】■中药：根清肺热，止咳；用于咳嗽，哮喘，感冒，发热。果实止血；用于牙龈出血。

【用法用量】■中药：根 30~60g，或入丸、散服。果实水泡服。

截萼枸杞　特格喜 – 侵娃音 – 哈日漠格
Lycium truncatum Y. C. Wang

【标本采集号】150822190612014LY

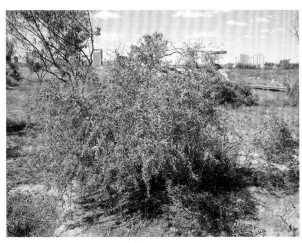
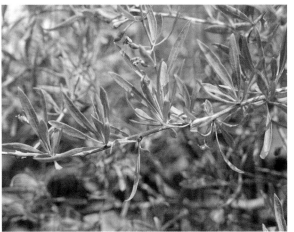
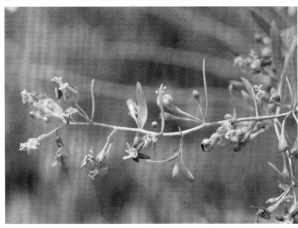
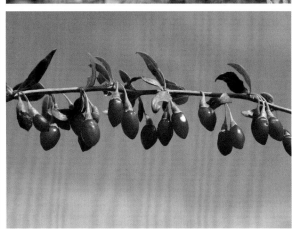

【形态特征】少棘刺灌木，高 1~1.5m。分枝圆柱状，灰白色。单叶互生，或在短枝上数枚簇生，条状披针形，基部狭楔形且下延成叶柄，全缘。花 1~3（4）朵生于短枝上同叶簇生；花梗纤细，于接近花萼处渐增粗；花萼钟状，2~3 裂，裂片膜质，花后有时断裂而使宿存萼呈截头状；花冠漏斗状，檐部裂片卵形，长约为筒部的一半，无缘毛；雄蕊插生于花冠筒中部，伸出花冠，花丝基部稍上处被稀疏绒毛。浆果矩圆状，顶端有小尖头。花期 5~7 月，果期 7~9 月。

【适宜生境】旱中生植物。生于山地、丘陵坡地、路旁及田边。

【资源状况】分布于乌兰察布市（丰镇市、化德县、兴和县）、包头市（白云鄂博矿区、东河区、固阳县、九原区、昆都仑区、青山区、土默特右旗）、巴彦淖尔市（磴口县）。常见。作为园林绿化植物，阴山地区亦有少量栽培。

【入药部位】■中药：果实、根皮。

【采收加工】夏、秋二季果实成熟时采摘，除去果柄，晾干或烘干；春、秋二季挖根，洗净泥土，剥取根皮，晒干。

【功能主治】■中药：果实补肝肾，润肺，明目；用于目昏，眩晕，耳鸣，腰膝酸软，虚劳咳嗽，消渴。根皮清热，凉血；用于阴虚潮热，盗汗，肺热咳嗽，咯血，心烦，口渴。

【用法用量】■中药：果实煮食，或捣汁服；外用适量。根皮 9~15g。

宁夏枸杞
山枸杞、白疙针、宁夏音 – 侵娃音 – 哈日漠格
Lycium barbarum L.

【标本采集号】150925140721015LY

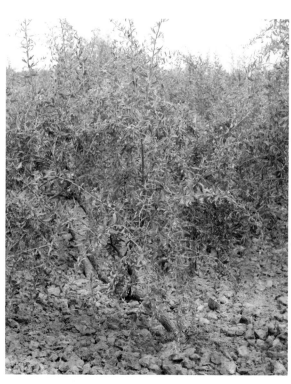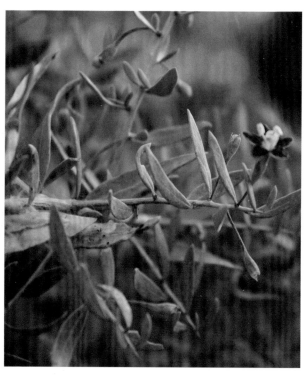

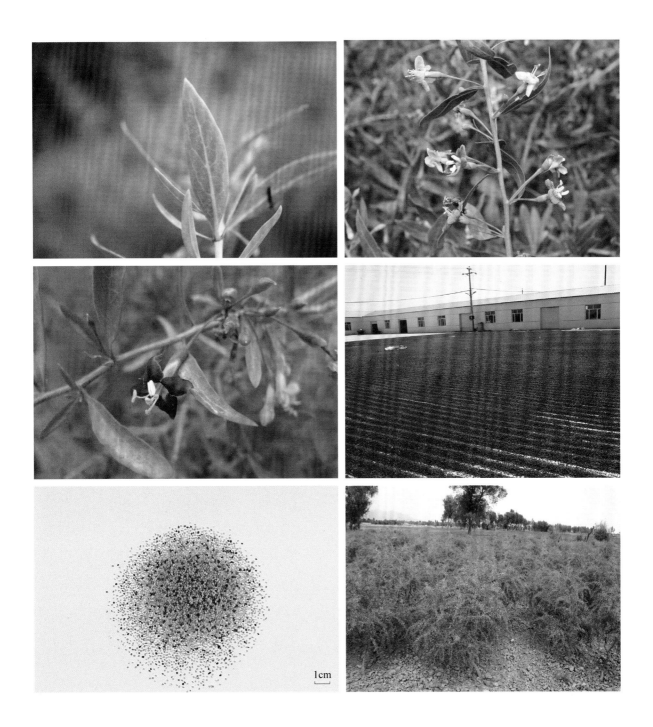

【形态特征】灌木，高达2m。茎枝无毛，具棘刺。叶披针形或长椭圆状披针形。花在长枝1~2朵腋生，
在短枝2~6朵簇生；花萼钟状，常2中裂，裂片具小尖头或2~3齿裂；花冠漏斗状，
紫色，裂片卵形，基部具耳片，无缘毛；雄蕊花丝近基部及花冠筒内壁具1圈密绒毛；
花柱稍伸出。浆果红色或栽培类型有橙色，肉质，多汁，形状及大小多变异，宽椭圆
形、长圆形、卵圆形或近球形。种子扁肾形，褐黄色。花期6~8月，果期7~10月。

【适宜生境】中生植物。生于河岸、山地、灌溉农田的地埂或水渠旁。

【资源状况】分布于乌兰察布市（化德县、凉城县、商都县、四子王旗）、呼和浩特市（土默特左
旗、托克托县、武川县）、包头市（固阳县）、阿拉善盟（阿拉善左旗行政区）。十

分常见。作为药材，巴彦淖尔市亦有大面积栽培。

【入药部位】 ■中药：果实（枸杞子）、根皮（地骨皮）。

　　　　　　 ■蒙药：果实（旁米巴勒）。

【采收加工】 夏、秋二季果实呈红色时采收，热风烘干，除去果梗，或晾至皮皱后，晒干，除去果梗；春初或秋后采挖根部，洗净，剥取根皮，晒干。

【功能主治】 ■中药：枸杞子滋补肝肾，益精明目；用于虚劳精亏，腰膝酸痛，眩晕耳鸣，阳痿遗精，内热消渴，血虚萎黄，目昏不明。地骨皮凉血除蒸，清肺降火；用于阴虚潮热，骨蒸盗汗，肺热咳嗽，咯血，衄血，内热消渴。

　　　　　　 ■蒙药：旁米巴勒清热，化痰；用于血脉病，闭经，血盛症，乳腺炎，搏热，血痞，心热症。

【用法用量】 ■中药：枸杞子 6~12g。地骨皮 9~15g。

　　　　　　 ■蒙药：旁米巴勒单用 3~5g，或入丸、散服。

评 述

1. 化学成分：枸杞子主要含有枸杞多糖、氨基酸、微量元素、维生素、生物碱、挥发油、无机盐和植物色素。地骨皮主要含有生物碱类、肽类、苷类、蒽醌类及其他类化合物。

2. 资源利用与可持续发展：阴山地区巴彦淖尔市先锋镇是内蒙古自治区枸杞集中种植面积最大的地区。2016 年，先锋镇枸杞种植面积已发展到 6.8 万亩。2016 年 12 月 28 日，原国家质检总局批准对"先锋枸杞"实施地理标志产品保护。

枸 杞

枸杞子、狗奶子、侵娃音－哈日漠格
Lycium chinense Mill.

【标本采集号】150203190518023LY

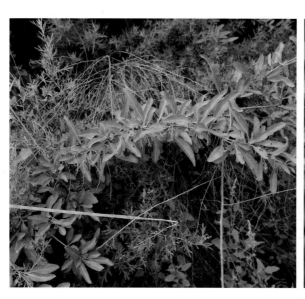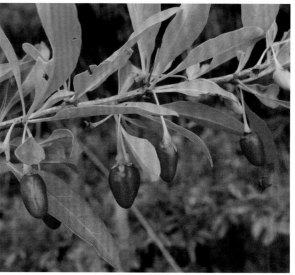

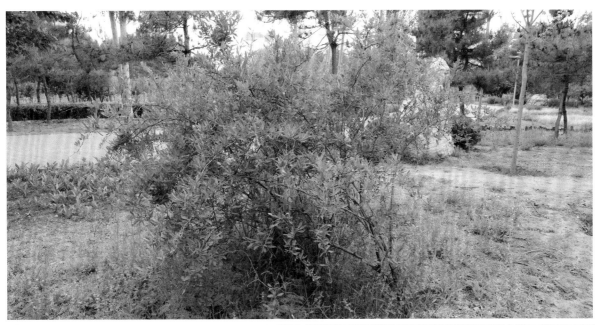

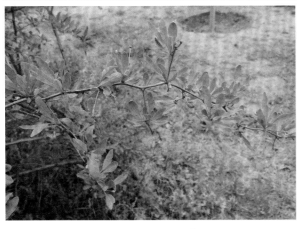 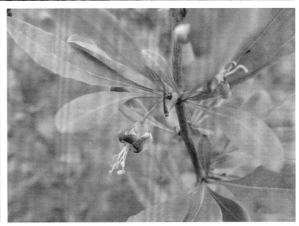

【形态特征】灌木，高 1m 多，多分枝。枝细长柔弱，常弯曲下垂，具棘刺，淡灰色，有纵条纹。
　　　　　单叶互生或于枝下部数叶簇生，卵状狭菱形，全缘，两面均无毛；叶柄长 3~10mm。
　　　　　花常 1~2（5）朵簇生于叶腋；花梗细；花萼钟状，先端 3~5 裂，裂片多少有缘毛；
　　　　　花冠漏斗状，紫色，先端 5 裂，裂片向外平展，边缘具密的缘毛，基部耳显著；雄蕊
　　　　　花丝长短不一，稍短于花冠，基部密生 1 圈白色绒毛。浆果卵形或矩圆形，深红色或
　　　　　橘红色。花期 7~8 月，果期 8~10 月。

【适宜生境】中生植物。生于路旁、村舍、田埂及山地丘陵的灌丛中。

【资源状况】作为园林绿化植物，阴山地区有少量栽培。

【入药部位】■中药：根皮（地骨皮）。

【采收加工】春初或秋后采挖根部，洗净，剥取根皮，晒干。

【功能主治】■中药：地骨皮凉血除蒸，清肺降火；用于阴虚潮热，骨蒸盗汗，肺热咳嗽，咯血，衄血，
　　　　　内热消渴。

【用法用量】■中药：地骨皮 9~15g。

天仙子
山烟子、薰牙子、特讷格－额布斯
Hyoscyamus niger L.

【标本采集号】150222180608033LY

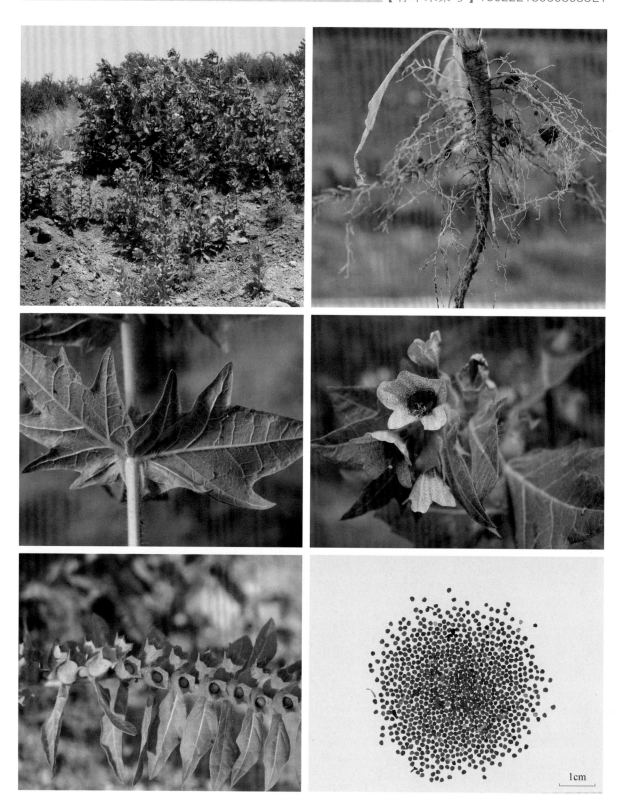

【形态特征】一、二年生草本，高达 1m，植株被黏性腺毛。根较粗壮。自根状茎生出莲座状叶丛，叶卵状披针形或长圆形，具粗齿或羽状浅裂，叶柄翼状，基部半抱根状茎；茎生叶卵形或三角状卵形，基部宽楔形半抱茎；茎顶叶浅波状，裂片多为三角形，无叶柄。花在茎中下部单生于叶腋，在茎上端单生于苞状叶腋内组成蝎尾式总状花序；花萼筒状钟形，花后坛状，具纵肋；花冠钟状，黄色，脉纹紫堇色；雄蕊稍伸出。蒴果长卵圆形。种子近盘形。花期 6~8 月，果期 8~10 月。

【适宜生境】中生植物。生于村舍、路边及田野。

【资源状况】分布于阴山地区各地。常见。

【入药部位】■中药：种子（天仙子）。

　　　　　　■蒙药：种子（特纳格－额布斯）。

【采收加工】夏、秋二季果皮变黄色时，采摘果实，暴晒，打下种子，筛去果皮、枝梗，晒干。

【功能主治】■中药：天仙子解痉止痛，平喘，安神；用于胃脘挛痛，喘咳，癫狂。

　　　　　　■蒙药：特纳格－额布斯解痉，杀虫，止痛，消奇哈；用于虫牙，痒虫病，胃痉挛，蛲虫病，癫狂，癫痫。

【用法用量】■中药：天仙子 0.06~0.6g。

　　　　　　■蒙药：特纳格－额布斯多入丸、散服。

泡囊草　华山参、混－好日苏
Physochlaina physaloides (L.) G. Don

【标本采集号】15012515 0813038LY

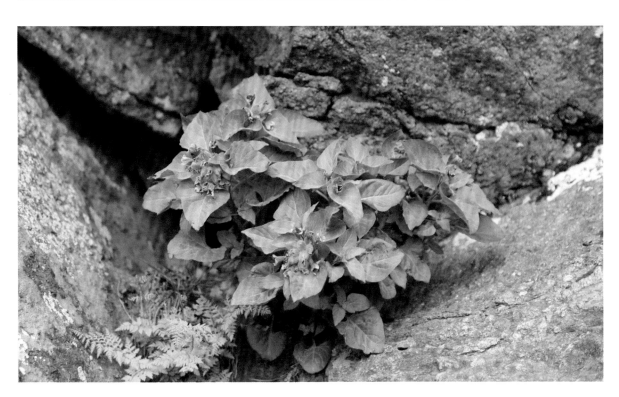

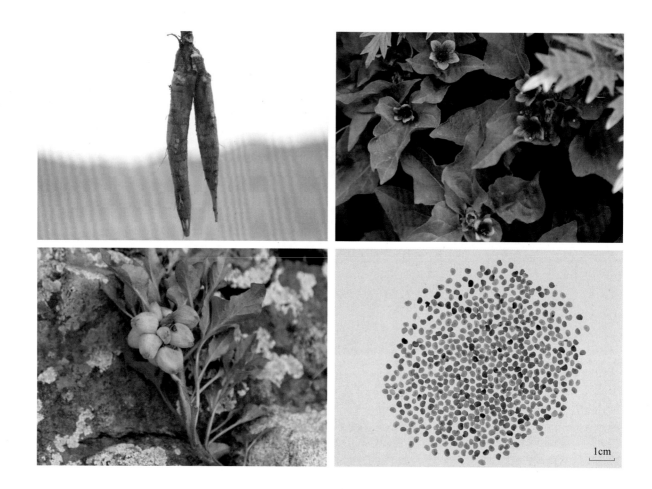

【形态特征】多年生草本，植株高达 50cm。幼茎被腺状短柔毛，后渐脱落。叶卵形，先端尖，基部宽楔形，下延，全缘微波状，两面幼时被毛。花序伞状，具鳞状苞片；花梗密被腺状短柔毛；花萼窄钟形，裂片密被腺状短柔毛及缘毛，果时卵圆状或近球状，毛渐稀疏，萼齿内倾，顶口不闭合；花冠漏斗状，长超过花萼的 1 倍，紫色，冠筒色淡，5 浅裂，裂片先端圆钝；雄蕊稍伸出；花柱伸出。蒴果。种子扁肾状，黄色。花期 5~6 月，果期 6~7 月。

【适宜生境】旱中生植物。生于草原区的山地、沟谷。

【资源状况】分布于呼和浩特市（武川县）。少见。作为蒙药，呼和浩特市（武川县）亦有少量引种栽培。

【入药部位】■中药：根（泡囊草）。

■蒙药：根（查干－唐普日木）。

【采收加工】春季采挖，除去须根，洗净，晒干。

【功能主治】■中药：泡囊草补虚温中，安神，定喘；用于虚寒泄泻，劳伤，咳嗽痰喘，心慌不安。

■蒙药：查干－唐普日木解痉，消肿，杀黏虫，镇痛，强壮；用于胃肠痉挛，黏症，发症，结喉，脑刺痛，牙痛，痒症，血虚失养，遗精，阳痿。

【用法用量】■中药：泡囊草 0.3~0.6g，或入散剂服。

■蒙药：查干－唐普日木 0.3~0.6g，或入丸剂服。

酸 浆

红姑娘、锦灯笼、斗－姑娘

Physalis alkekengi L.

【标本采集号】150822190717055LY

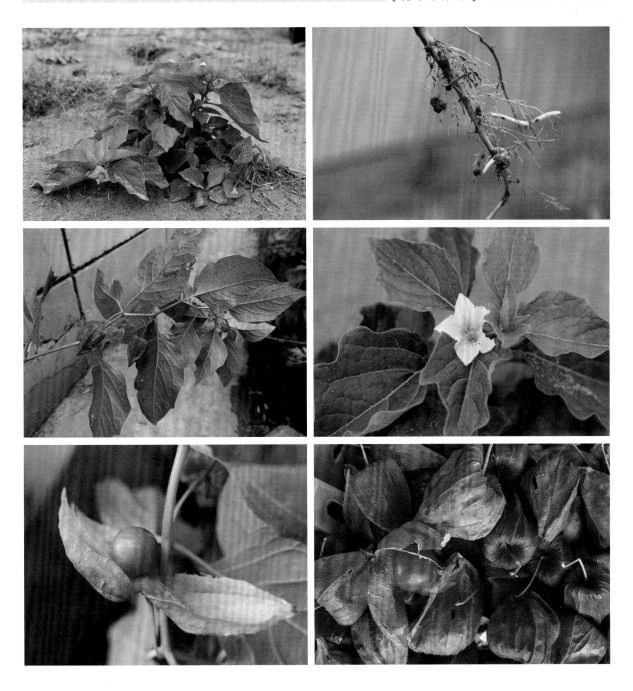

【形态特征】多年生草本，基部常匍匐生根。茎高40~80cm，基部略带木质，茎节不甚膨大，常被有柔毛。叶基部不对称，下延至叶柄，全缘而波状，两面被柔毛。花梗开花时直立，密生柔毛而果时也不脱落；花萼密生柔毛；花冠辐状，白色，外面有短柔毛，边缘有缘毛；雄蕊及花柱均比花冠短。果梗被宿存柔毛；果萼薄革质，网脉显著，具纵肋10

条，橙色，被宿存的柔毛；浆果球状，橙红色，柔软多汁。种子肾脏形，淡黄色。花期5~9月，果期6~10月。

【适宜生境】中生植物。生于田野、沟边、山坡草地、林下或路旁水边。

【资源状况】作为水果或观赏植物，阴山地区有少量栽培。

【入药部位】■中药：干燥宿存萼或带果实的宿存萼（锦灯笼）、全草（酸浆）。

【采收加工】秋季果实成熟、宿存萼呈红色或橙红色时采收宿存萼或带果实的宿存萼，干燥；夏、秋二季采收全草，鲜用或晒干。

【功能主治】■中药：锦灯笼清热解毒，利咽化痰，利尿通淋；用于咽痛音哑，痰热咳嗽，小便不利，热淋涩痛；外用于天疱疮，湿疹。酸浆清热毒，利咽喉，通利二便；用于咽喉肿痛，肺热咳嗽，黄疸，痢疾，水肿，小便淋涩，大便不通，黄水疮，湿疹，丹毒。

【用法用量】■中药：锦灯笼5~9g，外用适量，捣敷患处。酸浆9~15g，或捣汁服，或研末服；外用适量，煎汤洗，或研末调敷，或捣敷。

毛酸浆　黄姑娘、洋姑娘、乌苏图－斗－姑娘
Physalis pubescens L.

【标本采集号】150825140726285LY

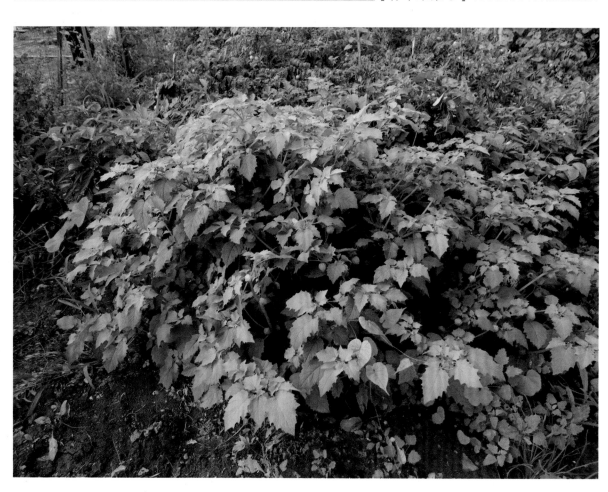

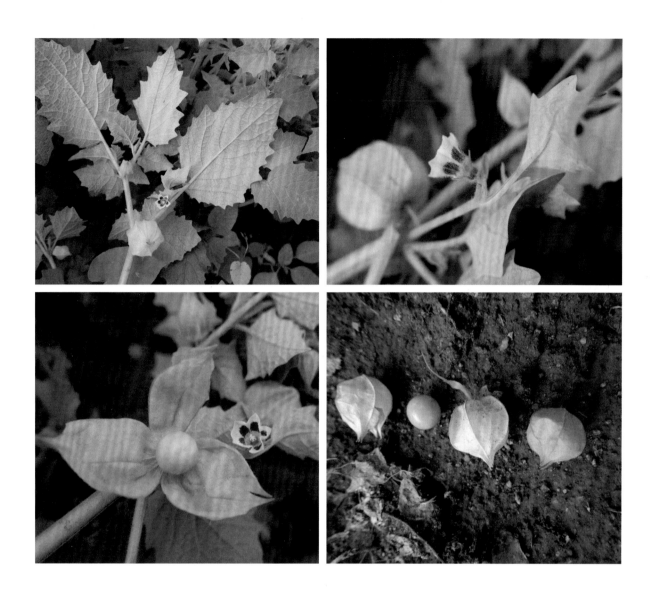

【形态特征】一年生草本，高（20）40~60（90）cm，具长而横行的地下茎。茎直立。单叶互生，在上部者成假对生，叶片卵形，基部偏斜，近全缘或有疏波状齿，茎、叶脉、叶柄密生柔毛。花单生于叶腋；花梗密生柔毛；花萼密生柔毛，宿存；花冠淡黄色，喉部具紫色斑纹，裂片宽三角形，外被密生柔毛；雄蕊插生于花冠筒上；子房卵形，花柱线形，柱头细小。浆果球形黄色，被膨大宿存萼所包；宿存萼光滑无毛，卵形，宿存萼于果期呈草绿色。花期 6~8 月，果期 8~9 月。

【适宜生境】中生植物。生于山地林缘、溪边、田野及宅旁。

【资源状况】作为水果，阴山地区有少量栽培。

【入药部位】■中药：果实（毛酸浆）。

【采收加工】秋季果实成熟时采摘，晒干。

【功能主治】■中药：毛酸浆清热解毒，利咽化痰；用于痰热咳嗽，咽喉肿痛，疮疡肿毒。

【用法用量】■中药：毛酸浆直接食用。

辣 椒

辣著、牛角椒、长辣椒、辣子

Capsicum annuum L.

【标本采集号】150222180831040LY

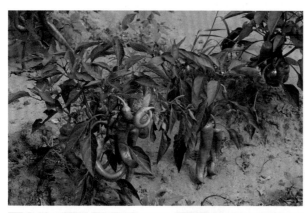
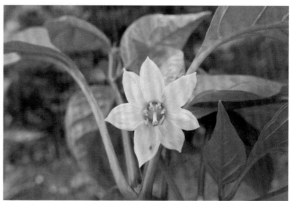
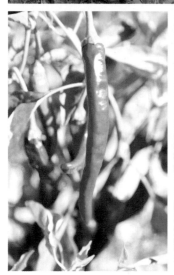
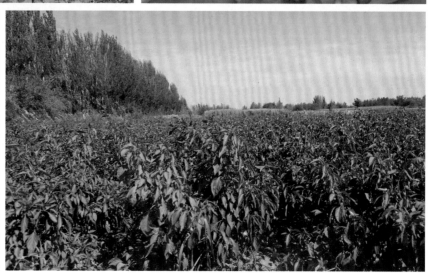

【形态特征】一年生或有限多年生植物，高达 80cm。茎近无毛或被微柔毛，分枝稍呈"之"字形折曲。叶长圆状卵形、卵形或卵状披针形，全缘，先端短渐尖或尖，基部窄楔形。花单生，俯垂；花萼杯状，齿不显著；花冠白色，裂片卵形；花药灰紫色。果柄较粗，俯垂；果形多变异，成熟前绿色，成熟后红色、橙色或紫红色，味辣。种子扁肾形，淡黄色。花、果期 5~11 月。

【适宜生境】中生植物。辣椒对水分条件要求严格，既不耐旱也不耐涝，喜欢比较干爽的空气条件。

【资源状况】作为蔬菜，阴山地区广泛栽培。

【入药部位】 ■中药：果实（辣椒）、根（辣椒头）、根茎（辣椒茎）。

　　　　　　 ■蒙药：果实（哈伦－淖高）。

【采收加工】夏、秋二季果皮变红色时采收果实，除去枝梗，晒干；夏、秋二季采挖根及根茎，洗净泥土，晒干。

【功能主治】 ■中药：辣椒温中散寒，健胃消食；用于食欲不振，脘腹冷痛；外用于风湿痛，腰肌痛，关节痛。辣椒头、辣椒茎活血消肿；外用于冻疮，疥癣，关节痛。

■蒙药：哈伦－淖高温胃，消肿，消奇哈，化痞，杀虫；用于胃寒，疼痛，痞症，食积，腹胀，水肿，痔疮，麻风病。

【用法用量】■中药：辣椒0.9~2.4g，或入丸、散服；外用适量，煎汤熏洗，或捣敷。辣椒头、辣椒茎外用适量，煎汤熏洗患处。

■蒙药：哈伦－淖高单用1~2g，或入丸、散服。

龙 葵 天茄子、黑天天、闹害音－乌吉马
Solanum nigrum L.

【标本采集号】150921150810003LY

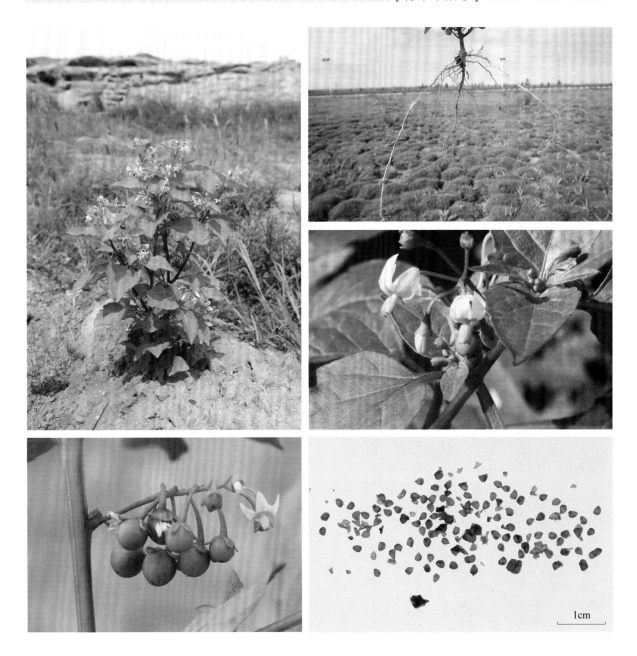

1cm

【形态特征】一年生直立草本，高 0.25~1m。茎无棱或棱不明显，绿色或紫色，近无毛或被微柔毛。叶卵形，全缘或每边具不规则的波状粗齿，光滑或两面均被稀疏短柔毛。蝎尾状花序腋外生，由 3~10 朵花组成；萼小，浅杯状，齿卵圆形；花冠白色，筒部隐于萼内，冠檐 5 深裂，裂片卵圆形；花丝短，花药黄色，长约为花丝的 4 倍，顶孔向内；子房卵形，花柱中部以下被白色绒毛，柱头小。浆果球形，熟时黑色。种子多数，近卵形。花期 7~9 月，果期 8~10 月。

【适宜生境】中生植物。生于路旁、村边、水沟边。

【资源状况】分布于乌兰察布市（察哈尔右翼前旗、凉城县、商都县、四子王旗、卓资县）、呼和浩特市（回民区、赛罕区、土默特左旗、托克托县、新城区、玉泉区）、包头市（白云鄂博矿区、东河区、固阳县、九原区、昆都仑区、青山区、石拐区）、巴彦淖尔市（磴口县、乌拉特后旗、乌拉特前旗、乌拉特中旗）。常见。

【入药部位】■中药：地上部分（龙葵）。

【采收加工】夏、秋二季采收，除去残根，洗净泥土，鲜用或晒干。

【功能主治】■中药：龙葵清热解毒，利尿消肿，活血散瘀，化痰止咳；用于感冒发热，咳嗽气喘，咽喉肿痛，痢疾，肾炎浮肿，热淋，痈疮疔毒，乳痈，癌瘤，高血压；外用于毒蛇咬伤及皮肤湿疹。

【用法用量】■中药：龙葵 15~30g；外用适量，捣碎敷患处，或煎汤洗患处。

青 杞　野枸杞、红葵、烘－和日烟－尼都
Solanum septemlobum Bunge

【标本采集号】1502221180712035LY

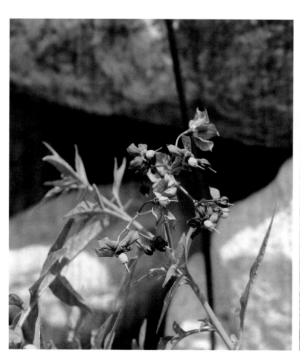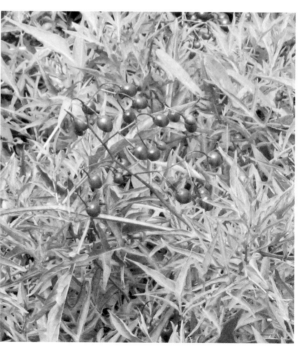

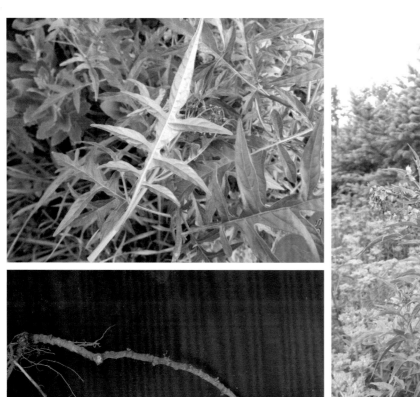
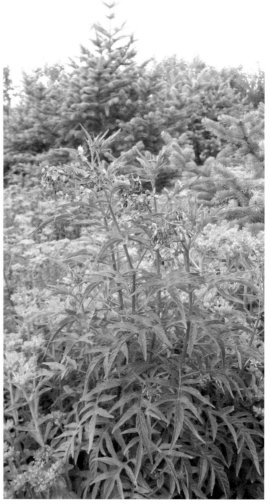

【形态特征】直立草本或灌木状。茎具棱角，被白色具节弯卷的短柔毛至近于无毛。叶互生，卵形，通常 7 裂，有时 5~6 裂或上部的近全缘，裂片卵状长圆形至披针形，全缘或具尖齿，两面均疏被短柔毛，在中脉、侧脉及边缘上较密；叶柄被有与茎相似的毛被。二歧聚伞花序，顶生或腋外生；萼小，杯状，外面被疏柔毛；花冠青紫色，花冠筒隐于萼内，冠檐先端深 5 裂，裂片长圆形。浆果近球状，熟时红色。种子扁圆形。花期 7~8 月，果期 8~9 月。

【适宜生境】中生植物。生于路旁、林下及水边。

【资源状况】分布于呼和浩特市（土默特左旗、托克托县）、包头市（达尔罕茂明安联合旗、固阳县）、巴彦淖尔市（乌拉特后旗、乌拉特前旗）。常见。

【入药部位】■中药：全草（红葵）。

【采收加工】夏、秋二季挖取全草，洗净，切段，鲜用或晒干。

【功能主治】■中药：红葵清热解毒，消肿止痛；用于咽喉肿痛，目昏目赤，皮肤瘙痒。

【用法用量】■中药：红葵 15~30g；外用适量，捣敷，或煎汤熏洗。

阳 芋

马铃薯、土豆、图木苏

Solanum tuberosum L.

【标本采集号】150222180831028LY

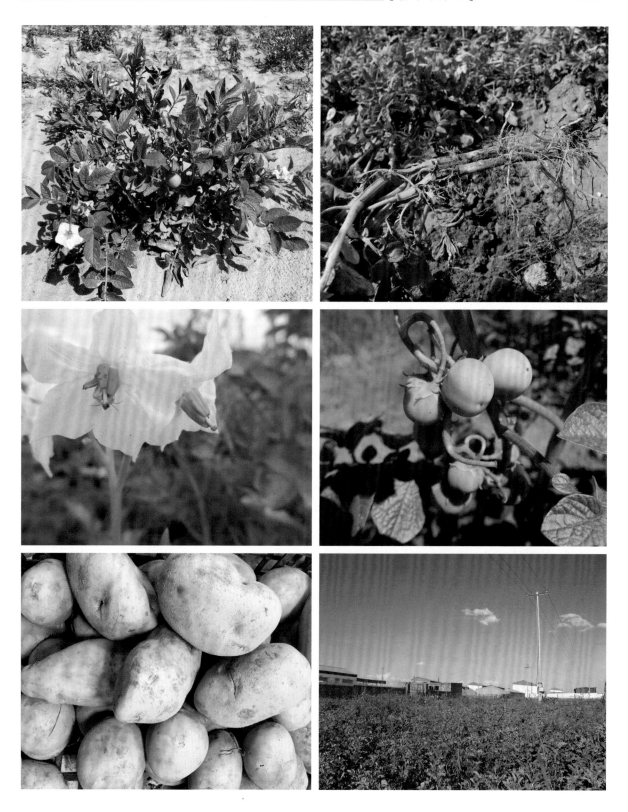

【形态特征】栽培一年生草本，无毛或有疏柔毛。地下茎块状，扁球形或矩圆状。单数羽状复叶，小叶 6~8 对，常大小相间，卵形或矩圆形，最大者长约 6cm，最小的长宽均不及 1cm，基部稍不等，两面有疏柔毛。伞房花序顶生；花萼外面有疏柔毛；花冠白色或带蓝紫色，5 浅裂；子房卵圆形。浆果圆球形，绿色，光滑。花期夏季。

【适宜生境】中生植物。生于疏松透气、凉爽湿润的土壤环境。

【资源状况】作为蔬菜，阴山地区有大规模栽培，且质量优良。

【入药部位】■中药：块茎（阳芋）。

【采收加工】夏、秋二季采收，洗净，鲜用或晒干。

【功能主治】■中药：阳芋和胃调中，健脾益气；用于胃痛，痈肿，湿疹，烫伤等。

【用法用量】■中药：阳芋适量，煮食，或煎汤；外用适量，磨汁涂。

茄 矮瓜、吊菜子、茄子、哈西

Solanum melongena L.

【标本采集号】150222180831037LY

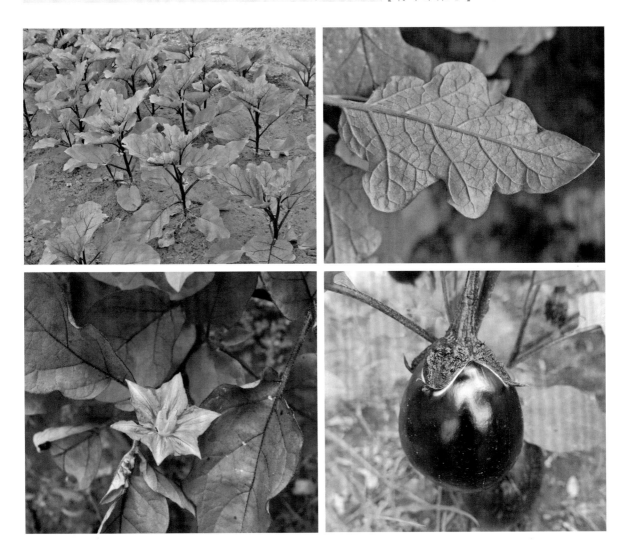

【形态特征】 直立分枝草本至亚灌木，高达 1m。小枝、叶、叶柄、花梗、花萼、花冠外面、子房顶端及花柱中下部均被星状毛。小枝多紫色，老时毛脱落。叶卵形或长圆状卵形，先端钝，基部不对称，浅波状或深波状圆裂。花多单生，稀总状花序；能孕花花梗常下垂；花萼近钟形，被小刺，裂片披针形；花冠辐状，裂片内面先端疏被星状毛，冠檐裂片三角形。果形状大小变异极大，色泽多样。

【适宜生境】 中生植物。茄子喜肥、耐热，适生于富含有机质及保水保肥力强的壤土与沙壤土，较耐盐碱。

【资源状况】 作为蔬菜，阴山地区广泛栽培。

【入药部位】 ■中药：根（茄根）、叶（茄叶）、花（茄花）、果实（茄子）、果实的宿存萼（茄蒂）。

【采收加工】 9~10 月间，全植株枯萎时挖根，洗净泥土，晒干；夏季采收叶，鲜用或晒干；夏、秋二季采收花，晒干；夏、秋二季果熟时采收果实，鲜用或晒干；夏、秋二季采收果实的宿存萼，鲜用或晒干。

【功能主治】 ■中药：茄根祛风利湿，清热止血；用于风湿热痹，脚气病，血痢，便血，痔血，血淋，妇女阴痒，皮肤瘙痒，冻疮。茄叶散血消肿；用于血淋，下血，血痢，肠风下血，痈肿，冻伤。茄花敛疮，止痛，利湿；用于创伤，牙痛，妇女白带过多。茄子清热，活血，消肿；用于肠风下血，热毒疮痈，皮肤溃疡。茄蒂凉血，解毒；用于肠风下血，痈肿，口疮，牙痛。

【用法用量】 ■中药：茄根 9~18g，或入散剂服；外用适量，煎汤洗，或捣汁，或烧存性研末调敷。茄叶研末，6~9g；外用适量，煎汤浸洗，或捣敷，或烧存性，研末调敷。茄花烘干研末，2~3g；外用适量，研末涂敷。茄子 15~30g；外用适量，捣敷。茄蒂 6~9g，或研末服；外用适量，研末撒，或生擦。

番 茄 西红柿、洋柿子、图伯德 – 哈西
Lycopersicon esculentum Mill.

【标本采集号】 150222180831005LY

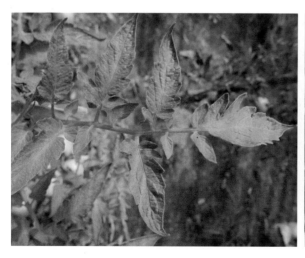 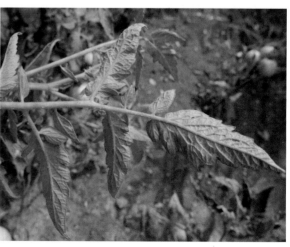

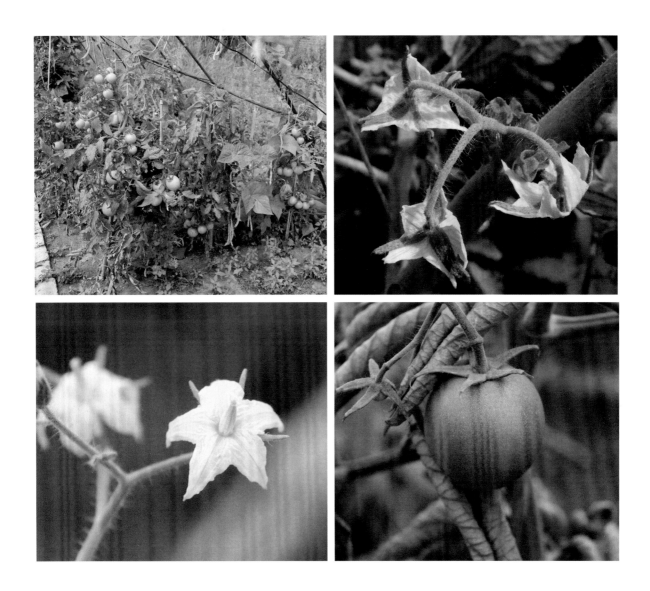

【形态特征】一年生草本，高达2m，植株被黏质腺毛。茎易倒伏。羽状复叶或羽状深裂，小叶5~9枚，
大小不等，卵形或长圆形，偏斜，具不规则锯齿或缺裂。花序具花3~7朵；花萼辐状
钟形，裂片披针形，宿存；花冠辐状，黄色，裂片窄长圆形，常反折。浆果扁球形或
近球形，肉质多汁液，橘黄色或鲜红色，光滑。种子黄色，被柔毛。花、果期夏、秋
二季。

【适宜生境】中生植物。对土壤条件要求不太严苛，在土层深厚、排水良好、富含有机质的肥沃壤
土生长良好。

【资源状况】作为蔬菜，阴山地区广泛栽培。

【入药部位】■中药：果实（番茄）。

【采收加工】夏、秋二季果实成熟时采收，洗净，鲜用。

【功能主治】■中药：番茄生津止渴，健胃消食，清热消暑，补肾利尿；用于口干舌燥，烦热口渴，
食欲不振，胃热口苦，牙龈出血，口疮，口苦，以及高血压、冠心病的辅助治疗等。

【用法用量】■中药：番茄适量，生食。

曼陀罗

耗子阎王、满得乐特－其其格

Datura stramonium L.

【标本采集号】150921150827035LY

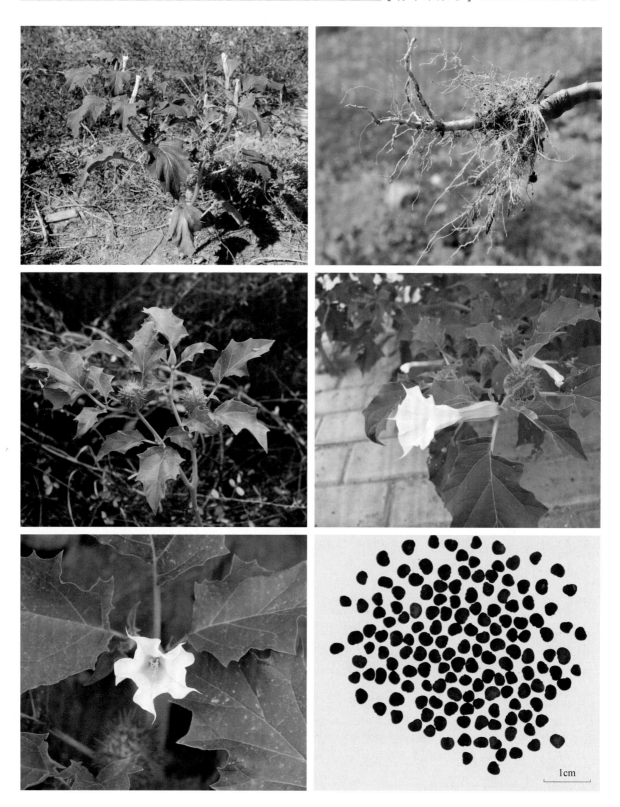

【形态特征】草本或亚灌木状，高达 1.5m，植株无毛或幼嫩部分被短柔毛。叶宽卵形，先端渐尖，基部不对称楔形，具不规则波状浅裂。花直立，萼筒具 5 棱，基部稍肿大，裂片三角形，花后自近基部断裂，宿存部分增大并反折；花冠漏斗状，下部淡绿色，上部白色或淡紫色；雄蕊内藏；子房密被柔针毛。蒴果直立，卵圆形，被坚硬针刺或无刺，淡黄色，规则 4 瓣裂。种子卵圆形，稍扁，黑色。花期 7~9 月，果期 8~10 月。

【适宜生境】中生植物。野生于路旁、住宅旁以及撂荒地上。

【资源状况】分布于乌兰察布市（察哈尔右翼后旗、凉城县、四子王旗、卓资县）、呼和浩特市（土默特左旗、托克托县）、包头市（白云鄂博矿区、东河区、固阳县、石拐区）、巴彦淖尔市（乌拉特后旗、乌拉特中旗）。常见。

【入药部位】■中药：叶（曼陀罗叶）、根（曼陀罗根）、种子（曼陀罗子）。
　　　　　　■蒙药：种子（达都日 – 阿）。

【采收加工】7~8 月间采收叶，晒干或烘干；夏、秋二季挖取根，洗净，鲜用或晒干；夏、秋二季果实成熟时采收，晒干后倒出种子。

【功能主治】■中药：曼陀罗叶镇咳平喘，止咳拔脓；用于喘咳，痹痛，脚气病，脱肛。曼陀罗根镇咳，止痛，拔脓；用于喘咳，风湿痹痛，疖癣，恶疮，狂犬咬伤。曼陀罗子平喘止咳，祛风湿，止痛；用于哮喘，咳嗽，风湿痹痛，损伤疼痛，胃痛，手术麻醉。
　　　　　　■蒙药：达都日 – 阿解痉，消奇哈，止痛，杀虫；用于痒虫病，神经性偏头痛，牙痛，胃痉挛，虫痧症，癫狂，癫痫。

【用法用量】■中药：曼陀罗叶0.3~0.6g，或浸酒服；外用适量，煎汤洗，或捣汁涂。曼陀罗根0.9~1.5g；外用适量，煎汤熏洗，或研末调涂。曼陀罗子0.15~0.3g，或浸酒服；外用适量，煎汤洗，或浸酒涂擦。
　　　　　　■蒙药：达都日 – 阿单用 1~2g，或入丸、散服。

黄花烟草 山烟、山茶、希日 – 达麻嘎
Nicotiana rustica L.

【标本采集号】150222180831070LY

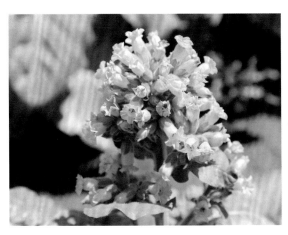

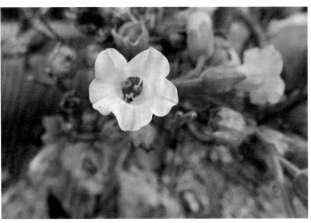

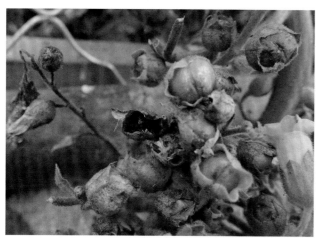 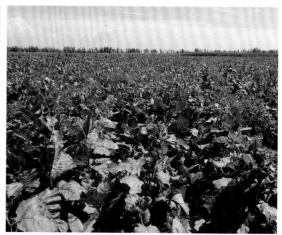

【形态特征】一年生草本，高 40~60cm，有时达 120cm。茎直立，粗壮，生腺毛，分枝较细弱。叶生腺毛，叶片卵形、矩圆形、心脏形，有时近圆形或矩圆状披针形，叶柄常短于叶片之半。花序圆锥式，顶生，疏散或紧缩；花梗长 3~7mm；花萼杯状，裂片宽三角形，1 枚显著长；花冠黄绿色，裂片短，宽而钝；雄蕊 4 枚较长，1 枚显著短。蒴果矩圆状卵形或近球状。种子矩圆形，长约 1mm，通常褐色。花期 7~8 月。

【适宜生境】中生植物。喜肥沃土壤，适宜于日光照好、降雨量较少而蒸发量较大的气候。

【资源状况】作为经济作物，阴山地区有少量栽培。

【入药部位】■中药：叶（黄花烟草）。

【采收加工】烟叶由深绿色变淡黄色、叶尖下垂时，分批采摘，晒干或烘干，亦可鲜用。

【功能主治】■中药：黄花烟草行气，解毒，止血，杀虫；用于疗疮肿毒，头癣。

【用法用量】■中药：黄花烟草 9~15g，或点燃吸烟；外用适量，煎汤洗，或捣敷，或研末调敷。

烟 草 烟叶、日－达麻嘎
Nicotiana tabacum L.

【标本采集号】150203190817066LY

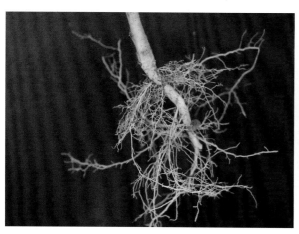 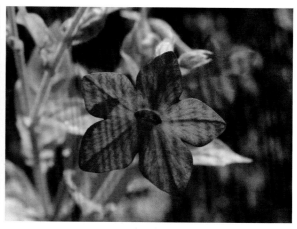

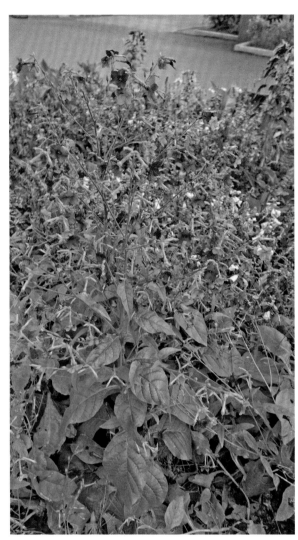
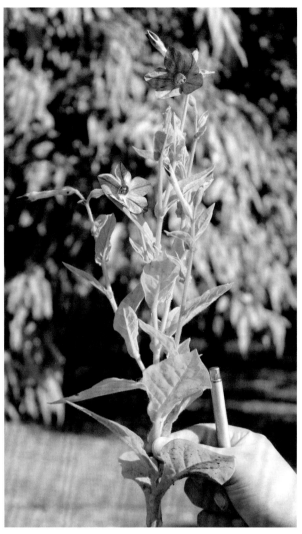

【形态特征】 一年生草本，高达 2m，植株被腺毛。叶长圆状披针形、披针形、长圆形或卵形，基部渐窄成耳状半抱茎；叶柄不明显或呈翅状。花序圆锥状，顶生；花萼筒状或筒状钟形，裂片三角状披针形，长短不等；花冠漏斗状，淡黄色、淡绿色、红色或粉红色，基部带黄色，稍弓曲；雄蕊 1 枚较短，不伸出花冠喉部，花丝基部被毛。蒴果卵圆形或椭圆形，与宿存萼近等长。种子圆形或宽长圆形，褐色。花、果期夏、秋二季。

【适宜生境】 中生植物。喜温作物，对温度的反应比较敏感，不同的温度条件对烟草的品质、产量影响比较大。

【资源状况】 作为园林绿化植物，阴山地区有少量栽培。

【入药部位】 ■中药：叶（烟叶）。

【采收加工】 叶由深绿色变淡黄色、叶尖下垂时，分批采摘，晒干或烘干，亦可鲜用。

【功能主治】 ■中药：烟叶辟瘴气，去头风；用于骨节疼痛，皮肤顽癣，偏头痛，毒虫咬伤等。主要用为杀虫药，外用对皮肤末梢神经有麻痹作用。

【用法用量】 ■中药：烟叶 9~15g，或点燃吸烟；外用适量，煎汤洗，或捣敷，或研末调敷。

碧冬茄　矮牵牛、灵芝牡丹、撞羽牵牛

Petunia hybrida Vilm.

【标本采集号】150222180829051LY

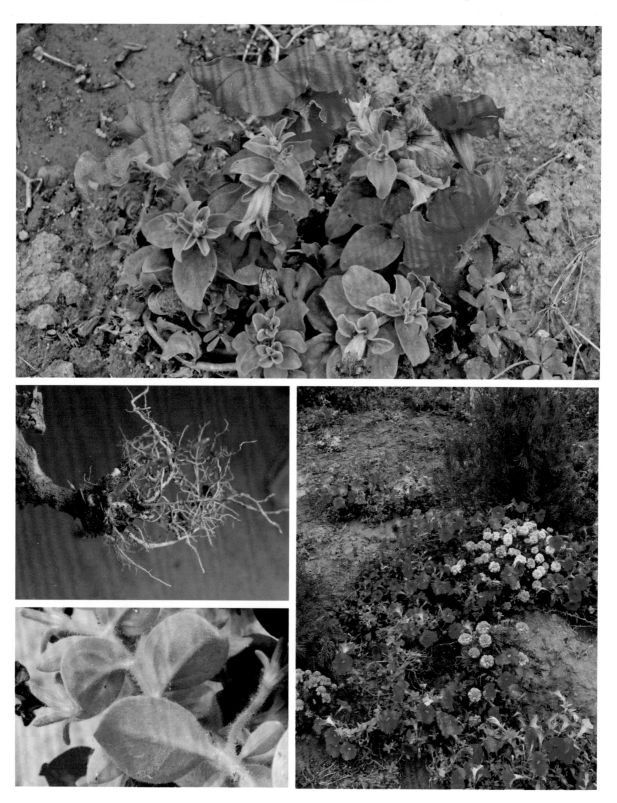

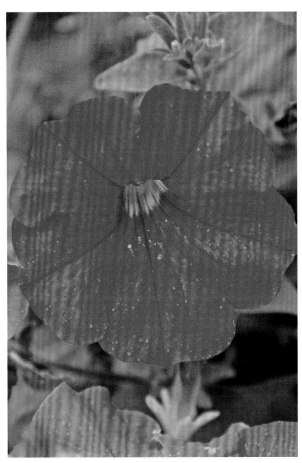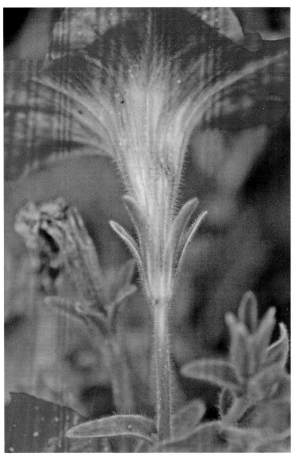

【形态特征】一年生草本，高 30~60cm，全体生腺毛。叶有短柄或近无柄，卵形，顶端急尖，基部阔楔形或楔形，全缘，长 3~8cm，宽 1.5~4.5cm，侧脉不显著，每边 5~7 条。花单生于叶腋，花萼 5 深裂，裂片条形，顶端钝，果时宿存；花冠白色或紫堇色，有各式条纹，漏斗状，筒部向上渐扩大，檐部开展，有折襞，5 浅裂；雄蕊 4 枚长 1 枚短；花柱稍超过雄蕊。蒴果圆锥状，长约 1cm，2 瓣裂，各裂瓣顶端又 2 浅裂。种子极小，近球形，褐色。

【适宜生境】中生植物。生长适温为 13~18℃，适宜生于疏松肥沃和排水良好的沙壤土。

【资源状况】作为园林绿化植物，阴山地区有少量栽培。

【入药部位】■ 中药：种子（碧冬茄）。

【采收加工】夏季果实成熟时采割，晒干，搓出种子，除去杂质。

【功能主治】■ 中药：碧冬茄行气，杀虫；用于腹水，腹胀便秘，蛔虫病。

玄参科

砾玄参 海日音－哈日－奥日呼代、依尔欣巴
Scrophularia incisa Weinm.

【标本采集号】150825140502028LY

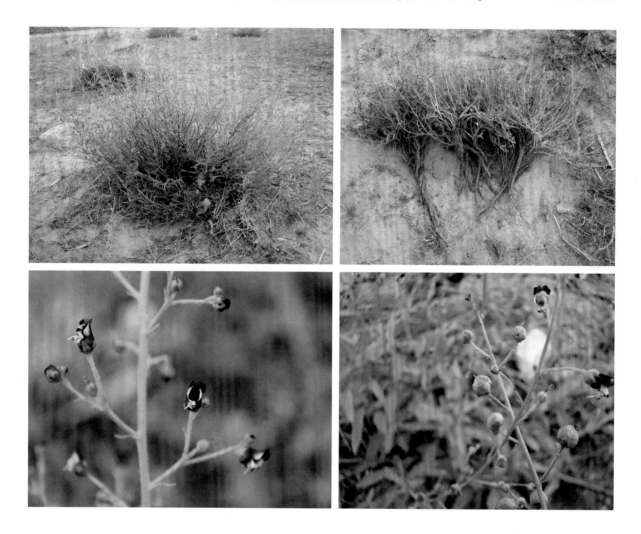

【形态特征】半灌木状草本，高20~70cm。茎近圆形，无毛或上部生微腺毛。叶片狭矩圆形至卵状椭圆形，边缘变异很大，从有浅齿至浅裂。顶生、稀疏而狭的圆锥花序，聚伞花序有花1~7朵，总梗和花梗都生微腺毛；花萼无毛或仅基部有微腺毛，裂片近圆形；花冠玫瑰红色至暗紫红色，花冠筒球状筒形，长约为花冠的一半，上唇裂片顶端圆形，下唇侧裂片长约为上唇的一半，雄蕊约与花冠等长；花柱长约为子房的3倍。蒴果球状卵形。花期6~7月，果期7月。

【适宜生境】旱生植物。生于荒漠草原及典型草原带的砂砾石质地及山地岩石处。

【资源状况】分布于包头市（白云鄂博矿区）、巴彦淖尔市（乌拉特后旗、乌拉特前旗、乌拉特中
旗）。常见。

【入药部位】■蒙药：全草（依尔欣巴）。

【采收加工】夏季采收，洗净泥沙，晒干。

【功能主治】■蒙药：依尔欣巴清热，解毒，透疹，通脉；用于麻疹不透，水痘，猩红热。

【用法用量】■蒙药：依尔欣巴单用1.5~3g，或入丸、散服。

弹刀子菜 四叶细辛、通泉草、山刀草
Mazus stachydifolius (Turcz.) Maxim.

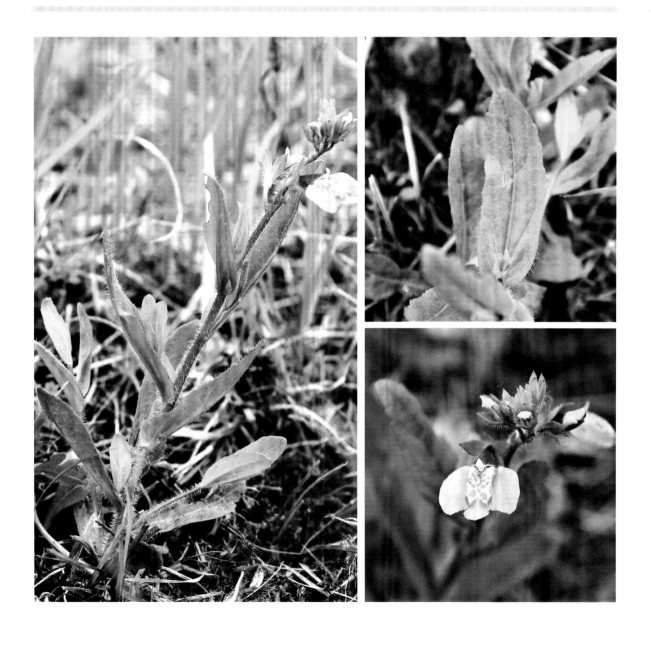

【形态特征】多年生草本，高 10~50cm，粗壮，全体被多细胞白色长柔毛。茎直立，不分枝或在基部分 2~5 枝。基生叶匙形，有短柄，茎生叶对生，上部的常互生，无柄，纸质。总状花序顶生，花稀疏；花萼漏斗状，萼齿略长于筒部，10 条脉纹明显；花冠蓝紫色，上唇短，顶端 2 裂，下唇宽大，3 裂，被黄色斑点同稠密的乳头状腺毛。蒴果扁卵球形。花期 6~7 月，果期 8 月。

【适宜生境】中生植物。生于林缘及湿润草甸。

【资源状况】分布于包头市（东河区、九原区、昆都仑区、青山区）。少见。

【入药部位】■中药：全草（弹刀子菜）。

【采收加工】夏季花、果期采收，洗净泥土，鲜用或晒干。

【功能主治】■中药：弹刀子菜解蛇毒；用于毒蛇咬伤。

【用法用量】■中药：弹刀子菜外用适量，鲜品捣烂敷伤口，或煎汤洗患处。

通泉草 脓泡药、汤湿草、猪胡椒、野田菜

Mazus japonicus (Thunb.) O. Kuntze

【标本采集号】150203190813111LY

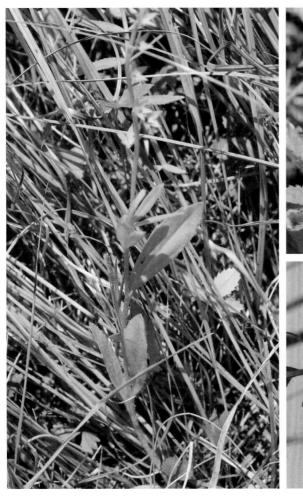
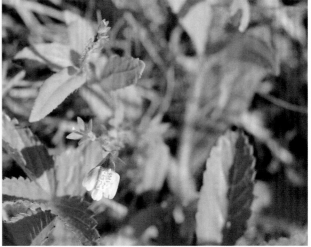
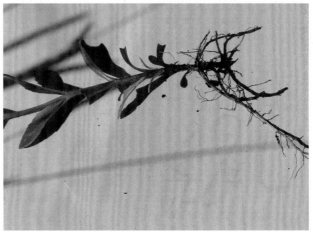

【形态特征】一年生草本，高 3~30cm，无毛或疏生短柔毛。茎 1~5 条或更多，直立，上升，着地部分节上常能长出不定根，分枝多而披散。基生叶膜质至薄纸质，顶端全缘或有不明显的疏齿，基部下延成带翅的叶柄；茎生叶对生或互生。总状花序生于茎顶端，常在近基部生花，通常 3~20 朵；花萼钟状，萼片与萼筒近等长，花冠白色、紫色或蓝色，上唇裂片卵状三角形，下唇中裂片较小。蒴果球形。种子小而多数，黄色，种皮上有不规则的网纹。花、果期 4~10 月。

【适宜生境】中生植物。生于湿润的草坡、沟边、路旁及林缘。

【资源状况】分布于包头市（东河区、九原区、昆都仑区、青山区）。少见。

【入药部位】■中药：全草（通泉草）。

【采收加工】春、夏、秋三季均可采收，洗净，鲜用或晒干。

【功能主治】■中药：通泉草止痛，健胃，解毒；用于偏头痛，消化不良；外用于疔疮，脓疱疮，烫伤。

【用法用量】■中药：通泉草 15~25g；外用适量，捣烂敷患处。

野胡麻 紫花草、多德草、紫花秋、呼热立格 - 其其格
Dodartia orientalis L.

【标本采集号】150221150905226LY

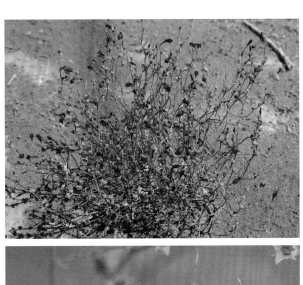
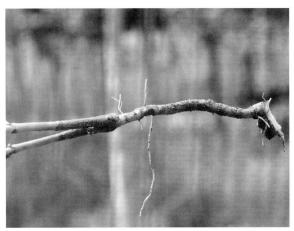
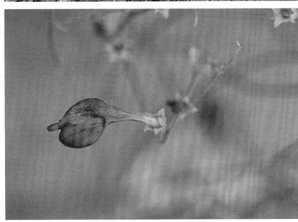
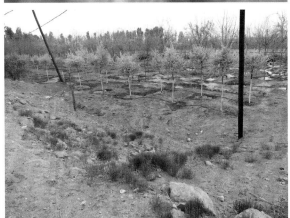

【形态特征】多年生直立草本，高达 50cm，无毛或幼嫩部分疏被柔毛。根粗壮，带肉质，须根少。茎单一或束生，近基部被棕黄色鳞片。叶少，茎下部叶对生或近对生，上部叶互生，线形或鳞片状。总状花序顶生；花萼钟状，萼齿 5 枚，宽三角形；花冠唇形，紫色或深紫红色，上唇短而直，2 浅裂，下唇较上唇长而宽，3 裂，中裂片舌状，有两条隆起密被腺毛的褶襞；雄蕊 4 枚，二强，花药紫色。蒴果近球形，不明显开裂。种子多数，卵圆形，黑色。花期 5~7 月，果期 8~9 月。

【适宜生境】旱生植物。生于荒漠化草原及草原化荒漠地带的石质山坡、沙地、盐渍地及田野。

【资源状况】分布于包头市（土默特右旗）、巴彦淖尔市（磴口县、乌拉特中旗）。常见。

【入药部位】■中药：全草（多德草）。

【采收加工】夏、秋二季采收，鲜用或晒干。

【功能主治】■中药：多德草清热解毒，祛风止痒；用于感冒，肺热咳嗽，慢性咳嗽，咽喉肿痛，乳痈，目赤肿痛，淋巴结炎，热淋，神经衰弱，荨麻疹，皮肤瘙痒，湿疹。

【用法用量】■中药：多德草 15~30g；外用鲜品适量，捣敷。

柳穿鱼　好宁－扎吉鲁希、东日－斯力巴

Linaria vulgaris Mill. subsp. *sinensis* (Bebeaux) Hong

【标本采集号】150921150826023LY

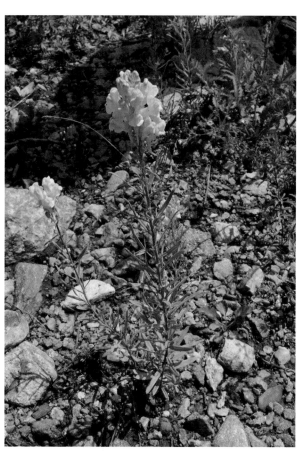
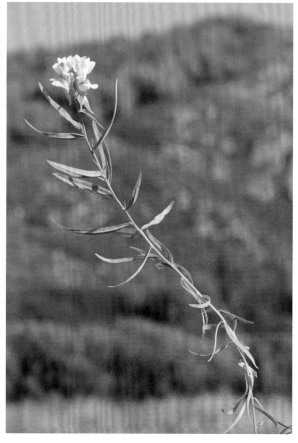

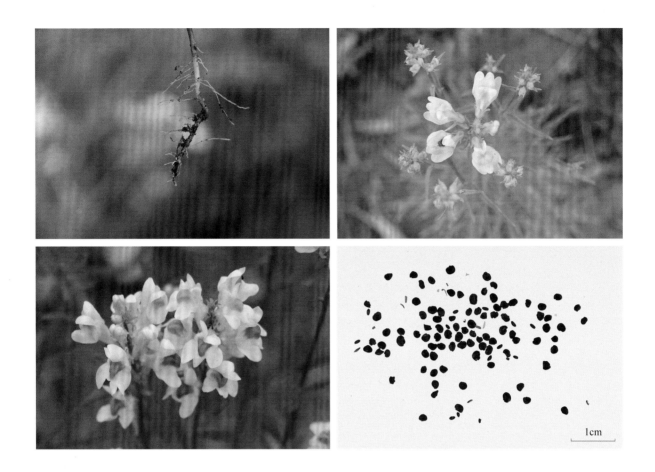

【形态特征】多年生草本，植株高 20~80cm，茎叶无毛。茎直立，常在上部分枝。叶通常多数而互生，少下部的轮生，上部的互生，更少全部叶都 4 枚轮生。总状花序，花序轴及花梗无毛或有少数短腺毛；苞片条形至狭披针形；花萼裂片披针形，外面无毛，内面多少被腺毛；花冠黄色，二唇形，上唇长于下唇，下唇侧裂片卵圆形，中裂片舌状，距稍弯曲。蒴果卵球状。种子盘状，边缘有宽翅，成熟时中央常有瘤状突起。花期 7~8 月，果期 8~9 月。

【适宜生境】旱中生植物。生于山地草甸、沙地及路边。

【资源状况】分布于乌兰察布市（察哈尔右翼后旗、察哈尔右翼前旗、察哈尔右翼中旗、凉城县、四子王旗、卓资县）、呼和浩特市（和林格尔县、土默特左旗、托克托县、武川县）、包头市（固阳县）、巴彦淖尔市（乌拉特前旗）。常见。

【入药部位】■中药：全草（柳穿鱼）。
　　　　　　■蒙药：全草（浩尼 – 扎吉鲁西）。

【采收加工】夏、秋二季采收，切段，阴干。

【功能主治】■中药：柳穿鱼清热解毒，利尿；用于黄疸，小便不利，感冒头痛，痔疮，皮肤病，烫火伤。
　　　　　　■蒙药：浩尼 – 扎吉鲁西清热解毒，消肿，利胆退黄；用于瘟疫，黄疸，烫伤，伏热等。

【用法用量】■中药：柳穿鱼 10~15g，或研末服；外用适量，研末调敷，或煎汤熏洗。
　　　　　　■蒙药：浩尼 – 扎吉鲁西多入丸、散服。

地 黄

呼如古伯亲 – 其其格

Rehmannia glutinosa (Gaert.) Libosch. ex Fisch. et Mey.

【标本采集号】15012516051010LY

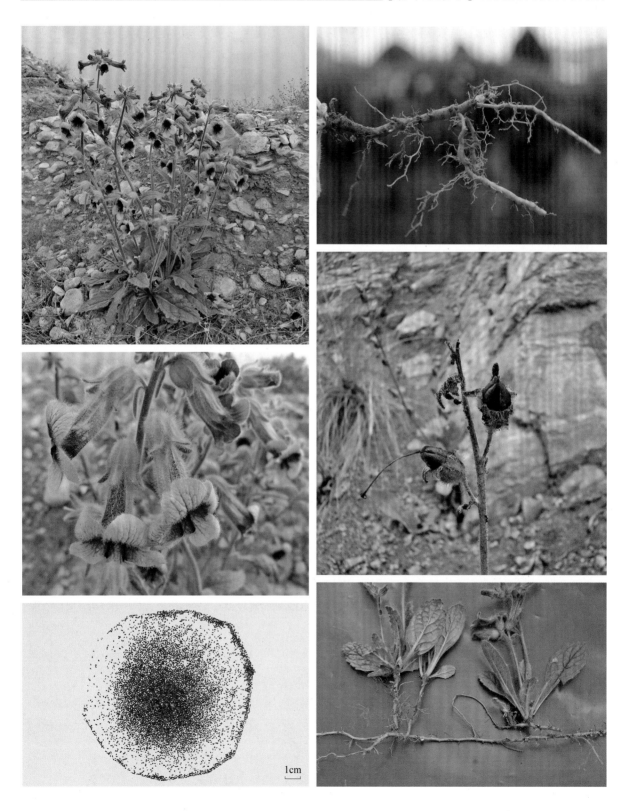

1cm

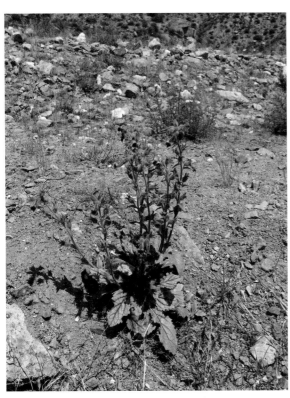
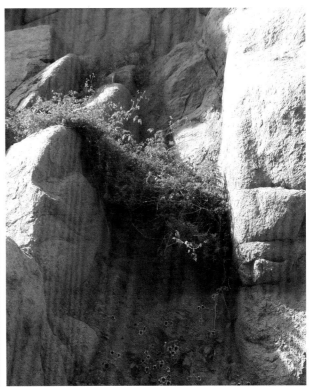

【形态特征】多年生草本，体高 10~30cm，全株密被白色或淡紫褐色长柔毛及腺毛。根状茎先直下
　　　　　然后横走；茎单一或基部分生数枝，紫红色。叶通常基生，呈莲座状。总状花序顶生；
　　　　　苞片叶状；花萼钟状或坛状，萼齿 5 枚；花冠筒状而微弯，外面紫红色，内里黄色有
　　　　　紫斑；顶部二唇形，上唇 2 裂反折，下唇 3 裂片伸直；雄蕊着生于花冠筒的近基部。
　　　　　蒴果卵形，被短毛，先端具喙，室背开裂。种子多数，卵形、卵球形或矩圆形。花期
　　　　　5~6 月，果期 7 月。

【适宜生境】旱中生杂类草。生于山地坡麓及路边。

【资源状况】分布于呼和浩特市（土默特左旗、武川县）、包头市（达尔罕茂明安联合旗、固阳县、
　　　　　土默特右旗）、巴彦淖尔市（乌拉特后旗、乌拉特前旗、乌拉特中旗）。常见。作为
　　　　　园林绿化植物，阴山地区亦有少量栽培。

【入药部位】■中药：块根（地黄）。

【采收加工】秋季采挖，除去芦头、须根及泥沙，鲜用（鲜地黄）；或将地黄缓缓烘焙至约八成干
　　　　　（生地黄）；或酒炙用（熟地黄）。

【功能主治】■中药：鲜地黄清热生津，凉血，止血；用于热病伤阴，舌绛烦渴，温毒发斑，吐血，
　　　　　衄血，咽喉肿痛。生地黄清热凉血，养阴生津；用于热入营血，温毒发斑，吐血衄血，
　　　　　热病伤阴，舌绛烦渴，津伤便秘，阴虚发热，骨蒸劳热，内热消渴。熟地黄补血滋阴，
　　　　　益精填髓；用于血虚萎黄，心悸怔忡，月经不调，崩漏下血，肝肾阴虚，腰膝酸软，
　　　　　骨蒸潮热，盗汗遗精，内热消渴，眩晕，耳鸣，须发早白。

【用法用量】■中药：鲜地黄 12~30g。生地黄 10~15g。熟地黄 9~15g。

草本威灵仙

轮叶婆婆纳、斩龙剑、扫宝日嘎拉吉
Veronicastrum sibiricum (L.) Pennell

【标本采集号】150221140516103LY

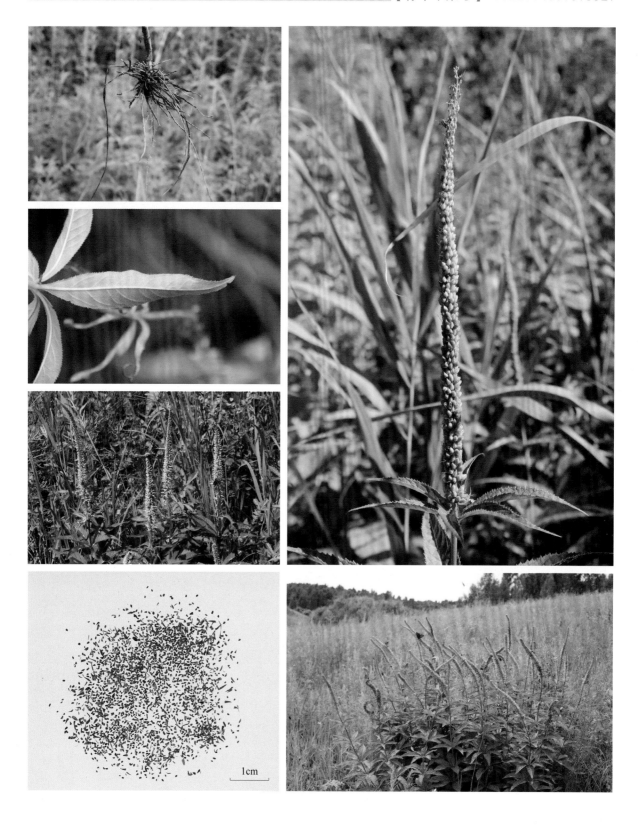

【形态特征】多年生草本，全株疏被柔毛或近无毛。根状茎横走；茎直立，单一，高 1m 左右，圆柱形。叶轮生，叶片矩圆状披针形至披针形或倒披针形，边缘具锐锯齿，无柄。花序顶生，呈长圆锥状；苞片条状披针形；花萼 5 深裂，裂片不等长，披针形或钻状披针形；花冠红紫色，筒状，上部 4 裂，裂片卵状披针形，宽度稍不等，花冠外面无毛，内面被柔毛；雄蕊与花柱明显伸出花冠之外。蒴果卵形，花柱宿存。种子矩圆形，棕褐色。花期 6~7 月，果期 8 月。

【适宜生境】中生植物。生于山地阔叶林林下、林缘、草甸及灌丛中。

【资源状况】分布于乌兰察布市（凉城县、兴和县）、呼和浩特市（武川县）、包头市（土默特右旗）、巴彦淖尔市（乌拉特前旗）。常见。

【入药部位】■中药：全草（斩龙剑）。

【采收加工】夏、秋二季采收，去掉泥土杂质，根切片，全草切碎，晒干。

【功能主治】■中药：斩龙剑祛风除湿，解毒消肿，止痛止血；用于风湿腰腿疼，膀胱炎；外用于创伤出血。

【用法用量】■中药：斩龙剑 10~15g，鲜品 30~60g；外用鲜品适量，捣敷，或煎汤洗。

细叶婆婆纳
细叶穗花、那林－侵达干
Veronica linariifolia Pall. ex Link

【标本采集号】150921150827026LY

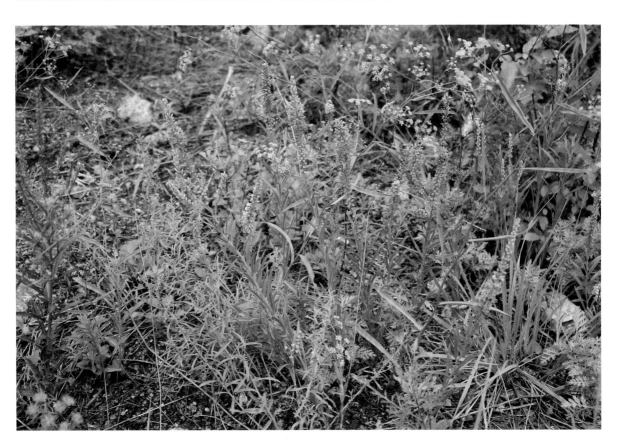

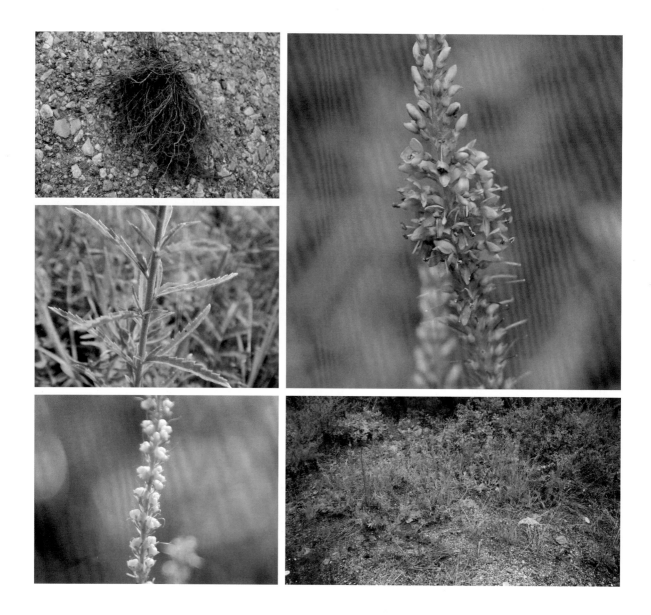

【形态特征】多年生草本。根状茎短；茎直立，单生，少 2 条丛生，常不分枝，高 30~80cm，通常有白色而多卷曲的柔毛。叶全部互生或下部的对生，条形至条状长椭圆形，下端全缘而中上端边缘有三角状锯齿，极少整片叶全缘的，两面无毛或被白色柔毛。总状花序单个或数个复出，长穗状；花冠蓝色、紫色，少白色，筒部长约 2mm，后方裂片卵圆形，其余 3 枚卵形；花丝无毛，伸出花冠。蒴果。花期 7~8 月，果期 8~9 月。

【适宜生境】旱中生植物。生于山坡草地、灌丛间。

【资源状况】分布于乌兰察布市（凉城县、卓资县）、呼和浩特市（武川县）、巴彦淖尔市（乌拉特前旗）。常见。

【入药部位】■中药：全草（细叶婆婆纳）。

【采收加工】夏、秋二季采收，除去残根及杂质，洗净泥土，晒干。

【功能主治】■中药：细叶婆婆纳祛风湿，解毒止痛；用于风湿关节痛。

【用法用量】■中药：细叶婆婆纳 3~5g；外用适量，煎汤洗患处。

水蔓菁

追风草

Veronica linariifolia Pall. ex Link subsp. *dilatata* (Nakai et Kitagawa) Hong

【标本采集号】150221150716448LY

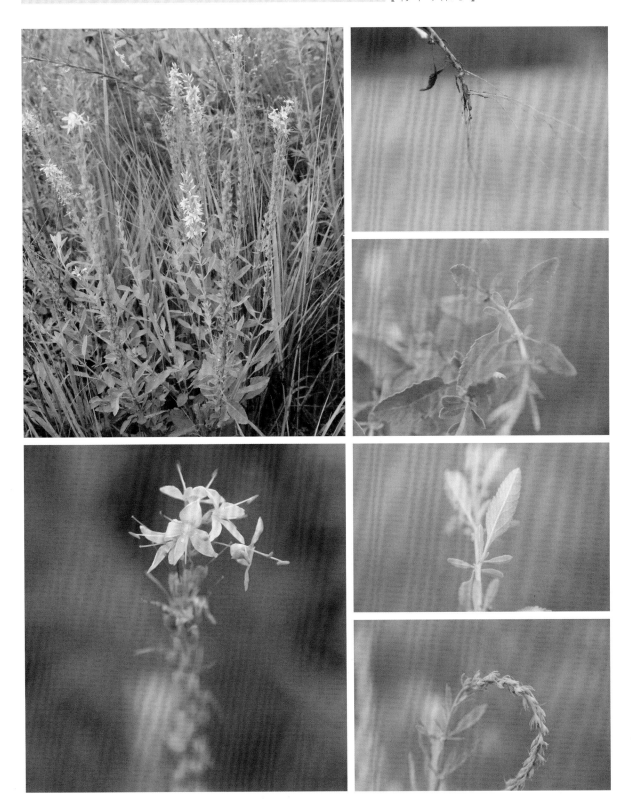

【形态特征】根状茎短。茎直立，单生，少2条丛生，常不分枝，高30~80cm，通常有白色而多卷曲的柔毛。叶几乎完全对生，至少茎下部的对生，叶片宽条形至卵圆形，宽0.5~2cm，两面无毛或被白色柔毛。总状花序单个或数个复出，长穗状；花梗被柔毛；花冠蓝色、紫色，后方裂片卵圆形，其余3枚卵形；花丝无毛，伸出花冠。蒴果卵球形，稍扁，花柱与花萼宿存。种子卵形，棕褐色。花期7~8月，果期8~9月。

【适宜生境】中生植物。生于森林草原带和草原带的湿草甸、山顶岩石处。

【资源状况】分布于包头市（土默特右旗）。偶见。

【入药部位】■中药：地上部分（勒马回）。

【采收加工】夏、秋二季采收，除去残根及杂质，洗净泥土，晒干。

【功能主治】■中药：勒马回清热，化痰，止咳，解毒；用于慢性咳喘，肺痈，咳吐脓血，痔疮，皮肤湿疹，疮痈肿毒。

【用法用量】■中药：勒马回10~15g；外用适量，煎汤洗患处。

白婆婆纳 白毛穗花、查干－侵达干

Veronica incana L.

【标本采集号】150121180904040LY

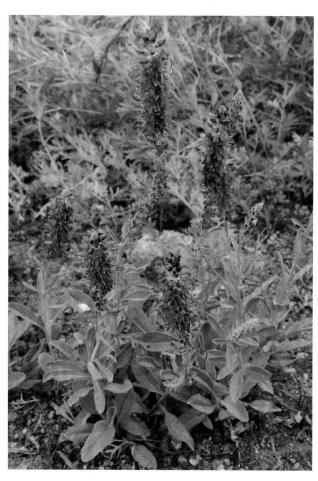
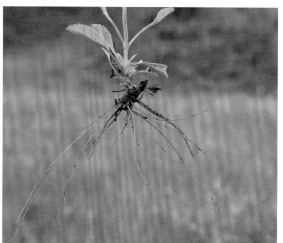
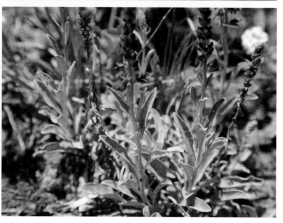

【形态特征】多年生草本，植株全体密被白色绵毛，呈白色，仅叶上面较稀而呈灰绿色。茎数支丛
生，直立或上升。叶对生，上部的有时互生，下部的叶片矩圆形至椭圆形，上部的叶
片常为宽条形，顶端钝至急尖，基部楔状渐窄，下部的叶具柄，上部的叶近无柄，叶
缘具圆钝齿或全缘。花序长穗状；花梗极短；花冠蓝色、蓝紫色或白色，裂片常反折，
圆形、卵圆形至卵形；雄蕊略伸出；子房及花柱下部被多细胞腺毛。蒴果长略超过花
萼，被毛。花期 7~8 月，果期 9 月。

【适宜生境】中旱生植物。生于草原带的山地、固定沙地，为草原群落的一般常见伴生种。

【资源状况】分布于乌兰察布市（四子王旗）、呼和浩特市（土默特左旗）。常见。

【入药部位】■中药：全草（白婆婆纳）。

【采收加工】夏季采收，鲜用或晒干。

【功能主治】■中药：白婆婆纳清热，凉血止血；外用于痈疖红肿，血热出血。

【用法用量】■中药：白婆婆纳 10~15g；外用适量，捣敷。

大婆婆纳 灯笼草、兴安 – 侵达干
Veronica dahurica Stev.

【标本采集号】150125150814008LY

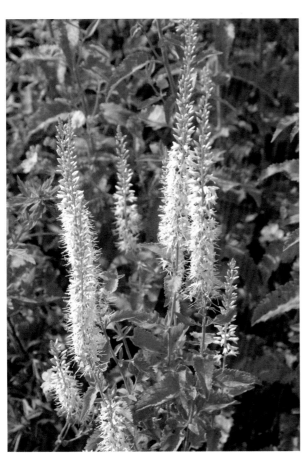
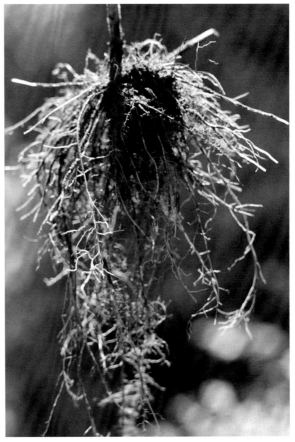

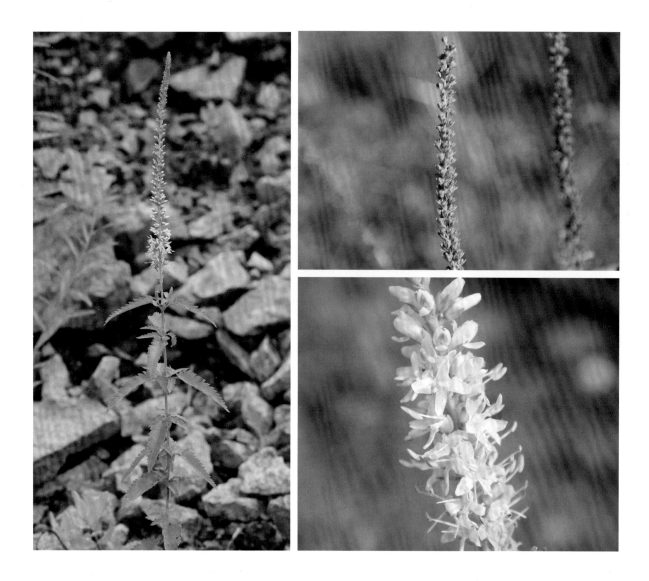

【形态特征】多年生草本。茎单生或数条丛生，直立，高可达 1m，不分枝或稀少上部分枝，通常被相当多的多细胞腺毛或柔毛。叶对生，叶片卵形、卵状披针形或披针形，两面被短腺毛，边缘具深刻的粗钝齿，常夹有重锯齿，基部羽状深裂过半，裂片外缘有粗齿，叶腋有不发育的分枝。总状花序长穗状，单生或因茎上部分枝而复出，各部分均被腺毛；花冠白色或粉色，筒部占 1/3 长，檐部裂片开展，卵圆形至长卵形；雄蕊略伸出。蒴果与萼近等长。花期 7~8 月，果期 9 月。

【适宜生境】中生植物。生于山坡、沟谷、岩隙、沙丘低地的草甸以及路边。

【资源状况】分布于呼和浩特市（土默特左旗、武川县）、包头市（固阳县）、巴彦淖尔市（乌拉特前旗）。常见。

【入药部位】■中药：全草（大婆婆纳）。

【采收加工】夏季采收，鲜用或晒干。

【功能主治】■中药：大婆婆纳祛风除湿，壮腰，截疟；用于风湿热痹，肾虚腰痛。

【用法用量】■中药：大婆婆纳 10~15g；外用适量，煎汤洗。

兔儿尾苗

长尾婆婆纳、乌日图－侵达干

Veronica longifolia L.

【标本采集号】150927180708012LY

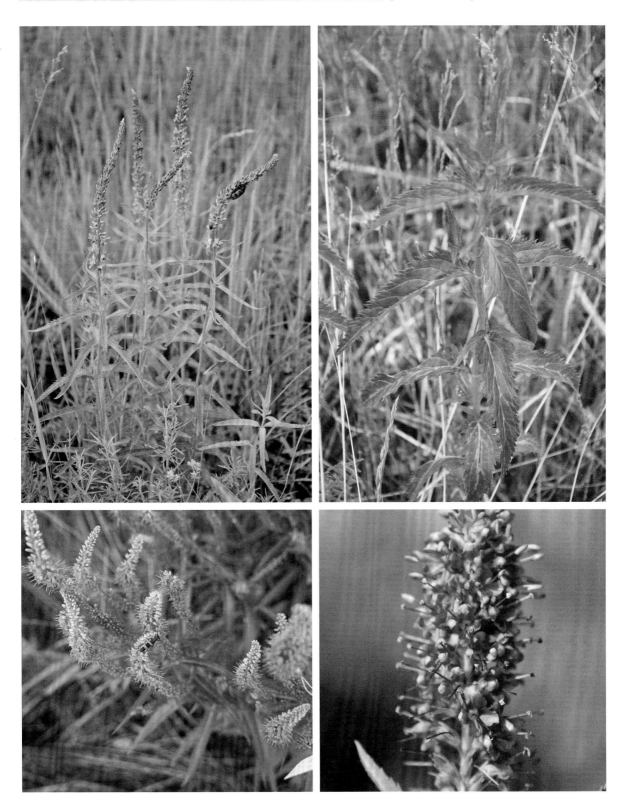

【形态特征】多年生草本。茎单生或数条丛生，近于直立，不分枝或上部分枝，高 0.4~1m，无毛或上部有极疏的白色柔毛。叶对生，节上有一个环连接叶柄基部，叶腋有不发育的分枝，叶片披针形，渐尖，基部圆钝至宽楔形，有时浅心形，边缘为深刻的尖锯齿，常夹有重锯齿，两面无毛或有短曲毛。总状花序常单生，少复出，长穗状，各部分被白色短曲毛；花冠紫色或蓝色；雄蕊伸出。蒴果，无毛。花期 7~8 月，果期 8~9 月。

【适宜生境】中生植物。性喜阳，耐寒、稍耐旱，不择土壤。生于草甸、山坡草地、林缘草地、桦木林下。

【资源状况】分布于乌兰察布市（察哈尔右翼中旗）、呼和浩特市（和林格尔县）、包头市（土默特右旗）、巴彦淖尔市（乌拉特前旗）。少见。

【入药部位】■中药：全草（兔儿尾苗）。

【采收加工】夏、秋二季采收，晒干。

【功能主治】■中药：兔儿尾苗祛风除湿，解毒止痛；用于风湿腰腿痛，咳嗽，支气管炎，膀胱炎。

【用法用量】■中药：兔儿尾苗 10~15g；外用鲜品适量，捣敷。

婆婆纳 双肾草、侵达干－额布苏
Veronica didyma Tenore

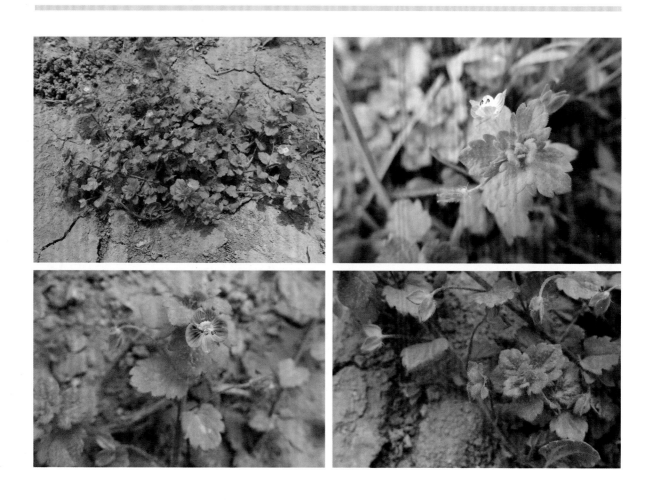

【形态特征】铺散多分枝草本，多少被长柔毛，高 10~25cm。叶仅 2~4 对，叶片心形至卵形，每边有 2~4 枚深刻的钝齿，两面被白色长柔毛。总状花序很长；苞片叶状，下部的对生或全部互生；花梗比苞片略短；花萼裂片卵形，疏被短硬毛；花冠淡紫色、蓝色、粉色或白色，裂片圆形至卵形；雄蕊比花冠短。蒴果近于肾形，密被腺毛，略短于花萼，凹口约为 90° 角，裂片顶端圆，脉不明显，宿存的花柱与凹口齐或略过之。种子背面具横纹。花、果期 5~8 月。

【适宜生境】中生植物。生于庭院草丛中。

【资源状况】分布于呼和浩特市（回民区、赛罕区、新城区、玉泉区）、包头市（东河区、九原区、昆都仑区、青山区）。少见。

【入药部位】■中药：全草（婆婆纳）。

【采收加工】3~4 月采收，晒干或鲜用。

【功能主治】■中药：婆婆纳凉血止血，理气止痛；用于吐血，疝气，睾丸炎，白带异常。

【用法用量】■中药：婆婆纳 15~30g，或捣汁饮。

光果婆婆纳 给鲁给日 – 侵达干
Veronica rockii Li

【标本采集号】150924180823098LY

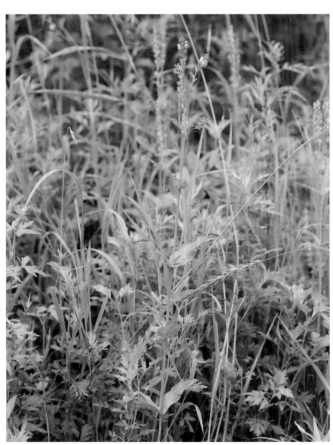
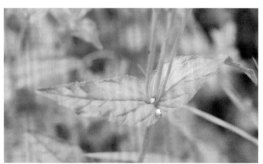
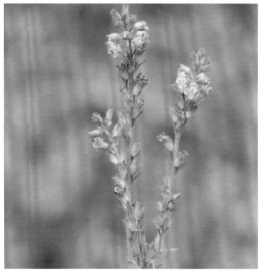

【形态特征】多年生草本。植株高 17~40cm。茎直立，通常不分枝，有 2 列多细胞柔毛。叶无柄，卵状披针形至披针形。总状花序 2 至数个，侧生于茎顶端叶腋，各部分被柔毛；苞片条形，通常比花梗长；花萼裂片条状椭圆形；花冠蓝色或紫色，后方裂达 1/2，前方裂达 3/5；花丝远短于花冠，大部贴生于花冠上；子房及蒴果均无毛。蒴果卵形至长卵状锥形。花期 7 月，果期 8 月。

【适宜生境】中生植物。生于林缘灌丛及沟谷草甸。

【资源状况】分布于乌兰察布市（丰镇市、兴和县）。少见。

【入药部位】■蒙药：全草（给鲁给日－侵达干）。

【采收加工】夏、秋二季采收，除去杂质，洗净泥沙，晒干。

【功能主治】■蒙药：给鲁给日－侵达干止血，治伤，生肌，止痛，清热；用于伤热，各种出血。

【用法用量】■蒙药：给鲁给日－侵达干单用 1.5~3g，水煎服，或入丸、散服。

北水苦荬　珍珠草、秋麻子、水苦荬、奥存－侵达干
Veronica anagallis-aquatica L.

【标本采集号】150921150825020LY

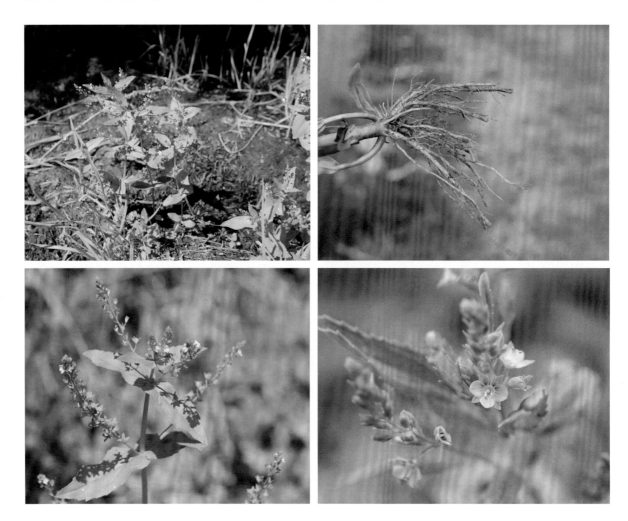

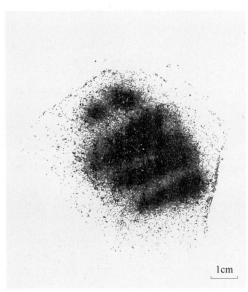
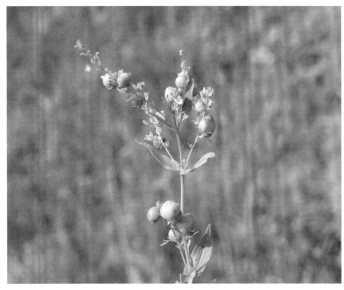

1cm

【形态特征】多年生草本，稀为一年生草本，通常全体无毛，极少在花序轴、花梗、花萼和蒴果上
有几根腺毛。根状茎斜走；茎直立或基部倾斜。叶无柄，上部的半抱茎，多为椭圆形
或长卵形，少为卵状矩圆形，更少为披针形。花序比叶长，多花；花梗与苞片近等长；
花萼裂片卵状披针形，果期直立或叉开，不紧贴蒴果；花冠浅蓝色、浅紫色或白色，
裂片宽卵形；雄蕊短于花冠。蒴果近圆形。花、果期 7~9 月。

【适宜生境】湿生植物。生于溪水边或沼泽地。

【资源状况】分布于乌兰察布市（察哈尔右翼后旗、察哈尔右翼前旗、凉城县、四子王旗、卓资县）、
呼和浩特市（土默特左旗、托克托县、武川县）、包头市（石拐区、土默特右旗）、
巴彦淖尔市（磴口县、乌拉特前旗、乌拉特中旗）、阿拉善盟（阿拉善左旗行政区）。
常见。

【入药部位】■中药：带虫瘿的全草（水苦荬）。
　　　　　　■蒙药：全草（查干 – 楚玛孜）。

【采收加工】夏季采收有虫瘿的全草，洗净，切碎，鲜用或晒干。

【功能主治】■中药：水苦荬活血止血，解毒消肿，清热利湿；用于感冒，咽喉肿痛，痢疾，血淋，
劳伤咯血，月经不调，血小板减少性紫癜，跌打损伤；外用于骨折，痈疖肿毒。
　　　　　　■蒙药：查干 – 楚玛孜利尿，消肿，止痛，止呕，燥协日乌素；用于水肿，肾热，膀胱热，
黄水疮，关节痛，协日乌素病，巴木病。

【用法用量】■中药：水苦荬 10~30g，或研末服；外用适量，鲜品捣敷。
　　　　　　■蒙药：查干 – 楚玛孜多配方用。

山罗花 米乐干那
Melampyrum roseum Maxim.

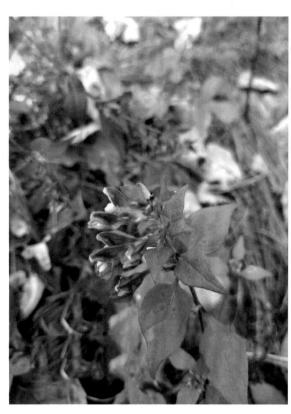 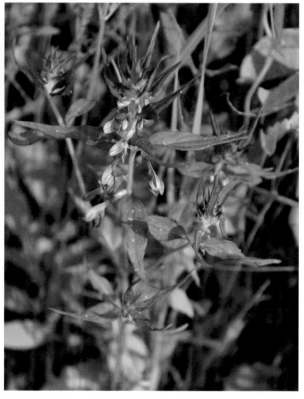

【形态特征】直立草本，全株疏被鳞片状短毛，有时茎上还有 2 列多细胞柔毛。茎通常多分枝，少
　　　　　　不分枝，近于四棱形，高 15~80cm。叶片披针形至卵状披针形。苞叶绿色，仅基部具
　　　　　　尖齿至整个边缘具多条刺毛状长齿，顶端急尖至长渐尖。花萼常被糙毛，脉上常生多
　　　　　　细胞柔毛，萼齿长三角形，生有短睫毛；花冠紫红色，筒部长约为檐部的 2 倍，上唇
　　　　　　内面密被须毛。蒴果卵状渐尖，被鳞片状毛，少无毛。种子黑色。花期 7 月，果期 8~9 月。

【适宜生境】中生植物。生于疏林林下、林缘、林间草甸及灌丛中。

【资源状况】分布于乌兰察布市（兴和县）。少见。

【入药部位】■中药：全草（山罗花）。

【采收加工】夏、秋二季采收，洗净泥土，晒干。

【功能主治】■中药：山罗花清热解毒；用于痈肿疮毒。

【用法用量】■中药：山罗花 15~30g。

松 蒿

小盐灶草、扎拉哈格图－额布斯

Phtheirospermum japonicum (Thunb.) Kanitz

【标本采集号】150121180906002LY

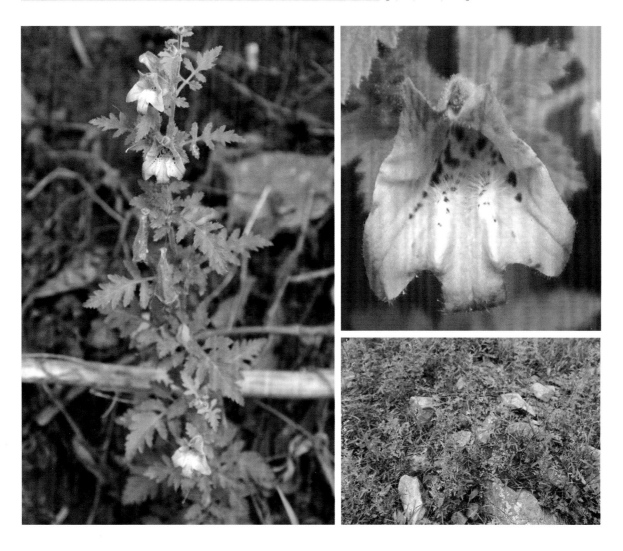

【形态特征】一年生草本，高达 1m，但有时高仅 5cm 即开花，植株被腺毛。茎直立或弯曲而后上升，通常多分枝。叶长三角状卵形，近基部的羽状全裂，向上则为羽状深裂；小裂片长卵形或卵圆形，多少歪斜，边缘具重锯齿或深裂；叶柄边缘有窄翅。花萼萼齿 5 枚，披针形，羽状浅裂至深裂，裂齿先端锐尖；花冠紫红色或淡紫红色，外面被柔毛，上唇裂片三角状卵形，下唇裂片先端圆钝；花丝基部疏被长柔毛。蒴果。种子卵圆形，扁平。花、果期 6~10 月。

【适宜生境】中生植物。生于山地灌丛及沟谷草甸。

【资源状况】分布于呼和浩特市（土默特左旗）。常见。

【入药部位】■中药：全草（松蒿）。

【采收加工】夏季采收，鲜用或晒干。

【功能主治】■中药：松蒿清热，利湿；用于湿热黄疸，水肿，风热感冒，口疮，鼻炎。

【用法用量】■中药：松蒿 15~30g；外用适量，煎汤熏洗患处。

小米草　巴希干那

Euphrasia pectinata Ten.

【标本采集号】150925150818016LY

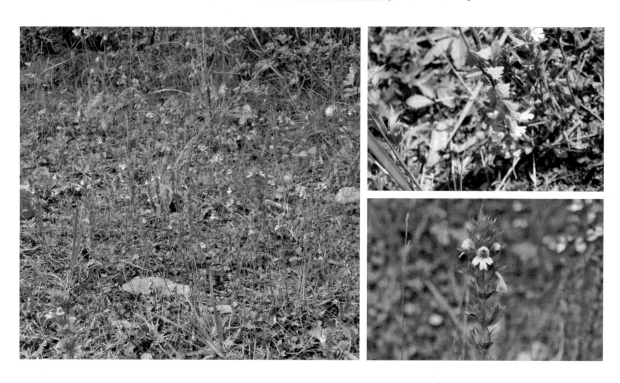

【形态特征】一年生草本。茎直立，高达 30cm，不分枝或下部分枝，被白色柔毛。叶与苞叶无柄，卵形或宽卵形，每边有数枚稍钝而具急尖的锯齿，两面脉上及叶缘多少被刚毛，无腺毛。花序初花期短而花密集，果期逐渐伸长而果疏离；花萼管状，被刚毛，裂片窄三角形；花冠白色或淡紫色，外面被柔毛，背面较密，其余部分较疏，下唇比上唇长约 1mm，下唇裂片先端凹缺；花药棕色，蒴果窄长圆状。种子白色。花期 7~8 月，果期 9 月。

【适宜生境】中生植物。生于山地草甸、草甸草原以及林缘、灌丛。

【资源状况】分布于乌兰察布市（察哈尔右翼中旗、凉城县）、呼和浩特市（武川县）、包头市（固阳县）、巴彦淖尔市（乌拉特前旗）。常见。

【入药部位】■中药：全草（芒叶小米草）。

【采收加工】春、秋二季采收，洗净泥土，晒干。

【功能主治】■中药：芒叶小米草清热解毒；用于咽喉肿痛，肺热咳嗽，口疮。

【用法用量】■中药：芒叶小米草 15~30g；外用适量，煎汤洗，或研末调敷。

小米草（高枝亚种）

高枝小米草
Euphrasia pectinata Ten. subsp. *simplex* (Freyn) Hong

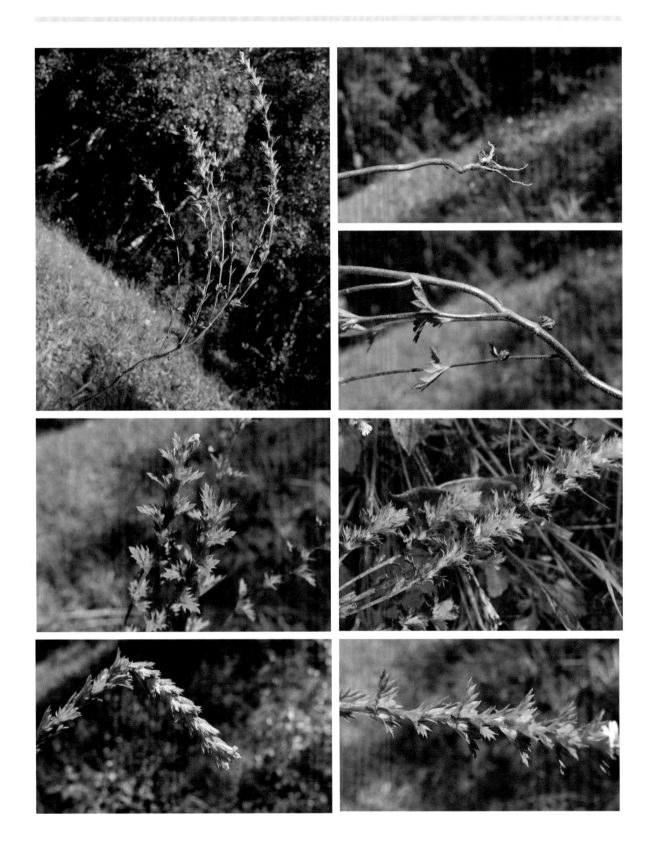

【形态特征】一、二年生直立草本，通常中部以上有分歧。茎四方形，有微毛，无根生叶。茎生叶广卵形或近圆形，苞叶广卵形或近圆形，边缘牙齿的先端呈芒状。花萼 4 深裂，裂片披针状三角形，锐尖头；花冠唇形，裂片顶端凹头呈 2 浅裂，淡黄色，带条纹；雄蕊 4 枚；苞叶与花等长。果实藏于花萼内，蒴果。种子多数。

【适宜生境】中生植物。生于林内、灌丛间或山地草原。

【资源状况】分布于乌兰察布市（凉城县）。少见。

【入药部位】■中药：全草（小米草）。

【采收加工】夏、秋二季采收，洗净泥土，晒干。

【功能主治】■中药：小米草清热解毒；用于咽喉肿痛，肺炎咳嗽，口疮。

【用法用量】■中药：小米草 5~10g。

短腺小米草
呼日 – 巴希干那
Euphrasia regelii Wettst.

【标本采集号】150921150825068LY

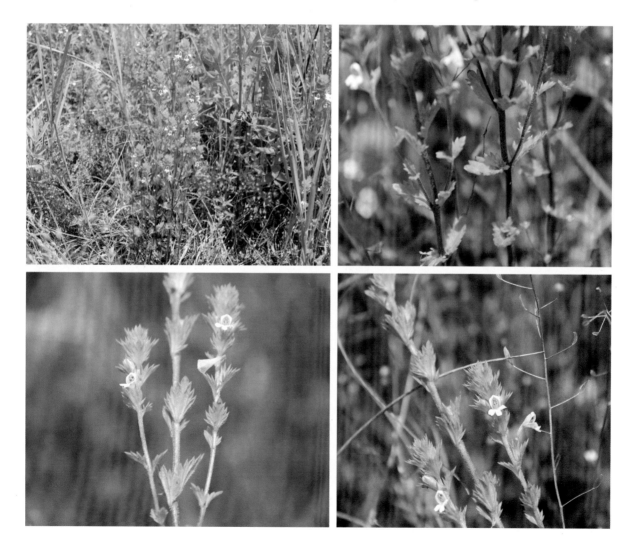

【形态特征】一年生草本。茎直立，高 10~30cm，常单一，暗紫色、褐色或绿色，被白色柔毛。叶对生，卵形或宽卵形，边缘具 2~5 对急尖或稍钝的牙齿，两面被短硬毛，无柄。穗状花序顶生；苞叶叶状；花萼筒状，4 裂，裂片三角状披针形，被短硬毛；花冠二唇形，白色或淡紫色，上唇直立；雄蕊花药裂口露出白色须毛，药室在下面延长成芒。蒴果扁，长卵状矩圆形，被柔毛，上部边沿具睫毛，顶端微凹。种子多数，狭卵形。花期 7~8 月，果期 9 月。

【适宜生境】中生植物。生于山地草甸、林缘及灌丛中。

【资源状况】分布于乌兰察布市（卓资县）。少见。

【入药部位】■中药：全草（短腺小米草）。

【采收加工】春、秋二季采收，洗净泥土，晒干。

【功能主治】■中药：短腺小米草清热解毒；用于咽喉肿痛，肺热咳嗽，口疮。

【用法用量】■中药：短腺小米草 6~10g。

疗齿草

齿叶草、宝日－巴西嘎

Odontites serotina (Lam.) Dum.

【标本采集号】150921150825066LY

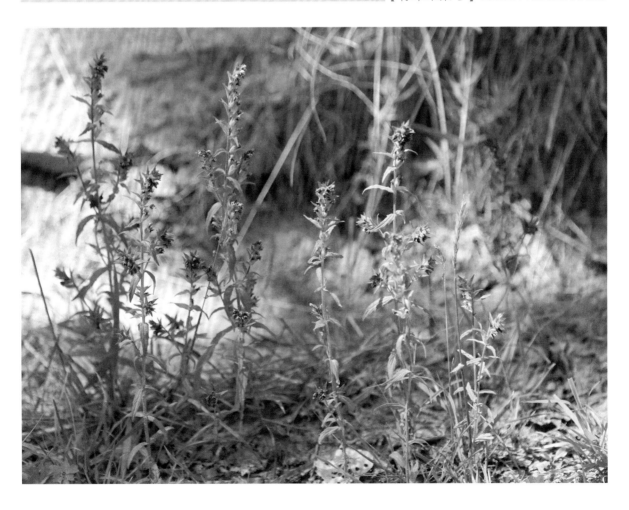

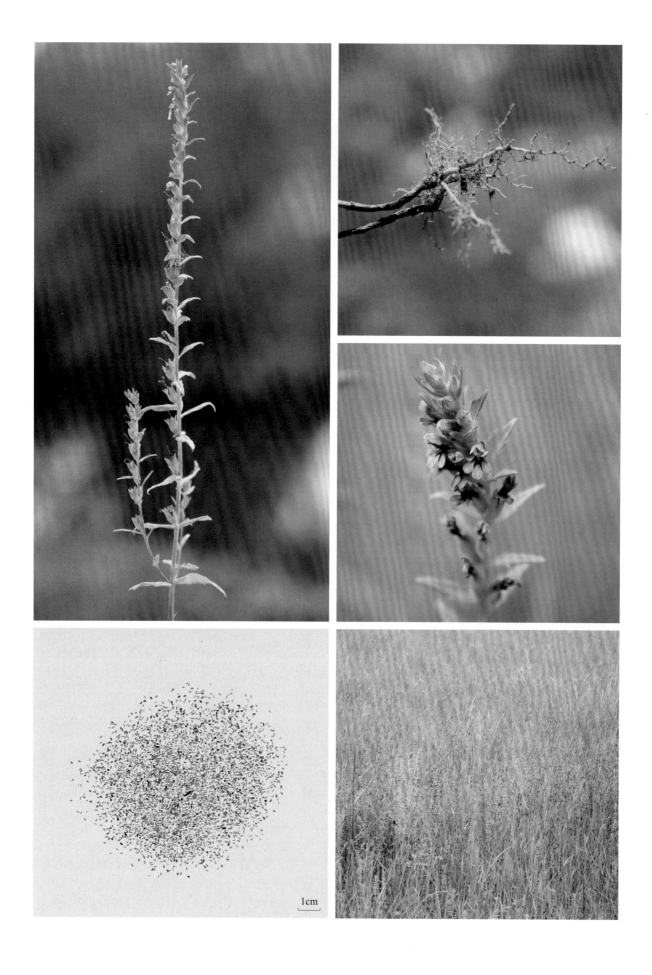

1cm

【形态特征】 一年生草本，全株被贴伏而倒生的白色细硬毛。茎上部四棱形，高 10~40cm。叶有时上部的互生，无柄，披针形至条状披针形。总状花序顶生；苞叶叶状；花梗极短；花萼钟状，4 等裂，裂片狭三角形，被细硬毛；花冠紫红色，上唇直立，略呈盔状，下唇开展；雄蕊与上唇略等长，花药箭形，药室下面延成短芒。蒴果矩圆形，略扁，顶端微凹，扁侧面各有 1 条纵沟，被细硬毛。种子多数，卵形，褐色，有数条纵的狭翅。花期 7~8 月，果期 8~9 月。

【适宜生境】 广幅中生植物。生于低湿草甸及水边。

【资源状况】 分布于乌兰察布市（察哈尔右翼后旗、察哈尔右翼中旗、丰镇市、凉城县、四子王旗、兴和县、卓资县）、呼和浩特市（和林格尔县、土默特左旗、托克托县、武川县）、包头市（土默特右旗）。常见。

【入药部位】 ■中药：全草（齿叶草）。
　　　　　　 ■蒙药：全草（宝日–巴沙嘎）。

【采收加工】 夏、秋二季开花时采收，洗净泥土，晒干。

【功能主治】 ■中药：齿叶草清热燥湿，凉血止痛；用于热性传染病，肝火头痛，肝胆湿热，瘀血作痛。
　　　　　　 ■蒙药：宝日–巴沙嘎清热，凉血，止痛；用于肝火头痛，肝胆瘀热，瘀血作痛，目赤，产褥热，痧症。

【用法用量】 ■中药：齿叶草 3~15g。
　　　　　　 ■蒙药：宝日–巴沙嘎单用 1.5~3g，或入丸、散服。

红纹马先蒿
细叶马先蒿、乌兰–扫达拉特–好宁–额伯日–其其格
Pedicularis striata Pall.

【标本采集号】150921150826027LY

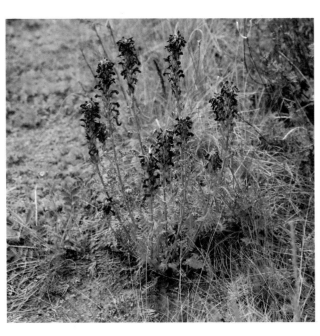
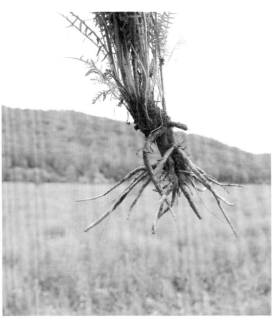

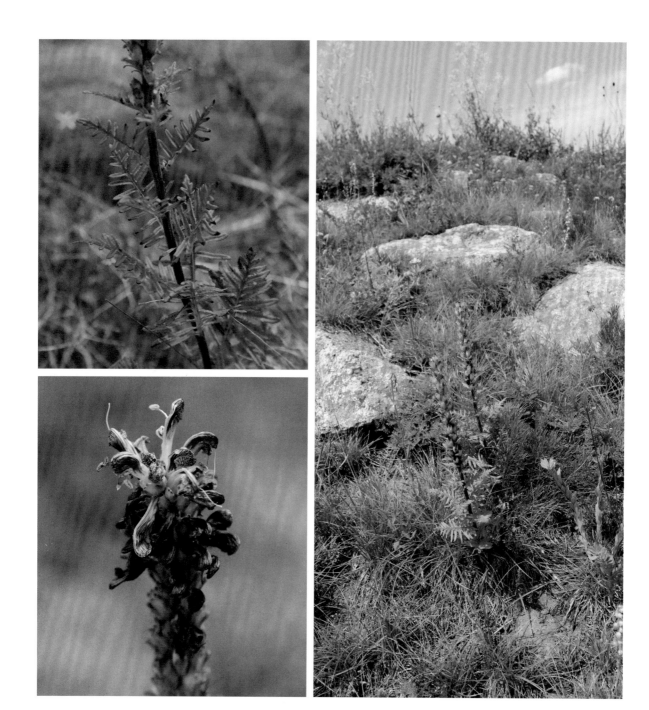

【形态特征】多年生草本，高达 1m。茎直立，密被短卷毛，老时近无毛。基生叶丛生，茎生叶多数，柄短，叶披针形，羽状深裂或全裂，裂片线形，有锯齿。花序穗状，轴被密毛；苞片短于花，无毛或被缘毛；花萼被疏毛，萼齿 5 枚，不等，卵状三角形，近全缘；花冠黄色，具绛红色脉纹，上唇镰刀形，顶端下缘具齿 2 枚，下唇稍短于上唇，不甚张开，3 浅裂，中裂片较小，叠置于侧裂片之下；花丝 1 对有毛。蒴果卵圆形，有短突尖。花期 6~7 月，果期 8 月。

【适宜生境】中生植物。生于山地草甸草原、林缘草甸或疏林中。

【资源状况】分布于乌兰察布市（察哈尔右翼中旗、丰镇市、凉城县、四子王旗、兴和县、卓资县）、呼和浩特市（和林格尔县、土默特左旗、武川县）、包头市（固阳县、土默特右旗）、巴彦淖尔市（乌拉特前旗）。常见。

【入药部位】■中药：全草（红纹马先蒿）。

　　　　　　■蒙药：全草（鲁格茹－木赫布）。

【采收加工】秋季采收，洗净泥土，晒干。

【功能主治】■中药：红纹马先蒿清热解毒；用于毒蛇咬伤。

　　　　　　■蒙药：鲁格茹－木赫布清热，解毒，利水，涩精；用于水肿，遗精，肉类中毒症，创伤，耳鸣，口干，痈肿。

【用法用量】■中药：红纹马先蒿 3~9g；外用适量，鲜品捣烂敷患处，或煎汤洗患处。

　　　　　　■蒙药：鲁格茹－木赫布多入丸、散服。

返顾马先蒿

马矢蒿、马尿泡、好宁－额伯日－其其格
Pedicularis resupinata Linn.

【标本采集号】150921150827028LY

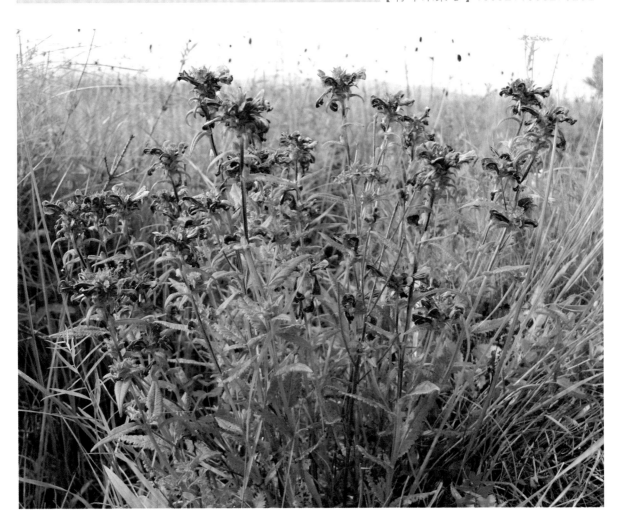

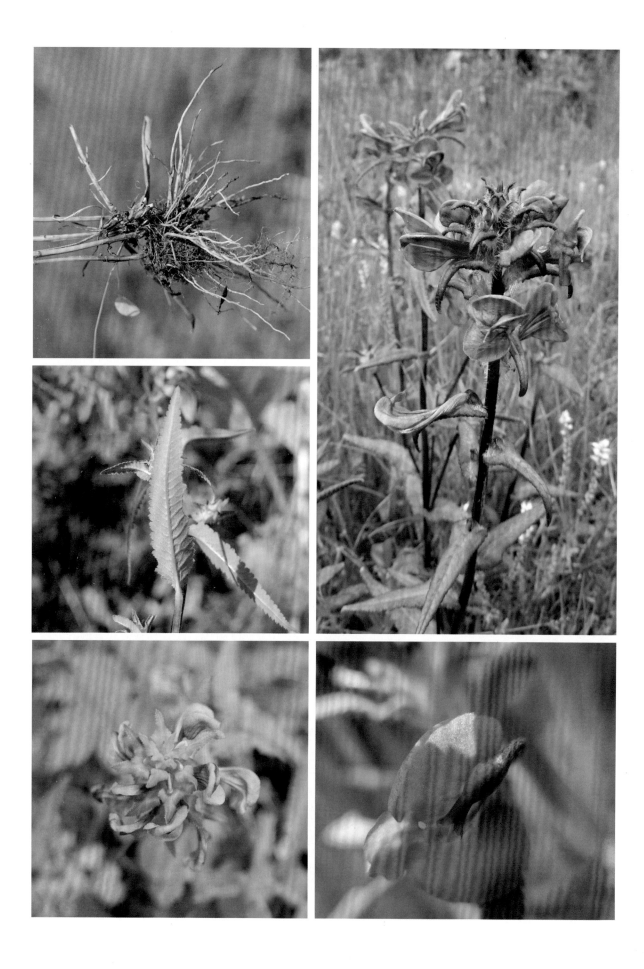

【形态特征】多年生草本，高达 70cm。茎上部多分枝。叶均茎生，互生或中下部叶对生；叶卵形或长圆状披针形，有钝圆重齿，齿上有浅色胼胝或刺尖。总状花序；苞片叶状；花萼长卵圆形，前方深裂，萼齿 2 枚；花冠淡紫红色，花冠筒基部向右扭旋，下唇及上唇呈返顾状，上唇上部两次稍膝状弓曲，顶端成圆锥状短喙，背部常被毛，下唇稍长于上唇，锐角开展，有缘毛，中裂片较小，略前凸；花丝 1 对有毛。蒴果斜长圆状披针形。花期 6~8 月，果期 7~9 月。

【适宜生境】中生植物。生于山地林下、林缘草甸及沟谷草甸。

【资源状况】分布于乌兰察布市（凉城县、四子王旗、卓资县）、呼和浩特市（土默特左旗、武川县）、包头市（土默特右旗）、巴彦淖尔市（乌拉特前旗）。少见。

【入药部位】■中药：全草（马先蒿）。

　　　　　　■蒙药：全草（好宁－额布日－其其格）。

【采收加工】秋季采挖，除去茎叶、泥土，晒干。

【功能主治】■中药：马先蒿祛风湿，利尿；用于风湿关节疼痛，石淋，小便不畅，白带异常，疥疮。

　　　　　　■蒙药：好宁－额布日－其其格清热，解毒；用于急性胃肠炎，食物中毒，肉类中毒症。

【用法用量】■中药：马先蒿 6~9g，或研末服；外用适量，煎汤洗患处。

　　　　　　■蒙药：好宁－额布日－其其格多配方用。

轮叶马先蒿 布立古日－好宁－额伯日－其其格
Pedicularis verticillata L.

【标本采集号】150925150818050LY

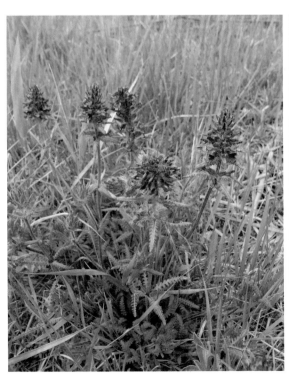
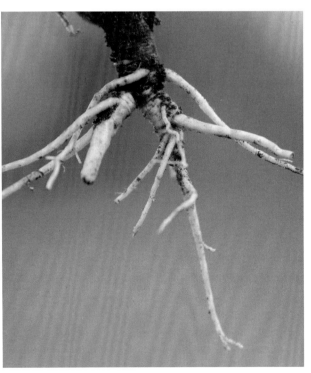

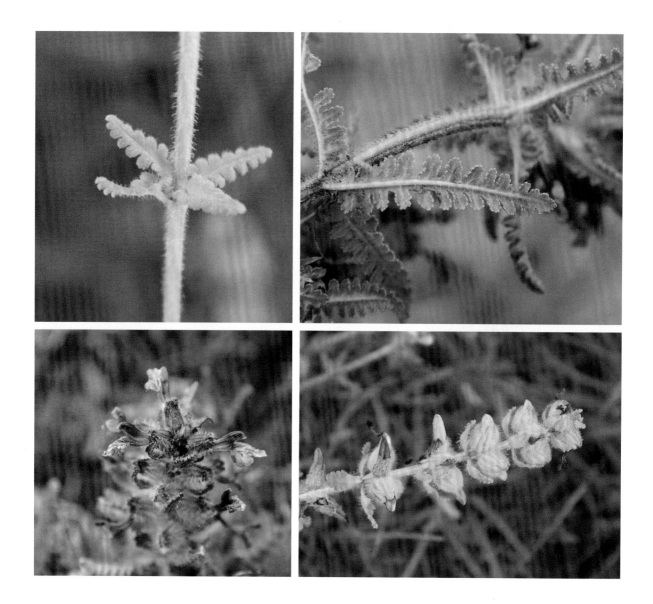

【形态特征】多年生草本,干后不变黑。主根短细,具须状侧根。茎直立,常丛生,下部圆形,上部多少四棱形,沿棱被柔毛。基生叶具柄,被白色长毛;叶片下面微有短柔毛,羽状深裂至全裂,裂片具不规则缺刻状齿,齿端常有多少白色胼胝,茎生叶常4枚成轮,叶片较基生叶为宽短。花序总状,常稠密;苞片叶状;花萼球状卵圆形,常紫红色,膜质,具10条暗色脉纹,外面密被长柔毛,萼齿5枚;花冠紫红色。蒴果披针形。种子黑色,有极细而不明显的纵纹。花期4~9月。

【适宜生境】中生植物。生于海拔2100~3500m的湿润处。

【资源状况】分布于乌兰察布市(凉城县、卓资县)。少见。

【入药部位】■中药:根(轮叶马先蒿)。

【采收加工】秋季采收,洗净,晒干。

【功能主治】■中药:轮叶马先蒿益气生津,养心安神;用于气血不足,体虚多汗,心悸怔忡。

【用法用量】■中药:轮叶马先蒿6~9g。

穗花马先蒿

图如特 – 好宁 – 额伯日 – 其其格

Pedicularis spicata Pall.

【标本采集号】150981180728121LY

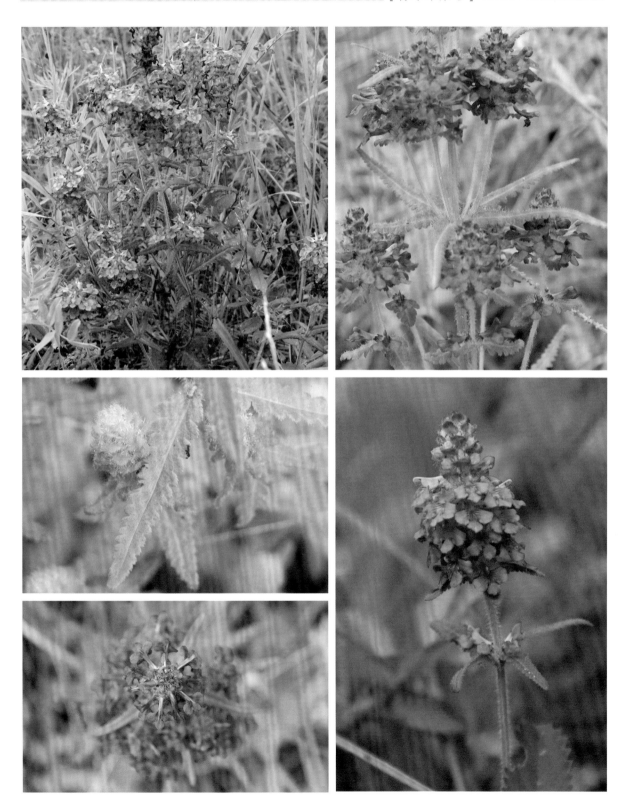

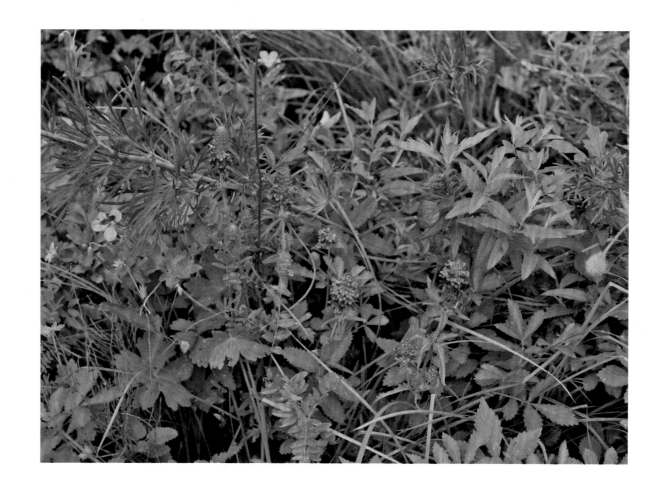

【形态特征】一年生草本，老时尤其下部多少木质化。根圆锥形，常有分枝。茎有时单一而植株稀疏，或丛杂。叶片椭圆状长圆形，两面被毛，羽状深裂，裂片长卵形；茎生叶多4枚轮生，叶片多变，长圆状披针形至线状狭披针形，边缘羽状浅裂至深裂。穗状花序；苞片下部者叶状，中上部者为菱状卵形，有长白毛；萼短而呈钟形，萼齿3枚；花冠红色，下唇长为盔瓣的2~2.5倍，中裂较小。蒴果狭卵形，端有刺尖。种子切面略作三棱形，背面宽而圆。花期7~8月，果期9月。

【适宜生境】中生植物。生于林缘草甸、河滩草甸及灌丛中。

【资源状况】分布于乌兰察布市（丰镇市、凉城县）。少见。

【入药部位】■中药：全草（马先蒿）。

　　　　　　■蒙药：全草（好宁－额布日－其其格）。

【采收加工】秋季花期采收全草，阴干。

【功能主治】■中药：马先蒿祛风湿，利尿；用于风湿关节疼痛，石淋，小便不畅，白带异常，疥疮。

　　　　　　■蒙药：好宁－额布日－其其格清热解毒；用于急性胃肠炎，食物中毒，肉类中毒症。

【用法用量】■中药：马先蒿6~9g；外用适量，煎汤洗患处。

　　　　　　■蒙药：好宁－额布日－其其格多配方用。

中国马先蒿 道木达地音－好宁－额伯日－其其格
Pedicularis chinensis Maxim.

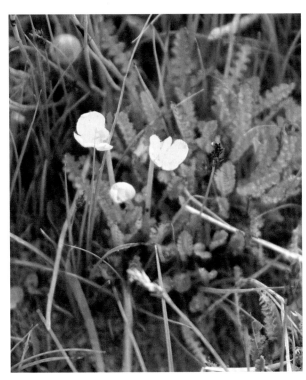
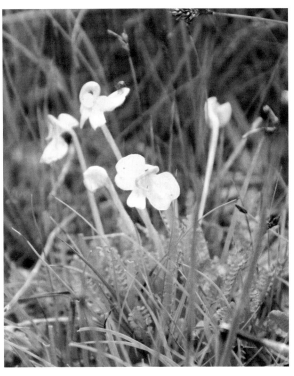

【形态特征】一年生草本，高 7~30cm。干时不变黑。主根圆锥形，有少数支根。茎单出或多条，有深沟纹。叶基出与茎生，均有柄；叶片披针状长圆形，一回羽状分裂，裂片 7~13 对，两面无毛。总状花序；苞片叶状而较小，柄近基部处膨大，常有长而密的缘毛；花梗短，被短细毛；花萼管状，生有白色长毛，下部较密，萼齿 2 枚，顶端加宽而呈叶状，羽裂或齿裂；花冠黄色，下唇中裂片不向前突出，喉部无条纹，花冠管长 5cm 以下，长度超过花萼的 2 倍以上；雄蕊花丝 2 对均被密毛。蒴果长圆状披针形，端有指向前下方的小凸尖。花期 7 月，果期 8 月。

【适宜生境】中生植物。生于阔叶林带的山地草甸。

【资源状况】分布于乌兰察布市（兴和县）。偶见。

【入药部位】■中药：全草、花。

【采收加工】秋季采收全草，洗净泥土，晒干；夏季采收花，除去杂质，阴干。

【功能主治】■中药：全草健脾利湿；用于小儿疳积，食积不化，脘腹胀满。花清热，利水，涩精；用于高热神昏，谵语，水肿，遗精，耳鸣，口干舌燥。

【用法用量】■中药：全草 3~10g。花研末，每次 1~1.5g。

阴行草
北刘寄奴、金钟茵陈、希日 – 乌如乐 – 其其格
Siphonostegia chinensis Benth.

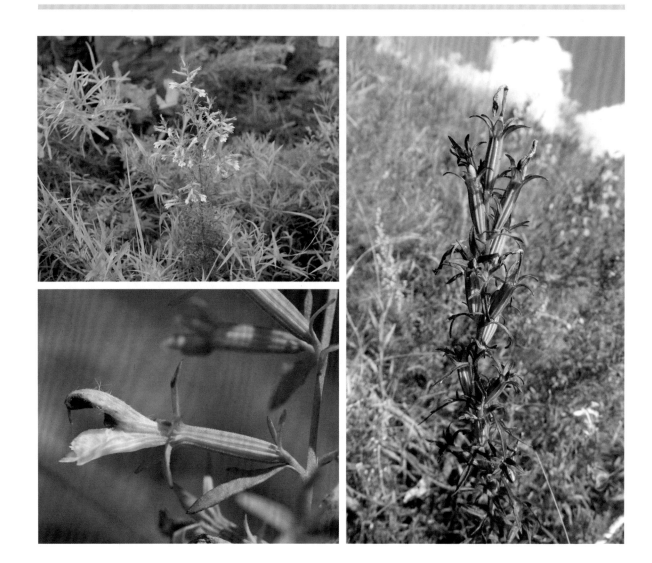

【形态特征】一年生草本，高达 60cm，干后黑色，密被锈色毛。茎单条，基部常有少数膜质鳞片枝 1~6 对，细长，坚挺。叶对生，无柄或有短柄，叶厚纸质，宽卵形，二回羽状全裂，裂片约 3 对，小裂片 1~3 枚，线形。花对生于茎枝上部；苞片叶状；花梗短，有 2 枚小苞片；花萼筒具主脉 10 条，萼齿 5 枚；花冠二唇形，上唇红紫色，下唇黄色，上唇背部被长纤毛，下唇褶襞瓣状；雄蕊二强，花丝基部被毛。蒴果黑褐色。种子黑色。花期 7~8 月，果期 8~9 月。

【适宜生境】中生植物。生于山坡与草地上。

【资源状况】分布于呼和浩特市（回民区、土默特左旗、武川县、新城区）。少见。

【入药部位】■中药：全草（北刘寄奴）。

【采收加工】 秋季采收，除去杂质，晒干。

【功能主治】 ■中药：北刘寄奴活血祛瘀，通经止痛，凉血，止血，清热利湿；用于跌打损伤，外伤出血，瘀血经闭，月经不调，产后瘀痛，癥瘕积聚，血痢，血淋，湿热黄疸，水肿腹胀，白带 过多。

【用法用量】 ■中药：北刘寄奴 6~9g。

达乌里芯芭 芯芭、大黄花、兴安奈－哈吞－额布斯
Cymbaria dahurica Linn.

【标本采集号】 150921150829026LY

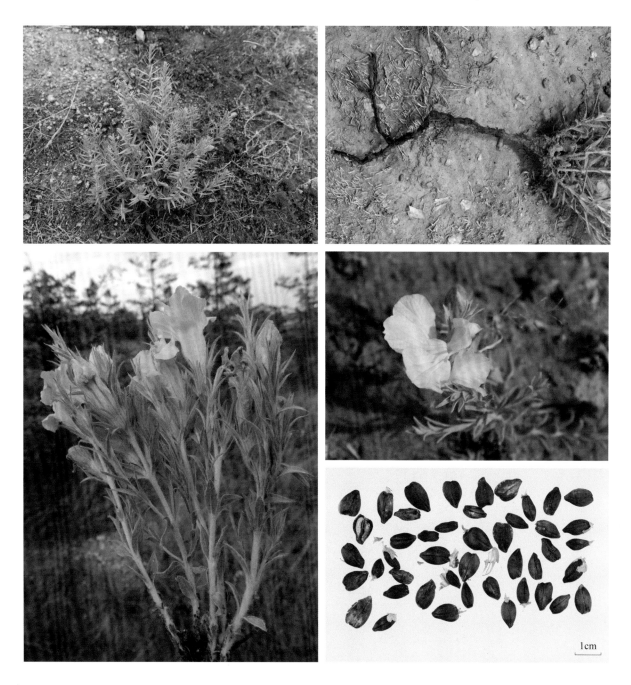

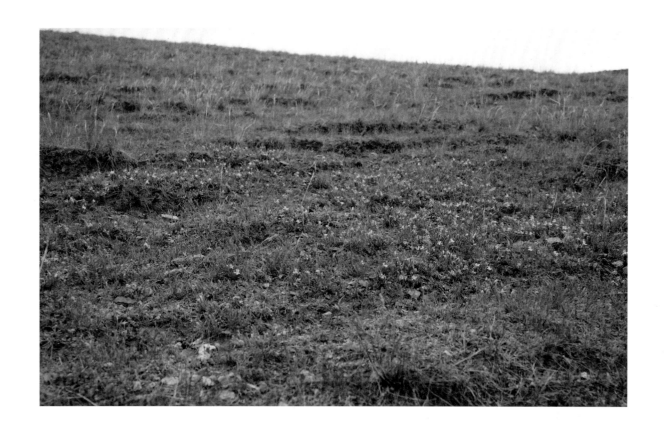

【形态特征】多年生草本，高6~23cm，密被白色绢毛。茎多条，成丛，基部为紧密的鳞片所覆盖。叶对生，无柄，线形至线状披针形，全缘或偶有稍分裂，具裂片2~3枚。总状花序顶生，花少数，直立或斜伸；小苞片2枚，线形或披针形，全缘；花萼具线形或锥形萼齿，萼齿间常有1~2枚附加小齿；花冠黄色，二唇形，下唇3裂，上唇先端2裂；雄蕊4枚，二强，花药顶端具长柔毛。蒴果革质，长卵圆形，先端有嘴。种子卵形，周围有狭翅1环。花期6~8月，果期7~9月。

【适宜生境】旱生植物。生于典型草原、荒漠草原及山地草原上。

【资源状况】分布于乌兰察布市、呼和浩特市（和林格尔县、土默特左旗、托克托县、武川县）、包头市（白云鄂博矿区、达尔罕茂明安联合旗、固阳县、石拐区、土默特右旗）、巴彦淖尔市（乌拉特前旗、乌拉特中旗）。常见。

【入药部位】■中药：全草（芯芭）。

　　　　　■蒙药：全草（韩琴色日高）。

【采收加工】夏、秋二季采收，切段，晒干。

【功能主治】■中药：芯芭祛风湿，利尿，止血；用于风湿性关节炎，月经过多，吐血，衄血，便血，外伤出血，肾炎水肿，黄水疮。

　　　　　■蒙药：韩琴色日高消肿，止痒，止血，治伤；用于皮肤瘙痒，滴虫阴道炎，阴囊湿疹，黄水疮，牛皮癣，疮疡，痈，奇哈病，外伤出血。

【用法用量】■中药：芯芭3~9g，或研末服，1.5~3g；外用适量，煎汤洗患处。

　　　　　■蒙药：韩琴色日高多配方用。

评　述

本草考证：蒙药韩琴色日高为蒙医专用药，历史悠远，应用广泛。关于韩琴色日高的植物来源和形态在历代本草中有诸多记载。经考证，蒙药芯芭始载于《认药白晶鉴》，名为"罕冲色日高"，《认药白晶鉴》称"罕冲为阿给类"。《无误蒙药鉴》载："生于山岩脚，茎细，叶灰蓝色，高拃余，花黄色者为罕冲色日高。"上述植物生境、形态特征与蒙医所用韩琴色日高的生境、形态特征相符。此外，《蒙药正典》载："芯芭，四种阿荣中的一种，为玄参科多年生草本植物达乌里芯芭（*Cymbaria dahurica* L.）或蒙古芯芭（*Cymbaria mongolica* Maxim.）的干燥全草。"

蒙古芯芭
光药大黄花、哈吞－额布斯
Cymbaria mongolica Maxim.

【标本采集号】150202190525090LY

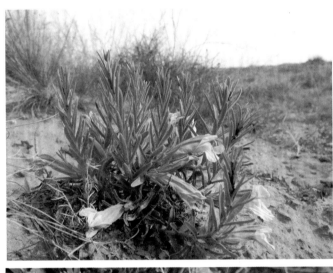

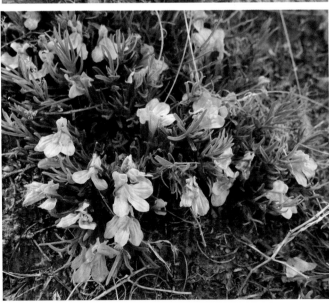

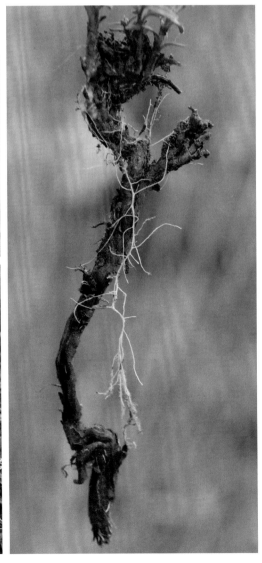

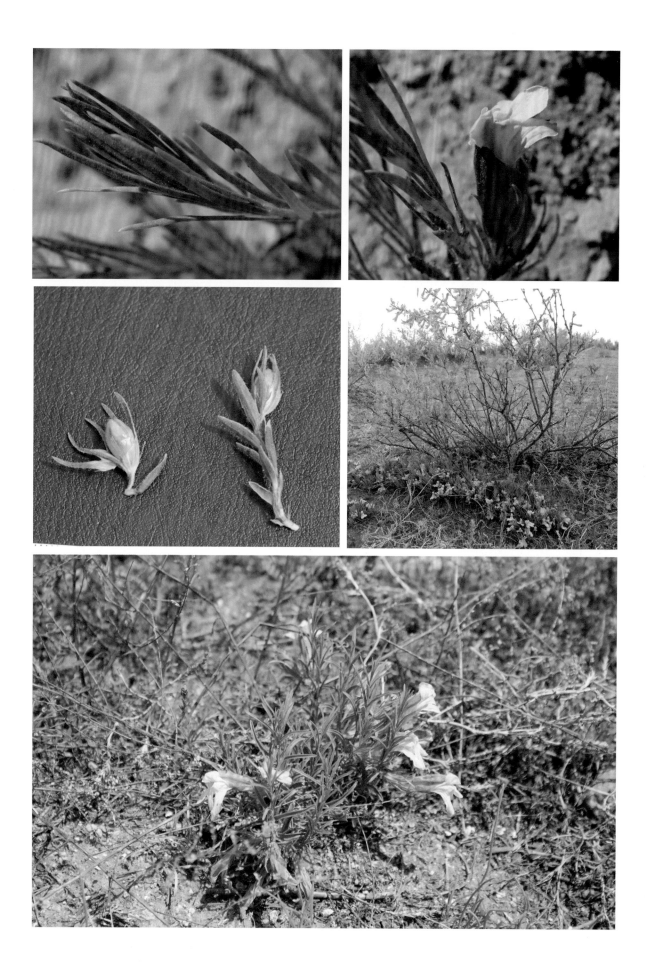

【形态特征】多年生草本，高达20cm，植株被柔毛，呈绿色。茎丛生，基部密被鳞叶。叶对生，无柄，长圆状披针形或线状披针形。花少数，腋生；小苞片2枚；花萼内外均被毛，萼齿5（6）枚，窄三角形或线形，长为萼筒的2~3倍，齿间具1~3枚线状小齿；花冠黄色，上唇略盔状，裂片外卷，下唇3裂，开展；雄蕊4枚，二强，花丝基部被柔毛，花药背着，顶部常无毛，稀疏生长毛，下端有刺尖。蒴果长卵圆形，革质。种子长卵形。花期5~8月。

【适宜生境】旱生植物。生于沙质或沙砾质荒漠草原和干草原上。

【资源状况】分布于乌兰察布市（卓资县）、呼和浩特市（回民区、土默特左旗、武川县、新城区）、包头市（东河区、固阳县、九原区、石拐区、土默特右旗）。少见。

【入药部位】■中药：全草（芯芭）。

【采收加工】夏、秋二季采收，切段，晒干。

【功能主治】■中药：芯芭祛风湿，利尿，止血；用于风湿性关节炎，月经过多，吐血，衄血，便血，外伤出血，肾炎水肿，黄水疮。

【用法用量】■中药：芯芭 3~9g，或研末服，1.5~3g；外用适量，煎汤洗患处。

金鱼草 龙头花、狮子花、龙口花、洋彩雀
Antirrhinum majus L.

【标本采集号】150204190616018LY

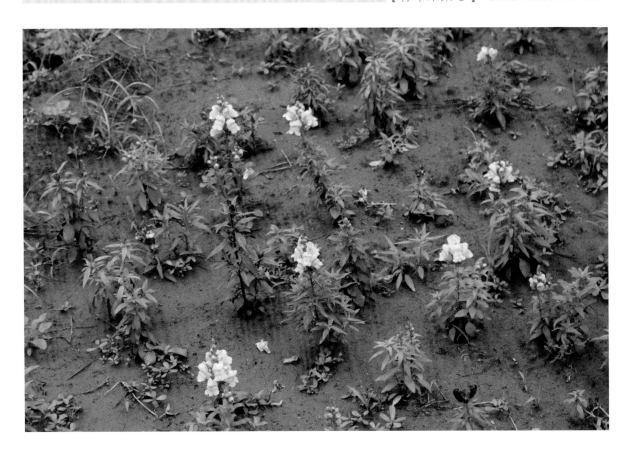

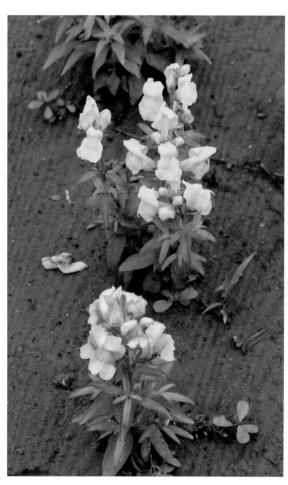
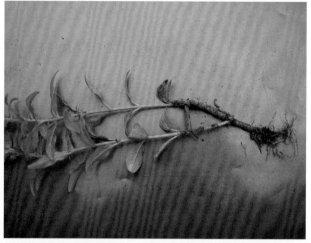
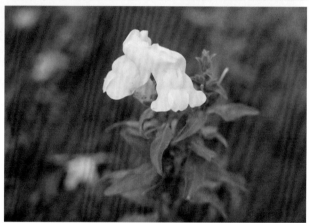

【形态特征】多年生直立草本。茎基部有时木质化，高可达80cm，茎基部无毛，中上部被腺毛，基部有时分枝。叶下部的对生，上部的常互生，具短柄；叶片无毛，披针形至矩圆状披针形，长2~6cm，全缘。花冠颜色多种，从红色、紫色至白色，长3~5cm，基部在前面下延成兜状，上唇直立，宽大，2半裂，下唇3浅裂，在中部向上唇隆起，封闭喉部，使花冠呈假面状。

【适宜生境】中生植物。适生于疏松肥沃、排水良好的土壤。

【资源状况】作为园林绿化植物，阴山地区有少量栽培。

【入药部位】■中药：全草（金鱼草）。

【采收加工】夏、秋二季采收，切段，晒干或鲜用。

【功能主治】■中药：金鱼草清热解毒，活血消肿；用于跌打扭伤，疮疡肿毒。

【用法用量】■中药：金鱼草15~30g；外用鲜品适量，捣敷。

紫葳科

梓

臭梧桐、黄花楸、筷子树、朝鲁马盖－扎嘎日特－毛都
Catalpa ovata G. Don

【标本采集号】150923190910011LY

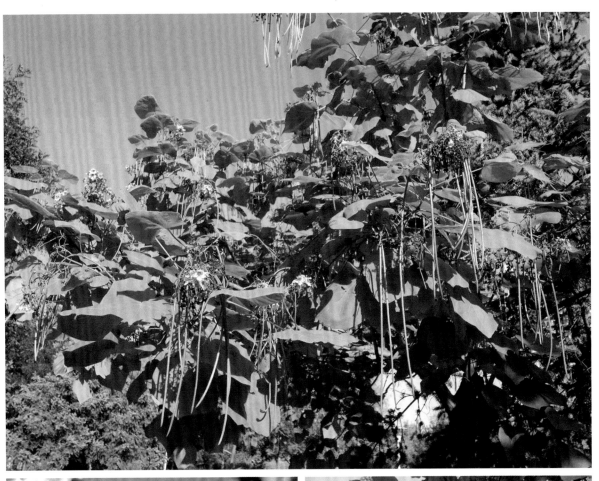

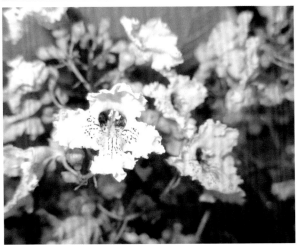

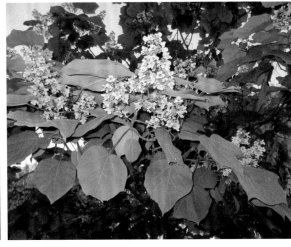

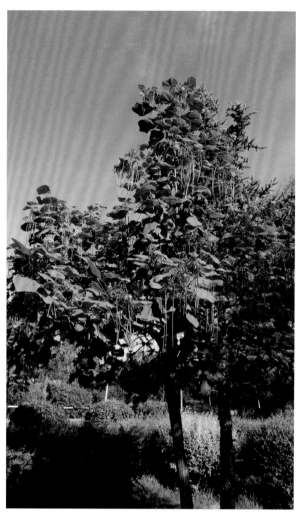
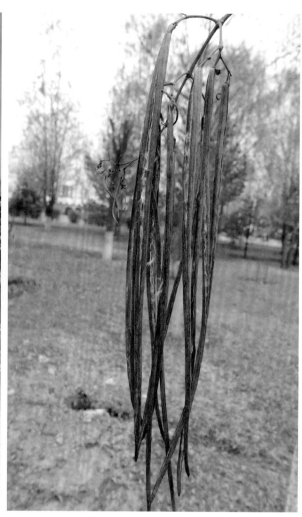

【形态特征】乔木，高可达 8m。树皮暗灰色或灰褐色，平滑；枝开展，小枝密被腺毛，后则变稀疏；冬芽卵球形，具 4~5 对芽鳞，鳞片深褐色，边缘具睫毛。叶宽卵形或近圆形，常为 3~5 浅裂，裂片三角形，边缘被柔毛。顶生圆锥花序，花冠黄白色，具数条黄色线纹和紫色斑点；发育雄蕊 2 枚，退化雄蕊 3 枚；子房卵形，2 室，花柱丝状，先端 2 裂。蒴果筷子状，初时被长柔毛，后渐无毛。种子长椭圆形，两端生长毛。花期 6~7 月，果熟期 9 月。

【适宜生境】中生植物。多栽培于村庄附近及公路两旁。

【资源状况】作为园林绿化植物，阴山地区广泛栽培。

【入药部位】■中药：根皮及树皮（梓白皮）、果实（梓实）。

【采收加工】全年均可采根皮及树皮，晒干；秋、冬间摘取成熟果实，晒干。

【功能主治】■中药：梓白皮清热，解毒，杀虫；用于时疫发热，黄疸，反胃，皮肤瘙痒，疮疥。梓实利尿，消肿；用于肾炎浮肿，小便不利，膀胱炎，肝硬化腹水。

【用法用量】■中药：梓白皮 5~9g；外用适量，研末调敷，或煎汤洗浴。梓实 9~15g。

角 蒿 透骨草、羊角蒿、乌兰－陶拉麻

Incarvillea sinensis Lam.

【标本采集号】150921150825046LY

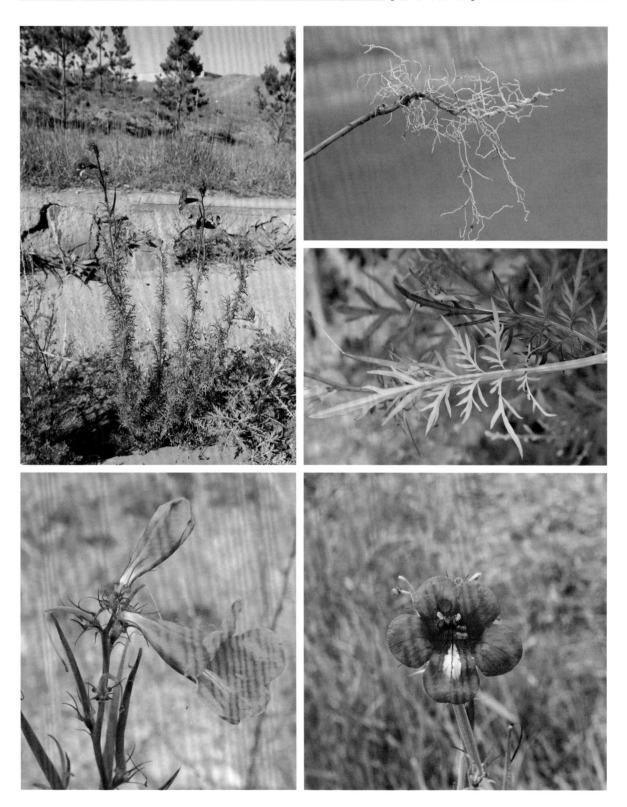

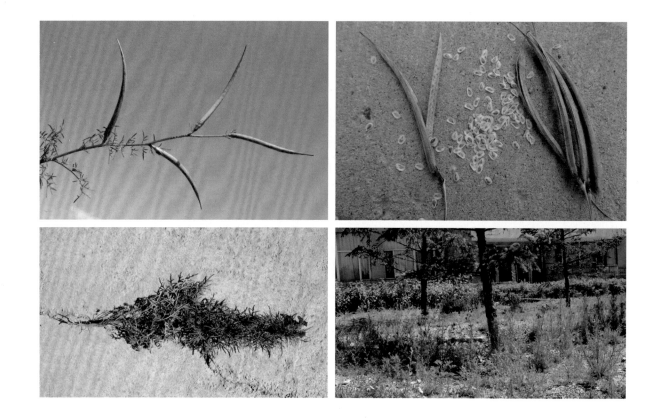

【形态特征】一年生至多年生草本，高达 80cm。叶互生，二至三回羽状细裂，小叶不规则细裂，小裂片线状披针形，具细齿或全缘。顶生总状花序，疏散；小苞片绿色，线形；花萼钟状，绿色带紫红色，萼齿钻状，基部具腺体，萼齿间皱褶 2 浅裂；花冠淡玫瑰色或粉红色，有时带紫色，钟状漏斗形，花冠裂片圆形；雄蕊着生于花冠近基部，花药成对靠合。蒴果淡绿色，细圆柱形，顶端尾尖。种子扁圆形，细小，四周具透明膜质翅，顶端具缺刻。花期 6~8 月，果期 7~9 月。

【适宜生境】中生杂草。生于草原区的山地、沙地、河滩、河谷，也散生于田野、撂荒地及路边、宅旁。

【资源状况】分布于乌兰察布市、呼和浩特市（和林格尔县、回民区、赛罕区、托克托县、新城区、玉泉区）、包头市（东河区、固阳县、九原区、昆都仑区、青山区、石拐区、土默特右旗）、巴彦淖尔市（乌拉特后旗、乌拉特前旗）、阿拉善盟（阿拉善左旗行政区）。常见。

【入药部位】■中药：地上部分（角蒿）。
　　　　　　■蒙药：全草（乌兰－陶拉麻）。

【采收加工】夏、秋二季采收，切段，晒干。

【功能主治】■中药：角蒿祛风湿，活血，止痛；用于风湿关节痛，筋骨拘挛；外用于湿疹，口疮，疮痈肿毒。
　　　　　　■蒙药：乌兰－陶拉麻止咳，止痛，镇赫依，燥协日乌素，润肠通便；用于慢性支气管炎，肺热咳嗽，肺脓肿，中耳炎，协日乌素病，脉症，腹胀，大便干燥。

【用法用量】■中药：角蒿 5~15g；外用适量，煎汤熏洗，或烧存性，研末调敷患处。
　　　　　　■蒙药：乌兰－陶拉麻多入丸、散服。

胡麻科

芝 麻

胡麻、脂麻、麻吉查干 - 麻吉

Sesamum indicum L.

【标本采集号】150221150905226LY

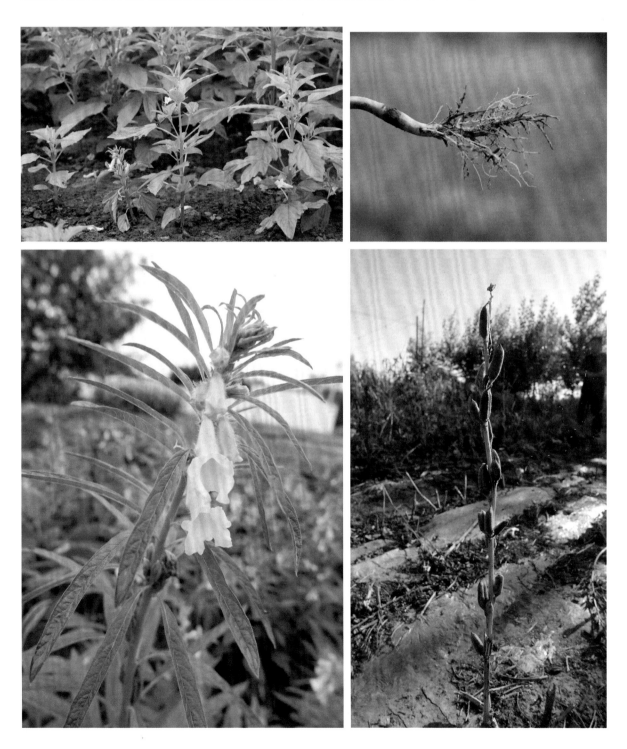

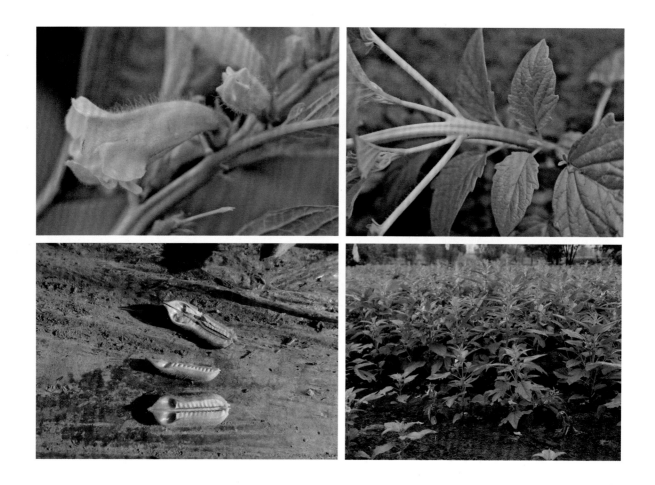

【形态特征】一年生草本，高达1m。茎直立，四棱形，具纵槽，不分枝，被短柔毛。叶对生或上部互生，卵形、矩圆形或披针形，先端急尖或渐尖，基部楔形，全缘，有锯齿或下部叶3浅裂，两面无毛或稍有柔毛。花单生或2~3朵簇生于叶腋；花萼稍合生，裂片披针形，被柔毛；花冠筒状，白色，有紫色或黄色晕，裂片圆形；子房被柔毛，花柱无毛，柱头2裂。蒴果长椭圆形，多4棱或6~8棱，被柔毛；纵裂。种子多数，黑色、白色或淡黄色。花期夏末秋初。

【适宜生境】中生植物。喜温植物，主要分布在40°N和40°S之间。

【资源状况】阴山地区有少量栽培。

【入药部位】■中药：种子（黑芝麻）。

【采收加工】8~9月果实呈黄黑色时采收，割取全株，捆扎成小把，顶端向上，晒干，打下种子，除去杂质后再晒。

【功能主治】■中药：黑芝麻补肝肾，益精血，润肠燥；用于精血亏虚，头晕眼花，耳鸣耳聋，须发早白，病后脱发，肠燥便秘。

【用法用量】■中药：黑芝麻9~15g，或入丸、散服；外用适量，煎汤洗浴，或捣敷。

列当科

沙苁蓉　盾达地音－查干高要
Cistanche sinensis G. Beck

【标本采集号】152921130714098LY

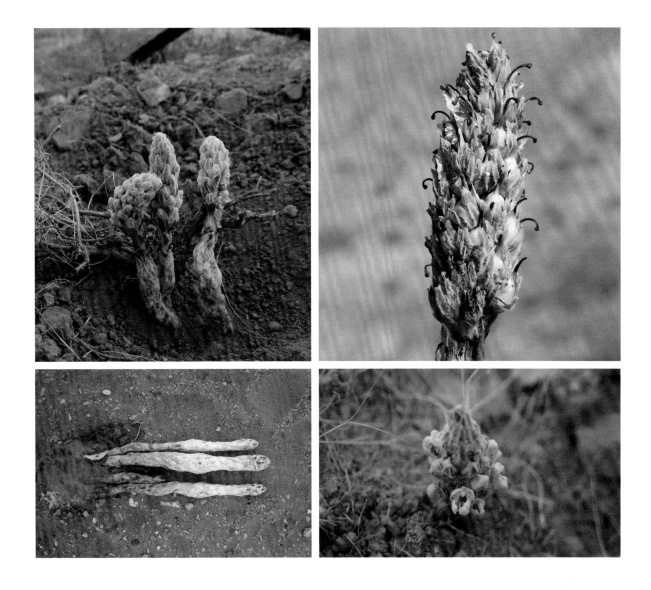

【形态特征】多年生草本，高 15~70cm。茎圆柱形，鲜黄色，常自基部分 2~4 枝，上部不分枝。鳞片状叶在茎下部卵形，向上渐狭窄为披针形。穗状花序；苞片矩圆状披针形至条状披针形，背面及边缘密被蛛丝状毛，常较花萼长；小苞片条形或狭矩圆形，被蛛丝状毛；花萼近钟形，4 深裂，多少被蛛丝状毛；花冠管状钟形，淡黄色，干后变墨蓝色；花药被皱曲长柔毛，顶端具聚尖头。蒴果 2 深裂，具多数种子。花期 5~6 月，果期 6~7 月。

【适宜生境】根寄生植物。生于荒漠草原带及荒漠区的沙质梁地、砾石质梁地或丘陵坡地。

【资源状况】分布于乌兰察布市（四子王旗）、巴彦淖尔市（乌拉特中旗）、阿拉善盟（阿拉善左旗行政区）。少见。

【入药部位】■中药：肉质茎（苁蓉）。

　　　　　　■蒙药：肉质茎（呼吉日色格 – 查干高要）。

【采收加工】4~5 月上旬采挖刚出土的肉质茎，留小采大，去掉花序或苁蓉头，晾晒于干净沙滩上或房顶上，一个多月后由黄白色变成肉质棕褐色；秋季采收者因水分大不易干燥，故把肥大者投入盐湖中，腌 1~3 年，用时洗去盐分。

【功能主治】■中药：苁蓉补肾壮阳，益精，润肠；用于虚劳内伤，腰膝冷痛，阳痿，滑精，不孕，体虚便秘。

　　　　　　■蒙药：呼吉日色格 – 查干高要平息协日，消食，益精；用于泛酸，胃胀，协日头痛，阳痿，遗精，早泄，赤白带下，腰腿痛。

【用法用量】■中药：苁蓉 6~15g，或入丸、散服。

　　　　　　■蒙药：呼吉日色格 – 查干高要多入丸、散服。

肉苁蓉　苁蓉、大芸、查干 – 高要
Cistanche deserticola Ma

【标本采集号】150822190507015LY

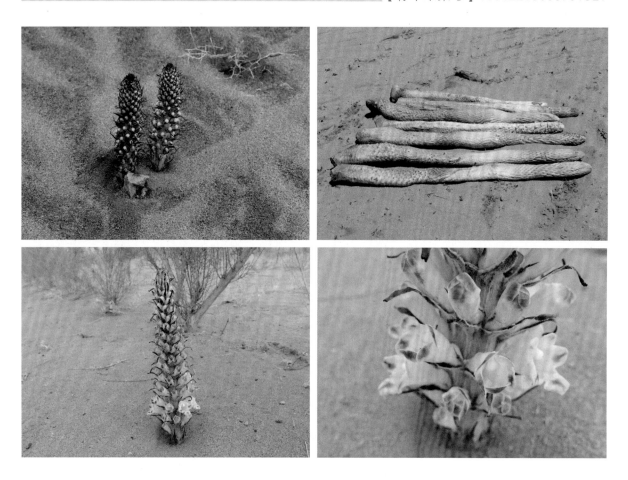

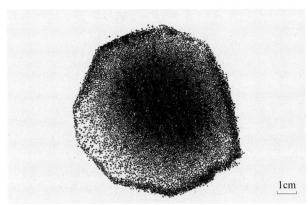
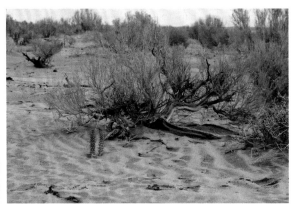

【形态特征】多年生草本，高达 1.6m，大部分地下生。茎下部叶紧密，宽卵形；上部叶较稀疏，
披针形或窄披针形，无毛。穗状花序；苞片条状披针形或披针形，常长于花冠；小苞
片卵状披针形或披针形，与花萼近等长；花萼钟状，5 浅裂；花冠筒状钟形；花冠淡
黄色，干后棕褐色；花丝基部被皱曲长柔毛；花药基部具骤尖头，被皱曲长柔毛；花
柱顶端内折。蒴果卵球形，顶端具宿存花柱。花期 5~6 月，果期 6~7 月。

【适宜生境】根寄生植物，寄主为梭梭 Haloxylon ammodendron (C. A. Mey.) Bunge。生于梭梭荒漠中。

【资源状况】分布于乌兰察布市（四子王旗）、巴彦淖尔市（磴口县、乌拉特后旗）、阿拉善盟（阿
拉善左旗行政区）。十分常见。阴山地区亦有少量栽培。

【入药部位】■中药：带鳞叶的肉质茎（肉苁蓉）。

■蒙药：肉质茎（查干－高要）。

【采收加工】春季苗刚出土时或秋季冻土之前采挖，除去茎尖，切段，晒干。

【功能主治】■中药：肉苁蓉补肾阳，益精血，润肠通便；用于肾阳不足，精血亏虚，阳痿不孕，
腰膝酸软，筋骨无力，肠燥便秘。

■蒙药：查干－高要平息协日，消食，益精；用于泛酸，胃胀，协日头痛，阳痿，遗精，
早泄，赤白带下，腰腿痛。

【用法用量】■中药：肉苁蓉 6~10g。

■蒙药：查干－高要多入丸、散服。

评 述

1. 化学成分：主要含有苯乙醇苷类及环烯醚萜苷类、木脂素类等成分。

2. 资源利用与可持续发展：肉苁蓉为国家二级重点保护野生植物。肉苁蓉在我国已有 1800 年的
药用历史。目前，其主要开发产品有苁蓉酒、苁蓉口服液、苁蓉胶囊、苁蓉保健饮料以及各种含
有肉苁蓉的药丸、药膏、片剂、粉剂等产品。在肉苁蓉经济价值的驱动下，从 20 世纪 80 年代开
始，内蒙古阿拉善盟的科技人员就开始了人工培育肉苁蓉的技术研究，并被列入星火计划，1989
年，该技术已获得鉴定，并获国家科技进步奖三等奖。1993 年，推广面积达到 1334hm²，但产量
不甚理想。2016 年，阿拉善盟有适宜接种苁蓉的天然梭梭林 1450 万亩，新建梭梭肉苁蓉产业基
地 50.6 万亩，全盟苁蓉年产量达 1000 多吨，苁蓉产量占全国的 90% 以上。

盐生肉苁蓉

肉苁蓉、呼吉日色格－查干高要

Cistanche salsa (C. A. Mey.) G. Beck

【标本采集号】150223150826168LY

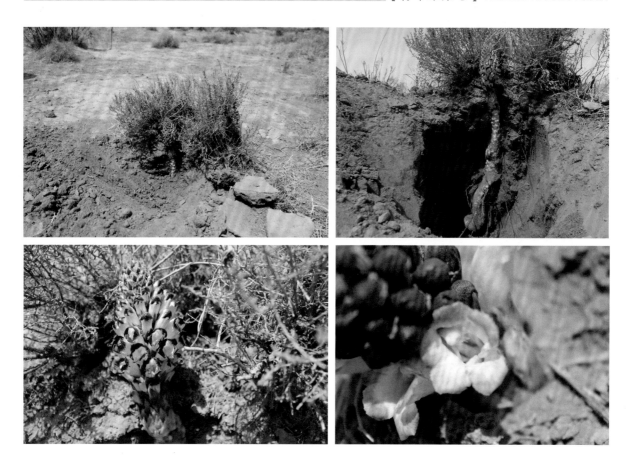

【形态特征】多年生草本，高 10~45cm。茎肉质，圆柱形，黄色，不分枝。鳞片状叶卵形至矩圆状披针形，在茎下部排列紧密，上部较疏松而渐长，黄色或淡褐黄色。穗状花序圆柱状；小苞片披针状矩圆形，边缘多少被棉毛或无毛；花萼钟状，淡黄色或白色，5 浅裂；花冠管状钟形；花药与花丝基部具皱曲长柔毛，花药基部具小尖头，子房具 4 条呈"丁"字形的侧膜胎座。蒴果椭圆形，2 瓣开裂。种子近球形。花期 5~6 月，果期 6~7 月。

【适宜生境】根寄生植物，常见的寄主有盐爪爪 *Kalidium foliatum* (Pall.) Moq.、细枝盐爪爪 *Kalidium gracile* Fenzel、尖叶盐爪爪 *Kalidium cuspidatum* (Ung.-Sterb.) Grub.、红沙 *Reaumuria songarica* (Pall.) Maxim.、珍珠猪毛柴 *Salsola passerina* Bunge、小果白刺 *Nitraria sibirica* Pall. 和芨芨草 *Achnatherum splendens* (Trin.) Nevski 等。生于荒漠草原带及荒漠区的湖盆低地、盐化低地。

【资源状况】分布于乌兰察布市（四子王旗）、包头市（达尔罕茂明安联合旗）、巴彦淖尔市（乌拉特后旗、乌拉特中旗）、阿拉善盟（阿拉善左旗行政区）。少见。

【入药部位】■中药：肉质茎（肉苁蓉）。

　　　　　　■蒙药：肉质茎（呼吉日色格 – 查干高要）。

【采收加工】春季采挖，除去花序，洗净泥土，晒干。

【功能主治】■中药：肉苁蓉补肾阳，益精血，润肠通便；用于肾阳不足，精血亏虚，阳痿不孕，腰膝酸软，筋骨无力，肠燥便秘。

　　　　　　■蒙药：呼吉日色格 – 查干高要平息协日，消食，益精；用于泛酸，胃胀，协日头痛，阳痿，遗精，早泄，赤白带下，腰腿痛。

【用法用量】■中药：肉苁蓉 6~10g。

　　　　　　■蒙药：呼吉日色格 – 查干高要多入丸、散服。

评　述

资源利用：近年来，由于大量采挖，加之寄生植物繁殖困难，药用资源日趋减少，难以满足市场需要，故盐生肉苁蓉亦作为肉苁蓉在全国各地使用并列入地方标准。

列　当　兔子拐棍、独根草、特木根 – 苏乐
Orobanche coerulescens Steph.

【标本采集号】150221140714278LY

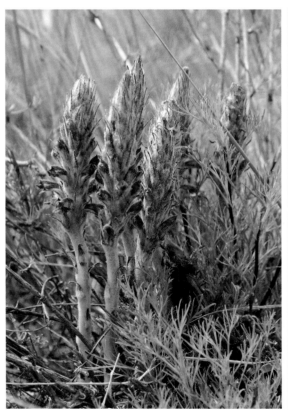
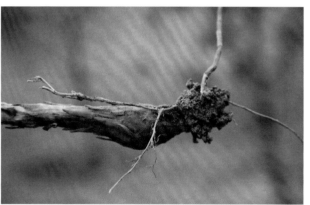
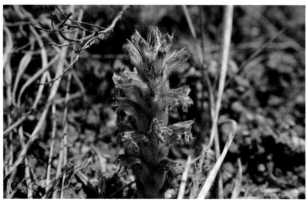

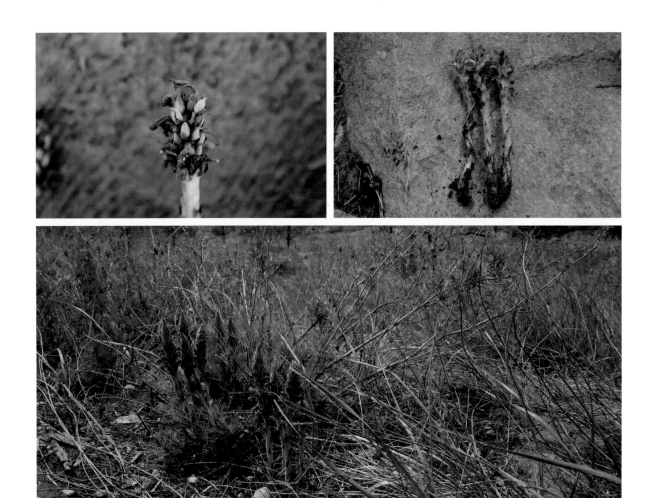

【形态特征】二年生或多年生寄生草本，高达 50cm，全株密被蛛丝状长绵毛。茎不分枝。叶卵状披针形。穗状花序；花萼 2 深裂近基部；花冠深蓝色、蓝紫色或淡紫色，上唇 2 浅裂，下唇 3 中裂；花丝被长柔毛，花药无毛；花柱无毛。蒴果卵状长圆形或圆柱形。花期6~8 月，果期 8~9 月。

【适宜生境】根寄生植物，寄生在蒿属 Artemisia L. 的根上。生于沙丘、山坡及沟边草地上。

【资源状况】分布于乌兰察布市（丰镇市、四子王旗）、呼和浩特市（和林格尔县、土默特左旗）、包头市（固阳县、土默特右旗）、阿拉善盟（阿拉善左旗行政区）。常见。

【入药部位】■中药：全草（列当）。

　　　　　　■蒙药：全草（特莫音－苏勒）。

【采收加工】春、夏二季采收，洗去泥沙、杂质，晒至七八成干，扎成小把，再晒至全干。

【功能主治】■中药：列当补肾阳，强筋骨；用于阳痿，遗精，腰腿冷痛；外用于小儿腹泻，肠炎，痢疾。

　　　　　　■蒙药：特莫音－苏勒用于炭疽。

【用法用量】■中药：列当 3~9g，或浸酒服；外用适量，煎汤洗。

　　　　　　■蒙药：特莫音－苏勒多配方用。

弯管列当 二色列当、欧亚列当、阿紫音－特木根－苏乐
Orobanche cernua Loefling

【标本采集号】150823150826017LY

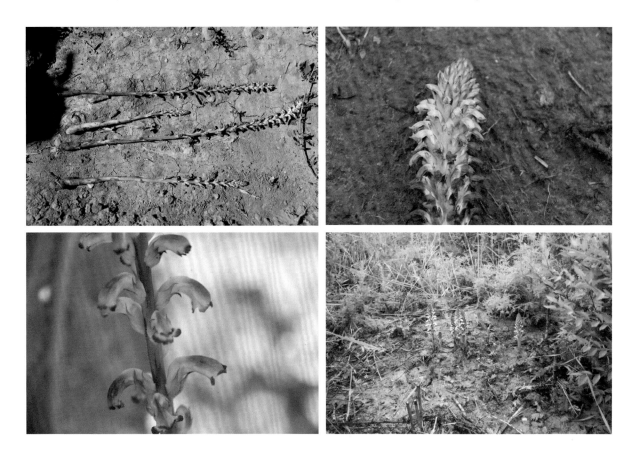

【形态特征】一、二年生或多年生寄生草本，高达 40cm，全株密被腺毛。茎不分枝。叶三角状卵形或卵状披针形。花序穗状；苞片卵形或卵状披针形；花萼 2 深裂至基部，裂片顶端 2 浅裂；花冠淡紫色或淡蓝色，花丝着生处膨大，向上缢缩，筒部淡黄色，缢缩处稍扭转向下膝曲，上唇 2 浅裂，下唇稍短于上唇，3 浅裂，边缘浅波状或具小圆齿；花丝及花药无毛；花柱无毛。蒴果长圆形或长圆状椭圆形，长 1~1.2cm。花期 6~7 月，果期 7~8 月。

【适宜生境】根寄生植物，寄生在蒿属 *Artemisia* L. 的根上。生于针茅草原，也见于山地阳坡。

【资源状况】分布于巴彦淖尔市（磴口县、乌拉特前旗）。少见。

【入药部位】■中药：全草（列当）。

【采收加工】夏季采收，除去杂质，洗净泥土，晒干。

【功能主治】■中药：列当补肾阳，强筋骨；用于阳痿，腰膝酸软，遗精；外用于小儿腹泻，肠炎，痢疾。

【用法用量】■中药：列当 3~9g，或浸酒服；外用适量，煎汤洗。

黄花列当

独根草、希日－特木根－苏乐
Orobanche pycnostachya Hance

【标本采集号】150921150826007LY

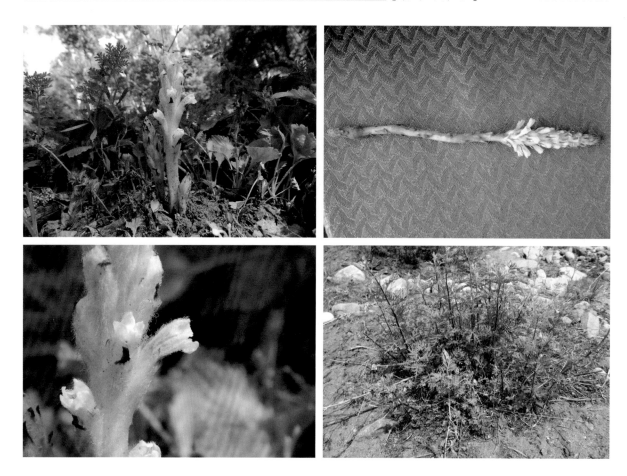

【形态特征】二年生或多年生寄生草本，高达 50cm，全株密被腺毛。茎不分枝。叶卵状披针形或披针形。花序穗状；苞片卵状披针形；花萼 2 深裂至基部，裂片不等长；花冠黄色，上唇顶端 2 浅裂或微凹，下唇长于上唇，3 裂，边缘波状或具小齿；花丝基部疏被腺毛，花药被长柔毛；花柱疏被腺毛。蒴果长圆形。花期 6~7 月，果期 7~8 月。

【适宜生境】根寄生植物。生于固定或半固定沙丘、山坡、草原。

【资源状况】分布于乌兰察布市（察哈尔右翼中旗、集宁区、凉城县、商都县、四子王旗、兴和县、卓资县）、呼和浩特市（土默特左旗、武川县）、包头市（固阳县、石拐区、土默特右旗）、巴彦淖尔市（磴口县、乌拉特后旗、乌拉特前旗）、阿拉善盟（阿拉善左旗行政区）。常见。

【入药部位】■中药：全草（独根草）。

【采收加工】春、夏二季采收，洗去泥沙、杂质，晒至七八成干，扎成小把，再晒至全干。

【功能主治】■中药：独根草补肾阳，强筋骨；用于阳痿，腰膝酸软，遗精；外用于小儿腹泻，肠炎，痢疾。

【用法用量】■中药：独根草 3~9g，或浸酒服；外用适量，煎汤洗。

车前科

大车前 钱贯草、大猪耳朵草、陶木－乌和日－乌日根纳
Plantago major L.

【标本采集号】150222180712033LY

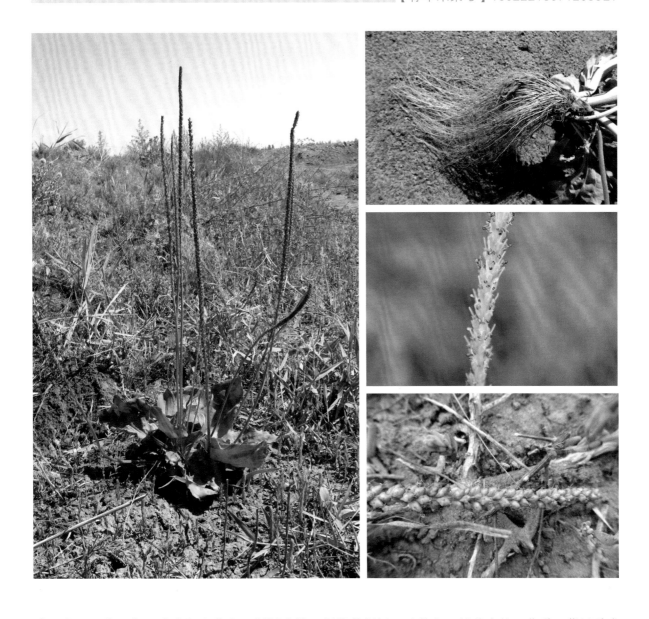

【形态特征】二年生或多年生草本。须根多数。根状茎粗短。叶基生，呈莲座状，草质、薄纸质或纸质，宽卵形或宽椭圆形。穗状花序 1 至数个，细圆柱状；苞片宽卵状三角形，无毛或先端疏生短毛，龙骨突宽厚；花冠白色，无毛，裂片披针形或窄卵形，花后反折；雄蕊着生于花冠筒内面近基部，与花柱明显外伸。蒴果近球形、卵球形或宽椭圆球形。种子卵圆形、椭圆形或菱形，具角，腹面隆起或近平坦。花期 6~8 月，果期 7~9 月。

【适宜生境】中生植物。生于山谷、路旁、沟渠边、河边、田边潮湿处。

【资源状况】分布于包头市（达尔罕茂明安联合旗、固阳县）、巴彦淖尔市（乌拉特中旗）。常见。

【入药部位】■中药：种子（车前子）、全草（车前草）。

【采收加工】夏、秋二季种子成熟时采收果穗，晒干，搓出种子，除去杂质；夏季采挖全草，除去泥沙，晒干。

【功能主治】■中药：车前子清热利尿通淋，渗湿止泻，明目，祛痰；用于热淋涩痛，水肿胀满，暑湿泄泻，目赤肿痛，痰热咳嗽。车前草清热利尿通淋，祛痰，凉血，解毒；用于热淋涩痛，水肿尿少，暑湿泄泻，痰热咳嗽，吐血衄血，痈肿疮毒。

【用法用量】■中药：车前子 9~15g，包煎。车前草 9~30g。

车 前 车轱辘菜、大车前、车串串、乌和日－乌日根纳
Plantago asiatica L.

【标本采集号】150921150827030LY

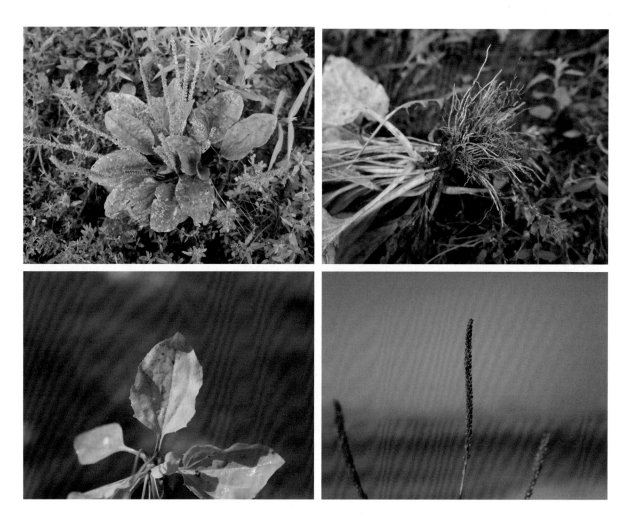

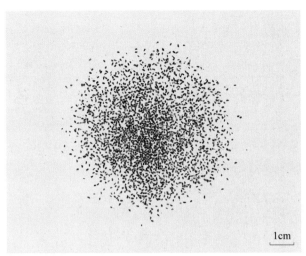
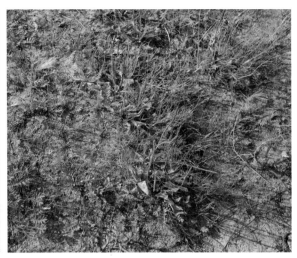

【形态特征】二年生或多年生草本。须根多数。叶基生，呈莲座状，薄纸质或纸质，宽卵形或宽椭圆形，先端钝圆或急尖，基部宽楔形或近圆形，多少下延，边缘波状、全缘或中部以下具齿。穗状花序 3~10 个，细圆柱状，紧密或稀疏，下部常间断，花冠白色，花冠筒与萼片近等长；雄蕊与花柱明显外伸，花药白色。蒴果纺锤状卵形、卵球形或圆锥状卵形。花、果期 6~10 月。

【适宜生境】中生植物。生于草甸、沟谷、耕地、田野及路边。

【资源状况】分布于乌兰察布市（察哈尔右翼前旗、丰镇市、化德县、凉城县、四子王旗、兴和县、卓资县）、呼和浩特市（和林格尔县、土默特左旗、托克托县、武川县）、包头市（昆都仑区、石拐区、土默特右旗）、巴彦淖尔市（乌拉特后旗、乌拉特前旗）、阿拉善盟（阿拉善左旗行政区）。十分常见。

【入药部位】■中药：种子（车前子）、全草（车前草）。
　　　　　　■蒙药：种子（乌和日－乌日根纳）。

【采收加工】夏、秋二季种子成熟时采收果穗，晒干，搓出种子，除去杂质；夏季采挖全草，除去泥沙，晒干。

【功能主治】■中药：车前子清热利尿通淋，渗湿止泻，明目，祛痰；用于热淋涩痛，水肿胀满，暑湿泄泻，目赤肿痛，痰热咳嗽。车前草清热利尿通淋，祛痰，凉血，解毒；用于热淋涩痛，水肿尿少，暑湿泄泻，痰热咳嗽，吐血衄血，痈肿疮毒。
　　　　　　■蒙药：乌和日－乌日根纳止泻，利尿，燥协日乌素，治伤，止血；用于腹泻，肠刺痛，尿路感染，水肿，小便淋痛，创伤。

【用法用量】■中药：车前子 9~15g，包煎。车前草 9~30g。
　　　　　　■蒙药：乌和日－乌日根纳多配方用。

平车前

车前草、车轱辘草、吉吉格－乌和日－乌日根纳
Plantago depressa Willd.

【标本采集号】150921150825013LY

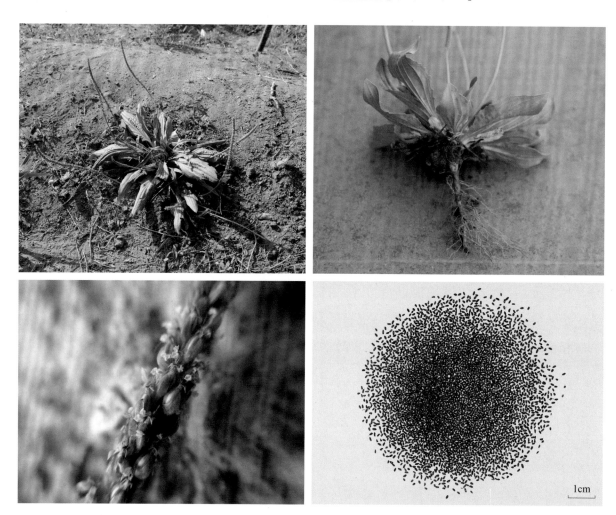

1cm

【形态特征】一、二年生草本。直根长，具多数侧根，多少肉质。根状茎短。叶基生，呈莲座状，纸质，椭圆形、椭圆状披针形或卵状披针形；叶柄基部扩大成鞘状。穗状花序 3 至 10 余个，上部密集，基部常间断；苞片三角状卵形，无毛，龙骨突宽厚；花冠白色，无毛，花冠筒等长或稍长于萼片；雄蕊着生于花冠筒内面近顶端，同花柱明显外伸，花药顶端具宽三角状小突起。蒴果卵状椭圆形或圆锥状卵形。种子椭圆形，腹面平坦。花、果期 6~10 月。

【适宜生境】中生植物。生于草甸、轻度盐化草甸，也见于路旁、田野、居民点附近。

【资源状况】分布于阴山地区各地。十分常见。

【入药部位】■中药：种子（车前子）、全草（车前草）。

　　　　　　■蒙药：种子（乌和日－乌日根纳）。

【采收加工】夏、秋二季果实成熟时采收果穗，打下种子，除去杂质，晒干；夏季采收全草，除去杂质，洗净泥土，晒干。

【功能主治】■中药：车前子清热利尿通淋，渗湿止泻，明目，祛痰；用于热淋涩痛，水肿胀满，暑湿泄泻，目赤肿痛，痰热咳嗽。车前草清热利尿通淋，祛痰，凉血，解毒；用于热淋涩痛，水肿尿少，暑湿泄泻，痰热咳嗽，吐血衄血，痈肿疮毒。

　　　　　■蒙药：乌和日－乌日根纳止泻，利尿，燥协日乌素，治伤，止血；用于腹泻，肠刺痛，尿路感染，水肿，小便淋痛，创伤。

【用法用量】■中药：车前子 9~15g，包煎。车前草 9~30g。

　　　　　■蒙药：乌和日－乌日根纳多入丸、散服。

小车前　条叶车前、细叶车前、乌斯特－乌和日－乌日根纳
Plantago minuta Pall.

【标本采集号】150822190613015LY

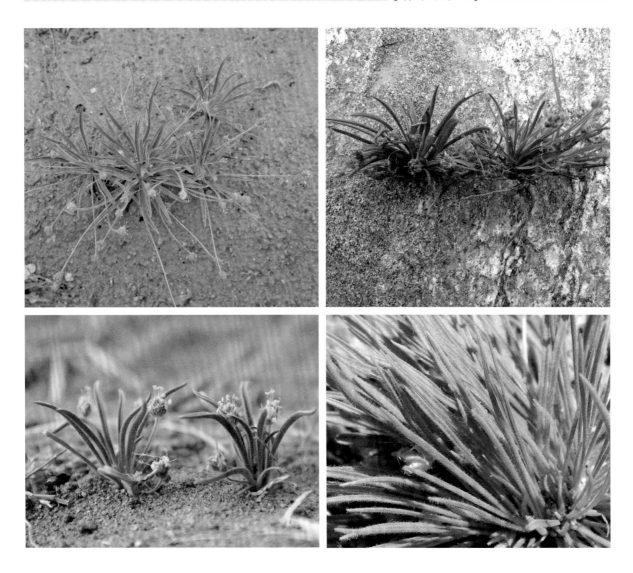

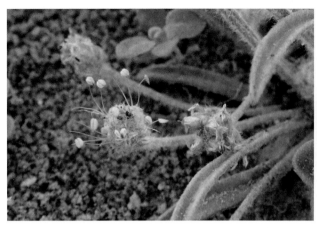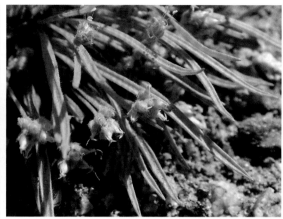

【形态特征】一年生草本，高 4~19cm，全株密被长柔毛。具细长黑褐色的直根。叶全部基生，平铺地面，条形，全缘；无叶柄，基部鞘状。花葶少数至多数，斜升或直立，密被柔毛，并混生少数腺毛；穗状花序卵形，花密生；苞片宽卵形，被长柔毛，中央龙骨状突起较宽，黑棕色；花萼裂片宽卵形，被长柔毛，龙骨状突起显著；花冠裂片狭卵形，边缘有细锯齿。蒴果卵圆形，果皮膜质，盖裂。种子 2 枚，黑棕色。花期 6~8 月，果期 7~9 月。

【适宜生境】旱生植物。常少量生于小针茅荒漠草原群落及其变型群落中，也见于草原化荒漠群落和草原带的山地、沟谷、丘陵坡地，并为较常见的田边杂草。

【资源状况】分布于巴彦淖尔市（磴口县、乌拉特后旗、乌拉特前旗）。常见。

【入药部位】■中药：种子（车前子）、全草（车前草）。

■蒙药：种子（乌和日 – 乌日根纳）。

【采收加工】夏、秋二季果实成熟时采收果穗，打下种子，除去杂质，晒干；夏季采收全草，除去杂质，洗净泥土，晒干。

【功能主治】■中药：车前子清热利尿通淋，渗湿止泻，明目，祛痰；用于热淋涩痛，水肿胀满，暑湿泄泻，目赤肿痛，痰热咳嗽。车前草清热利尿通淋，祛痰，凉血，解毒；用于热淋涩痛，水肿尿少，暑湿泄泻，痰热咳嗽，吐血衄血，痈肿疮毒。

■蒙药：乌和日 – 乌日根纳止泻，利尿，燥协日乌素，治伤，止血；用于腹泻，肠刺痛，尿路感染，水肿，小便淋痛，创伤。

【用法用量】■中药：车前子 9~15g，包煎。车前草 9~30g。

■蒙药：乌和日 – 乌日根纳多入丸、散服。

茜草科

猪殃殃 拉拉藤、爬拉殃、闹朝干－乌如木杜乐
Galium aparine Linn. var. *tenerum* (Gren. et Godr.) Rchb.

【标本采集号】150925150818040LY

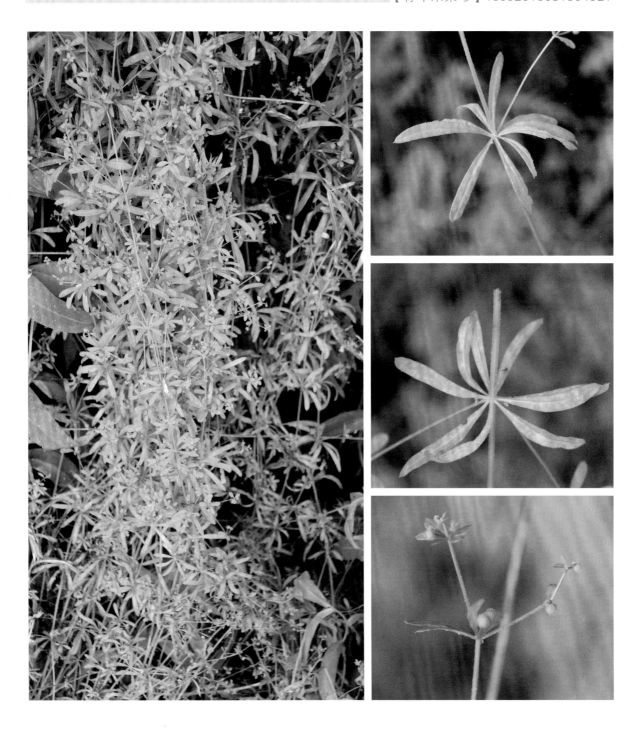

【形态特征】一、二年生草本。茎长 30~80 cm，具 4 棱，沿棱具倒向钩状刺毛，多分枝。叶 6~8 枚轮生，线状倒披针形，上面具多数硬毛，叶脉 1 条，边缘稍反卷，沿脉的背面及边缘具倒向刺毛，无柄。聚伞花序腋生或顶生，单生或 2~3 个簇生，具花数朵；总花梗粗壮，直立；花小，黄绿色，4 数；花梗纤细；花萼密被白色钩状刺毛；花冠裂片长圆形；雄蕊 4 枚，伸出花冠外。果具 1 或 2 个果爿，密被白色钩状刺毛。花期 6 月，果期 7~8 月。

【适宜生境】中生植物。生于山地石缝、阴坡、山沟湿地、山坡灌丛下或路旁。

【资源状况】分布于乌兰察布市（凉城县）、呼和浩特市（和林格尔县、武川县）、阿拉善盟（阿拉善左旗行政区）。常见。

【入药部位】■中药：全草（猪殃殃）。
　　　　　　■蒙药：全草（闹朝干 – 乌如木杜乐）。

【采收加工】春、夏二季采收，鲜用或切段晒干。

【功能主治】■中药：猪殃殃清热解毒，活血通络，消肿止痛；用于感冒，牙龈出血，急、慢性阑尾炎，尿路感染，水肿，痛经，崩漏，白带异常，癌症，白血病；外用于乳腺炎初起，痈疖肿毒，跌打损伤。
　　　　　　■蒙药：闹朝干 – 乌如木杜乐清协日，疗伤，止血，接骨，利尿；用于黄疸，肠痧，腰脊酸痛，尿道灼痛，疣，粉刺，骨折，外伤。

【用法用量】■中药：猪殃殃 50~100g；外用适量，鲜品捣烂敷，或绞汁涂患处。
　　　　　　■蒙药：闹朝干 – 乌如木杜乐内服，3~5g，或入丸、散服。

北方拉拉藤　砧草、查干 – 乌如木杜乐
Galium boreale Linn.

【标本采集号】150921150828005LY

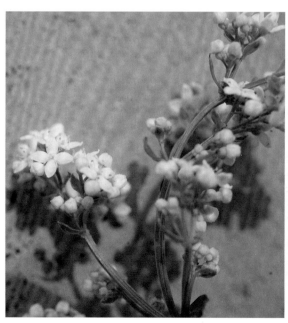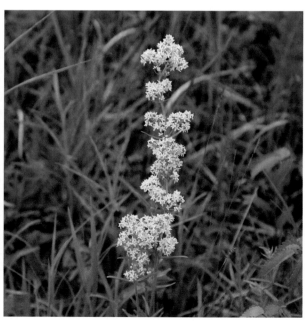

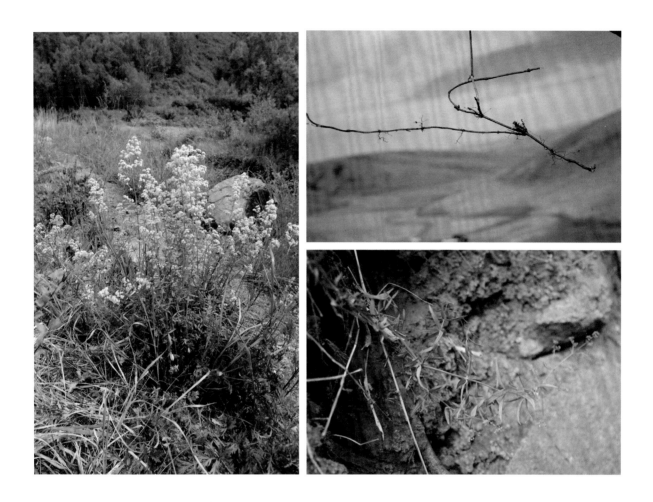

【形态特征】多年生直立草本，高达 65cm。茎具 4 棱，无毛或有柔毛。叶 4 枚轮生，窄披针形或
　　　　　线状披针形，边缘常稍反卷，两面无毛，边缘有微毛。聚伞花序顶生和生于上部叶腋，
　　　　　常在枝顶组成圆锥花序式，密花；花冠白色或淡黄色，辐状，裂片卵状披针形。果爿
　　　　　单生或双生，密被白色稍弯糙硬毛。花期 7 月，果期 9 月。

【适宜生境】中生植物。生于山地林下、林缘、灌丛及草甸中，也有少量生于杂类草草甸草原。

【资源状况】分布于乌兰察布市（凉城县、兴和县、卓资县）、呼和浩特市（武川县）、包头市（土
　　　　　默特右旗）、阿拉善盟（阿拉善左旗行政区）。常见。

【入药部位】■中药：全草（砧草）。
　　　　　■蒙药：全草（查干 – 乌如木杜乐）。

【采收加工】秋季采收，切段，晒干。

【功能主治】■中药：砧草祛风止痛，清热解毒；用于腰腿酸痛，头痛，疮痈肿毒，瘰疬，各种皮肤病，
　　　　　目赤肿痛。
　　　　　■蒙药：查干 – 乌如木杜乐平息协日，止血，治伤，接骨，利尿；用于黄疸，不思饮食，
　　　　　头痛，尿血，各种出血，金伤，骨折。

【用法用量】■中药：砧草 15~30g，或入丸、散服；外用适量，煎汤洗，或研末调敷患处。
　　　　　■蒙药：查干 – 乌如木杜乐多入丸、散服。

蓬子菜
松叶草、疔毒蒿、乌如木杜乐
Galium verum Linn.

【标本采集号】150921150825008LY

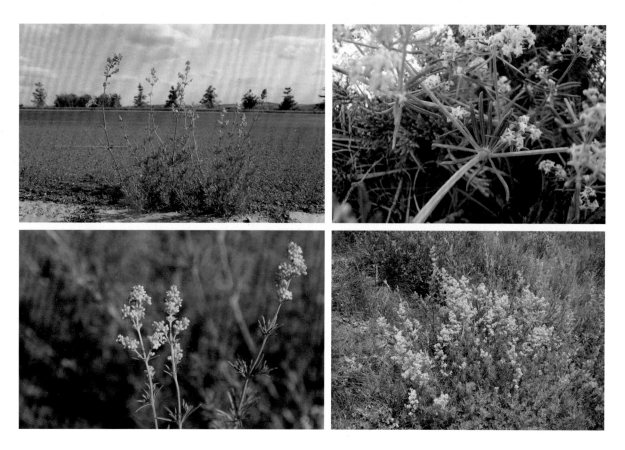

【形态特征】多年生草本，高达45cm。茎具4棱，被柔毛或秕糠状毛。叶纸质，6~10枚轮生，线形，先端短尖，边缘常卷成管状，上面无毛，下面有柔毛，无柄。聚伞花序顶生和腋生，多花，常在枝顶组成圆锥状花序，花序梗密被柔毛；花冠黄色，辐状，无毛，裂片卵形或长圆形。果双生，近球状，无毛。花期7月，果期8~9月。

【适宜生境】中生植物。生于草甸草原、杂类草草甸、山地林缘及灌丛中，常成为草甸草原的优势植物之一。

【资源状况】分布于乌兰察布市（察哈尔右翼中旗、丰镇市、化德县、商都县、四子王旗、兴和县、卓资县）、呼和浩特市（和林格尔县、土默特左旗、武川县）、包头市（达尔罕茂明安联合旗、固阳县、土默特右旗）、巴彦淖尔市（乌拉特前旗、乌拉特中旗）。常见。

【入药部位】■中药：全草（蓬子菜）。

【采收加工】夏、秋二季采收，鲜用或晒干。

【功能主治】■中药：蓬子菜活血去瘀，解毒止痒，利尿，通经；用于疮痈肿毒，跌打损伤，经闭，腹水，蛇咬伤，风疹瘙痒。

【用法用量】■中药：蓬子菜10~15g；外用适量，捣敷，或熬膏涂患处。

毛果蓬子菜

毛拉拉蔓、糙叶蓬子菜、乌斯如乎 – 乌热木都乐

Galium verum Linn. var. *trachycarpum* DC.

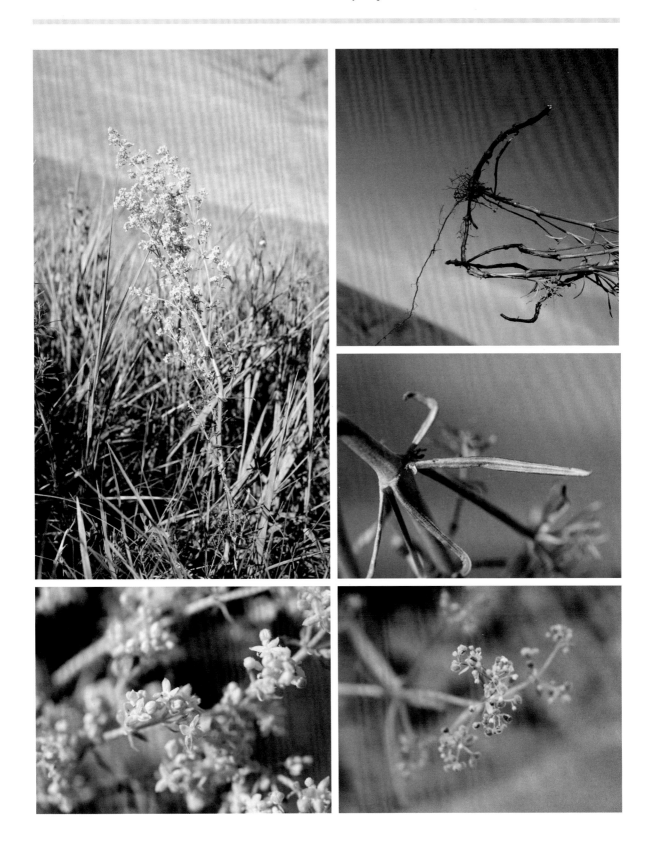

【形态特征】多年生近直立草本，基部稍木质，高 25~45cm。茎有 4 角棱，被短柔毛。叶纸质，6~10 枚轮生，线形，顶端短尖，边缘常卷成管状，无柄，叶上面被毛，粗糙。聚伞花序顶生和腋生，较大，多花；花萼密被短硬毛；花小，稠密；花冠黄色，辐状，无毛，花冠裂片卵形或长圆形，顶端稍钝；花药黄色；花柱顶部 2 裂。果小，近球状，密被短硬毛。花期 7 月，果期 8~9 月。

【适宜生境】中生植物。生于草甸草原、杂类草草甸、山地林缘及灌丛中，常成为草甸草原的优势植物之一。

【资源状况】分布于乌兰察布市（卓资县）。少见。

【入药部位】■中药：全草（蓬子菜）。

【采收加工】夏、秋二季采收，洗净泥土，鲜用或晒干。

【功能主治】■中药：蓬子菜清热解毒，活血行瘀，祛湿止痒；用于咽喉肿痛，疮痈肿毒，跌打损伤，荨麻疹，月经不调，腹痛。

【用法用量】■中药：蓬子菜 10~15g，或浸酒服；外用适量，捣敷，或熬膏涂患处。

茜 草 红丝线、涩涩草、粘粘草、麻日纳
Rubia cordifolia L.

【标本采集号】150921150817002LY

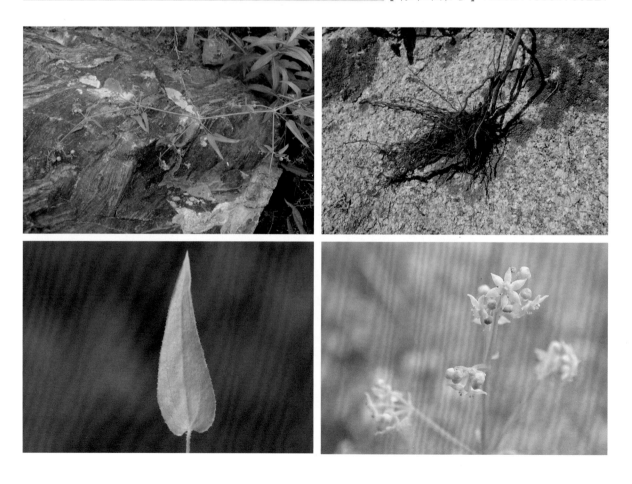

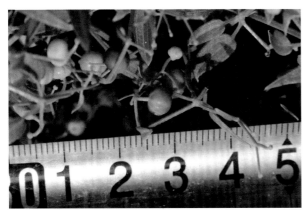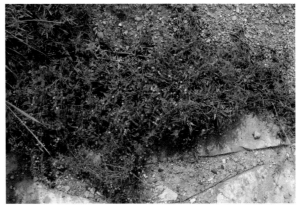

【形态特征】草质攀缘藤本。茎数至多条，具4棱，棱有倒生皮刺，多分枝。叶4枚轮生，纸质，披针形或长圆状披针形，先端渐尖或钝尖，基部心形，边缘有皮刺，两面粗糙，脉有小皮刺；叶柄有倒生皮刺。聚伞花序腋生和顶生，多4分枝，有花十余朵至数十朵，花序梗和分枝有小皮刺；花冠淡黄色，干后淡褐色，无毛。果球形，成熟时橘黄色。花期7月，果期9月。

【适宜生境】中生植物。生于山地杂木林下、林缘、路旁草丛、沟谷草甸及河边。

【资源状况】分布于乌兰察布市（凉城县、四子王旗、兴和县、卓资县）、呼和浩特市（和林格尔县、土默特左旗、托克托县、武川县）、包头市（土默特右旗）、阿拉善盟（阿拉善左旗行政区）。常见。

【入药部位】■中药：根及根茎（茜草）。
■蒙药：根及根茎（麻日纳）。

【采收加工】春、秋二季采挖，除去泥沙，干燥。

【功能主治】■中药：茜草凉血，祛瘀，止血，通经；用于吐血，衄血，崩漏，外伤出血，瘀阻经闭，关节痹痛，跌打肿痛。
■蒙药：麻日纳清血热，止血，止泻；用于血热，吐血，衄血，子宫出血，尿血，肾热，肺热，麻疹，肠刺痛，肠热腹泻。

【用法用量】■中药：茜草6~10g。
■蒙药：麻日纳多入丸、散服。

忍冬科

接骨木
野杨树、续骨草、宝棍－宝拉代
Sambucus williamsii Hance

【标本采集号】150202201408102LY

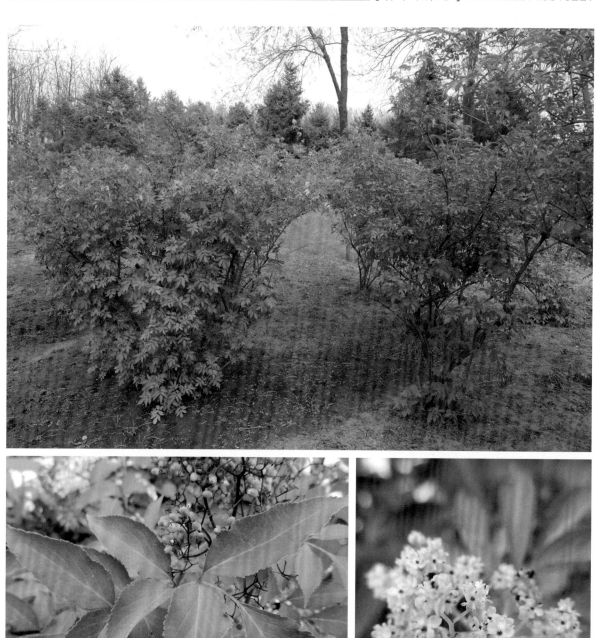

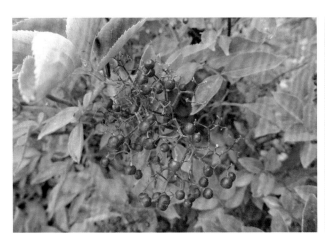
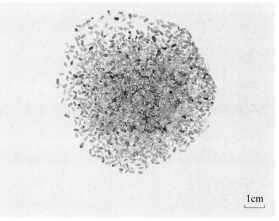

1cm

【形态特征】落叶灌木或小乔木，高 5~6m。老枝淡红褐色，具明显的长椭圆形皮孔。羽状复叶有小叶 2~3 对，边缘具不整齐锯齿，初时小叶上面及中脉被稀疏短柔毛，后光滑无毛，叶搓揉后有臭气；托叶狭带形，或退化成带蓝色的突起。花与叶同出，圆锥形聚伞花序顶生；花小而密；花冠蕾时带粉红色，开后白色或淡黄色；雄蕊与花冠裂片等长，开展，花丝基部稍肥大，花药黄色；花柱短，柱头 3 裂。果实红色，极少蓝紫黑色，卵圆形或近圆形。花期 5 月，果熟期 9 月。

【适宜生境】中生灌木。生于山地灌丛、林缘及山麓。

【资源状况】作为园林绿化植物，阴山地区有较广泛栽培。

【入药部位】■中药：全株（接骨木）。

　　　　　　■蒙药：茎枝（宝棍－宝拉代）。

【采收加工】夏、秋二季采收全株，晒干；秋季采收茎枝，除去叶，晒干。

【功能主治】■中药：接骨木接骨续筋，活血止痛，祛风利湿；用于骨折，跌打损伤，风湿性关节炎，痛风，大骨节病，急、慢性肾炎；外用于创伤出血。

　　　　　　■蒙药：宝棍－宝拉代祛瘟，清热，止痛；用于瘟疫，感冒初期，搏热，发热，肺热咳嗽，气喘。

【用法用量】■中药：接骨木 15~30g，或入丸、散服；外用适量，捣敷，或煎汤熏洗，或研末撒。

　　　　　　■蒙药：宝棍－宝拉代多入丸、散服。

毛接骨木　公道老、乌斯图－宝棍－宝拉代
Sambucus williamsii Hance var. *miquelii* (Nakai) Y. C. Tang

【标本采集号】150121180507008LY

【形态特征】灌木至小乔木，高 4~5m。小枝灰褐色至深褐色。单数羽状复叶，小叶 5 枚，披针形，两面均被柔毛，沿脉尤密，边缘细锯齿，锐尖，顶生聚伞花序组成的圆锥花序，花轴、花梗、小花梗等均有毛；花萼 5 裂，裂片宽三角形，无毛，先端钝；花暗黄色或淡绿

白色，花冠裂片矩圆形，无毛，先端钝圆；雄蕊 5 枚，花药近球形；子房矩圆形，无毛。核果橙红色，无毛，近球形。种子 2~3 枚，具皱纹。花期 5 月，果熟期 7~8 月。

【适宜生境】中生植物。喜生于山地阴坡林缘与灌丛，也生于沙地灌丛中。

【资源状况】分布于呼和浩特市（土默特左旗）。少见。

【入药部位】■中药：全株（接骨木）。

　　　　　　■蒙药：茎干（乌斯图-宝棍-宝拉代）。

【采收加工】夏、秋二季采收全株，晒干；秋季采收茎枝，除去叶，晒干。

【功能主治】■中药：接骨木接骨续筋，活血止痛，祛风利湿；用于骨折，跌打损伤，风湿性关节炎，痛风，大骨节病，急、慢性肾炎；外用于创伤出血。

　　　　　　■蒙药：乌斯图-宝棍-宝拉代止咳，解表，清热；用于感冒咳嗽，风热。

【用法用量】■中药：接骨木 15~30g；外用适量，捣敷，或研末撒，或调敷。

　　　　　　■蒙药：乌斯图-宝棍-宝拉代多配方用。

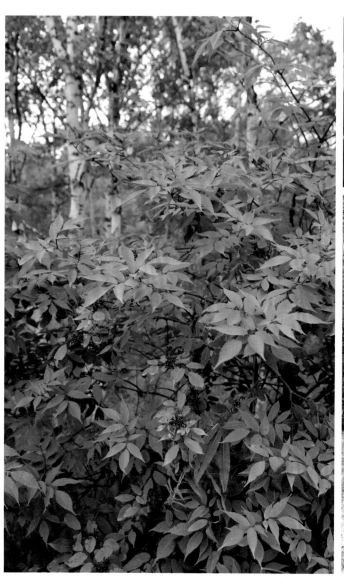
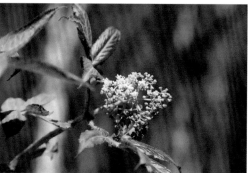
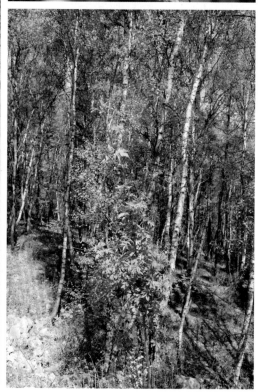

蒙古荚蒾

白暖条、查干 - 柴日

Viburnum mongolicum (Pall.) Rehd.

【标本采集号】150121180507017LY

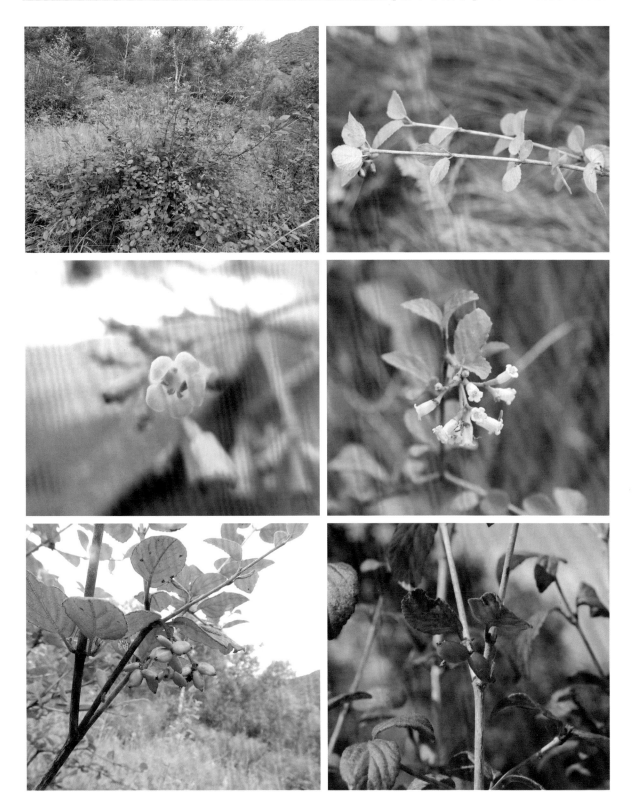

【形态特征】多分枝灌木，高可达 2m。幼枝灰色，密被星状毛，老枝黄灰色，具纵裂纹，无毛。叶宽卵形至椭圆形，边缘具浅波状齿牙，上面被星毛状长柔毛，下面被星状毛，主脉上为褐色星状毛；叶柄密被星状毛。聚伞状伞形花序顶生，花轴、花梗均被星状毛；萼管裂片 5 枚，三角形，无毛；花冠先端 5 裂，呈覆瓦状排列，无毛；雄蕊 5 枚，无毛；柱头扁圆，花柱无或极短。核果椭圆形，蓝黑色，无毛，背面具 2 条沟纹，腹面具 3 条沟纹。花期 6 月，果期 9 月。

【适宜生境】中生植物。生于山地林缘、杂木林中及灌丛中。

【资源状况】分布于乌兰察布市（商都县）、呼和浩特市（土默特左旗）、包头市（固阳县、土默特右旗）、巴彦淖尔市（乌拉特前旗）。常见。

【入药部位】■中药：根、果实。

【采收加工】秋季采挖根，洗净，晒干；果实成熟后采摘。

【功能主治】■中药：根祛风活血；用于淋巴结炎，跌打损伤。果实清热解毒，破瘀通经，健脾；用于感冒咳嗽，结肠炎腹泻，胃及十二指肠溃疡，内出血，鼻出血。

【用法用量】■中药：根外用适量。果实内服，或捣汁服。

鸡树条

鸡树条荚蒾、天目琼花、乌兰 – 柴日
Viburnum opulus Linn. var. *calvescens* (Rehd.) Hara

【标本采集号】150203190525020LY

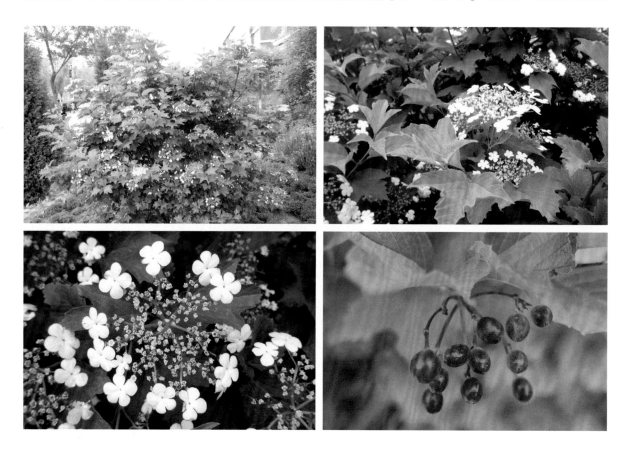

【形态特征】落叶灌木，高达 1.5~4m。树皮质厚而多少呈木栓质。小枝、叶柄和总花梗均无毛。叶下面仅脉腋集聚簇状毛或有时脉上亦有少数长伏毛。复伞形式聚伞花序，大多周围有大型的不孕花；花生于第二至第三级辐射枝上；花冠白色，辐状；花药紫红色；花柱不存，柱头 2 裂；不孕花白色，有长梗。果实红色，近圆形；核扁，近圆形，灰白色，稍粗糙，无纵沟。花期 6 月，果熟期 9 月。

【适宜生境】中生植物。常生于山地林缘或杂木林中，也见于山地灌丛。

【资源状况】作为园林绿化植物，阴山地区广泛栽培。

【入药部位】■中药：叶（鸡树叶）、嫩枝（鸡树条）、果实（鸡树果）。

【采收加工】夏、秋二季采收叶、嫩枝，鲜用或切段晒干；果实成熟时采收，除去杂质，鲜用或晒干。

　　　　　　■中药：鸡树叶通经活络，祛风止痒；用于疮疖，疥癣，皮肤瘙痒。鸡树条通经活络，

【功能主治】祛风止痒；用于风湿痹痛，闪腰岔气，跌打损伤。鸡树果止咳；用于急、慢性支气管炎，咳嗽。

　　　　　　■中药：鸡树叶外用适量，煎汤熏洗患处。鸡树条 10~20g。鸡树果 10~15g。

【用法用量】

锦带花 连萼锦带花、海仙、黑木日存 – 其其格
Weigela florida (Bunge) A. DC.

【标本采集号】150204190601014LY

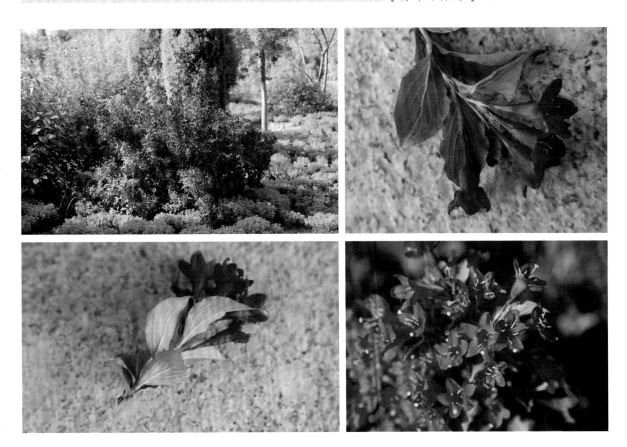

【形态特征】灌木，高达 3m。当年生枝绿色，被短柔毛；小枝紫红色，光滑，具微棱。叶倒卵形，边缘具浅锯齿，被毛，上面绿色，下面淡绿色，两面被短柔毛，沿脉尤密；叶柄被柔毛。苞片被长毛；小苞片呈杯状，被疏毛，萼 5 裂，边缘具毛；花冠漏斗状钟形，外面粉红色，被疏短毛，近基部毛较长，里面灰白色，近基部有毛，裂片 5 枚；雄蕊 5 枚，着生于花冠中部，光滑。蒴果被稀柔毛或无毛，顶端有短柄状喙，疏生柔毛，2 瓣室间开裂。种子多数。花期 5 月，果期 8~9 月。

【适宜生境】中生植物。生于山地灌丛中或杂木林下。

【资源状况】作为园林绿化植物，阴山地区有较广泛栽培。

【入药部位】■中药：花蕾（锦带花）。

【采收加工】夏初花开放前采收，干燥。

【功能主治】■中药：锦带花清热凉血，解毒，活血化瘀，止痛；用于温病初起，咽喉肿痛，丹毒，感冒发热。

【用法用量】■中药：锦带花 5~15g，或入丸、散服；外用适量，捣敷。

小叶忍冬 麻配、吉吉格 – 那布其特 – 达邻 – 哈力苏
Lonicera microphylla Willd. ex Roem. et Schult.

【标本采集号】150929180616009LY

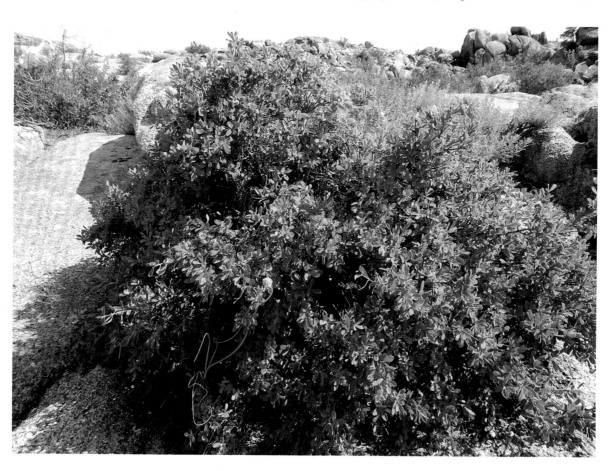

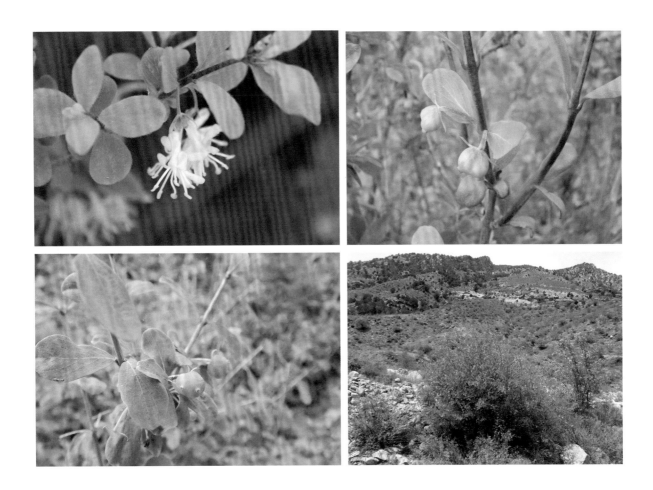

【形态特征】灌木，高 1~1.5m。小枝淡褐色或灰褐色，细条状剥落，光滑或被微柔毛。叶倒卵形，边缘具睫毛，上下两面均被密柔毛；叶柄被短柔毛。苞片锥形，常比萼稍长，具柔毛，小苞片缺；总花梗单生于叶腋，被疏毛，下垂；相邻两花的萼筒几乎全部合生，光滑无毛，萼具不明显 5 齿，萼檐呈杯状；花黄白色，外被疏毛或光滑，内被柔毛，花冠二唇形，4 浅裂，边缘具毛，下唇 1 裂，边缘具毛；雄蕊 5 枚，着生于花冠筒中部。浆果橙红色，球形。花期 5~6 月，果期 8~9 月。

【适宜生境】旱中生植物。喜生于草原区的山地、丘陵坡地，常见于疏林下、灌丛中，也可散生于石崖上。

【资源状况】分布于乌兰察布市（四子王旗）、呼和浩特市（土默特左旗）、包头市（达尔罕茂明安联合旗）、巴彦淖尔市（磴口县、乌拉特后旗、乌拉特前旗、乌拉特中旗）。常见。

【入药部位】■中药：茎叶（忍冬藤）。

【采收加工】秋、冬二季采割，晒干。

【功能主治】■中药：忍冬藤清热解毒，疏风通络；用于痈肿疔疮，喉痹，丹毒，热毒血痢，风热感冒，温病发热。

【用法用量】■中药：忍冬藤内服煎汤，或入丸、散服；外用适量，捣敷。

蓝靛果

甘肃金银花、蓝靛果忍冬、呼和－达邻－哈力苏

Lonicera caerulea Linn. var. *edulis* Turcz. ex Herd.

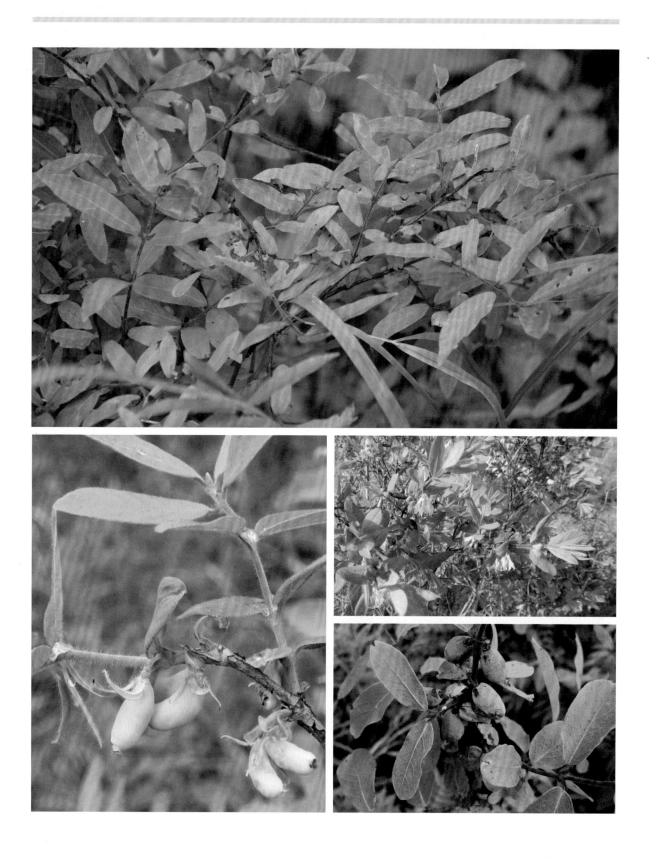

【形态特征】灌木，高 1~1.5m。小枝紫褐色；冬芽暗褐色，被 2 枚舟形外鳞片所包，有时具副芽，光滑；老枝有叶柄间托叶。叶矩圆形、披针形或卵状椭圆形，全缘，具短睫毛。花腋生于短梗；苞片条形，小苞片合生成坛状壳斗，完全包围子房，成熟时肉质；花冠黄白色，外被短柔毛，基部具浅囊；雄蕊 5 枚，稍伸出花冠。浆果球形或椭圆形，深蓝黑色。花期 5 月，果期 7~8 月。

【适宜生境】中生灌木。生于山地杂木林下或灌丛中。

【资源状况】分布于乌兰察布市（兴和县）。偶见。

【入药部位】■中药：果实（蓝锭果）。

【采收加工】8~9 月果实成熟后采集，晒干。

【功能主治】■中药：蓝锭果清热解毒，散痈消肿；用于疔疮，乳痈，肠痈，丹毒，湿热痢疾。

【用法用量】■中药：蓝锭果 6~12g；外用适量，捣敷。

葱皮忍冬 秦岭金银花、义乐塔苏立格－达邻－哈力苏

Lonicera ferdinandii Franch.

【标本采集号】150203190626035LY

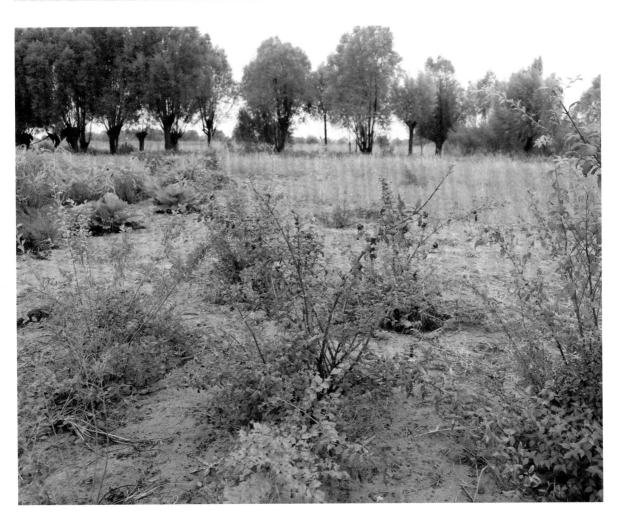

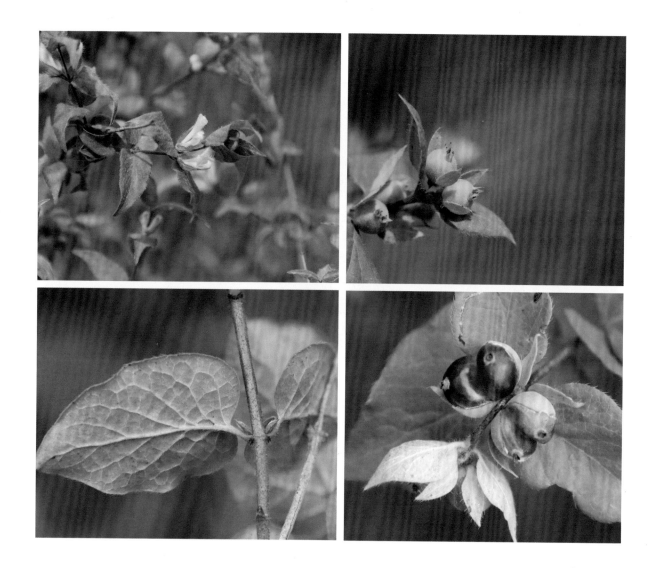

【形态特征】落叶灌木，高达 3m。老枝有乳头状突起而粗糙，壮枝的叶柄间有盘状托叶。冬芽有
　　　　　　1 对船形外鳞片，鳞片内面密生白色棉絮状柔毛；叶纸质或厚纸质，卵形至卵状披针形，
　　　　　　边缘有时波状，有睫毛。小苞片合生成坛状壳斗，完全包被相邻两萼筒；花冠白色，
　　　　　　后变淡黄色，外面密被反折短刚伏毛、开展的微硬毛及腺毛；花柱上部有柔毛。果实
　　　　　　红色，卵圆形，外包以撕裂的壳斗，内各含 2~7 枚种子。种子椭圆形，扁平，密生锈
　　　　　　色小凹孔。花期 5 月，果期 9 月。

【适宜生境】中生植物。生于暖温草原带的山地、丘陵，一般见于海拔 1000~2000m 的山地灌丛中。

【资源状况】作为园林绿化植物，阴山地区有少量栽培。

【入药部位】■中药：花蕾（金银花）、叶（忍冬）。

【采收加工】夏季采收花蕾，阴干；夏、秋二季采收叶，除去杂质，晒干。

【功能主治】■中药：金银花清热解毒，疏风散热；用于温病发热，风热感冒，疮痈肿毒，喉痹，丹毒，
　　　　　　热毒血痢。忍冬清热解毒；用于温病发热，热毒血痢，疮痈肿毒。

【用法用量】■中药：金银花 6~15g，或入丸、散服。忍冬 6~12g，或鲜品捣汁；外用适量，捣敷。

新疆忍冬

桃色忍冬
Lonicera tatarica Linn.

【标本采集号】150822190507002LY

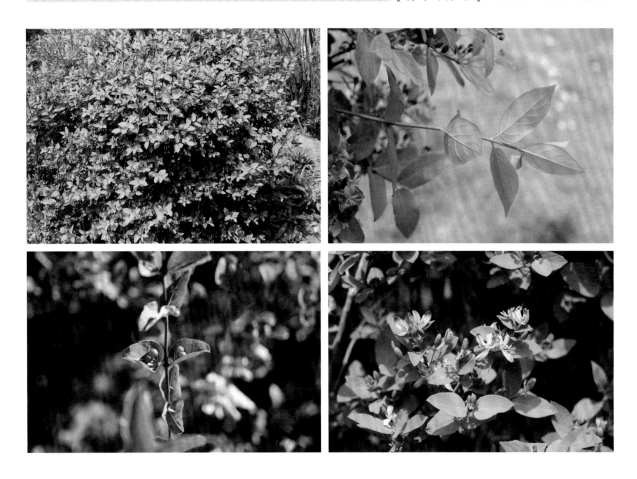

【形态特征】落叶灌木，高达 3m，全体近于无毛。冬芽小，约有 4 对鳞片；叶纸质，边缘有短糙毛。总花梗纤细，苞片条状披针形，长与萼筒相近或较短，有时叶状而远超过萼筒；小苞片分离，长为萼筒的 1/3~1/2；相邻两萼筒分离，萼檐具三角形或卵形小齿；花冠粉红色或白色，唇形，筒短于唇瓣，基部常有浅囊，上唇两侧裂深达唇瓣基部，开展，中裂较浅；雄蕊和花柱稍短于花冠，花柱被短柔毛。果实红色，圆形，双果之一常不发育。花期 5~6 月，果熟期 7~8 月。

【适宜生境】中生植物。生于海拔 900~1600m 的石质山坡或山沟的林缘和灌丛中。

【资源状况】作为园林绿化植物，阴山地区有少量栽培。

【入药部位】■中药：花（新疆忍冬）。

【采收加工】夏初花开放前采收，干燥。

【功能主治】■中药：新疆忍冬清热，解毒；用于感冒，咳嗽，咽喉肿痛，目赤肿痛，肺痈，乳痈，湿疮。

【用法用量】■中药：新疆忍冬内服煎汤；外用适量，捣敷，或煎汤洗。

金花忍冬

黄金银花、黄花忍冬、希日－达邻－哈力苏

Lonicera chrysantha Turcz.

【标本采集号】150221150901005LY

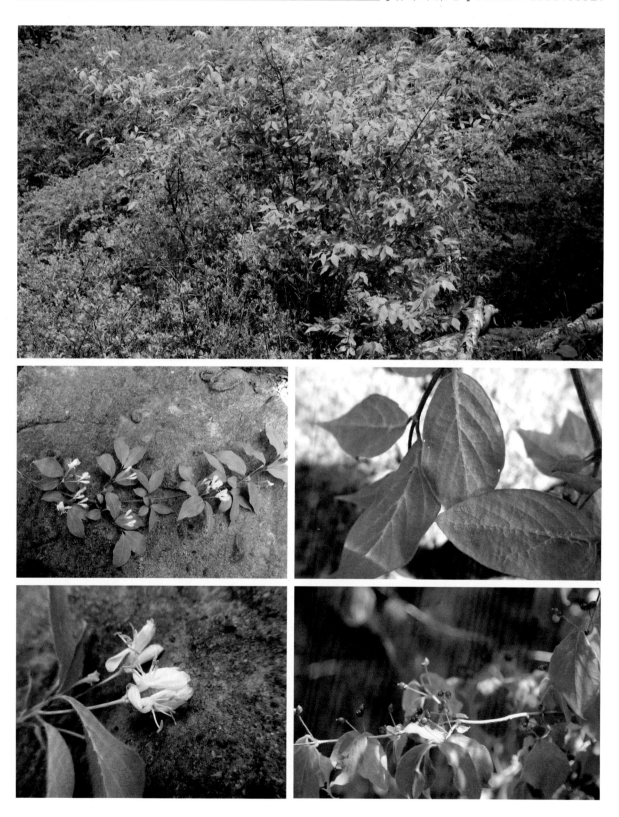

【形态特征】落叶灌木，幼枝、叶柄和总花梗常被开展糙毛、微糙毛和腺。冬芽鳞片 5~6 对，疏生柔毛，有白色长睫毛；叶纸质，菱状卵形或卵状披针形。苞片线形或窄线状披针形，常高出萼筒；相邻两萼筒分离，常无毛而具腺，萼齿圆卵形、半圆形或卵形；花冠白色至黄色，外面疏生糙毛，唇形，唇瓣长为冠筒的 3~4 倍，冠筒内有柔毛；雄蕊和花柱短于花冠，花丝中部以下有密毛；花柱被柔毛。果熟时红色，圆形。花期 6 月，果熟期 9 月。

【适宜生境】中生植物。生于海拔 1200~1400m 的山地阴坡杂木林下或沟谷灌丛中。

【资源状况】分布于乌兰察布市（凉城县）、包头市（土默特右旗）、巴彦淖尔市（乌拉特前旗）。常见。

【入药部位】■中药：花（黄花忍冬）。

【采收加工】5~6 月间在晴天露水刚干时摘取花蕾，鲜用或晾晒、阴干。

【功能主治】■中药：黄花忍冬清热解毒，散痈消肿；用于疗疮痈肿。

【用法用量】■中药：黄花忍冬 6~12g，或鲜品捣汁；外用适量，捣敷。

金银忍冬 小花金银花、达邻－哈力苏
Lonicera maackii (Rupr.) Maxim.

【标本采集号】150822190506039LY

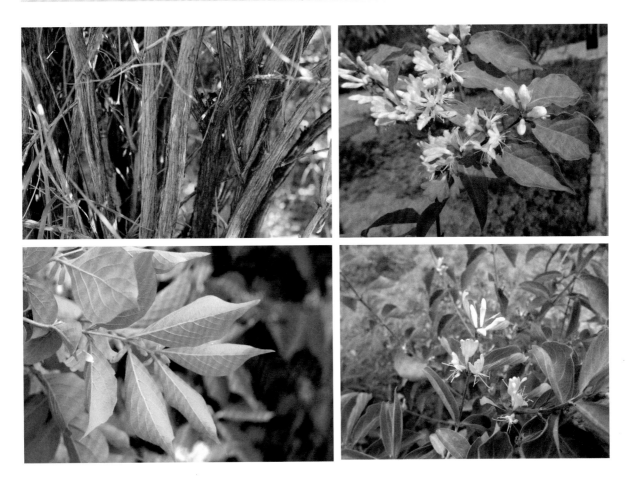

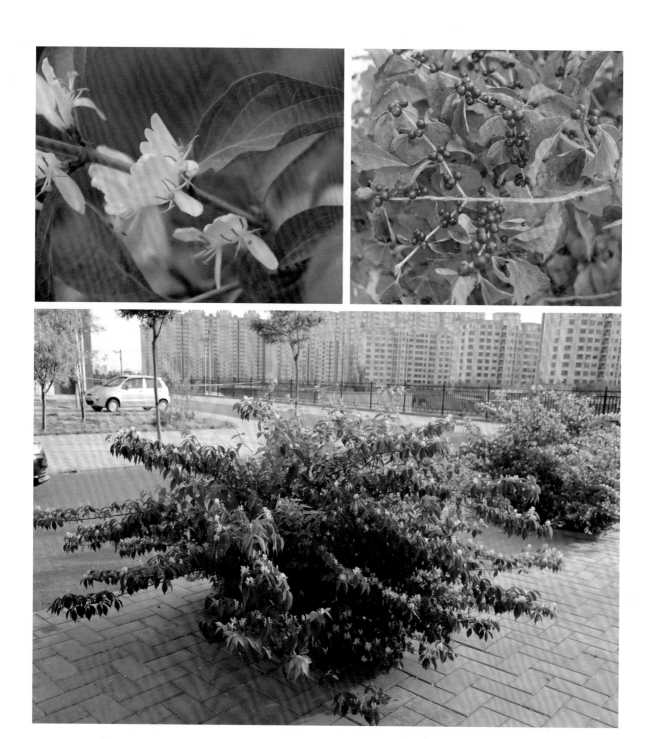

【形态特征】灌木，高达3m。小枝中空，灰褐色，密被短柔毛，老枝深灰色，被疏毛，仅在基部近节间处较密。上卵状椭圆形，全缘，具长柔毛，上面暗绿色，被疏毛，沿脉较密，下面淡绿色，上面及各脉均被柔毛，沿脉尤密；叶柄密被柔毛。花初时白色，后变黄色，总花梗比叶柄短，被腺柔毛；苞片密被柔毛；花萼5裂，被腺柔毛；花冠二唇，外被疏毛，上唇4裂，边缘具毛，下唇1裂，被毛；雄蕊5枚。浆果暗红色。种子具小浅凹点。花期5月，果期9月。

【适宜生境】中生植物。生于山地林下、林缘、沟谷溪流边。

【资源状况】作为园林绿化植物，阴山地区有少量栽培。

【入药部位】■中药：花（金银忍冬）。

【采收加工】5~6月采花，鲜用或切段晒干。

【功能主治】■中药：金银忍冬祛风，清热，解毒；用于感冒，咳嗽，咽喉肿痛，目赤肿痛，肺痈，乳痈，湿疮。

【用法用量】■中药：金银忍冬9~15g；外用适量，捣敷，或煎汤洗。

忍 冬 银花、金银藤、达邻－哈日苏
Lonicera japonica Thunb.

【标本采集号】150123180722112LY

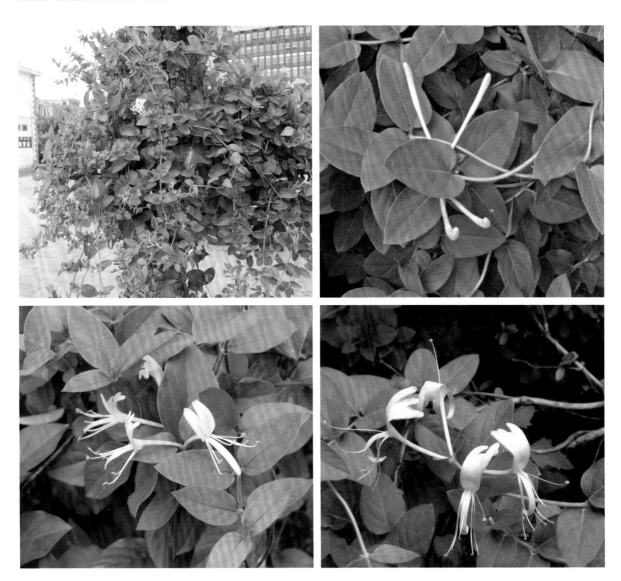

【形态特征】多年生半常绿缠绕藤本。幼枝暗红褐色，密被黄褐色的硬直糙毛、腺毛和短柔毛。叶纸质，卵形至矩圆状卵形，有糙缘毛；叶柄密被短柔毛。总花梗常单生于小枝上部叶腋，密被短柔毛，并夹杂腺毛；花冠白色，唇形，筒稍长于唇瓣，外被多少倒生的开展或半开展糙毛和长腺毛，上唇裂片顶端钝形，下唇带状而反曲；雄蕊和花柱均高出花冠。果实圆形，熟时蓝黑色，有光泽。种子卵圆形或椭圆形，褐色，中部有 1 凸起的脊，两侧有浅的横沟纹。花期 4~6 月（秋季常开花），果期 10~11 月。

【适宜生境】中生藤本。适应性强，喜充足阳光，耐寒。

【资源状况】作为园林绿化植物，阴山地区有少量栽培。

【入药部位】■中药：花蕾（金银花）、茎（忍冬藤）。

■蒙药：花（达邻－哈日苏）。

【采收加工】花集中开放时必须抓紧时间采摘，一般在 5 月中、下旬采摘第一次花，6 月中、下旬采摘第二次花，当花蕾上部膨大尚未开放，呈青白色时采收最适宜，花蕾采后应立即晾干或烘干；夏、秋二季采收茎，除去杂质，晒干。

【功能主治】■中药：金银花清热解毒，疏风散热；用于温病发热，风热感冒，痈疮肿毒，喉痹，丹毒，热毒血痢。忍冬藤清热解毒，疏风通络；用于疮痈肿毒，热毒血痢，病毒性肝炎，风湿热痹，关节肿痛。

■蒙药：达邻－哈日苏清热解毒；用于痈肿，丹毒，血热。

【用法用量】■中药：金银花 6~15g，或入丸、散服；外用适量，捣敷，或煎汤熏洗，或研末调敷患处。忍冬藤 9~30g，或入丸、散服，或浸酒服；外用适量，煎汤熏洗，或熬膏贴，或研末调敷。

■蒙药：达邻－哈日苏多入丸、散服。